国医大师刘柏龄简介

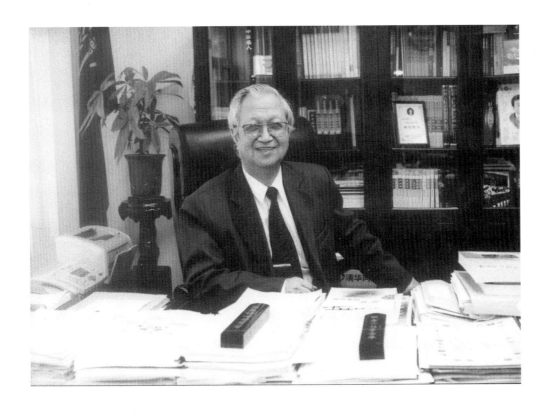

刘柏龄,出生于中医世家,国医大师,吉林省终身教授,硕士、博士研究生导师,全国第一批至第五批名老中医药专家学术经验继承工作指导老师;全国名老中医药专家传承工作室、全国级中医流派工作室——"天池伤科流派"主要创建、传承人。

现兼任世界中医骨科联合会资深主席,受聘为中国中医科学院客座研究员等。首届世界手法医学与传统疗法资深大师,是"20世纪中国接骨学最高成就奖"及"华佗金像奖"和"吉林英才"奖章获得者,中华中医药学会授予"国医楷模"称号及"首届中医药传承特别贡献奖"和"成就奖",国家中医药管理局授予"全国继承工作优秀指导老师"荣誉称号。

刘柏龄崇尚"肾主骨"理论,提出"治肾亦即治骨"的学术思想,成为当代的"补肾学派"。刘老从医60余年,获长春科技发明一等奖1项,国家中医药管理局科技进步奖三等奖1项,吉林省科技进步奖一等奖1项、二等奖1项、三等奖3项,吉林省高等院校教育技术成果二等奖1项。

"十二五"国家重点图书出版规划项目

中华中医药学会 组织编写

国医大师临床研究

天池伤科医学丛书

中医骨伤科学

刘钟华
赵长伟
闻辉 主编

赵文海
冷向阳 总主编

科学出版社
北京

内 容 简 介

本书是"十二五"国家重点图书出版规划项目《国医大师临床研究·天池伤科医学丛书》分册之一，获得国家出版基金项目资助。全书共两篇，上篇为总论部分，主要介绍了中医骨伤科的发展简史及病因病机、辨证、检查方法、治疗方法等骨伤科的基础；下篇为各论部分，骨折章节从上肢骨折、下肢骨折、躯干骨骨折、骨垢损伤等方面系统的介绍了骨折的诊断、治疗手法、固定等内容；脱位章节论述了脱位产生原因、复位手法等内容；筋伤章节详细地对人体各个部位的筋伤进行论述、介绍；内伤章节对各种损伤进行了翔实的阐述；骨病章节分七节内容对常见的骨病进行辨证论治；以往的中医骨伤科图书很少涉及危急重症，本书的创伤急救章节弥补了这一不足。本书内容丰富、实用，是我国目前较大的一本中医骨伤科参考书。

本书可供中医、西医骨伤科医生使用，也可供教学、科研及其他医务人员学习参考。

图书在版编目 (CIP) 数据

中医骨伤科学 / 刘钟华，赵长伟，闻辉主编. —北京：科学出版社，2015. 11

（国医大师临床研究·天池伤科医学丛书）

国家出版基金项目·"十二五"国家重点图书出版规划项目

ISBN 978-7-03-046537-5

Ⅰ. ①中… Ⅱ. ①刘… ②赵… ③闻… Ⅲ. ①中医伤科学 Ⅳ. ①R274

中国版本图书馆 CIP 数据核字（2015）第 285284 号

责任编辑：王　鑫　郭海燕 / 责任校对：彭　涛
责任印制：李　彤 / 封面设计：黄华斌　陈　敬

科 学 出 版 社 出版
北京东黄城根北街 16 号
邮政编码：100717
http://www.sciencep.com

北京厚诚则铭印刷科技有限公司 印刷
科学出版社发行　各地新华书店经销

*

2016 年 1 月第 一 版　开本：787×1092　1/16
2023 年 3 月第五次印刷　印张：26 1/2　插页：1
字数：707 000

定价：138.00 元
（如有印装质量问题，我社负责调换）

《国医大师临床研究》丛书编辑委员会

《国医大师临床研究》丛书序

2009 年 6 月 19 日，人力资源和社会保障部、卫生部和国家中医药管理局在京联合举办了首届"国医大师"表彰暨座谈会。30 位从事中医临床工作（包括民族医药）的老专家获得了"国医大师"荣誉称号。这是新中国成立以来，中国政府部门第一次在全国范围内评选国家级中医大师。国医大师是我国中医药事业发展宝贵的智力资源和知识财富，在中医药的继承创新中发挥着不可替代的重要作用。将他们的学术思想、临床经验、医德医风传承下来，并不断加以发展创新，发扬光大，是继承发展中医药学，培养造就高层次中医药人才，提升中医药软实力与核心竞争力的重要途径。

为了弘扬中华民族文化，广泛传播和充分利用中医药文化资源，满足中医药人才队伍建设的需要；进一步完善中医药传承制度，将国医大师的学术思想、经验、技能更好地发扬光大。科学出版社精心组织策划了"国医大师临床研究"丛书的选题项目，这个选题首先被新闻出版总署批准为"十二五"国家重点图书出版规划项目，后经科学出版社遴选后申报国家出版基金项目，并在 2012 年获得了基金的支持。这是国家重视中医药事业发展的重要体现，同时也为中医药学术传承提供良好契机。国家出版基金是国家重大常设基金，是继国家自然科学基金、国家社会科学基金之后的第三大基金，旨在资助"突出体现国家意志，着力打造传世精品"的重大出版工程，在"弘扬中华文化，建设中华民族共有精神家园"方面与中医药事业有着本质和天然的相通性。国家出版基金设立六年以来，对中医药事业给予了持续的关注和支持。

作为我国成立最早、规模最大的中医药学术团体，中华中医药学会长期以来为弘扬优秀民族医药文化、促进中医药科学技术的繁荣、发展、普及推广发挥了重要作用。本丛书编辑出版工作得到了中华中医药学会大力支持。国家卫生和计划生育委员会副主任、国家中医药管理局局长、中华中医药学会会长王国强亲自出任丛书主编。

作为中国最大的综合性科技出版机构，60 年来科学出版社为中国科技优秀成果的传播发挥了重要作用。科学出版社为本丛书的策划立项、稿件组织、编辑出版倾注了大量心血，为丛书高水平出版起到重要保障作用。

本丛书同时还得到了各位国医大师及国医大师传承工作室和所在单位的大力支持，并得到各位中医药界院士的支持。在此，一并表示感谢！

本丛书从重要论著、临床经验等方面对国医大师临床经验发掘整理，涵盖了中医原创思维与个性诊疗经验两个方面。并专设《国医大师临床研究概览》分册，总括国医大师临床研究成果，从成才之路、治学方法、学术思想、技术经验、科研成果、学术传承等方面疏理国医大师临床经验和传承研究情况。这既是对国医大师临床研究成果的概览，又是研究国医大师临床经验的文献通鉴，具有永久的收藏和使用价值。

文以载道，以道育人。丛书将带您走进"国医大师"的学术殿堂，领略他们深邃的理论造诣，卓越的学术成就，精湛的临床经验；丛书愿带您开启中医药文化传承创新的智慧之门。

《国医大师临床研究》丛书编辑委员会

2013 年 5 月

《天池伤科医学丛书》总前言

中医骨伤科为中国中医药的重要组成部分，为一门实践性较强的学科。天池伤科流派是以雄伟、奇丽风光而闻名海内外的长白山天池命名，其地域蕴含着丰富中药材资源，造就了名医大家成才的必要条件。

天池伤科流派是北方地域，亦是满、汉族医药形成、发展的代表之一。国医大师刘柏龄教授是其标志性的传承人，其曾祖刘德玉老先生以仁善的医德、精湛的医术，于清代在现今的吉林省扶余县三岔河镇悬壶济世而远近闻名；刘德玉先生逝世后，刘德玉先生的次子刘秉衡子承父业；因当时战乱频争，创伤及战伤病人就诊者较多，刘秉衡专攻正骨科，其整骨手法、理伤方药闻名于扶余地区，乃至周近市县，救治了大量的骨伤病人。刘柏龄教授作为天池伤科流派第三代传承人，自幼随叔父刘秉衡先生学习医术、治伤手法，且成为当地小有名气的骨伤科医生，为深造学习，精益求精，于1955年考入吉林省中医进修学校，亦即现长春中医药大学的前身，成为吉林省第一批中医进修学员。经几十年从事骨伤科临床、教学及科研工作，刘柏龄承家学而集众长，其医术精湛，学术贡献卓著，终成一代大家，为我国中医骨伤学界的代表人物之一。

《国医大师临床研究·天池伤科医学丛书》，将天池伤科标志性传人刘柏龄理伤治骨的精华均融入其中，充分地体现了"辨病与辨证、手法与药物并重"。《刘柏龄骨科学术思想传承》、《刘柏龄脊柱病学》、《刘柏龄医案集》、《中医骨伤科学》等。囊括国医大师刘柏龄教授成长历程，天池伤科流派的发展历史，及标志性传承人在继承与发扬的过程中，不断创新与开拓。展现了"治肾亦即治骨"的学术思想，主张"肾主骨"，理论指导临床。充分说明了手法在骨伤科的重要性，并将天池伤科流派的特色展现得淋漓尽致。

本套丛书集中了天池伤科标志传人、国医大师刘柏龄教授及几代传人毕生所学和临床经验之精华，充分体现"识伤体现望、闻、问、切之理，施法囊括辨证施治之机"的特点。

本套丛书编写过程中，得到各位编委的大力支持与协助，我们深表感谢；由于作者较多，涉及内容广泛，编写难度较大，虽经努力收集整理，但难免仍有不足，挂一漏万，难达完美。恳请读者、同道多提出宝贵意见，批评指正。

赵文海

2015 年 12 月 15 日

目　　录

上篇　总　　论

下篇　各　　论

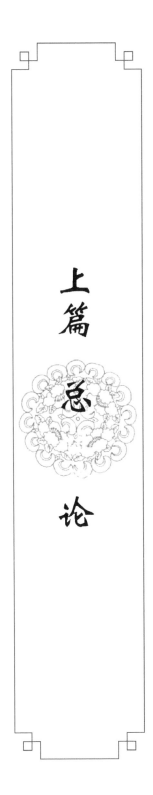

上篇

总论

第一章　骨伤科发展简史

中医伤科学具有丰富的学术内容和卓著的医疗成就，是祖国医学重要的组成部分。首先要了解伤科是人类为生存而与创伤、疾病做斗争及从中获得的医学早期的知识，是中华各族人民长期与损伤及筋骨疾患做斗争的经验总结，逐渐形成一门独立的学科，掌握了各不同历史时期中医伤科学的发展和主要成就，以及对世界医学的贡献。

骨伤科是我国临床医学的一大学科，与其他临床各科有着同样重要的地位。中医伤科学作为一门独立的学科体系，具有丰富的学术内容和卓著的医疗成就，是祖国医学重要的组成部分。它是根据祖国基础医学知识和临床医学的共同论据，来研究人体皮肉、筋骨、气血、脏腑、经络等由于外伤及其他原因所致的伤害和疾病，并系统地按理、法、方、药的辨证治疗原则，以及手法、手术操作在骨伤科疾病方面的具体运用，从而达到使机体功能恢复正常目的的一门科学。

骨伤科学的范围随着不同时代的医学科学的发展及治疗病种的不同而略有差异。因此，历史上对本学科有过折疡、金疡、折伤、金镞、接骨、正骨、正体等不同称谓，近代称伤科，现代统称骨伤科。骨伤科学的历史相当悠久，是人类为生存而与创伤、疾病做斗争及从中获得的医学早期的知识，是我国劳动人民长期与各种骨伤疾患做斗争中创造和发展起来，是我国古代人民智慧和经验的总结，并逐渐形成一门独立的学科。

1. 骨伤科的渊源（远古～公元前 21 世纪）　中华民族是世界上最古老、最富有创造性的民族之一。骨伤科作为一门独立的学科，掌握了各不同历史时期中医骨伤科学的发展和主要成就，并对世界医学具有较大的贡献。

早在原始社会，人类罹患创伤骨病就已很多，可为考古所见的物证所证实。而人类为生存而与创伤疾病做斗争及从中获得的医学早期的知识——外治法，也为史书的记载和文物的发现得到证明，据商代卜辞记载的目前能识的 2000 左右单字中就有 15 种病名，有用按摩、外敷药物和药熨治病的记录。早在 170 万年前，"元谋猿人"就在我国西南地区的土地上生活、劳动和发展着。70 多万年前，"北京猿人"已能制造粗糙的石器和原始骨器工具，在原始人居住的山洞里发现很厚的灰烬与用火烧过的兽骨，证明"北京猿人"已学会用火。20 万年前"河套人"时期，石器有了很大进步，并已发明了人工取火。在烘火取暖和烤炙食物的基础上，人们发现热物贴身可以解除某些病痛，产生了原始的热熨疗法。原始人在应对大自然灾害及抗击猛兽侵袭时，经常造成创伤，人们在伤处抚摸、按压以减轻症状，经过长期实践，摸索出一些简易的理伤按摩手法；利用自然界的动、植物及矿物粉外敷、包扎伤口，逐渐发现某些具有止血、止痛、消肿、排脓、生肌、敛疮作用的外用药物。原始的舞蹈是为了庆祝丰收或祝福，但也可以舒筋壮骨。在使用工具中，发现尖状器不仅可刺伤野兽，也可刺破脓肿以除病；刮剥器或砭石不仅可以割剥动物，也可用来割治疮疡。如此等等，在与大自然的斗争中，人们创造了原始的劳动工具，也发明了原始的手术器械；取暖产生了热熨法和灸法，舞蹈产生了导引法。这便是外治法的起源。

从失败到成功，从偶然到必然，经过长期积累，逐渐产生了原始的骨伤科医药知识和最初的治疗方法。在旧石器时代晚期和新石器时代（约 1.8 万年前），古人已能制造一些较精细的工具，如砭刀、骨针、石镰等。在"山顶洞人"遗址中，发现有骨针、骨锥和其他骨制尖状器具。考古发现仰韶文化时期（约公元前 5000～前 3000 年）已有石镰。这种石镰，外形似近代的镰刀，可以砭刺、切割。《山海经·东山经》云："高氏之山，其上多玉，其下多箴石。"后世郭璞注解时认为箴石"可以为砭针治痈肿者"。《史记·扁鹊仓公列传》记载："上古之时，医有俞跗，治病不以汤液、醴酒、镵石、挢引、案杌、毒熨，一拨见病之应，因五脏之输，乃割皮解肌、诀脉、结筋。"说明新石器时代外科手术器械——砭镰已产生，并出现了外科名医——俞跗，由于当时创伤是威胁人类生存和健康的主要因素，所以外伤科医疗技术比其他科发达，并且推广应用更早。

大量史料证实，中医骨伤科学是在先商时期，即公元前 16 世纪就已经有了文字记载。新石器时代至西周 20 多个世纪间，人类医疗活动经验的积累是不可忽视的，在这个历史时期，中医骨伤科学作为一门学科已经萌芽，诸如对创伤的分类、对外科感染的认识、对骨发育代谢疾病的记载及其治疗的大法、内外并治的治疗观，使我们看到了今天中医骨伤科诊断学和治疗学的渊源，也看到了中医骨伤科学独特理论形成的历史根源。

2. 骨伤科的萌芽（公元前 21 世纪 ~ 公元前 475 年） 我国奴隶社会经历了夏、商、周三代。奴隶社会较之原始社会在生产力、文化等方面都有了发展，促进了医学的进步，骨伤科开始萌芽，出现了骨伤科医生——"疡医"。

据史载，夏代（公元前 21 世纪 ~ 公元前 16 世纪），生产工具主要是石器，用以治病的针是石针、骨针。考古工作者在龙山文化遗址发现了很多陶制的酒器，《战国策》曰："帝女令仪狄作酒而美，进之禹"，可见在夏代已发明了人工酿酒，这是医学史上的重大创造。酒是最早的兴奋剂和麻醉剂，可以通血脉，行药势，也可用以止痛，这对处理创伤疾病具有重要的意义。商代的伊尹创制了汤液，这是医药发展史上的一次跃进，标志着复合方剂的诞生，大大提高了药物疗效，对创伤施行内治具有广泛的作用。

商代（公元前 16 世纪 ~ 公元前 1066 年）冶炼技术有很大发展，手工业生产已采用金属工具。从殷墟出土的文物来看，不仅有刀、针、斧、锛、矢等青铜器，而且还发现了炼铜遗址和铜范，说明商代已达到青铜器的全盛时期。由于青铜器的广泛使用，医疗工具的种类也有了改进和提高，砭石逐渐被金属的刀、针所代替，据《韩非子》记载，古人"以刀刺骨"，说明"刀"已经作为骨伤疾患的手术工具了。这是我国针术的萌芽，也是骨伤科应用原始医疗工具的开始。商代后期，我国汉字发展已经基本成熟，从甲骨《卜辞》和器物铭文中发现记载的疾病有几十种，并可看出当时已懂得用器官位置定病名，其中骨伤科方面有疾手、疾肘、疾胫、疾止、疾骨等。甲骨文中的疾字写作"𣂏"，是表示人被矢（箭）射伤。疾骨、疾手、疾肘、疾胫、疾止分别指骨骼、手部、肘关节、小腿、手指或脚趾的伤病。如此等等，都反映了商代对骨伤病的认识。相传商初伊尹发明"汤液"，《针灸甲乙经·序》曰："伊尹……撰用神农本草以为汤液"，考古发现藁城台西商代遗址有 30 多种药用种仁，其中有活血化瘀的桃仁等，《神农本草经》曰："桃仁主瘀。"由上可知，商代已应用活血药内服治疗跌打损伤。

当然，甲骨文所记载的是极其有限的内容，而实际的骨伤科知识必然要比这丰富充实得多。但是不论怎样，夏、商时代不仅继承发展了最初的外治方法，内服疗法也有了进步，而且对骨骼的认识和对骨伤病的经验有了确切的文字记载，这对前代而言，是一个无可比拟的历史进步。

西周、春秋时期（公元前 1066 年 ~ 公元前 476 年），随着社会的发展，我国的农业社会已较繁盛，政治、经济、科技、文化有了新的发展，有了医政的设置和医疗的分科。在这一特定社会环境中，不仅出现了专门的医生职业，使医学从巫术中解脱出来而独立，医学本身也出现了分科专业化，每科都规定有详细的人员编制和所负责任，以及考核制度、病历报告制度等。这种医事制度在当时是十分进步的，对促进医药学的发展具有重要的意义。《周礼·天官·冢宰》记载："医师掌医之政令，聚毒药以共（供）医事"，医生分为"食医"、"疾医"、"疡医"和"兽医"。其中疡医"掌肿疡、溃疡、金疡、折疡之祝、药、劀杀之齐。凡疗疡以五毒攻之，以五气养之，以五药疗之，以五味节之"。金疡（汉·郑玄注："刀创也"）即指刀、戈、剑、戟等金属器所致的开放性创伤；折疡（郑玄注"腕跌"，《方言》注："腕跌，谓手足宛屈及暨仆，因而折损支体。"）即为跌损骨折。疡医就是外伤科医师，周代疡医已能运用"祝"、"劀"、"杀"等疗法治疗上述外伤疾病。郑玄对此注释："祝，当为注，谓附著药；劀，刮去脓血；杀，谓以药食其恶肉。"《礼纪·曲礼》记载沐浴疗法，谓："头有创则沐，身有疡则浴。"以上四种外治法，为后世骨伤科医生所沿用。《礼记·月令孟秋》载："命理瞻伤、察创、视折、审断，决狱讼必端平。"汉·蔡邕注："皮曰伤，肉曰创，骨曰折，骨肉皆绝曰断。"说明当时已把损伤分成四种不同类型，同时采用"瞻"、"察"、"视"、"审"四种诊断方法，这既是法医学起源的记述，又是古代中医骨伤科诊断水平的标志。开创骨伤病诊断之源，对后世骨伤科的发展影响颇大。

3. 骨伤科理论的初步形成（公元前 475 ~ 公元 221 年）　战国、秦汉时代，我国从奴隶社会进入封建社会，政治、经济、文化都有显著的进步，学术思想十分活跃，出现"诸子蜂起，百家争鸣"的局面，促进了医学的发展，骨伤科基础理论亦初步形成。指导中医骨伤科临证医学的朴素的解剖生理知识、气血学说、肾主骨学说、经络学说及创伤骨病病因病机的理论已经基本形成；在公元前 4 世纪到公元 2 世纪功能疗法和药物疗法统治着中医骨伤科对创伤的治疗。在当时医学尚处于比较落后的情况下，治疗创伤的首要任务是挽救生命，由于四肢骨折一般不致死亡，以及当时外用药的应用已有相当的经验，因此人们对骨折的治疗容易满足于止血、止痛的效果。此时中医骨伤科学治疗观点及对开放创伤的治疗方法，有些已领先于世界其他国家，诸如切开排脓技术、脱疽的截趾、刮骨疗毒技术等，以及汉代治疗金疮痈疽的追蚀法，郑玄的使"恶肉破骨尽出"法，华佗的为河内太守女儿取"骨蛇"法，均说明当时已较深刻地认识到清除死骨治疗慢性瘘道的意义。而这一认识，西医学直至 14 世纪才由英国的约翰·阿德尼（John Ardeme）明确提出。

据考古学家（1973 年）在湖南长沙马王堆三号汉墓发掘的医学帛书，表明了当时骨伤科技术的进步。这套帛书有《足臂十一脉灸经》、《阴阳十一脉灸经》、《阴阳脉死候》、《五十二病方》和《帛画导引图》等，据专家考证系属战国时代的文献，保存了当时诊治骨折、创伤及骨病的丰富经验，包括手术、练功及方药等。《足臂十一脉灸经》记载了"折骨绝筋"（即闭合性骨折）；《阴阳脉死候》记载了"折骨列肤"（即开放性骨折）。《五十二病方》载有 52 种病，共 103 个病名，涉及内、外、骨伤、妇、儿、五官诸科。其中有"诸伤"、"胻伤"、"骨疽"、"骨瘤"等骨伤病症，同时还描述了"伤痉"的临床表现"痉者，伤，风入伤，身信（伸）而不能诎（屈）"。这是对创伤后严重并发症——破伤风的最早记载。《五十二病方》还载录中药 247 种，方剂 283 首，其中治伤方 17 首，治伤痉方 6 首，治胻伤方 2 首，治痈疽方 22 首。主张用酒处理伤口，以药煎水洗伤口，还记载伤口包扎方法，对感染伤口用药外敷后，以丝织品或麻絮等包扎。《五十二病方》中应用水银膏治疗外伤感染，这是世界上应用水银于外伤科的最早记录。《帛画导引图》还绘有导引练功图像与治疗骨伤疾患的文字注释。

《黄帝内经》是我国最早的一部医学典籍，较全面、系统地阐述了人体解剖、生理、病因、病机、诊断、治疗等基础理论，奠定了中医理论体系。《黄帝内经》已有系统的人体解剖学知识，如《灵枢·骨度》对人体头颅、躯干、四肢各部骨骼的长短、大小、广狭标　记出测量的尺寸，同时通过尸体解剖获取这方面知识。《灵枢·经水》云："若夫八尺之士，皮肉在此，外可度量切循而得之，其死可解剖而视之。其脏之坚脆，府之大小……脉之长短，血之清浊……皆有大数。"《黄帝内经》对人体的骨、脉、筋、肉及气血的生理功能，都有精辟的论述。如《灵枢·经脉》曰："骨为干，脉为营，筋为刚，肉为墙"；《灵枢·邪客》曰："营气者，泌其津液，注于脉，化以为血，以荣四末，内注五脏六腑。"人体外部皮肉筋骨与体内五脏六腑关系密切，《黄帝内经》阐发的肝主筋、肾主骨、肺主皮毛、脾主肌肉、心主血脉及气伤痛，形伤肿等基础理论，一直指导着骨伤科的临床实践。《黄帝内经》还阐述骨病的病因、病机,《灵枢·痈疽》曰:"热盛则腐肉,肉腐则为脓。"《灵枢·刺节真邪》曰:"烂肉腐肌为脓,内伤骨,内伤骨为骨蚀……有所结,深中骨,气因于骨,骨与气并,日以益大,则为骨疽。"《素问·痹论》曰:"风寒湿三气杂至,合而为痹。"《素问·生气通天论》云:"因于湿,首如裹,湿热不攘,大筋緛短,小筋弛长,緛短为拘,弛长为痿。"《素问·痿论》还将痿证分为痿躄、脉痿、筋痿、肉痿、骨痿五痿,分别加以论述。此外,《吕氏春秋·季春纪》认为:"流水不腐,户枢不蠹,动也;形气亦然,形不动则不流,精不流则气郁。"主张用练功的方法治疗足部"痿躄"(肢体筋脉弛缓,软弱无力,行动不便的疾病),为后世骨伤科"动静结合"的理论奠定了基础。

秦汉时期,骨伤科临床医学得到发展。西汉初期,名医淳于意留下的"诊籍"记录了两例完整骨伤科病案:一则是坠马致伤;一则是举重致伤。西汉中期《居延汉简》的"折伤部"记载了创伤骨折的治疗医案。东汉早期《武威汉代医简》载录治疗金疡、外伤方10余首,有止痛、逐瘀、止痉的作用,配伍较之《五十二病方》有明显进步。成书于东汉时期的《神农本草经》载有中药365种,其中应用于骨伤科的药物,约近100种。汉代著名外伤科医家华佗,既能用方药、针灸治病,又擅长开刀手术,并注重养生练功。他发明了麻沸散,用以全身麻醉,施行剖腹术和刮骨术,还创立了五禽戏,指出体育疗法的作用和重要性。东汉末年杰出医学家张仲景总结了前人的医疗成就,并结合自己的临床经验著成《伤寒杂病论》,这是我国第一部临床医学巨著,他在《黄帝内经》、《难经》的理论基础上,以六经论伤寒,以脏腑论杂病,创立了理、法、方、药结合的辨证论治法则。书中记载的攻下逐瘀方药,如大承气汤、桃仁承气汤、大黄牡丹汤、大黄䗪虫丸和下瘀血汤等,至今仍被骨伤科医家所推崇。书中还记载了牵臂法人工呼吸、胸外心脏按摩等创伤复苏术。

4. 骨伤科临床医学的进步(221~960年) 魏、晋、隋、唐、五代,随着经济、文化的不断发展,医疗经验的逐渐丰富,医学理论的提高,医学的发展愈益趋向专科化,骨伤科在临床诊断和治疗技术方面,都有显著的进步和提高,并成为一门独立的学科。晋·葛洪著《肘后救卒方》记载了颞颌关节脱位口腔内整复方法"令人两手牵其颐,暂推之,急出大指,或咋伤也"。这是世界上最早的颞颌关节脱位整复方法,直至现在还普遍沿用。他还首先记载使用竹片夹板固定骨折,指出固定后勿令转动,避免骨折再移位,夹缚松紧要适宜;对开放性损伤,指出创口早期处理的重要性;对外伤性肠断裂,采用桑皮线进行缝合术;还记载了烧灼止血法,以及颅脑损伤、大动脉创口出血等危重症的救治方法;并首创了以口对口吹气法抢救卒死患者的复苏术。葛洪对中医骨伤科学做出了卓著的贡献。他开拓了中医学对危重创伤诊断和救治的新篇章。葛洪对颅脑损伤的诊断、对血管损伤的记录、对危重创伤早期处理的方法,都是符合临床实际的科学记录。他对开放性创伤和骨折脱位治疗的独创,使骨折的治疗发生了变革。他不愧为中医创伤骨伤科的创始人之一。

三国、两晋、南北朝时期实践医学的进步,使骨伤科学对于创伤、疾病的诊断和治疗方面都有了较丰富的方法和经验,再经进一步实践和总结,从而形成了中医骨伤科的诊断学、治疗学。龚庆宣整理的《刘涓子鬼遗方》(公元483年)是我国现存最早的外伤科专书,对金疮和痈疽的诊治有较详尽的论述。收载了治疗金疮跌仆方,计有34首之多。"刮骨疗毒"手术、晋代的肿瘤切除术和南北朝时期对骨折的扩创复位术可视为华佗外科技术的延续。这一时期中医骨伤科学对骨感染疾病治疗的经验,如对骨痈疽、骨肿瘤的诊断和治疗方法,成为后世汲取的历史经验。药物疗法、针灸疗法在骨伤科应用方面也得到了进一步的发展,特别是针灸疗法更丰富了筋骨痹、腰痛等的治疗经验。

北魏太医署已有骨伤专科医师——折伤医。

隋唐时代,由于正处于封建社会的空前鼎盛时期,经济、文化得到了迅速的发展,中医骨伤科学也随着前人实践经验的丰富积沙成塔。

此时期各医学类书都列有骨伤科内容的专篇，且产生了我国现存最早的一部创伤骨伤科为主的专著——《仙授理伤续断秘方》，作者蔺道人对创伤骨伤科的贡献巨大，他不仅奠定了中医骨伤科治疗骨折的基础，而且使中医学的理论首次有机地结合到骨折的治疗中。蔺道人天才地把"形不动则精不流"的治疗观点结合到骨折固定疗法上；创造性地把气血学说和辨证论治结合到骨折损伤的病理和治疗上；具体地总结了历代按摩疗法治疗骨折脱位的经验；提出了以手法整复为主的复位、固定和活动三大骨折治则；体现了整体观念、筋骨并重、动静结合、内外并治的治疗思想。因此，蔺道人不愧为中医创伤骨伤科学的奠基人。

隋·巢元方著《诸病源候论》（610 年），探求诸病之源、九候之要，载列证候 1720 条，为我国第一部病理专著，该书已将骨伤科病，列为专章，其中有"金疮病诸候"二十三论，"腕伤病诸候"九论，对创伤骨折及其并发症的病源和证候，有较深入的论述，对骨折的处理提出了很多合理的治疗方法。该书对破伤风的症状描写得非常透彻，并指出这是创伤后并发症。"金疮筋急相引痛不得屈伸候"和"金疮伤筋断骨候"记载了循环障碍、神经麻痹、运动障碍的症状，还指出软组织断裂伤、关节开放性损伤，必须在受伤后立即进行缝合，折断的骨骼亦可用线缝合固定，这是有关骨折治疗，施行内固定的最早记载。"金疮病诸候"还精辟地论述了金疮化脓感染的病因、病理，提出清创疗法四要点：清创要早、要彻底、要正确地分层缝合、要正确包扎，为后世清创手术奠定了理论基础。在治疗开放性骨折，清除异物，结扎血管止血，分层缝合等方面的论述，都达到了很高水平。

唐·孙思邈著《备急千金要方》（公元 640 年），在骨伤科方面总结了补髓、生肌、坚筋、壮骨等类药物；介绍了人工呼吸复苏、止血、镇痛、补血、活血化瘀等疗法；记载了下颌关节脱位手法复位后采用蜡疗、热敷、针灸等外治法，丰富了骨伤科治疗的内容。这一时期，中医骨伤科学基础理论著述很多，它的理论内容和技术在今天看来虽然是简单的、朴素的，但中医骨伤科学就像一座大厦的钢筋铁架一样，在公元 9 世纪已经形成了基本框架。

王焘著《外台秘要》（公元 752 年），其中收录了折损、金疮等骨伤科疾病治疗方药，把损伤分为外损与内损，列骨折、脱位、内伤、金疮和创伤危重症五大类。

蔺道人著《仙授理伤续断秘方》（公元 841～846 年），是我国现存最早的一部骨伤科专著，分述骨折、脱位、内伤三大类证型；总结了一套诊疗骨折、脱位的手法，如"相度损处、拔伸、用力收入骨、捺正"等；提出了正确复位、夹板固定、内外用药和功能锻炼四大治疗原则；对筋骨并重、动静结合的理论也做了进一步阐发。该书指出："凡曲转，如手腕脚凹手指之类，要转动，……时时为之方可。"对于难以手法复位的闭合性或开放性骨折，主张采用手术整复"凡伤损重者，大概要拔伸、捺正，或取开捺正"，"凡皮破骨出差爻，拔伸不入，撙捺相近，争一二分，用快刀割些捺入骨"。该书首次记载了髋关节脱位，并将髋关节脱位分为前脱位与后脱位两种类型。采用手牵足蹬法治疗髋关节后脱位；利用杠杆原理，采用"椅背复位法"治疗肩关节脱位。他还介绍了杉树皮夹板固定法"凡用杉皮，浸约如指大片，疏排令周匝，用小绳三度紧缚"；对内伤症，采用"七步"治疗法；提出了伤损按早、中、晚三期治疗的方案。所载方 50 首，药139 味，包括内服及煎法、填疮、敷贴等外用方剂，体现了骨伤科内外兼治的整体观。

5. 骨伤科的繁荣与发展（960～1368 年） 宋、金、辽、元近 400 年间，是中医学各临床学科迅速成长的历史时期。元代在医制十三科中，除金疮肿科之外，又成立了正骨伤科。"太医院"中分科之细堪称前无古人，创伤骨伤科的建立，在世界医学史上也是领先的。医学类书有关外科、骨伤科的分门也较前期有了更为丰富的内容，尤以危亦林所著《世医得效方》中的"正骨兼金镞科"为代表，是中医骨伤科学史上的又一里程碑，他不仅继承了唐代蔺道人等的骨伤科经验，系统地整理了元代以前的骨伤科成就，并且有很多创新和发展，使骨折和关节脱位的处理原则和方法日臻完善。例如，他首先采用悬吊复位法治疗脊柱骨折，比1927年Davis始用的要早580余年。

宋元时期的医学，在隋、唐、五代的基础上，出现了百家争鸣、蓬勃发展的局面，促进了骨伤科的繁荣与发展。宋朝"太医局"设九科，内有"疮肿兼折疡科"，太医局编辑的医书《圣济总录》内容丰富，其中折伤门总结了宋代以前的骨伤科医疗经验，强调骨折、脱位复位的重要性；记载了刀、针、钩、镊等手术器械，对腹破肠出的重伤采用合理的处理方法。张杲著《医说》记载了随军医生"凿出败骨"，治疗开放性胫、腓骨骨折成功的病案，并介绍了用脚踏转轴及竹管的搓滚舒筋练功疗法，以促进骨折损伤后膝、踝等关节的功能迅速恢复。许叔微著《普济本事方》记载了用苏合香丸救治跌伤重症。《夷坚志·卷十九·邢氏补颐》记载了在颌部施行类似同种异体植骨术的病例。《小儿卫生总微论方》记载了小儿先天并指的截骨术。

宋代医家王怀隐等编的《太平圣惠方》，其中"折伤"、"金疮"属骨伤科范畴，对骨折提出了"补筋骨，益精髓，通血脉"的治疗思想，用柳木夹板固定骨折，推广淋、熨、贴、熁、膏摩等外治法治疗损伤。

宋代解剖学有了显著进步，1041～1048年，曾有医生和画师解剖欧希范等刑后尸体而绘成图，称《欧希范五脏图》。该书描绘了内脏形态及解剖关系，对心、肝、肾、大网膜等记载基本正确。法医学家宋慈著《洗冤集录》是我国现存最早的法医学专著，对全身骨骼、关节结构描述颇详，同时还记载了人体各部位损伤的病因、症状及检查方法。解剖学的进步，为骨伤科的发展奠定了基础。

元朝"太医院"设十三科，其中包括"正骨科"和"金镞兼疮肿科"。元·李仲南《永类钤方》中"风损伤折"卷是骨伤科专篇，首创过伸牵引加手法复位，治疗脊柱屈曲型骨折"凡腰骨损断，先用门扉一片，放斜一头，令患人覆眠，以手捍止，下用三人拽伸，医以手按损处三时久"。此外，还创制了手术缝合针——"曲针"，用于缝合伤口；提出"有无粘膝"体征，作为髋关节前、后脱位的鉴别，至今仍有临床意义。

危亦林著《世医得效方》，不仅继承了前人治疗骨伤病的经验，而且对骨折、脱位的整复手法和固定技术有所创新。他是世界上采用悬吊复位法治疗脊柱骨折的第一人"凡挫脊骨，不可用手整顿，须用软绳从脚吊起，坠下身直，其骨使自归窠，未直则未归窠，须要坠下，待其骨直归窠，然后用大桑皮一片，放在背皮上，杉树皮两三片，安在桑皮上，用软物缠夹定，莫令屈，用药治之"。此法要比达维（Davi）1927年开始使用相同方法至少要早580年。该书还科学地指出髋关节是杵臼关节"此处身上骨是臼，腿根是杵，或出前，或出后，须用一人手把住人身，一人拽脚，用手尽力搦归窠，或是锉开。又可用软绵绳从脚缚倒吊起，用手整骨节，从上坠下，自然归窠"。该书又把踝关节骨折脱位分为内翻、外翻两型，并按不同类型，施用不同复位手法，指出"须用一人拽去，自用手摸其骨节，或骨突出在内，用手正从此骨头拽归外，或骨突向外，须用力拽归内，则归窠；若只拽不用手整入窠内，误人成疾"。危亦林对开放性骨折，主张扩创复位加外固定治疗。危亦林还创制了内服麻药"草乌散"（又名麻药方），对其组成、功用、剂量及注意事项，都有详细记载。元代《回回药方》载有"金疮门"和"折伤门"，大部分内容继承《仙授理伤续断秘方》、《世医得效方》和《永类钤方》等经验，有些部分还结合阿拉伯外来医学知识，反映了元代骨伤科鼎盛状况。

宋代对医学的重视、金元医家的学术争鸣促进了医学理论的发展，特别是解剖学上的进步、气血学说的发挥，脾、肾学说的发展，对骨伤科的临证医学起到了促进作用。

内外用药不断的发展，在前人的基础上及同一历史时期的理论影响下，运用了诸如淋、熨、贴、膏摩等局部充血的疗法，选用的药物，诸如活血化瘀药、理气药、补肾药、接骨类药等，从宋、元时繁多的治伤接骨药中，以及诸多的治法中，都可以看到气血学说及肾主骨理论的指导思想。由此可知，中华民族的祖先为了促进创伤的修复、骨折的愈合已经进行了不懈的尝试，积累了丰富的经验。

　　在筋骨痹和腰腿痛的治疗上，这一历史时期的进步是明显的，主要表现是在其理论指导下辨证论治的用药经验。骨痈疽的发生，认为与"肾"的盛衰有关，在治疗上已明确去除死骨是治疗的目的。对肿瘤的认识也有进步，其内消、内托、追蚀等疗法，为后世的发展积累了实践经验。宋、辽、金、元时期，是中医骨伤科发展史的关键时期。

　　6. 骨伤科的兴盛与提高（1368～1840年）　明清时期，在总结前代成就的基础上，骨伤科出现了许多学术上有相当成就的医学家，撰写了大量的骨伤科专著，他们不仅总结了前人的经验，而且不断提出新的理论和观点，从而形成不同学派，伤科理论得到不断充实、提高，正骨手法和固定方法都有较大的提高和发展，这是骨伤科发展史上的兴盛与提高时期。

　　明朝太医院设十三科，其中设"金镞"和"接骨"两个专科，隆庆五年（1571年）改名为外科和正骨科（又名正体科），外科和骨伤科著作陆续刊行，永乐年间（1406年）朱楠等编著的《普济方·折伤门》中辑录了15世纪以前的正骨技术，内容十分丰富，书中有关骨伤科方共收1256首，首先专列总论，强调手法整复的重要性，并介绍用"伸舒揣捏"整复前臂双骨折和胫、腓骨骨折；对伸直型桡骨远端骨折，创用了"将掌向上，医用手撑损动处，将掌曲向外捺令平"的整复手法，并采用超腕关节固定；用按压复位、抱膝圈固定法治疗髌骨骨折等；还提出了以"粘膝不能开"和"不粘膝"的鉴别髋关节后脱位和前脱位的诊断方法。

　　薛己著《正体类要》两卷，上卷论正体主治大法及扑伤、坠跌金伤治验、汤火伤治验；下卷附诸方药。全书记载验案65则，载方71首，主要介绍跌打损伤的辨证论治。薛己非常重视整体疗法，在该书序文中指出"肢体损于外，则气血伤于内，营卫有所不贯，脏腑由之不和"，阐明了骨伤科疾病局部与整体的辨证关系，这一论点对后世产生巨大影响。其对内伤的理、法、方、药，也奠定及成为近代中医骨伤科主要理、法、方、药的基础。而少林寺治伤则有其独到之处。明代气血学说和命门学说的发展，体现在创伤骨病病机，"折伤专主血论"，"瘀不去则骨不能接"和"骨实则骨有生气"的观点的产生，成为古代中医骨伤科的生理、病理和创伤医学的理论。对创伤骨病的诊断治疗，已注重了不同部位、不同经络的辨证论治。这是中医医学从整体论治到局部论治，而局部论治又兼顾整体的整体治疗观的发展。

　　《金疮秘传禁方》记载了用"骨擦音"作为检查骨折的方法，处理开放性骨折时，主张把穿出皮肤已污染的骨折端切除，以防感染，并介绍了各种骨折的治疗方法。异远真人著《跌打妙方》记载全身57个穴位，总结了一套按穴位受伤而施治的方药，其"用药歌"在骨伤科界亦广为流传。著名医药学家李时珍的《本草纲目》载药1892味，其中有关骨伤科药物170余种；王肯堂著《证治准绳》；其卷六为"损伤门"，对骨折有较精辟的论述。对肱骨外科颈骨折采用不同体位固定，若向前成角畸形，则用手巾悬吊腕部置于胸前；若向后成角，则应置于胸后。该书还把髌骨损伤分为脱位、骨折两类，骨折又分为分离移位或无移位两种，分离移位者，主张复位后用竹箍扎好，置膝于半伸屈位。该书对骨伤科的方药，还进行了由博而约的归纳整理，深为后世所推崇。

　　清·太医院设九科，其中有"疮疡科"和"正骨科"。吴谦等编著《医宗金鉴·正骨心法要旨》系统地总结了清代以前的骨伤科经验，对人体各部位的骨度、内外治法方药记述颇详，既有理论又重实践，图文并茂。该书把正骨手法归纳为摸、接、端、提、推、拿、按、摩八法，并介绍用手法治疗腰腿痛等伤筋疾患，使用攀索、叠砖整复胸腰椎骨折脱位，并主张于腰背骨折处垫枕，保持脊柱过伸位，以维持其复位效果。在固定方面，"爰因身体上下、正侧之象，制器以正之，用辅手法之所不逮，以冀分者复合，欹者复正，高者就其平，陷者升其位"。并创造和改革了多种固定器具，如对脊柱中段损伤采用通木固定，下腰损伤采用腰柱固定，四肢长骨干骨折采用竹帘、杉篱固定，髌骨骨折采用抱膝圈固定等。

钱秀昌著《伤科补要》，较详细地论述骨折、脱位的临床表现及诊治方法，对髋关节后脱位采用屈髋、屈膝拔伸回旋法整复"一人抱住其身，一人捏膝上拔下。一手揿其骻头迭进，一手将大腿曲转，使膝近其腹，再令舒直，其骻有响声者，已上"。该书载有医疗器械固定图说、周身各部骨度释义、骨伤科脉诊及大量方剂。《伤科补要》序文中还有杨木接骨的记载，这是利用人工假体代替骨头植入体内治疗骨缺损的一种尝试。

沈金鳌著《沈氏尊生书·杂病源流犀烛》，发展了骨伤科气血病机学说，对内伤的病因、病机、辨证论治有所阐发。胡廷光著《伤科汇纂》，收集了清代以前有关骨伤科文献，结合其临床经验加以整理，是一部价值较高的骨伤科专著。该书系统地阐述了各种损伤的证治，记载了骨折、脱位、筋伤的检查、复位法，附录许多治验医案，并介绍大量骨伤科处方及用药方法。赵廷海著《救伤秘旨》收录少林学派的治伤经验，记载人体36个致命大穴，介绍了损伤各种轻、重症的治疗方法，收载"少林寺秘传内外损伤主方"，并增加了"按证加减法"。王清任著《医林改错》，对人体解剖非常重视，纠正了前人有关脏腑记载的某些错误，对气血的研究颇为深入，尤善活血化瘀法治疗损伤。如血府逐瘀汤、通窍活血汤、膈下逐瘀汤、身痛逐瘀汤等，至今仍为骨伤医家广为采用。于此可见，明、清两代堪称我国骨伤科发展的鼎盛与提高时期。

正骨伤科取得迅速的发展，使依靠内动力为主的整复技术变为非暴力的复位法。中医对骨折的固定方法、固定器材的革新，亦是今天中西医结合治疗骨折的经验基础。然而，明朝末期及清朝封建主义也严重阻滞了中医的发展，是19世纪医学发展中的一个缺憾。

7. 骨伤科的厄运与危急（1840~1949年）骨伤科学是我国劳动人民在长期与损伤及骨关节疾病做斗争中所积累的丰富理论和宝贵实践经验的结晶，在我国有着几千年的悠久历史文化，其中有不少是世界上最早的发明和创造，代表了当时的世界先进水平，对我国及世界人民的健康事业做出巨大的贡献。但是1840年鸦片战争以后，中国沦为半封建半殖民地，随着帝国主义文化侵略，中医骨伤科学受到了极大的摧残。在此期间骨伤科学著作甚少，极其丰富的骨伤科经验散存在老一辈的中医师和民间中，缺乏整理和提高。

新中国成立之前，中医中药一直处于消灭与反消灭的激烈斗争中，其延续的方式，只能是以家传或师承为主，医疗活动也只是以规模极其有限的私人诊所形式开展。这种私人诊所，在当时不仅是医疗单位，而且也是教徒授业的教学场所。借此，中医的许多宝贵学术思想与医疗经验，才得以流传下来。全国各地的骨伤科诊所，因其学术渊源的差别，出现了不少流派，较著名的诸如河南平乐郭氏正骨世家，天津苏氏正骨世家，上海石筱山、魏指薪、王子平等伤科八大家，广东蔡荣、何竹林等五大伤科名家，武汉武当派李氏正骨，福建少林派林如高，四川杜自明、郑怀贤，江苏葛云彬，北京刘寿山，山东梁铁民，以及辽宁孙华山等，各具特色，在当地影响甚大。

8. 骨伤科的新生与空前发展（1949年至今）中华人民共和国成立后，随着经济、政治与文化科学的变革，骨伤科也从分散的个体开业形式向集中的医院形式过渡。1958年以后，全国各地有条件的省、市、县均相继成立了中医院，中医院多设有骨伤科，不少地区还建立了专门的骨伤科医院。在医疗事业发展的基础上，上海市首先成立了"伤骨科研究所"。20世纪70年代北京中国中医研究院骨伤科研究所与天津市中西医结合治疗骨折研究所相继成立。随后其他不少省市也纷纷成立骨伤科研究机构。这标志着中医骨伤科不仅在临床医疗实践方面，而且在基础理论与科学研究方面，都取得了进展。

自20世纪50年代开始，全国各省市普遍建立中医医院与中医学院（校），为国家培养了大批骨伤科人才。80年代各中医学院相继成立中医骨伤系，除了招收学士学位的大学本科生外，不少院校还培养骨伤专业硕士研究生与博士研究生。

全国各地著名老中医的正骨经验，普遍得到整理与继承，有代表性的著作：石筱山《正骨疗法》、《平乐郭氏正骨法》、《魏指薪治伤手法与导引》、郑怀贤《伤科诊疗》、杜自明《中医正骨经验概述》、梁铁民《正骨学》、《刘寿山正骨经验》、《林如高正骨经验》及《林如高正骨经验荟萃》等。

1958 年，我国著名骨伤科专家方先之、尚天裕学习名老中医苏绍三正骨经验，博采各地中医骨科之长，运用现代科学知识和方法，总结出新的正骨八大手法，研制成功新的夹板外固定器具，同时配合中药内服、外治及传统的练功方法，形成一套中西医结合治疗骨折的新疗法，其编著《中西医结合治疗骨折》一书，提出"动静结合"、"筋骨并重"、"内外兼治"、"医患合作"治疗骨折的四项基本原则，使骨折治疗提高到一个新水平，在国内外产生了重大影响。

20 世纪 70 年代以后，中西医结合在治疗开放性感染性骨折、脊椎骨折、关节内骨折及陈旧性骨折脱位等方面总结了成功经验，治疗慢性骨髓炎、慢性关节炎也取得了一定的效果。传统的中医骨伤科经验得到进一步发掘、整理与提高，逐步形成一套有中国特色的治疗骨折、骨病与软组织损伤的新疗法。在外固定方面，各地在总结中西医固定器械优缺点的基础上，把两者有机地结合在一起，运用现代科学理论加以论证，在这方面工作较突出的有北京中国中医研究院"骨折复位固定器"、天津医院"抓髌器"、河南洛阳正骨医院"尺骨鹰嘴骨折固定器"及上海第六人民医院"单侧多功能外固定器"等。1986 年中国中医药学会骨伤科分会成立，中医伤科学术交流日趋广泛，一方面推广传统、有效的医疗方法，另一方面用先进的科学技术深入研究伤患治疗机制。

近年来，由于临床与实践研究的发展，在传统方剂的基础上，各地都总结出了各种有效新方剂。如吉林省研制的"骨质增生丸"，治疗各种骨质增生患者 3 万多例，取得了显著疗效。该药由熟地黄、肉苁蓉、鹿衔草、骨碎补等组成。经实践研究表明，该药具有抑制炎性肉芽肿的增生和渗出作用，有一定的镇痛效应，其抑制增生的作用，可能是由于刺激垂体—肾上腺皮质激素系统释放肾上腺皮质激素的结果。上海根据气血理论，运用益气化瘀法治疗颅脑外伤后形成的慢性硬脑膜下血肿 46 例，经 CT 确诊并复查证实，治疗效果优良率为 95.7%。该方由黄芪、当归、川芎、赤芍、红花、地鳖虫、丹参组成。动物实验表明，该方药具有改善病变处微循环和增强巨噬细胞数量及功能的作用。上海等地对常用理气活血药如枳壳、丹参、当归、黄芪等的微量元素锌、铜、钙含量进行了测定，结果发现丹参中锌、铜、钙的含量均居上述诸药的首位，尤其锌的含量（0.085μg/mg）更突出，系当归的 6 倍，黄芪的 7.7 倍，枳壳的 12.1 倍。可见骨折运用丹参不仅具有活血化瘀作用，并且可以补充大量的锌等微量元素，而这些都是骨折修复所必需的。平乐接骨丹（三七、乳香、没药、龙骨、寸云、土元、自然铜）的临床研究表明，骨折愈合时间用药组比对照组提前 6.2 天（$P<0.01$）；实验研究表明，用药组愈合时间比对照组提前 36.62%（$P<0.01$）。研究提示：该药促进成骨细胞的增生繁殖和功能活跃，细胞内 DNA 合成加速，碱性磷酸酶含量增多和活性增强，糖原合成和利用迅速，使胶原结合钙盐产生新生骨质加快。这些新方药的出现，是对原来传统方剂的继承和发展，由于近年来不断对临床方药有效成分的研究，并增强了实验室数据，在基础理论方面，得到很大提高，这些都促进了新的骨伤科《方剂学》的产生。

1986 年，中国中医药学会骨伤科第一届委员会在上海成立，推选上海中医药大学校长施杞教授为主任委员，副主任委员为（按姓氏笔画为序）孙树椿、刘柏龄、李同生、李国衡、张安桢、岑泽波、武春发、郭维淮。由此中医骨伤科学术交流日趋频繁，一方面推广传统、有效的医疗方法，另一方面用先进的科学技术深入研究骨伤病治疗机制。20 世纪 90 年代，光镜、电镜、电生理、生物化学、生物力学、分子生物学、同位素、电子计算机、磁共振、骨密度仪等现代科学技术已在本学科的基础研究与临床医疗中得到应用。一些治疗骨延迟愈合、骨质疏松、骨缺血性坏死、骨髓炎及骨性关节炎的中药新药不断研制出来，产生良好的社会效益与经济效益。在新的世纪，中医骨伤科已走出国门，对外交流日益频繁。中医骨伤科正迎来一个科学的春天，必将更加茁壮成长，为人类健康事业做出更大的贡献。

第二章 骨伤科基础

　　了解损伤的分类及引起损伤的病因，掌握损伤的病机，重点是损伤与气血、肝肾及脏腑、经络的关系，损伤与皮肉筋骨的关系；掌握损伤的症状及体征、骨病的症状体征的检查方法，重点是掌握四诊的内容，骨与关节的检查法，颈部、腰背等部特殊检查法各种检查方法的正确操作方法及提示的诊断信息；掌握 X 线检查、CT 检查、MRI、放射性核素的阅读技能，重点是在骨伤科临床中的应用；掌握药物治疗的方法内治法、外治法的原则，重点是三期辨证分治在临床中的应用，掌握手法及固定的方法、熟练操作。

第一节　骨伤科学的主要内容

　　中医骨伤科学是研究防治皮肉、筋骨、气血、脏腑及经络损伤疾患的科学。它主要包括损伤与骨疾病两大部分。

一、损　　伤

　　损伤是指人体受到外界各种创伤性因素作用而引起的皮肉、筋骨、脏腑等组织结构的破坏及其带来的局部和全身性反应。

　　按损伤的性质和特点主要有一般分类和专科分类。

（一）一般分类

　　1. 按照受伤部位　分为外伤和内伤。外伤指皮、脉、肉、筋、骨的损伤，临床根据损伤的具体部位不同可分为骨折、脱位、筋伤等。内伤是指由于外力作用而引起的脏腑损伤及损伤所引起的气血、脏腑、经络功能紊乱而出现的各种内证。故外伤与内伤是相互影响的，肢体虽受损于外，也会由外及内伤及气血，并可引起脏腑功能不和，出现损伤内证。

　　2. 按照损伤性质　根据外力作用的性质，分为急性损伤与慢性劳损。急性损伤是急骤暴力引起的损伤。慢性劳损是劳逸失度或体位不正确，导致外力长期累积作用于人体，从而产生各种临床表现。

　　3. 按照损伤后就诊时间　分为新伤与陈伤。新伤是近期的损伤，临床上一般认为 2～3 周以内的损伤或发病后立即就诊者。陈伤又称宿伤，往往是新伤失治，日久不愈，或愈后又因某些诱因，隔一定时间在原受伤部位复发者。

　　4. 按照受伤程度　分为轻度伤与重度伤。损伤的严重程度取决于致伤因素的性质、强度，作用时间的长短，受伤的部位、面积的大小及深度等方面，一般根据临床症状体征综合判断。

　　5. 按照损伤部位黏膜情况　根据受伤部位的皮肤或黏膜是否完整，可分为闭合性损伤与开放性损伤。闭合性损伤往往是钝性暴力损伤，皮肤、黏膜保持完整。开放性损伤皮肤、黏膜或深层组织破损有创口，往往是锐器、火器、刀割等锐性暴力损伤。

6. 按照职业特点 根据患者的职业特点，分为生活损伤、工业损伤、农业损伤、交通损伤和运动损伤等。如运动员及舞蹈、杂技、武打演员容易发生各种运动损伤，经常卧床颈部过度屈曲看书看电视者、经常低头工作的人群容易患颈椎病。

7. 按照理化性质 根据致伤因素的性质分为物理损伤、化学损伤和生物损伤等。

（二）专科分类

1. 骨折 由于外力的作用破坏了骨的完整性或连续性者，称为骨折。骨折的概念，古人很早就有所认识，甲骨文中已有"疾骨"、"疾胫"、"疾肘"等病名的记载。古人称"折骨"，如《周礼·天官》称为"折疡"；《灵枢·邪气藏府病形》记载为"折骨"。骨折是临床上常见的多发的损伤性疾病。骨折的发生多是由于外来暴力作用所致。根据骨折处是否与外界相通可分为闭合性骨折、开放性骨折；根据骨折线的形态可分为横断骨折、斜形骨折、螺旋形骨折、粉碎骨折、青枝骨折、嵌插骨折、裂缝骨折、骨骺分离和压缩性骨折；根据骨折的损伤程度可分为单纯骨折、复杂骨折、不完全骨折和完全骨折；根据骨折整复后的稳定程度可分为稳定骨折和不稳定骨折；根据骨折后就诊时间可分新鲜骨折和陈旧骨折；根据受伤前骨质是否正常可分为外伤骨折和病理骨折；根据骨折部位可分为骨干骨折、干骺端骨折和关节内骨折等。

2. 脱位 凡构成关节的骨端关节面脱离正常位置，引起关节功能障碍者，称为脱位。按产生脱位的病因分为外伤性脱位、病理性脱位、习惯性脱位、先天性脱位；按脱位的方向分为前脱位、后脱位、上脱位、下脱位、中心性脱位及旋转脱位；按脱位程度分为完全性脱位、不完全性脱位、单纯性脱位、复杂性脱位；按脱位的时间分为新鲜性脱位和陈旧性脱位；按脱位是否有创口与外界相通分为开放性脱位和闭合性脱位等。

3. 筋伤 凡是因各种暴力或慢性劳损等原因所造成的皮肤、皮下组织、筋膜、肌肉、肌腱、韧带、关节囊、关节软骨盘、椎间盘、腱鞘、神经和血管等软组织的损伤统称为筋伤。根据受伤的外力性质可分为扭伤、挫伤和碾挫伤；根据发病的缓急可分为急性筋伤和慢性筋伤；根据受伤的程度可分为撕裂伤、断裂伤、筋伤错缝等。

4. 骨病 骨病是指人体骨骼、关节、筋肉等运动系统发生的疾病。主要有化脓性骨髓炎、化脓性关节炎、风湿关节炎、痛风性关节炎、类风湿关节炎、强直性脊柱炎、骨与关节结核、骨性关节炎、股骨头骨骺炎、胫骨结节骨骺炎、股骨头缺血性坏死、腕舟骨缺血性坏死、距骨缺血性坏死、骨质疏松症、骨肿瘤等。

5. 内伤 凡因各种外力伤及人体内部气血、经络、脏腑，引起病理变化或功能紊乱，而产生一系列症状者，统称内伤。内伤辨治分型有损伤发热、损伤昏厥、损伤眩晕、损伤不寐、损伤头痛、损伤痹症、损伤胸痛、损伤腹痛等。

中医骨伤科学研究的对象主要是外力因素引起的损伤。临床实践中既要参照上述分类方法进行分类，又要从整体出发，全面检查分析，才能正确辨证论治。"审因论治"是中医骨伤科重要特点之一。

二、骨 疾 病

骨疾病包括范围较广，可概述为如下几种。

（一）骨先天性畸形

骨先天性畸形主要指骨与关节的一些先天性疾病，包括骨与关节发育障碍、脊柱和四肢的先天性缺陷。究其原因迄今仍不清楚，多为胚胎发育异常，或胎儿期生长受阻，有的还有明显的家族史、遗传性等。较常见的可有如下几种类型。

1. 骨关节发育障碍 如成骨不全（脆骨病）、软骨发育不全、石骨症、蜡油样骨病、婴儿骨皮质增厚症。

2. 颈部先天性疾病 如颈肋、斜颈等。

3. 脊柱先天性畸形 如环椎枕骨化、枢椎齿状突畸形、半椎体畸形、脊椎裂。

4. 四肢先天性畸形 上肢有先天性高肩胛症，先天性肩关节脱位，先天性肱骨、桡骨缺如，先天性肱桡、肱尺骨融合，先天性桡尺骨融合，先天性并指、缺指、多指、巨指等。

下肢有先天性髋关节脱位，先天性胫骨假关节，先天性股骨、胫骨或腓骨缺如，髋内翻，膝内、外翻，拇趾外翻，先天性马蹄内翻足等。

（二）骨痈疽

骨痈疽是因化脓性细菌侵入骨、关节，而引起化脓性感染的疾病。多因余毒流注、外感六淫、七情内伤及房室劳伤等引起。

常见的有急性化脓性骨髓炎、慢性骨髓炎、硬化性骨髓炎、脊柱化脓性骨髓炎、化脓性关节炎、骨梅毒等。

（三）骨痨

骨痨是由于结核杆菌侵入骨或关节面引起的疾病，又称流痰。现代医学称为骨、关节结核。该病好发于儿童和青少年，多因先天禀赋不足、肝肾亏虚，或后天失调，伤及脾肾，正不胜邪，感染结核菌后发病。

临床上可有单纯骨结核，单纯滑膜结核，以及全关节结核。在全身各关节及骨骼部位皆可发病。

骨痨是全身性感染和局部损害并存的慢性消耗性疾病，缠绵难愈。治疗时须注意祛邪与扶正兼顾，整体与局部并重。

（四）骨关节痹证

痹证是由风、寒、湿、热等外邪侵袭人体，闭阻经络，气血运行不畅引起的肌肉、关节疼痛、麻木、重着等病证。

痹证的发生主要是由于素体虚弱，正气不足，腠理不密，风、寒、湿、热之邪乘虚而入，形成痹证。

临床中可分为风寒湿痹及风湿热痹。风寒湿痹又因风、寒、湿的偏重，而分为行痹、寒痹及着痹。

痹证包括风湿性关节炎、类风湿关节炎、强直性脊柱炎、痛风性关节炎、创伤性关节炎、经绝期关节炎、神经性关节炎、关节内游离体、关节滑膜炎、牛皮癣性关节炎及血友病性关节炎等。

（五）痿证

人体遭受邪毒侵袭、外伤或正气亏损后，发生肢体弛缓、肌肉消瘦、手足痿弱无力及麻木等病证，统称为痿证。《黄帝内经》有"痿躄"之称。

《素问·痿论》曰："五脏使人痿"，即痿证的发生与脏腑的病变关系密切，同时根据肺主皮毛，心主血脉，肝主筋膜，脾主肌肉，肾主骨髓等理论，将痿证分为痿躄、脉痿、筋痿、肉痿、骨痿。治疗时提出"治痿独取阳明"之主张，现在仍然指导着临床实践。

痿证包括现代医学命名的如多发性神经炎、皮肌炎、小儿麻痹、大脑性瘫痪、偏瘫、截瘫、单瘫、肌病性瘫痪、肌萎缩症等。

（六）筋挛

由于先天发育障碍、损伤、缺血、邪毒侵袭等原因，造成身体某些肌肉持续性收缩，或皮肤、关节囊或韧带失去正常弹性而挛缩，致关节功能障碍，统称为筋挛。如临床常见的缺血性肌挛缩症、手内在肌挛缩症、掌腱膜挛缩症、髂胫束挛缩症、关节挛缩症。

（七）骨关节退行性疾病

骨关节退行性疾病指因骨关节退变而增生肥大、软骨被破坏的慢性关节炎。可发生在脊柱及全身各关节部位。多因先天发育不良或肾气亏虚、肝肾不足、外力损伤、外感风寒湿邪等而发病。属于中医痹证、颈肩腰腿痛的范畴。

该类疾病包括腰椎间关节综合征，增生性脊椎炎，腰椎间盘突出症，椎管狭窄症，髋、膝、踝关节骨关节病等。

（八）骨软骨病

骨软骨病是指骨骼发育时期，骨化中心由于某种原因的干扰而出现的骨内化骨的紊乱。病变发生在骨骺，故又称为骨软骨炎或骨骺炎。其发病原因多与创伤、血运的改变或遗传因素有关。

临床常见的如股骨头骨软骨病、脊椎骨骺骨软骨病、足舟状骨骨骺骨软骨病、跖骨头骨软骨病、胫骨结节骨软骨病、跟骨骨凸骨软骨病等。

（九）代谢性骨病

代谢性骨病是指各种原因引起的骨内矿物质或骨基质代谢紊乱，以及由此造成的骨组织生物化学和形态变化而出现的症状和体征。临床常出现骨质疏松，骨的生长障碍，发育畸形或骨坏死等。

祖国医学称为"骨蚀"、"骨痿"、"五迟"等，其病因多由于：①先天不足，禀赋虚弱，骨痿筋弱；②烦劳过度，纵欲妄为，形神过耗，损及五脏；③饮食不节，摄食失调，脾胃损伤，不能生化气血，充养筋骨。

临床常见有佝偻病、骨软化症、骨质疏松症、甲状旁腺功能紊乱、肾性骨营养不良、激素诱发性骨坏死。

（十）骨肿瘤

骨肿瘤是指发生在骨及骨的附属组织的肿瘤。祖国医学在殷墟甲骨文就有"瘤"的病名。骨肿瘤的病因至今仍不完全清楚，初步认为其致病因素是多方面的，如物理、化学、生物、遗传、激素、营养、机体免疫七大类。祖国医学概括为内因、外因两种，大自然中致病因素，如外感六淫、饮食不洁；机体本身的致病因素，如七情失调、脏腑功能紊乱等。

目前，对骨肿瘤的分类，认识尚不完全一致，故分类极复杂。如可以以组织形态及细胞来源为基础分类，但因认识有分歧，对有些病归类不统一；也可按良性、中间与恶性肿瘤分类，但界限并非严格。

第二节 病 因 病 机

一、损伤的病因病机

（一）病因

损伤的病因，是指引起人体损伤致病的原因，或称为发病的因素，是指引起人体皮肉、筋骨、脏腑等组织结构的破坏及其带来的局部和全身性反应的原因。

祖国医学文献中对损伤病因的论述很多，早在《黄帝内经》中就提出了"坠堕"、"击仆"、"举重用力"、"五劳所伤"等损伤的致病原因。汉代张仲景在《金匮要略·脏腑经络先后病脉证》中提出了"千般疢难，不越三条：一者，经络受邪，入脏腑为内所因也；二者，四肢九窍，血脉相传，壅塞不通，为外皮肤所中也；三者，房室金刃，虫兽所伤，从凡详之，病由都尽"。将损伤的病因分为内因、外因和不内外因。宋代陈无择在《三因极一病证方论·三因论》中指出"六淫者，寒暑燥湿风热是；七情者，喜怒忧思悲恐惊是"。阐述了三因的理论，同时又指出了三因之间互相联系，"如欲救疗，就中寻其类例，别其三因，或内外兼并，淫情交错，推其深浅，断其所因的病源，然后配合诸症，随因施治，药石针灸，无施不可"。说明了损伤的病因不同于七情内因和六淫外因，而属于不内外因；也指出了不内外因仍属于内因或外因的范畴，相互兼并，相互交错，故历代多数医家认为损伤的致病因素就是内因和外因。

1. 外因 损伤外因是指由于外界因素作用而引起人体的损伤，主要是外力伤害，但与邪毒感染及外感六淫等也有一定的关系如外力伤害、虫兽伤害、外感六淫、邪毒感染等。

（1）外力伤害：外来各种暴力的作用可引起人体皮肉肋骨的损伤。根据外力的性质不同可分为直接暴力、间接暴力、肌肉强力牵拉和慢性劳损四种。

1）直接暴力：所致的损伤发生在外力直接作用的部位，如跌仆、坠堕、挤压、撞击、扭闪、击杀等因素引起的某些损伤。直接暴力损伤造成的骨折多为粉碎性、横断性；所致的损伤常为开放性及软组织损伤较重，所致的脱位常并发骨端撕脱。

2）间接暴力：所致损伤发生在远离外力作用的部位，如传达暴力、扭转暴力、杠杆作用力等可引起相应部位的骨折、脱位及筋伤。如自高处坠落时，臀部先着地，身体下坠的冲击力与地面的反作用力共同对脊柱的胸腰椎交接处产生挤压力。而使胸$_{12}$或腰$_1$发生压缩性骨折。间接暴力所造成的骨折多为斜形、螺旋形、压缩性或撕裂性骨折；所致的筋伤多为扭伤，一般较直接暴力为轻；如为内脏损伤，则多为震荡伤。

3）肌肉强力牵拉：在运动或劳动等活动中，由于用力过猛，肌肉强力收缩，可造成筋腱断裂或骨折，如投掷手榴弹、标枪时肌肉强力收缩可发生肱骨干骨折；短跑运动员股四头肌强烈收缩引起股直肌断裂等。肌肉强力牵拉所致的骨折多为撕脱性骨折、螺旋形骨折。

4）慢性劳损：《素问·宣明五气论》指出"久视伤血，久卧伤气，久坐伤肉，久立伤骨，久行伤筋，是谓五劳所伤"，由于久行久立，过度劳作或长期姿势不正等都可导致筋肉、骨关节积累性劳损，局部气血瘀滞，积劳成疾。例如，长期伏案书写易形成颈部肌肉劳损；长期长途跋涉可致第二跖骨疲劳骨折等。慢性劳损可由轻到重，由表及里，缠绵难愈，亦可累及脏腑而伤及肝肾等。

（2）外感六淫：六淫是指风、寒、暑、湿、燥、火之六气太过而致病的因素。

　　春季多风邪，其善行而数变，为百病之长。风邪伤人则气血凝滞，血不荣筋，可产生四肢皮肤感觉麻痹或四肢厥逆等。

　　冬季多寒邪，寒为阴邪，最易伤人阳气，肾为全身阳气的源泉，故易伤肾阳。所以感受寒邪，阳气受伤，气血失于鼓动而气滞血瘀，则可产生疼痛，寒主收引，筋脉失于温煦则可产生挛缩。

　　湿邪伤人可有三种：一为自然界中雨水雾露之湿；二是指居住湿地或水中作业之湿；三指脾虚运化不利，内生水湿。湿之为患可出现肢体肿胀麻木，腹痛腹胀，泄泻等症。

　　火（暑）热之邪，有外感和内生两种，火与热只是程度不同。可直接感受邪热，亦可因寒湿之邪郁久化热。火热燥邪均不同程度伤阴劫血，灼伤津液，而产生筋脉骨肉失去濡养而枯萎。

　　外感六淫之邪均可致筋骨、关节发生疾患，《诸病源候论·卒腰痛候》说："夫劳伤之人，肾气虚损，而肾主腰脚，其经贯肾络脊，风邪乘虚，卒入肾经，故卒然而患腰痛。"《仙授理伤续断秘方》指出"损后中风，手足痿痹，不能举动，筋骨乖张，挛缩不伸"。说明各种损伤可因风、寒、湿邪乘虚侵袭，而致经络阻塞，气机不通，发生肌肉挛缩或松弛无力，关节活动不利，肢体功能障碍等。感受风、寒、湿邪还可导致关节肿胀疼痛，称为痹证。

　　（3）邪毒感染：人体受伤后，若为开放性损伤，邪毒可从伤口侵入，引起感染，局部红肿热痛，重者肢体坏死；若邪毒内陷，火毒攻心而出现败血症。此外，还可引起角弓反张、牙关紧闭、全身抽搐等破伤风证候。

　　（4）虫兽伤害：虫兽伤害包括毒虫、毒蛇、狂犬及猛兽伤害等。受伤后可有伤口流血、疼痛，还可产生发热、昏迷、精神失常等全身中毒症状，中毒严重时可致死亡。

　　2. 内因　内因是指人体内部影响损伤发病的各种因素。损伤主要由于外力伤害，外在因素所致。但也与人体内在的因素密切相关。《素问·评热病论》指出："邪之所凑，其气必虚。"《灵枢·百病始生》也说："风雨寒热，不得虚，邪不能独伤人。"都说明外在致病因素，是在机体虚弱的情况下，才能伤害人体。在外感六淫、内伤七情与脏腑发病时如此，在人体受损伤时，内在因素对病情的发生、发展也有很大影响。但当外来暴力超越了人体抵御的生理功能，外力伤害就变为决定性的主要的致病因素。

　　（1）七情内伤：七情是指喜、怒、忧、思、悲、恐、惊的情感活动。其中任何一种太过，都可引起病变。如喜则气缓、怒则气上、思则气结、悲则气消、恐则气下、惊则气乱。不同的情感变化，可影响不同的脏腑，如喜伤心、怒伤肝、思伤脾、悲忧伤肺、惊恐伤肾。

　　在损伤疾病中，病因与七情的变化也有密切的关系，如严重外伤患者的疼痛、恐惧、焦虑等都可造成"惊则气乱，恐则气下"。可导致反射性血管舒缩紊乱，使微循环障碍加重，易引起创伤性休克。在一些慢性骨与关节疾患中，精神抑郁，则内耗气血，若长期忧虑过度，则影响创伤的修复与病情的好转，所以精神调治既可防病，亦可有利于各种损伤的康复。

　　（2）生理因素：某些机体生理内在因素对损伤疾患的发生及预后都有一定的影响。

　　1）年龄：不同的年龄，其筋骨关节的发育与结构有所不同，故损伤的好发部位、损伤的性质及愈合过程亦有差异。例如，当跌倒而手掌先触地时，成年人多发生桡骨远端骨折，而儿童多为前臂骨折或肱骨髁上骨折；老年人极易发生股骨颈或股骨粗隆部骨折，而小儿则极少见。儿童骨质柔韧，有机质较多，其骨折多为青枝骨折或不完全性骨折；老年人骨质疏松脆弱，无机质较多，其骨折常为粉碎性及完全性骨折。

　　2）体质：其强弱与损伤的发生有密切的关系。年轻人气血旺盛，肾精充实，筋骨坚强，不易发生损伤；老年人气血虚衰，肝肾亏损，筋骨脆弱，则易发生损害。如颞颌关节脱位多见于肝肾虚损、筋肉松弛的老年人，《伤科补要》说："下颏者，即牙车相交之骨也，若脱，则饮食言语不便，由肾虚所致。"《正体类要·正体主治大法》中指出"若骨骱接而复脱，肝肾虚也"说明肝肾亏虚是习惯性脱位的致病因素之一。

3）解剖结构：损伤与其局部的解剖结构有一定的关系。一般情况下，损伤多发生在松质骨与密质骨临界处，静止与活动部位的交界处，解剖结构较薄弱部位或长期持续负重部位。例如，桡骨下端2~3cm处是松质骨与坚质骨交界处，为力学的薄弱点，所以很容易发生骨折；第十二胸椎与第一腰椎为活动度小的胸椎与活动度大的腰椎交界处，常见压缩性骨折；肩关节关节盂小，肱骨头大，其前内侧缺少韧带及肌肉保护，则临床多见肩关节前脱位。

（3）病理因素：损伤的病因与组织的病变有密切关系。骨骼病变如骨髓炎、骨结核、骨肿瘤等可导致骨质破坏，先天性脆骨病、骨质疏松症等极易发生病理性骨折。

（4）职业工种：损伤的发生与职业、工作性质有一定关系。经常伏案工作的中年办公人员，打字员极易患颈椎病；运动员、杂技、武打演员容易发生各种扭伤；持续弯腰负重操作的工作人员易发生腰肌劳损；网球运动员及会计等容易造成前臂伸肌群止点部位劳损而患肱骨外上髁炎等。

损伤的致病原因比较复杂，多为内外因素综合作用的结果。不同的外因，可引起不同的损伤，而同一外因在不同的内因影响下，损伤的性质、种类及程度又有不同。损伤疾患的发生，外因非常重要，但更不能忽视机体内在因素的影响。因此，要正确理解外因与内因之间的辨证关系，才能深刻认识损伤疾患的发生与演变，从而采取有效的防治措施，提高治疗效果。

（二）病机

人体是一个有机整体由脏腑、气血、经络、皮肉、筋骨与津液共同组成的统一的整体。机体的活动主要是脏腑功能的反映，其物质基础是气血、津液。脏腑通过经络联系全身的皮肉、筋骨等组织，各组织之间互相依存，相互联系，相互制约，保持着相对的平衡与统一，构成复杂的生命活动。故外力损伤不仅皮肉筋骨受损，也常导致脏腑、经络、气血的紊乱，而产生一系列的内外症状。正如陆师道在《正体类要》序中所说："且肢体损于外，则气血伤于内，荣卫有所不贯，脏腑由之不和，岂可纯任手法，而不求之脉理，审其虚实，以施补泻哉？"说明了外伤与内损、局部与整体之间的密切关系。

1. 皮肉与损伤的关系

（1）皮肉的生理功能：皮肉是人体的外壁，起着保护机体的作用。肺皮毛，脾主肌肉，其外有卫气保护。《灵枢·本藏》指出"卫气者，所以温分肉，充皮肤，肥腠理，司开阖者也"说明皮肉有卫气的卫护、充养、润泽，才使腠理紧密，开阖正常，汗出有度。维持机体正常体温，使内在的脏腑保持正常功能。平时肺气的宣发使卫气和津液输布全身，以温润肌腠、皮肤；脾主健运，生化有源，肌肉得以充养则发达丰满，故皮毛肌肉与肺、脾关系极为密切。

（2）损伤与皮肉的病机

1）腠理不固：营卫和则腠理开阖有节，营卫不和则腠理开阖失司，腠理不固，犹如藩篱松散，外邪容易入侵，而导致营气阻滞，皮肉失荣，筋脉拘急。此时常需调和营卫，祛风通络治之。

2）皮肉失荣：肌肉使机体维持正常的姿态和完成各种运动。在充足的气血津液濡养下，肌肉强健有力，不易损伤；若气血不足，津液亏耗，则肌肉痿弱，动作迟缓无力，常易发生损伤。伤后未能及时治疗，气血不畅，经脉失充，可导致肌肉萎缩无力。有时损伤后，血瘀内阻，气血不足，皮肉失荣，则皮肤枯槁，肌肤麻木不仁。

3）皮肉瘀阻：外伤后，血溢脉外，瘀积不散，则局部为肿为痛，或皮下青紫瘀斑，且可郁久化热而出现身热口渴、尿赤便秘、烦躁不安或热盛肉腐、伤口溃破、脓血外溢等。

4）皮肉破损：若损伤直接造成皮肉破损，则犹如壁之有穴，墙之有洞，无异门户洞开，外邪易于入侵，尤其风邪的侵袭，如《正体类要·正体主治大法》指出"风症善行数变，入脏甚速，死生在反掌之间"。故应防止形成破伤风疾患。损伤的发生与发展与筋骨气血、脏腑经络等都有密切的关系。

2. 筋骨

（1）筋骨的生理功能：筋是筋膜、筋络及筋腱等的总称。《灵枢·经脉》中说："筋为刚。"说明筋坚劲刚强，可约束与联络骨骼。《素问·五藏生成》篇说："诸筋者，皆属于节。"指出人体的筋都附着在骨与节上，经筋相联以配合肌肉与骨骼完成各种运动功能。《素问·痿论》曰："肝主身之筋膜。"《素问·经脉别论》中说："食入于胃，散精于肝，淫气于筋。"都说明胃的受纳，脾的吸收，肝的输布使筋得以营养。因此，肝的功能正常，筋也强劲有力。否则，肝气虚弱，不能淫筋，则筋痿弱无力。

骨为奇恒之府，其主要作用是支持人体，有支架作用，保护内脏。如《灵枢·经脉》说："骨为干。"《素问·痿论》说："肾主身之骨髓。"指出骨内藏有精髓，肾藏精，精生髓，髓养骨，合骨者肾也，故肾气的充盈对骨的生长、发育、愈合有重要意义。若肾气不足，则骨痿不用，骨伤难愈；若骨受损伤，亦可累及肾，致骨气受伐，故《素问·生气通天论》提出"因而强力，肾气乃伤，高骨乃坏"。当然，随着成年人年龄的增长，肾气也逐渐由强而弱，故老年人肾气虚衰，骨骼亦脆弱，易受损伤。

肝主筋，肾主骨，筋骨是肝肾的外合，肝肾同源，肝阴与肾阴互相滋养，因此两者的关系极为密切，肝血充盈，肾精充足，筋脉合顺，则筋劲骨强。

（2）筋骨与损伤的关系

1）伤筋：凡闪挫扭掝，跌仆坠堕，筋受暴力作用而易发生扭挫伤。"所以屈伸行动，皆筋为之"。因此，筋伤后多影响肢体的活动。一般来说，筋急则为拘挛，筋弛则为痿弱不用。

a. 筋断碎裂：若暴力迫使筋急剧收缩或金刃所伤皆可致断裂，也可合并骨折、脱位，形成筋断骨错。如膝关节侧副韧带或交叉韧带断裂等。若由于长期劳损，可造成气血亏虚，筋脉失养，久而痿弱，亦可发生断裂，与《素问·宣明五气》篇指出的"久行伤筋"是相符的。如临床上常见的冈上肌腱脆性断裂等。

b. 筋纵弛软：是指筋软松弛乏力。肝气充足，则筋坚韧有力；损伤而致肝气虚弱，则筋失濡养而筋软松弛，并可导致骨节不稳。

c. 筋挛拘急：正常时筋刚柔相济，则活动灵活协调；若筋失柔韧，可出现筋挛拘急。《杂病源流犀烛·筋骨皮毛发病源流》曰："筋急之原，由血脉不荣于筋之故也。"说明由于营卫不和，气血不畅，经脉阻滞，筋失其荣为筋挛拘急之原因。临床上由于外固定过紧，而造成缺血性肌挛缩症等。再如因外固定等原因，关节不能经常运动，亦可造成关节僵硬。

d. 筋离其位：在外力作用下，筋离其位，则难司其职，而导致关节活动的不利。《医宗金鉴·正骨心法要旨》中的"筋翻"、"筋转"、"筋离"的记载均属筋离其位，只是病损程度不同。

2）伤骨：骨伤多由坠堕、跌仆、撞击、压轧、刀刃等外来致伤因素引起，临床多见骨折与关节脱臼。骨折并不是单纯和孤立的损伤，尤其是伤骨能及筋，筋伤亦能动骨，骨伤与肝肾及气血等关系也是非常密切的。

a. 骨骼折裂：此损伤常为暴力作用于骨骼，而使骨质断裂。《医宗金鉴·正骨心法要旨》说："凡骨之跌伤错落，或断而两分，或折而陷下，或碎而散乱，或岐而旁突。"指出了外力作用下骨骼发生折损的种种表现。因暴力的大小及性质不同，骨伤的程度及性质也不相同，或并发关节脱位等。由于筋腱及气血等损伤而出现肿胀、疼痛、畸形、异常活动及骨擦音等。长期劳损亦可导致骨伤，如《素问·宣明五气论》指出"久行伤筋"、"久立伤骨"，临床所见疲劳性骨折，即由慢性劳损引起。

b. 骨骼错缝：骨缝是指骨与骨之间连接处之缝隙。外力可使骨与骨之间的接触面和位置发生改变，当骨关节接触面完全离位称为脱位；当其发生微小错位时则称骨骼错缝。骨骼错缝多发生于胸背及腰部小关节、骶髂关节等部位。早在唐·蔺道人《仙授理伤续断秘方》中说："凡左右损伤，只相度骨缝，仔细捻捺，忖度便见大概。"又如《医宗金鉴·正骨心法要旨》有"或因跌仆闪失，以致骨缝错开"等关于"错缝"的记载。

3. 气血与损伤的关系

（1）气血的生理功能

1）气：人体的气源于与生俱来的肾之精气和从肺吸入的空气，以及脾胃化生的"水谷精气"。前者为先天之气，后者为后天之气。这两者结合而形成"真气"，是人体生命活动的原动力。《灵枢·刺节真邪》曰："真气者，所受于天，与谷气并而充身也。"真气形成后，沿着经脉分布于全身，与各脏腑组织的生理功能结合起来，并转化为具有不同特点和功能的气，如心气、肾气、肺气、胃气、营气、卫气等，而真气则是各种气的根本，是维持人体生命活动最基本的力量，故有"人之有生，全赖此气"之说。气以"升降出入"为基本运动形式。正常情况下，处于相对平衡的状态，具体体现在各个脏腑的功能，以及脏腑之间的协调关系方面。气在全身周流不息，以维持脏腑经络的生理活动。其主要功能可有推动、防御、温煦、固摄及气化等方面。这些作用虽各有不同，但又是密切配合、相互为用的。

2）血：由脾胃水谷精微所化生，如《灵枢，决气》中指出"中焦受气取汁，变化而赤，是谓血"。血液的化生，还有营气的参与，而且营气是血液的重要组成部分。《灵枢·邪客》说："营气者，泌其津液，注之于脉，化而为血。"另外，精血之间亦可相互转化，精气可以化生为血，《张氏医通》曰："气不耗，归精于肾而为精；精不泄。归精于肝而化清血。"正常血行于脉中，需依赖气的推动而周流全身。血的正常循行，是各脏共同作用的结果。心主血脉，心气的推动使血液布散全身，还有赖于脾气的统摄、肝藏血及疏泄功能的调节。血循于脉中，周流全身，内至五脏六腑，外达四肢百骸，故对人体各脏腑组织器官有濡养作用。《难经·二十二难》指出："血主濡之。"《素问·五藏生成》篇认为："肝受血而能视，足受血而能步，掌受血而能握，指受血而能摄。"《灵枢·本藏》也指出"血和经脉流行，营复阴阳，筋骨劲强，关节清利矣"。说明全身的脏腑经络、组织器官只有得到血液的濡润，才能维持正常的生理活动。

3）气与血的关系：气与血关系极为密切，正如《血证论·吐血》指出"气为血之帅，血随之而运行；血为气之宗，气得之而静谧"。血随气沿经脉循行全身，相互依附，周流不息。血的运行，靠气的推动，气也只有依附于血才能运行周身，故有"气为血帅，血为气母"之说。另外，气还能生血与摄血，气存血中，血以载气的同时，血可为气的功能活动提供水谷精微，故气不能离开血而存在。

（2）损伤后气血的病机：人体一切伤病的发生、发展无不与气血有关。如《杂病源流犀烛·跌仆闪挫源流》所说："跌仆闪挫，卒然身受，由外及内，气血俱伤病也。"损伤后气血不得流畅，皮肉筋骨与五脏六腑均失去濡养，而产生一系列病理变化。

1）伤气

a. 气滞：损伤使人体的某一部位或某脏腑发生气机不利，气的流通发生障碍，都可出现气滞现象。气本无形，郁滞则气聚，聚则似有形而无实质，气机不通之处，如《素问·阴阳应象大论》所说的"气伤痛，形伤肿"可出现胀闷、疼痛，但以胀多于痛及痛无定处为特点。气滞在全身各处均可发生。如胸胁部损伤则出现胸胁部的疼痛、胀闷。若气滞发生在不同的脏腑，如肺、肝、脾、胃及所属经络等，则出现不同的症状。

b. 气闭：多为损伤严重时，急骤导致气血错乱，气为血壅，气闭不宣。常出现一时性的晕厥，昏迷不醒，烦躁不安或昏睡困顿，甚者可发为厥证。正如《医宗金鉴·正骨心法要旨》有"或昏迷目闭，身软而不能起，声气短少，语声不出心中忙乱，睡卧喘促，饮食少进"等描述。气闭的病机与心、胸关系最为密切。

c. 气虚：是指元气虚损，全身或某些脏腑功能衰退的病理状态。气虚的发生与气的生成与来源不足、过耗等有关。常见的如慢性损伤、严重损伤恢复期或年老体弱者，其脏腑功能减退，气的生化不足；损伤后饮食失调，而水谷精微不充，以致气的来源不足。气虚可出现倦怠乏力、语声低微、少气懒言或气虚不摄津液、自汗或纳呆便溏等。

d. 气脱：是气不内守，气随血脱而致的正气衰竭，见于损伤大出血之后。如损伤致口鼻诸窍出血，或金疮出血过多，或胸腹腔内出血等，可出现神识昏沉、目闭口开、呼吸浅促、面㿠汗出、四肢厥冷、二便失禁等。

2）伤血

a. 血瘀：是指血液运行不畅，瘀积凝滞。或血溢脉外，离经之血停积于皮下、肌肤腠理之中，或蓄积于脏腑体内。血为有形之物，故血溢于肌肉之间多见肿胀；溢于肌肤之间则见瘀斑；瘀血阻滞，不通则痛，故局部多有疼痛，且痛如针刺，痛点固定不移；并可见面色晦暗，肌肤甲错，毛发不荣，唇舌青紫，脉细或涩等。

b. 血虚：是指体内血液不足，不能濡养皮肉、筋骨、经络或脏腑而出现的病理改变。其病因为失血过多，或素体虚弱，或损伤日久，正气耗伤，致心脾生血不足，或筋骨严重损伤，累及肝肾，致肝血肾精不充；或瘀血不去，新血不生。血虚的主要表现为头晕目眩、面色苍白或萎黄、心悸怔忡、失眠健忘、筋弛不收、肢体麻木、关节不利、爪甲无华。若血虚并肝肾不足，骨失濡养，可见骨折迟缓愈合或不愈合等。

c. 血热：是指血分有热，多由损伤后积瘀化热，或金刃创伤、邪毒感染所致。《景岳全书·血证》认为："血本阴精，不宜动也，而动则为病。血主营血，不宜损也，而损则为病。盖动者多由于火，火盛则逼血妄行；损者多由于气，气伤则血无以存。"《正体类要·正体主治大法》亦说："若患处或诸窍出血者，肝火炽盛，血热错经而妄行也。"血热的主要见症有发热、口苦、口渴、心烦、舌红苔黄、脉数等。严重者可有高热昏迷或躁扰发狂；可因邪毒感染，郁而化热而肉腐成脓；若血受热迫，血络受阻，则出血不止，如鼻衄、吐血、咯血、便血、尿血、肌肤出血等。一般来说，出血初期多为实热，若反复出血致精血亏损，气随血脱，多为阴虚火旺或气虚不摄。

3）气血俱伤

a. 气血同病：气血相互依存，气病可影响及血，血病可关联及气，故常见气血同病。

b. 气滞血瘀：多因跌仆闪挫、扭捩、压轧或伤后情志不舒等引起。《杂病源流犀烛·跌仆闪挫源流》指出"夫气滞血瘀，则作肿作痛，诸病百出。虽受跌仆闪挫者，为一身之皮肉筋骨，而气既滞，血既瘀，其损伤之患，必由外侵内，而经络脏腑并与俱伤"。气滞血瘀者，临床多见病损部位胀满疼痛，或痞块刺痛，或心烦急躁，舌质紫暗有瘀斑等症。

c. 气血两虚：多因久病气血两伤，或有失血，气随血耗，故多见于慢性病及严重损伤性疾患。其临床表现有面色苍白或萎黄、头晕心悸、气短乏力、自汗、失眠、伤口经久不愈、舌淡嫩、脉细弱等。

d. 气不摄血：多因严重损伤或脏腑功能衰退导致气虚，而统摄无权以致血离经脉，故见失血。临床表现兼有气虚及吐血、衄血、便血、尿血等。

e. 气随血脱：多因损伤后大出血，血脱气无所主而随之外脱。临床表现为在大失血的同时有面色苍白、汗出如珠、四肢厥冷、甚至晕厥、脉细微或芤等。

4. 经络与损伤的关系

（1）经络的生理功能：经络是经脉与络脉的总称。其生理功能如下

1）沟通人体上下内外：经络如网络，纵横交错，十四经脉呈纵行分布，络脉虽横形走行，其浮络、孙络网络全身，经别沟通十二经脉，经筋联缀四肢百骸，经隧深入五脏六腑，手足诸阳经皆上头面，上达五官七窍，十二皮部遍及全身皮肤，使人体成为上下相连，内外相通的有机整体。

2）运行气血，濡养全身：经络能周而复始、川流不息地将气血输布全身，使人体的皮肉筋

骨、四肢百骸、五脏六腑、五官七窍得到气血的濡养，以维持其正常的生理活动。正如《灵枢·本藏》指出"经脉者，所以行气血而营阴阳，濡筋骨，利关节者也"。

3）护卫机体，防御病邪：经络和皮毛是人体的外卫，是机体的第一道屏障，故有防止病邪入侵的作用，《灵枢·本藏》说有"卫外而为固"的作用，当机体强壮，正气存内，卫外坚固时，外邪不能入侵，像《素问·生气通天论》所说："阳气固，虽有贼邪，弗能害也。"

（2）损伤后经络病理反应：损伤时首先引起局部经络阻塞，导致气血凝滞而发病，可出现"气伤痛，形伤肿"，"不通则痛"及损伤部位运动障碍等证候。

《杂病源流犀烛·跌仆闪挫源流》说："损伤之患，由外入内，而经络脏腑并与俱伤"，"亦必于脏腑经络间求之。"《诸病源候论·卒腰痛候》曰："劳伤之人，肾气虚损，而肾主腰脚，其经贯肾络脊，风邪乘虚卒入肾经，而卒然而腰痛。"由此可见，经络的病变主要有两个方面：一是传注病邪，经络伤病可内传脏腑而出现症状，反之，脏腑伤病可以累及经络；二是反应病候，经络循行阻滞，影响循行所过组织器官的功能，出现相应部位的症状。

5. 脏腑与损伤的关系

（1）脏腑的生理功能：脏腑是生化气血，通调经络，濡养皮肉筋骨，主持人体生命活动的主要器官。脏腑不仅指人体内的一切内脏实质器官，还包含脏腑的生理功能和病理变化。

人体是由脏腑、气血、经络、皮肉、筋骨、精和津液等共同组成的一个有机的整体，这个整体各组织之间，是以五脏为中心，通过经络的联系，而构成了复杂的生命活动。

1）心与小肠：心位于膈上、胸中，列各脏之首，《素问·灵兰秘典论》称之为"君主之官"。心主血脉，主神志，主宰人的生命活动。

小肠位于腹中，上与胃相连，为"受盛之官，化物出焉"。它能受盛经过胃肠腐熟后的饮食水谷，经过化物而泌别清浊。清者由脾布输全身，水归膀胱；浊者经大肠而排出体外。心与小肠有经络相通，小肠须藉心火温煦，才能分清泌浊，故心与小肠有脏腑相合的表里关系。

2）肝与胆：肝居胁下，主藏血，有贮藏血液和调节气血的作用；又主疏泄，喜条达而恶抑郁，调节气机升降出入。肝为刚脏，体阴而用阳，即肝以阴血为体，以疏通为用的生理特点。由于肝肾同源，两脏多可同治。胆附于肝，内藏胆汁，属奇恒之府。

3）脾与胃：脾胃同居中焦，脾为阴，胃为阳，互为表里。脾主运化，主统血；胃主受纳，脾升胃降，燥湿相济，共同完成食物的消化、吸收与输布。《素问·灵兰秘典论》曰："脾胃者，仓禀之官，五味出焉。"说明脾胃能运化水谷精微，为气血生化之源，故亦称为后天之本。

4）肺与大肠：肺居胸中，主一身之气。肺朝百脉，依赖于肺气的敷布，辅助心君，推动和调节血液运行。外则温润皮毛，抵御病邪侵袭。《素问·灵兰秘典论》曰："肺者，相傅之官，治节出焉。"治节既概括了有节奏的呼吸，又调节气机的升降出入，辅助心君调节血运，主宣发和肃降，调节津液的输布、运行和排泄等。大肠上接小肠，下端为肛门。大肠为"传导之官，变化出焉"。大肠接受小肠下注的浊物，再吸收其中多余的水分，使食物残渣变成粪便，由肛门排出。肺与大肠互为表里。

5）肾与膀胱：肾位于腰部，左右各一。肾藏精，主骨生髓，与人体的生长发育有密切关系。骨是人体的支架，是人体赖以发挥体力的基础。肾又主水，主纳气，肾中所藏的元阴与元阳，是人体生殖发育的根本，两者均宜固秘，不宜耗泄。肾与膀胱相为表里。膀胱位于下腹，主要有贮尿和排尿的功能，《素问·灵兰秘典论》曰："膀胱者，州都之官，津液藏焉，气化则能出矣。"

（2）损伤与脏腑的病机：人体遭受外界损伤因素的外因与内因的影响后，可破坏脏腑，乃至整个机体的协调平衡，如陆师道在《正体类要·序》中指出"肢体损于外，则气血伤于内，营卫有所不贯，脏腑由之不和"。所以外伤与内损，局部与整体之间的关系是相互作用、相互影响的。故只有从整体观念出发，才能认识损伤疾病的本质及因果关系。损伤疾患可由皮肉筋骨病损而引起经络阻塞，气血凝滞，津液亏耗或瘀血邪毒由表入里，导致脏腑病变；亦可由于脏腑不和，由里及表，引起经络、气血、津液的病变，导致皮肉筋骨病损。脏腑在损伤时出现的病理变化如下。

1）心与小肠：外感六淫、内伤七情及痰饮、外伤、瘀血等皆可引起心脏病变。饮食不节、损伤脾胃或心经火热下移可发生小肠病变。

a. 瘀血攻心：暴力损伤影响及心，直接损伤心脏本身者少见，多因损伤后积瘀重着，瘀血攻心。如《血证论·跌打血》说："跌打最危险者，则有血攻心肺之症。血攻心者，心痛欲死，或心烦乱，或昏迷不省人事。"这在外损内伤的重证中常可见到，因心脉瘀阻，心阳郁痹不宣则阳气不能达于四末，而出现手足逆冷、心悸怔忡等症。心气虚弱与心阳不振亦可随之而发生。

b. 浊扰心神：心主神明、主精神思维活动，若情志内伤，气郁湿阻，化为痰浊，可蒙蔽心窍，致神明迷乱而行动越轨。若发生皮肉筋骨或脏腑气血意外损伤，如外力打击在头部，致神不守舍，心气外越，而出现神志症状。

c. 心阳暴脱：在严重损伤失血过多时，则阳随阴脱，心阳大伤；亦可因阳暴脱于外，血行失常，血不载气，气亦失去温煦，症见面色苍白、心慌气促、四肢厥冷、汗出如珠、呼吸微弱或心跳骤停，脉厥心绝等。

d. 心血不足：皮肉筋骨损伤日久，身体虚弱，血液生化不足，或于失血后，或病后忧思过度，精血暗耗，皆可引起心失血养，出现面色苍白、心悸眩晕、脉细弱或五心烦热、口干咽燥、舌红少津等。

e. 心火亢盛：损伤后可致气血瘀滞，积瘀化热，或情志内郁，气郁化火，心主血，故可造成心火亢盛，扰乱心神，而出现高热神昏、烦躁不安，甚则躁动狂乱；有创口者可肉腐化脓，口舌生疮；若心火移热小肠产生小便赤涩刺痛，或尿血等症。

2）肝与胆："损伤一症，专从血论"，肝藏血，故损伤与肝的关系极为密切《灵枢·邪气藏府病形》亦说："有所坠堕，恶血留内，若有所大怒，气上而不下，积于胁下，则伤肝。"

a. 肝血亏损：肝藏血，主筋。若伤后失血过多或久病体虚，生血不足，则可引起肝血亏损，经筋失去营血濡养，致爪甲不荣，或筋痿；血虚动风，致肢麻、筋挛。

b. 肝气郁结：损伤后，若精神抑郁不畅，则郁结为患，症见胸胁或少腹窜痛、胀闷。若肝气横逆犯胃，则有纳呆，食谷不化。气郁化火，甚则症见烦躁易怒、面红目赤、口苦咽干、尿黄便秘，甚者吐血、咳血或衄血。

c. 肝阳上亢：若素体肝肾阴虚，伤后有焦虑烦恼，郁久伤阴，阴不制阳，肝阳盛于上而出现头痛目眩、面红目赤、急躁易怒、舌红苔少等。

d. 肝风内动：若伤后感受风邪，可出现牙关紧闭、四肢拘急、项强抽搐、角弓反张等。

e. 肝胆湿热：常因胸胁内伤，气机郁滞，又感湿热之邪，影响肝胆疏泄功能。可见胸胁痞满胀痛，口渴不欲饮，纳呆尿赤，重者可有黄疸。

3）脾与胃：脾不统血，素体脾虚，血不循经，溢出脉外而见皮下出血、衄血、尿血、便血、月经过多等。若遇损伤则易出血不止，甚则气随血耗，形成气血双脱重症。

a. 脾虚不运：素体脾虚，伤后饮食失调，或肝木乘脾，则可产生气血亏虚，纳运不佳，水液输布障碍等，出现纳呆腹胀，面色萎黄，倦怠乏力，肢冷泄泻，甚者肢体浮肿等。

b. 瘀阻胃脘：上腹部受损伤造成气滞瘀阻，则脘腹胀满，疼痛拒按。若胃气上逆则嗳气呃逆，恶心呕吐，或有吐血、便血等。

4）肺与大肠：瘀阻气道，多因胸胁部损伤、肋骨骨折或胸胁部挤压伤，而致经脉损伤，气滞血瘀，肺失清肃。可见胸痛咳嗽，喘息气短，不能平卧，痛点不移，甚者可有咳血、呼吸困难等。

a. 肺气不足：慢性劳损或皮肉筋骨病损，而化源不足或耗伤气血，可致肺气宣降无力，表卫不固，出现气短懒言，面㿠乏力，畏风自汗等。

b. 瘀滞大肠：腹部损伤致气血瘀滞，致大肠传化不利，或损伤后下焦蓄瘀，阳明腑实热等皆可见大便秘结。

5）肾与膀胱：肾精不足，若禀赋不足，或后天失养，肾精虚少，骨髓的生化不足，不能营养骨骼，则发育迟缓，筋骨痿软不举，轻微外力即可造成骨折，甚者骨痿软弱，出现肢体弯曲畸形，骨折后，亦易迟缓愈合或不愈合。"腰者肾之府"，肾虚肾精不足不能温煦濡养腰膝。如《医宗必读》认为，腰痛"有寒有湿，有风热，有闪挫，有瘀血，有滞气，有痰积，皆标也，肾虚其本也"。《景岳全书·杂病谟·腰痛》亦说："腰痛之虚证，十之八九。"

a. 肾气不固：多因年老体弱，或严重损伤后期，肾气亏耗，失去封藏固摄之权所致，可出现腰膝酸软，畏寒肢冷，小便频数而清长，重者小便失禁，遗精早泄等。

b. 瘀阻肾经：肾遇损伤，瘀阻肾内，可见瘀阻作痛．津液泌泄受阻则尿行失畅。症见血尿刺痛，艰涩不畅等。

c. 瘀阻膀胱：少腹或会阴损伤，如骨盆骨折时，易伤及膀胱，由于瘀阻，膀胱气化不利或失常。出现小便不畅，尿血刺痛，小腹胀满，疼痛拒按，甚者膀胱破裂，出血不止，应及时救治。

d. 膀胱湿热：若骨盆骨折或腹部内伤，膀胱气化失司，尿液潴留，湿热蓄结。可见小便短涩不畅，淋沥不尽，亦可出现尿频、尿急、尿痛、尿黄赤混浊，伤及阴络时可尿血。

二、骨病的病因病机

骨疾病与损伤的病因病机有很多相同之处，也有不同之点。

（一）病因

引起骨关节及筋肉疾病的病因是多种多样的，如先天缺陷、六淫侵袭、邪毒感染、损伤及中毒等均可致病。宋代陈无择在《三因极一病证方论·三因论》提出的"三因学说"认为六淫邪毒侵袭为外因，情志所伤为内因，而饮食劳倦、跌打损伤为不内外因，古人把致病因素与发病途径结合起来的分析法，对筋骨疾病的审因论治有一定指导意义。

1. 内因 内因指由于人体的内部影响而致筋骨疾病的因素。

（1）先天发育缺陷：儿童的许多骨先天畸形是由于发育缺陷所引起，这些畸形有的在婴儿出生时即可发现，如先天性马蹄内翻足。有的出现于较晚的青少年时期，如先天性脊柱侧凸。某些骨肿瘤（如多发性外生骨疣）的发病与遗传因素有关。

（2）年龄：不同的年龄，筋骨疾病发病率有所不同，如小儿麻痹好发于婴幼儿，骨软骨病好发于青少年，骨关节退行性疾病多发于中、老年人。

（3）体质：年轻力壮，肾气充实，筋骨强健，不易发生筋骨疾病，若身体虚弱，肝肾亏损，正气不足，邪毒乘虚而入，易发生骨痨或骨痛疽。

（4）营养状况：因营养障碍可引起佝偻病畸形、骨软化症及骨质疏松等代谢性骨病。

（5）脏腑功能失调：筋骨为肝肾的外合，若脏腑功能失调，筋骨失却濡养而易发病，如肾性骨疾病，甲状旁腺功能紊乱，激素诱发性骨坏死，脑性瘫痪及神经源性肌萎缩等。

2. 外因 外因指外界作用于人体而致筋骨疾病的因素。

（1）外感六淫：痹证可由风、寒、湿邪侵袭而发病，如《素问·痹论》所说："风寒湿三气杂至，合而为痹也。"又如《诸病源候论·风湿腰痛候》指出"劳伤肾气，经络既虚，或因卧湿当风，而风湿乘虚搏于肾。肾经与气血相击而腰痛，故云风湿腰痛"。说明腰痛与外感六淫关系密切。

（2）邪毒感染：感受各种邪毒（如细菌、病毒等）可引起筋骨感染性疾病、小儿麻痹等，正如《医宗金鉴·痈疽总论歌》云："痈疽原是火毒生。"

（3）慢性劳损：《素问·宣明五气论》曰："久视伤血，久卧伤气，久坐伤肉，久立伤骨，久行伤筋，是为五劳所伤。"指出慢性劳损可引起某些筋骨疾病，如关节退行性疾病、某些职业病等。

（4）地域因素：不同地区因地理环境、气候条件及饮食习惯不同，好发疾病亦各异，如大骨节病、氟骨症等骨疾病皆与此因素密切相关。

（5）毒物与放射线：因职业关系经常接触有害物质，如无机毒物（铅、锌、磷、镉等），有机毒物（苯、氯乙烯等）及放射线，都可引起骨损害。

（二）病机

1. 外邪病机

（1）风邪善变：很多疾病由风邪引起，《素问·风论》曰："风者，善行而数变……百病之长也。"《杂病源流犀烛·诸痹源流》亦云："风胜者为行痹，游行上下，随其虚处，风邪与正气相搏，聚于关节，筋弛脉缓，痛无定处。"

（2）寒邪引痛：感受寒邪，则机体阳气受伤，筋脉失去温煦而挛缩收引。《素问·举痛论》说："寒气入经而稽迟，泣而不行。客于脉外则血少，客于脉中则气不通。故卒然而痛"，《素问·至真要大论》说："寒复内余，则腰尻痛，屈伸不利，股胫足膝中痛"，皆指出寒邪易引起骨关节疼痛拘紧。

（3）火邪伤阴：《素问·痿论》曰："肺热叶焦，则皮毛虚弱急薄，著则生痿躄也。"指出火热邪毒可以伤阴劫血，而导致筋脉骨肉失养而发生痿痹。《灵枢·痈疽》说："热胜则肉腐，肉腐则为脓"，说出了痈疽成脓的机制。《灵枢·刺节真邪》曰："热胜其寒，则烂肉腐肌为脓，内伤骨，内伤骨为骨蚀……有所结，气归之，津液留之，邪气中之，凝结日以易甚，连以聚居，为昔瘤。"说明热胜肉腐，气血津液运行受阻，再加外邪侵袭，瘀结更甚，终成肿瘤的机制。

2. 气血病机 气血是人体生命活动的物质基础，气血外可充养皮肉筋骨，内可灌溉五脏六腑，故筋骨疾病与气血关系极为密切。

（1）疼痛与肿胀：痛与肿是筋骨疾病中两种常见证候，正如《素问·阴阳应象大论》所说："气伤痛，形伤肿。"吴昆注为："气无形，病故痛，血有形，病故肿。"《素问·阴阳应象大论》亦指出"先痛而后肿者，气伤形也；先肿而后痛者，形伤气也"。临床上多见气血俱伤，但可有其先后。

（2）气虚：由于先天的"肾无精气"和后天的脾胃化生"水谷精气"不足，可使脏腑、筋骨等出现衰退和虚弱。在慢性或严重的筋骨疾患中或老年体弱患者，可出现少气懒言，疲乏无力，喘促气短、自汗、脉细弱无力等气虚证候。

（3）血虚：可因脾胃生化不足，失血过多等所致。除常表现为面色苍白、心悸气短、手足麻木、心烦失眠、脉细无力外，还可出现血虚筋挛、关节僵硬等症状。气血两虚患者可表现为病程迁延，功能长期不能恢复。

3. 经络病机 经络是运行气血，联系脏腑，沟通表里上下，调节各部功能的联络通路。《灵枢·本藏》曰："经脉者所以行气血而营阴阳，濡筋骨，利关节者也。"《灵枢·海论》说："夫十二经脉者，内属于脏腑，外络于肢节。"说明经络通畅，则气血调和，濡养周身，筋骨强健，关节通利。《灵枢·经别》亦说："夫十二经脉者，人之所以生，病之所以成，人之所以治，病之所以起。"指出了人体的生命活动、疾病发生和治疗效果，都是通过经络来实现的。所以筋骨疾病累及经络时，则影响它循行的器官功能，可以引起相应部位的症状，如脊髓或周围神经损伤，可出现肢体瘫痪。

4. 脏腑病机 五脏有化生气血和贮藏精气的功能，六腑是接受和消化饮食并排泄其糟粕的通道。若脏腑不和，则皮肉筋骨失却濡养，可出现一系列证候。尤其是肝、肾、脾和骨、筋、肌肉的关系最为密切。

（1）肾主骨、生髓、藏精：骨的生长、发育、修复皆依赖肾精的濡养，故儿童骨骼发育畸形，为肾的先天精气不足所致。当人衰老时，肾精亦衰减，不足以养骨，可出现骨质增生、骨质疏松等症。如《素问·痿论》说："肾者，水脏也，今水不胜火，则骨枯而髓虚，故足不任身，发为骨痿。"《诸病源候论·腰痛不得挽仰候》又说："肾主腰脚……劳损于肾，动伤经络，又为风冷所侵，血气击搏，故腰痛也。"说明肾虚者可致骨痿；也易致腰部劳损，而出现腰背疼痛、不能俯仰；由于肾虚，骨失去肾精的濡养，易致外邪侵袭，可发生骨疽、骨瘤。《仙传外科集验方》说："所为骨疽，皆起于肾毒，亦以其根于此也……肾实则骨有生气，疽不附骨矣。"薛己在《外科枢要·卷三》中指出骨瘤的形成是"劳伤肾水，不能荣骨而为肿"，说明骨瘤的发生与肾的关系极为密切。

（2）肝主筋、藏血：肝有贮藏血液和调节血量的功能，如李东垣在《医学发明》中说："血者，皆肝之所主，恶血必归于肝，不问何经之伤，必留于胁下，盖肝主血故也。"《素问·五藏生成》亦说："故人卧，血归于肝……足受血而能步，掌受血而能握"。说明人体的筋肉运动与肝有密切关系，所以肝血不足，血不荣筋，则出现筋挛、肢体麻木、屈伸不利等症。创伤、劳损等瘀血为患的筋骨疾患皆与肝有密切关系。而且人到老年时，因肝气不足，而出现肢体活动受限和衰老情况，像《素问·上古天真论》曰："七八肝气衰，筋不能动。"

（3）脾主肌肉、四肢：脾的功能可运化水谷，输布营养精微，四肢百骸皆赖其濡养。《素问·痿论》说："脾主身之肌肉。"《灵枢·本神》亦说："脾气虚则四肢不用"，所以脾失健运，则化源不足，肌肉瘦削，四肢疲惫，活动无力，筋骨疾病亦难以恢复。

第三节 辨 证

骨伤科的辨证，是在祖国医学理论指导下进行的。即通过望、闻、问、切四诊，结合临床骨关节、肌肉、神经检查和影像学、实验室检查等，以搜集到的临床资料为依据，按病因、部位、伤势等进行分类，并以脏腑、气血、经络、皮肉筋骨等理论为基础，根据其内在联系，加以综合分析，做出诊断。骨伤病的辨证方法很多，有根据病程不同阶段的分期辨证；亦有根据不同证候的分类辨证等，如临床常用的八纲辨证、卫气营血辨证、脏腑辨证等。这些辨证方法有各自的特点和侧重。临床运用时，常需相互结合、互相补充，有时还要辨证与辨病相结合。

在骨伤病的辨证过程中，既要有整体观念，重视全面的检查，又要注意结合骨伤科的特点，进行细致的局部检查，才能全面系统地了解病情，以便做出正确的诊断。

一、问 诊

问诊在辨证诊断中是一个重要的环节，在四诊中占有重要地位。《素问·微四失论》指出："诊病不问其始，忧患饮食之失节，起居之过度，或伤于毒，不先言此，卒持寸口，何病能中？"明·张景岳认为问诊是"诊治之要领，临证之首务"。《四诊抉微》亦说："问为审查病机之关键。"

骨伤科的问诊除应收集年龄、职业、工种等一般情况，既往病史及中医诊断学中"十问"的内容外，还必须重点询问以下几个方面。

（一）主诉

问患者主要症状及发病时间。主诉应提示病变的性质及促使患者前来就医的原因。骨伤科患者的主诉症状主要有疼痛、肿胀、麻木、功能障碍、畸形、挛缩及瘫痪等。

（二）发病时间

问明损伤日期或发病时间，以判断是新伤或陈旧损伤，突然暴力外伤或急骤发病，急性损伤或慢性损伤，劳损或其他骨病。

（三）发病过程

应详细询问受伤及发病的原因和情况。暴力的性质、强度及受伤时的体位，当时有无昏厥及昏厥时间长短，以及醒后有无再昏厥，有无出血及出血多少，当场是否抢救，效果如何。目前还存在哪些症状及其程度。

一般生活损伤较轻，工业损伤、农业损伤及交通事故损伤都较严重，常为复合伤或严重的挤压伤。若由高处坠落，足跟先着地时，则损伤可能发生在脊柱、足跟或颅底等。问清受伤原因及体位，可协助判断损伤的情况。

（四）问伤情

问伤情即了解受伤的部位及局部的症状。

1. 疼痛 问疼痛发生的部位、时间、范围、程度及性质等，是剧痛、胀痛、酸痛，还是刺痛，是持续性还是间歇性痛，疼痛加重与什么因素有关，是否有窜痛、放射痛及麻木等。

2. 肿胀 询问肿胀出现的时间、部位、程度、范围。损伤性疾患多是先痛后肿；感染性疾患常是先肿后痛，可有局部发热；如有肿胀包块，应了解其是否不断增大，其增长的速度如何等。

3. 肢体功能 是否有功能障碍。若有功能受限，应问明是受伤后立即发生，还是伤后缓慢发生。一般脱位或骨折后，其功能大部分立即丧失；软组织损伤常是血肿逐渐加重，经过一段时间，才影响肢体功能。

4. 畸形 询问畸形发生的时间和演变过程。外伤后可立即出现肢体畸形，亦可经过几年后出现；若无外伤可考虑先天性、发育性或其他骨病等。

5. 创口 了解创口形成的时间、受伤的环境、出血情况、处理经过及是否使用破伤风抗毒血清等。

二、望　　诊

在诊察骨伤科患者时，望诊是必不可少的步骤。望诊时，要观察患者的全身状况，如神色、形态、舌象，以及分泌物、排泄物等，对损伤的局部及邻近部位应认真察看。《伤科补要·跌打损伤内治证》指出"凡视重伤，先解开衣服，遍视伤之轻重"。

望诊要采取适当的体位，并显露足够的范围，应仔细认真，不可遗漏。

（一）望全身

1. 望神色 《素问·移精变气论》指出"得神者昌，失神者亡"。说明神的存在关系到生命的根本。察神可判断正气的盛衰和损伤过程中的转化情况。一般来说，若神色无明显异常者，伤势较轻；若面容憔悴、神色委靡、色泽晦暗者，是正气已伤，伤情较重。严重损伤或失血过多时可出现面色苍白、神志昏迷、呼吸微弱或喘急异常、四肢厥冷、汗出如油、瞳孔散大或缩小，则为危候。

2. 望姿态 肢体形态的改变，多为骨折、脱位或严重伤筋的表现。如下肢骨折时，多不能直立行走；肩、肘部损伤，多健侧手臂扶持患侧的前臂，身体也多向患侧倾斜；颞颌关节脱位时，多用手托住下颌；腰部损伤，腰部多不敢活动，且用手支撑腰部等姿势。有特殊姿态的患者应结合摸诊及其他检查，进一步观察与分析。

（二）望局部

1. 望畸形 肢体常出现的畸形有缩短、增长、旋转、成角、突起及凹陷等。畸形往往说明有骨折或脱位的存在。某些特点的畸形可有决定性的诊断意义，如肩关节前脱位的方肩畸形；桡骨远端伸展型骨折的"餐叉"畸形；肘关节后脱位及伸直型肱骨髁上骨折的靴形畸形；髋关节后脱位的下肢屈曲内收、内旋畸形；强直性脊柱炎的后突强直畸形等。

2. 望肿胀、瘀斑 人体受损，多伤气血，而致气血凝滞，瘀积不散，瘀血滞于肌表，则为肿胀、疼痛及瘀斑。根据肿胀的程度及瘀斑的色泽，可判断损伤的性质。例如，肿胀严重，瘀斑青紫明显者，可能有骨折或筋伤较重；稍有瘀斑或无青紫者，常为轻伤。损伤早期有明显的局限性肿胀，可能有裂纹骨折或撕脱性骨折；肿胀严重、皮肤青紫者，为新鲜损伤；大面积肿胀、肤色青紫或伴有黑色者，多为严重挤压伤；肿胀较轻，皮肤青紫带黄绿色者，为陈旧性损伤。肿胀且肤色紫黑者，应考虑组织坏死。

3. 望伤口 有伤口者，须观察伤口的大小、深浅，创缘是否整齐，色泽鲜红、紫暗或苍白，创面分泌物或脓液多少，有无出血等。对于感染性伤口，若肉芽组织红活柔润，说明脓毒已尽；苍白晦暗则为脓毒未尽；一般脓液稠厚，为阳证、热证；脓液清稀则为阴证、逆证。若伤口周边紫黑、臭味特殊，有气逆出者，可能为气性坏疽。

4. 望肢体功能 通过肢体功能的观察，对诊治骨与关节的损伤与疾患有重要意义。除观察上肢能否上举，下肢能否行走外，还应进一步检查关节活动的情况。例如，肘关节虽仅有屈曲和伸直的功能，但上、下桡尺关节参与联合活动时，可产生前臂旋前和旋后活动。正常肩关节有外展、内收、前屈、后伸、外旋和内旋活动。凡上肢外展不足90°，而外展时肩胛骨一并移动，说明肩外展受限；当时关节屈曲、肩关节内收时，患者肘尖可接近人体正中线为正常，若此时肘尖不能接近正中线，说明肩内收活动受限制；若患者梳头的动作受限，说明肩关节外旋功能障碍；若患者手背不能置于背部，说明肩内旋功能障碍。关节活动有障碍时，应进一步与摸诊、运动和测量检查结合进行。通过与健侧对比观察测量其主动运动与被动运动的活动度。

（三）望舌

望舌是骨伤科辨证中重要的部分，虽不能直接判断损伤的部位及性质，但因心开窍于舌，舌为心之苗，为脾胃之外候，所以它能反映人体气血的盛衰，津液的盈亏，病情的进退，病邪的性质，病位的深浅，以及伤后机体的变化。正如《辨舌指南》说："辨舌质，可辨五脏之虚实；视舌苔，可察六淫之浅深。"舌质与舌苔有密切关系，又有不同，大体上说，舌质的情况多反映气血的变化，舌苔的情况多反映脾胃、津液的变化。

1. 舌质

（1）淡白舌：正常人舌质一般为淡红色，如舌质淡白，为气血虚弱，或为阳气不足而伴有寒象。

（2）红绛色：舌质红绛为热证，或为阴证。舌质鲜红，深于正常，称为舌红；若进一步发展成为深红者为绛色。两者均主有热，而绛者热势更甚。多见于里热实证、感染发热、创伤或大手术后。

（3）青紫色：舌质青紫，多为伤后气血运行不畅，瘀血凝聚。若舌之局部紫斑，表示血瘀程度较轻，或局部有瘀血。若全舌青紫表示血瘀程度较重。青紫而滑润，表示阴寒血凝，为阳气不能温运血液所致。绛紫而干表示热邪深重，津伤，血滞。

2. 舌苔 正常舌苔为薄白而润滑。观察舌苔的变化，可鉴别病患是在表，还是属里；舌苔的过多或过少标志着正邪两方面的虚实。

（1）舌苔的厚薄：它与邪气的盛衰成正比。舌苔过少或无苔表示脾胃虚弱。舌苔厚腻为湿浊内盛，舌苔越厚则邪越重。从舌苔的消长和转化可测知病情的发展趋势，如由薄增厚为病进；由厚转薄称为"苔化"，为病退。舌红光剥无苔属胃气虚或阴液伤，如老年人股骨颈等骨折时多见。

（2）苔白：白苔一般主寒。舌苔厚白而滑为损伤伴有寒湿或寒痰等兼证；厚白而腻为湿浊；薄白而干燥表示湿邪化热、津液不足；厚白而干燥表示湿邪化燥；白如积粉为创伤感染、热毒内蕴之象。

（3）苔黄：黄苔一般主热证，或里热证，故在创伤感染、瘀血化热时多见。脏腑为邪热侵扰，尤其是脾胃有热者，皆能使白苔转黄；若薄黄而干，表示邪热伤津；黄而腻表示有湿热；苔老黄表示实热积聚；淡黄薄润为湿重热轻；黄白苔相兼为由寒化热，由表入里。

若由黄色转为灰黑苔时，表示病邪较盛，多见于严重创伤感染伴有高热或津枯等。

三、闻　　诊

闻诊除注意患者的语言、呼吸、咳嗽、呻吟、呕吐物、伤口、二便或其他排泄物的气味等方面临床资料外，骨伤科闻诊还应注意以下几点。

（一）听骨擦音

骨擦音是骨折的特殊体征之一。无嵌插的完全性骨折，当摆动或触摸使骨折断端移动时，互相摩擦可发生音响或摩擦感，称骨擦音（感）。所以当听到骨擦音时，可以判明骨折的存在，而且可以分析骨折的性质。正如《伤科补要·接骨论治》中记载："骨若全断，动则辘辘有声。如骨损未断，动则无声。或有零星败骨在内，动则渐渐有声。"骨折经治疗后，骨擦音消失，表示骨折已连接。但应注意，检查者不宜反复去寻找骨擦音，只能在检查中听到即应中止，以免增加患者的损伤与痛苦。

（二）听入臼声

关节脱位在整复成功时，常能听到"格登"一声，此声称为入臼声。如《伤科补要·髁骨骱失》所说："凡上骱时，骱内必有响声活动。其骱已上；若无响声活动者，其骱未上也。"故当复位时听到此响声，说明已复位。应停止增加拔伸牵引力，以免增加损伤。

（三）听伤筋声

有一些伤筋在检查时可有特殊的摩擦音或弹响声，最常见的有以下几种：

1. 关节摩擦音 术者一手放在患者关节部位，另一手握其关节远端并使关节活动，可听到或触到关节摩擦音。柔和的关节摩擦音可在一些慢性或亚急性关节疾患中出现；粗糙的关节摩擦音可在骨性关节炎时听到；当关节活动到某一角度，关节内出现尖细弹响音，则表示关节内有移位的软骨或游离体。

2. 腱鞘炎及肌腱周围炎的摩擦音 腱鞘炎伸屈活动时可有摩擦音，如屈指或屈拇指肌腱狭窄性腱鞘炎患者在做手指屈伸检查时可听到弹响声，是该肌腱通过肥厚的腱鞘时所产生，故临床上把这种腱鞘炎称为弹响指。肌腱周围炎在检查时，可以听到或触到如捻头发一样的声音，称为"捻发音"。多在肌腱周围有炎性渗出物时可出现此声音。好发于前臂的伸肌群、大腿的股四头肌和小腿的跟腱部。

3. 关节弹响声 在膝关节半月板损伤或关节内有游离体时，可出现弹响声。当此类患者做膝关节屈伸旋转活动检查时，可发生较清脆的弹响声。

（四）听啼哭声

检查小儿患者时，注意啼哭声的变化，可以辨别受伤之部位。因小儿不能准确诉说伤部情况，家长有时也不能提供可靠病史，所以在检查时，当摸到患肢某一部位，小儿啼哭或啼哭声加剧，则往往表示该处是受伤部位。

（五）听创伤皮下气肿音

创伤后若有与创伤程度不相称的大片弥漫性肿胀时，应检查有无皮下气肿。检查时把手指分开呈扇形，轻轻揉按患处，当皮下组织中有气体存在时，就有一种特殊的捻发音或捻发感。如肋骨骨折后，若断端刺破肺脏，空气渗入皮下组织可形成皮下气肿。开放性骨折并发气性坏疽时，可产生气体而出现皮下气肿，此时伤口常有奇臭的脓液。在手术创口周围，或缝合裂口时，如有空气残留在切口中，亦可发生皮下气肿。

四、切 诊

骨伤科常用的切诊包括脉诊和摸诊。其中切诊主要是用来掌握内部气血、虚实热等变化，摸诊主要是鉴别损伤轻重、深浅和性质。

损伤常见的脉象有以下几种。

1. 浮脉 浮脉轻轻应指即得，重按反觉脉搏的搏动力量稍减而不空，举之泛泛而有余。一般在新伤瘀肿、疼痛剧烈或兼有表证时多见。若在大出血及慢性劳损患者出现浮脉时说明正气不足、虚象严重。

2. 沉脉 轻按不应，重按始得，一般沉脉主病在里，骨伤科在内伤气血、腰脊损伤疼痛时常见。

3. 迟脉 脉搏缓慢，每息脉来不足四至。一般迟脉主寒、主阳虚，在伤筋挛缩、瘀血凝滞等证中多见。损伤后气血不足，复感寒邪，常为迟而无力。

4. 数脉 每息脉来超过五至。数而有力，多为实热；虚数无力者多属虚热，浮数热在表，沉数热在里，虚细而数为阴亏。浮大虚数为气虚。张景岳在《景岳全书·神脉》指出"暴数者多外邪，久数者必虚损"。损伤发热及邪毒感染脉数有力；损伤津涸，脉虚而细数。

5. 滑脉 往来流利，应指圆滑充实有力，切脉时有"如盘走珠"之流利感。主痰饮、食滞。妇女妊娠期现此脉。骨伤病中胸部挫伤血实气壅时多见。

6. 涩脉 涩脉指脉形不流利，细而迟，往来艰涩，如轻刀刮竹。主气滞、血瘀、精血不足。涩而有力为实证，涩而无力为虚证。损伤血亏津少不能濡润经络之虚及气滞血瘀的实证多见。

7. 弦脉 脉形端直以长，如按琴弦。主诸痛，主肝胆疾病，阴虚阳亢。在胸部损伤及各种损伤剧烈疼痛时多见，还常见于伴有肝胆疾患、高血压、动脉硬化等症的损伤患者。弦而有力者称为紧脉，多见于外感寒湿之腰痛。

8. 濡脉 浮而细软，脉气无力以动，与弦脉相对，虚损劳伤、气血不足、久病虚弱时多见。

9. 洪脉 脉形如波涛汹涌，来盛去衰，浮大有力。其特点是应指脉形宽，大起大落。主热证、损伤邪热内壅、热邪炽盛，或血瘀化热之证多见。

10. 细脉 脉细如线多见于虚损患者，以阴血虚为主，亦见于气虚，损伤久病卧床体虚者亦多见，亦可见于虚脱或休克患者。

11. 芤脉 浮大中空，为失血之脉。在损伤出血过多时多见。

12. 结、代脉 间歇脉之统称。脉来至数缓慢，而时一止，止无定数为结脉；脉来动而中止，不能自还，良久复动，止有定数为代脉。在损伤疼痛剧烈，脉气不衔接时多见。

五、摸诊（触诊）

摸诊是骨伤科诊断方法中的重要方法之一。通过医生的手对损伤局部的认真触摸，可帮助了解损伤的性质，有无骨折、脱位，以及骨折、脱位的移位方向等。

1. 作用

（1）摸压痛：根据压痛的部位、范围、程度来鉴别损伤的性质种类。直接压痛可能是局部有骨折或伤筋；而间接压痛（如纵轴叩击痛）常显示骨折的存在。长骨干完全骨折时，在骨折部位多有环状压痛。骨折斜断时，压痛范围较横断为广泛。

（2）摸畸形：触摸体表骨突变比。可以判断骨折和脱位的性质、移位方向，以及呈现重叠、成角或旋转畸形等变化。

（3）摸肤温：从局部皮肤冷热的程度，可以辨识是热证或寒证，了解患肢血运情况。热肿一般表示新伤或局部瘀热和感染；冷肿，表示寒性疾患；伤肢远端冰凉、麻木、动脉搏动减弱或消失，则表示血运障碍。摸肤温时一般用手背测试最为适宜。

（4）摸异常活动：在肢体没有关节处出现了类似关节的活动，或关节原来不能活动的方向出现了活动，多见于骨折或韧带断裂。但检查骨折患者时，不要主动寻找异常活动，以免增加患者的痛苦和加重局部的损伤。

（5）摸弹性固定：脱位的关节常保持在特殊的畸形位置，在摸诊时有弹力感。这是关节脱位特征之一。

（6）摸肿块：首先应区别肿块的解剖层次，骨性的或是囊性的，是在骨骼还是在肌肉、肌腱等组织中。还需触摸其大小、形态、硬度，边界是否清楚，推之是否可以移动及其表面光滑度等。

2. 常用方法

（1）触摸法：以拇指或拇、食、中三指置于伤处，稍加按压之力，细细触摸。范围先由远端开始，逐渐移向伤处，用力大小视部位而定。触摸时仔细体验指下感觉，古人有"手摸心会"的要领。通过触摸可了解损伤和病变的确切部位，病损处有无畸形及摩擦征，皮肤温度、软硬度有无变化，有无波动感等。这一手法往往在检查时最先使用，然后在此基础上再根据情况选用其他摸法。

（2）挤压法：用手掌或手指挤压患处上下、左右、前后，根据力的传导作用来诊断骨骼是否折断。如检查肋骨骨折时，常用手掌挤按胸骨及相应的脊柱骨，进行前后挤压；检查骨盆骨折时，常用两手挤压两侧髂骨翼；检查四肢骨折，常用手指挤捏骨干。此法有助于鉴别是骨折还是挫伤。

（3）叩击法：是以手掌根或拳头施以冲击力，利用对肢体远端的纵向叩击所产生的冲击力，来检查有无骨折的一种方法。检查股骨、胫腓骨骨折，有时采用叩击足跟的方法。检查脊椎损伤时可采用叩击头顶的方法。检查四肢骨折是否愈合，常采用纵向叩击法。

（4）旋转法：用手握住伤肢下端，做较轻的旋转活动，以观察伤处有无疼痛、活动障碍及特殊的响声。旋转法常与屈伸关节的手法配合应用。

（5）屈伸法：一手握关节部，另一手握伤肢远端，做缓慢的屈伸运动。若关节部出现剧痛，说明有骨与关节的损伤。关节内骨折者，可出现骨摩擦音。此外，患者主动的屈伸与旋转活动常应与被动活动进行对比，以此作为测量关节活动功能的依据。

（6）摇晃法：一手握于伤处，另一手握伤肢远端，做较轻的摇摆晃动，结合问诊与望诊，根据患部疼痛的性质、异常活动、摩擦音的有无，判断是否有骨与关节损伤。临床运用摸诊时非常重视对比，并注意"望、比、摸"的综合应用。只有这样，才能正确分析通过摸诊所获得资料的临床意义。

六、量　诊

量诊早在《灵枢·经水》中就有度量的记载，《灵枢·骨度》对骨的尺寸用等分法作为测量的依据。《仙授理伤续断秘方》亦提出要"相度患处"。量诊至今为骨伤科临床所重视，常用带尺等来测量肢体的长短与粗细，并与健侧对比观察。

（一）量诊用法

1. 患肢长于健侧　伤肢显著增长者，多为脱位的标志，常见于肩、髋等关节向前或向下脱位，亦可见于骨折纵向分离移位等。

2. 患侧短于健侧　多见于有重叠移位之骨折；或见于髋关节、肘关节向后脱位之肢体短缩。

3. 患侧粗于健侧　常见于骨折或脱位之重症；若无骨折与脱位，则为伤筋肿胀。

4. 患侧细于健侧　可为陈旧性损伤而致筋肉萎缩；或有神经损伤而致肢体瘫痪者。

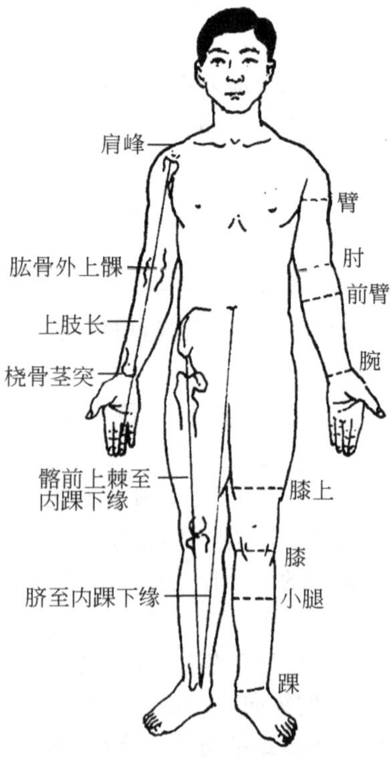

图 2-3-1　肢体长度测量

（二）量诊时的注意事项

（1）量诊前注意有无先天畸形与陈旧性损伤，应与新伤区别。

（2）患肢与健肢须放于完全对称的位置进行测量，以防有误差。

（3）测量定点要准确，可在起始与终止点做好标记，带尺须拉紧。

（4）测量肢体长短常用方法

1）上肢长度：从肩峰至桡骨茎突（或中指尖）。

2）上臂长度：肩峰至肱骨外上髁。

3）前臂长度：肱骨外上髁至桡骨茎突。

4）下肢长度：髂前上棘至内踝下缘；或脐至内踝下缘（骨盆骨折或髋部病变时用之）。

5）大腿长度：髂前上棘至膝关节内缘。

6）小腿长度：膝关节内缘至内踝（图 2-3-1）。

（5）测量肢体周径常用方法：两肢体取相应的同一水平部位测量，若测量肿胀时应取肿胀最重之处；测量肌萎缩时取肌腹部位。如在下肢常取髌上 10～15cm 处测量大腿周径；在小腿最粗处测定小腿周径等。通过对肢体周径的测量，两侧肢体对比，以了解其肿胀程度或有无肌肉萎缩等。

（史　野）

第四节　检查方法

一、关节运动的检查

（一）各关节功能活动范围

人体各关节的功能活动范围，是指每个关节从中立位运动到各方位最大角度的范围。

1. 颈部　中立位为面向前，眼平视。活动范围：前屈35°~45°，后伸35°~45°，左右侧屈各45°，左右旋转各60°~80°（图2-4-1）。

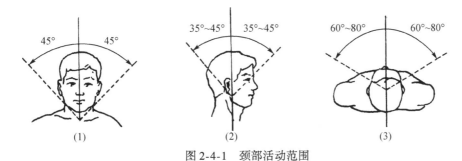

图2-4-1　颈部活动范围

2. 腰部　中立位为直立，腰伸直自然体位。活动范围：前屈90°，后伸30°，左右侧屈各30°，左右旋转各30°（固定骨盆，以两肩连线与骨盆横径的角度计算）（图2-4-2）。

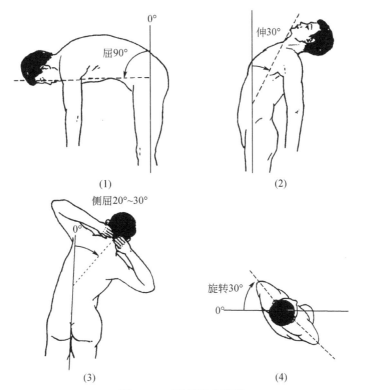

图2-4-2　腰部活动范围

3. 肩关节　中立位为上肢下垂。活动范围：前屈90°，后伸45°，外展90°，内收20°~40°，肘尖达腹中线，内旋80°，外旋30°，上举90°（图2-4-3）。

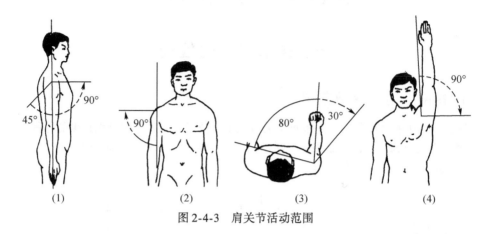

(1)　　　　　　(2)　　　　　　(3)　　　　　　(4)

图2-4-3　肩关节活动范围

4. 肘关节　中立位为肘关节伸直。活动范围：屈曲140°，过伸0°~10°，旋前（掌心向下）90°，旋后（掌心向上）90°（图2-4-4）。

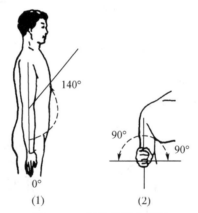

(1)　　　　　　(2)

图2-4-4　肘关节活动范围

5. 腕关节　中立位为手与前臂成直线，掌心向下。活动范围：背伸35°~60°，掌屈50°~60°，桡偏25°~30°，尺偏30°~40°（图2-4-5）。

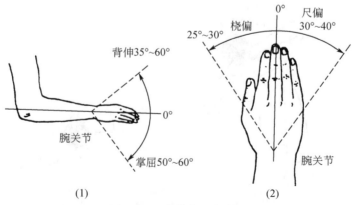

(1)　　　　　　(2)

图2-4-5　腕关节活动范围

6. 髋关节 中立位为髋关节伸直、髌骨向上。活动范围：屈曲 145°，后伸 40°，外展 30°～45°，内收 20°～30°，外旋 40°，内旋 40°（图 2-4-6）。

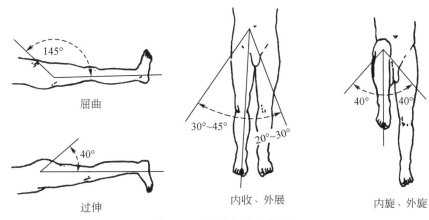

图 2-4-6 髋关节活动范围

7. 膝关节 中立位为膝关节伸直。活动范围：屈曲 145°，过伸 10°（图 2-4-7）。

8. 踝关节 中立位为足与小腿呈 90°。活动范围：背伸 20°～30°，跖屈 40°～50°（图 2-4-8）。

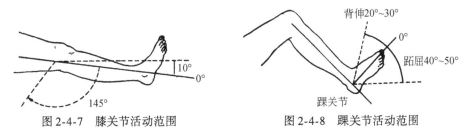

图 2-4-7 膝关节活动范围　　　图 2-4-8 踝关节活动范围

关节的各方位活动度的记录方法，常用的有中立位 0°法，（即以每个关节的中立位为 0°计算）和邻肢夹角法（关节相邻肢段所构成的夹角计算）两种。目前国际上通用的方法：中立位 0°法，本教材亦采用中立位 0°法记录。此方法比较简便、直观，如肘关节伸直 0°、屈曲 140°。其活动范围为 140°-0°＝140°。邻肢夹角法记录则是肘关节伸直 180°，屈曲 40°，其活动范围为 180°-40°＝140°，此种方法容易造成理解上的混乱。

对不易精确测量角度的部位，关节功能可用测量长度记录各骨的相对移动范围的方法。如颈椎前屈可测下颏至胸骨柄的距离，腰椎前屈时测量下垂的中指尖与地面之距离等。

（二）常用特殊检查

在骨伤科疾病的诊断中，常需要采用一些特殊的检查。常用特殊检查有以下几种。

1. 颈部特殊检查

（1）头部叩击试验：患者正坐，医生以一手平置于患者头顶，掌心朝下，另一手握拳叩击头顶部的手背。若患者感觉颈部疼痛，或疼痛向一侧上肢放射，则为该试验阳性，多用于颈椎病或颈部损伤的检查。

（2）椎间孔挤压试验：患者正坐，头稍向患侧的侧后方倾斜。医生立于患者后方，双手交叉放于患者头顶向下施加压力，使椎间孔变小，若出现颈部疼痛，并向患侧上肢放射痛则为阳性征，常见于颈椎病（图 2-4-9）。

（3）臂丛神经牵拉试验：患者正坐，头颈偏向健侧，医生一手放于患侧头部，另一手握住患侧腕部使上肢外展，呈相反方向牵拉。若出现颈部疼痛加重，患肢疼痛、麻木则为阳性征。常见于颈椎病，说明神经根受压（图2-4-10）。

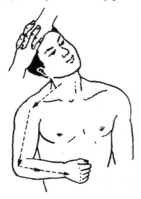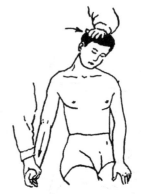

图 2-4-9　椎间孔挤压试验　　图 2-4-10　臂丛神经牵拉试验

（4）深呼吸试验：又称艾迪森（Adson）征。用于前斜角肌综合征的检查，即锁骨下动脉是否因前斜角肌肥大或痉挛而受到压迫。患者坐位，两手臂放在膝上，深呼吸气后屏住呼吸，仰头并将下颌转向患侧，医生一手下压患侧肩部，另一手摸患侧桡动脉。若出现桡动脉搏动明显减弱或消失，疼痛增加，即为阳性征（图2-4-11）。

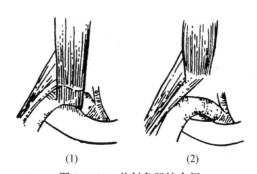

(1)　　　　　　　　　　(2)

图 2-4-11　前斜角肌综合征

(1) 前斜角肌肥大或痉挛压迫臂丛神经及锁骨下动脉；(2) 切断前斜角肌

（5）挺胸试验：用于肋锁综合征的检查，即锁骨下动脉及臂丛神经是否在第一肋骨与锁骨间隙受压。患者正立位挺胸，两臂向后伸，若桡动脉搏动减弱或消失，手臂部麻木或刺痛即为阳性征（图2-4-12）。

（6）超外展试验：用于超外展综合征的检查，即锁骨下动脉是否被喙突及胸小肌压迫。患者坐位或立位，上肢从侧方被动外展高举过头，桡动脉搏动减弱或消失，即为阳性征（图2-4-13）。

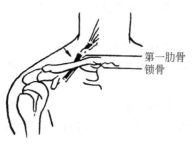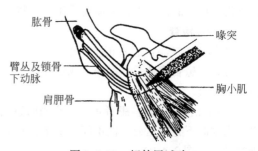

图 2-4-12　肋锁综合征　　　　　　图 2-4-13　超外展试验

2. 胸腰部特殊检查

（1）胸廓挤压试验：患者坐位或站位，医生两手在胸廓一侧的前后对称位或胸廓两侧的左右对称位做轻轻挤压胸廓动作，若损伤部位出现明显的疼痛即为阳性征，提示有肋骨的骨折。

（2）屈颈试验：患者仰卧，医生一手置于患者头部枕后，一手置于患者胸前，然后将患者头部前屈，若出现腰痛及坐骨神经痛即为阳性征。颈部前屈时可使脊髓在椎管内上升 1 ~ 2cm，神经根亦随之受到牵拉，出现放射性疼痛。常用于腰椎间盘突出症的检查。

（3）颈静脉压迫试验：患者仰卧，医生用手压迫一侧或两侧颈静脉 1 ~ 3 分钟。由于压迫颈静脉，引起蛛网膜下腔压力增高，影响神经根的张力，而发生坐骨神经放射痛，即为阳性征，说明病变在椎管内。

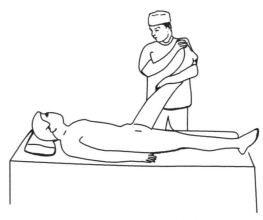

（4）直腿抬高试验：患者仰卧，双下肢伸直位，医生一手托患者足跟，另一手保持膝关节伸直位，做一侧下肢的抬高动作。正常两下肢抬高 80° 以上并无疼痛感。若高举不能达到正常高度且沿坐骨神经有放射性疼痛者为阳性，说明有坐骨神经根受压现象，记录直腿抬高度数（图 2-4-14）。此试验需排除因直腿抬高腘绳肌和膝后关节囊等受到牵拉所造成的影响。

图 2-4-14　直腿抬高试验

（5）直腿抬高足背伸加强试验：在做直腿抬高试验时，抬腿到最大限度引起疼痛时，稍放低缓解疼痛，然后突然将足背伸，使坐骨神经受到牵拉引起放射性疼痛，即为阳性。此试验可排除因其他因素影响而造成的直腿抬高试验的假阳性。

（6）股神经牵拉试验：患者俯卧，下肢伸直，医生提起患肢向后过度伸展，若腰椎间盘突出压迫腰 2、3、4 神经根，引起沿股神经区放射性疼痛，为阳性征（图 2-4-15）。

（7）屈髋伸膝试验：患者仰卧，医生使患侧下肢髋、膝关节尽量屈曲，然后再逐渐伸直膝关节。此动作可使坐骨神经被拉紧，若出现坐骨神经放射痛即为阳性征。

（8）拾物试验：多用于小儿腰部前屈运动的检查。通过小儿拾取一件放在地上的物品，观察脊柱运动是否正常。当腰椎有病变时，小儿下蹲拾物时必须屈曲两侧髋关节，而腰仍是挺直的，且常用手放在膝部做支撑蹲下，则为阳性征（图 2-4-16）。常见于小儿腰椎结核及其他腰椎疾病。

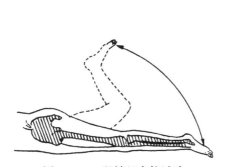

图 2-4-15　股神经牵拉试验

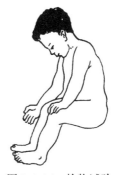

图 2-4-16　拾物试验

（9）脊柱被动伸展试验：小儿俯卧，医生将其双下肢向后上方提起，观察小儿腰部伸展是否正常。若有腰部僵硬现象为阳性征，提示腰椎病变（图 2-4-17）。

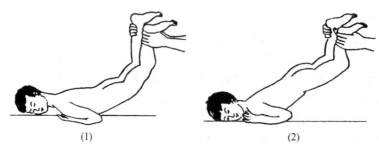

(1)　　　　　　　　　　　　　　　　(2)

图 2-4-17　脊柱被动伸展试验

(1) 正常；(2) 病变

（10）腰骶关节试验：又称骨盆回旋试验。患者仰卧位，医生极度屈曲两侧髋、膝关节，使臀部离床，腰部被动前屈，若腰骶部出现疼痛则为阳性征。常见于下腰部的软组织劳损及腰骶椎的病变。而腰椎间盘突出患者常表现为阴性（图 2-4-18）。

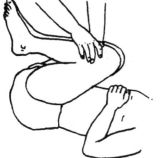

图 2-4-18　腰骶关节试验

3. 骨盆部特殊检查

（1）骨盆挤压与分离试验：患者仰卧位，医生用两手分别压在骨盆的两侧髂前上棘，向内相对挤压为挤压试验；两手分别压在骨盆的两侧髂嵴内侧，向外下方做分离按压为分离试验。若引起损伤部位疼痛加剧则为阳性征，常见于骨盆环的骨折（图 2-4-19）。

（2）骶髂关节分离试验：又称"4"字试验。患者仰卧位，患侧下肢屈膝屈髋，将患侧下肢外踝放于对侧膝上，做盘腿状。医生一手扶住对侧髂嵴部，另一手将患侧的膝部向外侧挤压。若骶

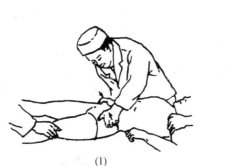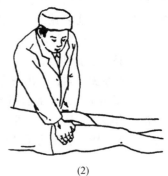

(1)　　　　　　　　　　　　　　　　(2)

图 2-4-19　骨盆挤压及分离试验

(1) 骨盆挤压试验；(2) 骨盆分离试验

髂关节有病变，则出现该处的疼痛，为阳性征。同样的方法再检查对侧（图 2-4-20）。做此试验应先排除髋关节的病变。

（3）床边试验：又称盖氏兰（Gaensien）征。患者仰卧位，患侧靠床边，臀部稍突出床沿，大腿下垂。健侧下肢屈膝屈髋，贴近腹壁，患者双手抱膝以固定腰椎。医生一手扶住髂骨嵴以固定骨盆，另一手用力下压于床边的大腿，使髋关节尽量后伸。若骶髂关节发生疼痛则为阳性征，说明骶髂关节病变（图 2-4-21）。

4. 肩部特殊检查

（1）搭肩试验：又称杜加（Dugas）征。将患肢肘关节屈曲，患肢手搭在对侧肩部，肘关节能贴近胸壁为正常。若肘关节不能靠近胸壁，或肘关节贴近胸壁时而患肢手不能搭在对侧肩部，

或两者均不能为阳性征。表示肩关节脱位（图2-4-22）。

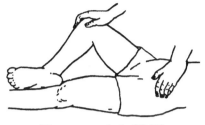

图2-4-20　"4"字试验

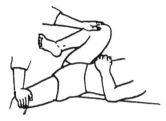

图2-4-21　床边试验

（2）直尺试验：正常人肩峰位于肱骨外上髁与肱骨大结节连线的内侧。用直尺贴在上臂的外侧，下端靠近肱骨外上髁。上端如能与肩峰接触，则为阳性征，表示肩关节脱位。

（3）肩外展疼痛弧试验：在肩外展60°～120°范围内时，因冈上肌腱与肩峰下摩擦，肩部出现疼痛为阳性征，这一特定区域内的疼痛称为疼痛弧。见于冈上肌腱炎（图2-4-23）。

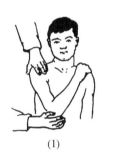

（1）　　　　　（2）

图2-4-22　搭肩试验

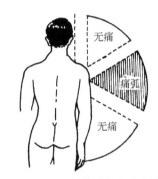

图2-4-23　肩外展疼痛弧试验

（4）冈上肌腱断裂试验：在肩外展3°～60°范围内时，三角肌用力收缩，但不能外展举起上臂，越外展用力，肩越高耸。但被动外展到此范围以上，患者能主动举起上臂。最初主动外展障碍者为阳性征，提示冈上肌腱断裂（图2-4-24）。

（5）肱二头肌腱抗阻试验：患者屈肘做前臂抗阻力旋后动作，引起肱骨结节间沟部位疼痛为阳性征。见于肱二头肌长头腱鞘炎。

5. 肘部特殊检查

（1）肘三角：正常的肘关节在完全伸直时，肱骨外上髁、内上髁和尺骨鹰嘴在一条线上。肘关节屈曲90°时，三个骨突形成一个等腰三角形，称为肘三角（图2-4-25）。当肘关节脱位时，此三角点关系改变。用于肘关节脱位的检查，和肘关节脱位与肱骨髁上骨折的鉴别。

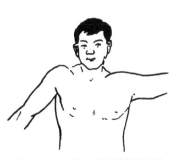

图2-4-24　冈上肌腱断裂试验

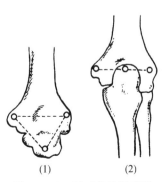

（1）　　　　　（2）

图2-4-25　肘三角及肘直线

（2）腕伸肌紧张试验：患者肘关节伸直，前臂旋前位，做腕关节的被动屈曲，引起肱骨外上髁处疼痛者为阳性征，见于肱骨外上髁炎（图2-4-26）。

6. 腕部特殊检查

（1）握拳尺偏试验：又称芬克斯坦（Finkeisten）征。患者拇指屈曲握拳，将拇指握于掌心内，然后使腕关节被动尺偏，引起桡骨茎突处明显疼痛者为阳性征，见于桡骨茎突狭窄性腱鞘炎（图2-4-27）。

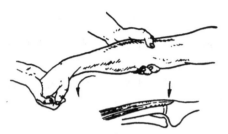

图2-4-26　腕伸肌紧张试验

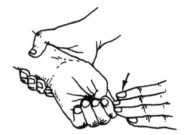

图2-4-27　握拳尺偏试验

（2）腕三角软骨挤压试验：腕关节位于中立位，然后使腕关节被动向尺侧偏斜并纵向挤压，若出现下尺桡关节疼痛者为阳性征（图2-4-28）。见于腕三角软骨损伤、尺骨茎突骨折。

7. 髋部特殊检查

（1）髋关节屈曲挛缩试验：又称托马斯（Thomas）征。患者仰卧，将健侧髋、膝关节尽量屈曲，大腿贴近腹壁，使腰部接触床面，以消除腰前凸增加的代偿作用。再让其伸直患侧下肢，若患肢随之跷起而不能伸直平放于床面，即为阳性征。说明该髋关节有屈曲挛缩畸形，并记录其屈曲畸形角度（图2-4-29）。

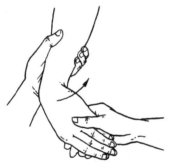

图2-4-28　腕三角软骨挤压试验

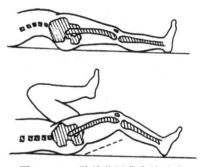

图2-4-29　髋关节屈曲挛缩试验

（2）髋关节过伸试验：又称腰大肌挛缩试验。患者俯卧位，患侧膝关节屈曲90°，医生一手握其踝部将下肢提起，使髋关节过伸。若骨盆亦随之抬起，即为阳性征。说明髋关节不能过伸。腰大肌脓肿及早期髋关节结核可有此体征（图2-4-30）。

（3）单腿独立试验：又称屈德伦堡（Trendeienburg）征。此试验是检查髋关节承重功能。先让患者健侧下肢单腿独立，患侧腿抬起，患侧臀邹襞（骨盆）上升为阴性。再让患侧下肢单腿独立，健侧腿抬高，则可见健侧臀皱襞（骨盆）下降，为阳性征。表明持重侧的髋关节不稳或臀中、小肌无力。任何使臀中叽无力的疾病均可出现阳性征（图2-4-31）。

（4）下肢短缩试验：又称艾利斯（Allis）征。患者仰卧，双侧髋、膝关节屈曲，足跟平放于床面上，正常两侧膝顶点等高，若一侧较另一侧低即为阳性征。表明股骨或胫腓骨短缩或髋关节脱位（图2-4-32）。

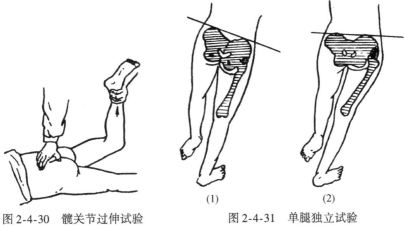

图2-4-30 髋关节过伸试验　　　图2-4-31 单腿独立试验
（1）阴性；（2）阳性

（5）望远镜试验：又称套迭征。患者仰卧位，医生一手固定骨盆，另一手握患侧腘窝部，使髋关节稍屈曲，将大腿纵向上下推拉，若患肢有上下移动感即为阳性征。表明髋关节不稳或有脱位，常用于小儿髋关节先天性脱位的检查（图2-4-33）。

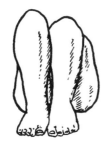
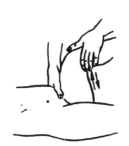

图2-4-32 下肢短缩试验　　　图2-4-33 髋关节望远镜试验

（6）蛙式试验：患儿仰卧，将双侧髋、膝关节屈曲90°位，再做双侧外展外旋动作，呈蛙式位。若一侧或双侧大腿不能平落于床面，即为阳性征，表明髋关节外展受限。用于小儿先天性髋脱位的检查（图2-4-34）。

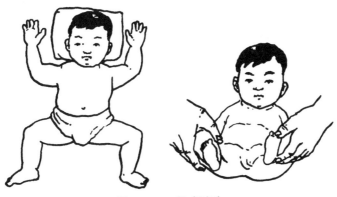

图2-4-34 蛙式试验

（7）股骨头大粗隆位置的测量

1）内拉通（Nelaton）线：又称髂坐结节连线。患者仰卧位，髋关节屈曲 45°~60°，由髂前上棘至坐骨结节划一连线，正常时此线通过大粗隆顶部。若大粗隆顶部在该线的上方或下方，都表明有病理变化（图 2-4-35）。

2）布来安三角：患者仰卧位，自髂前上棘与床面作一垂线，自大粗隆顶点与垂直线作一水平线，再自髂前上棘与大粗隆顶点之间连一直线，构成一直角三角形。对比两侧三角形的底边长度，若一侧变短，表明该侧大粗隆向上移位（图 2-4-36）。

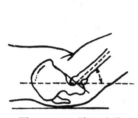

图 2-4-35 髂坐连线

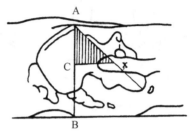

图 2-4-36 布来安三角

3）休梅克（Shoemarker）线：患者仰卧位，双下肢伸直于中立位，两侧髂前上棘在一平面，从两侧髂前上棘与大粗隆顶点分别连一直线，正常时两线延长交于脐或脐上中线。若一侧大粗隆上移，则延长线相交于脐下且偏离中线（图 2-4-37）。

8. 膝部特殊检查

（1）浮髌试验：患肢伸直，医生一手虎口对着髌骨上方，手掌压在髌上囊，使液体流入关节腔，另一手食指以垂直方向按压髌骨。若感觉髌骨浮动，并有撞击股骨髁部的感觉，即为阳性征，表明关节内有积液（图 2-4-38）。

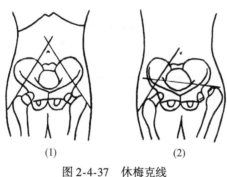

（1）　　　　　（2）

图 2-4-37 休梅克线

（1）正常；（2）异常

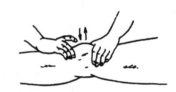

图 2-4-38 浮髌试验

（2）膝关节侧向挤压试验：又称膝关节分离试验。患者仰卧，膝关节伸直，医生一手按住股骨下端外侧，一手握住踝关节向外拉，使内侧副韧带承受外展张力，若有疼痛或有侧方活动，为阳性征，表明内侧副韧带损伤。反之，以同样的方法检查外侧副韧带（图 2-4-39）。

（3）抽屉试验：又称推拉试验。患者仰卧，屈膝 90°，足平放于床上，医生坐于患肢足前方，双手握住小腿做前后推拉动作。向前活动度增大表明前交叉韧带损伤，向后活动度增大表明后交叉韧带损伤，可做两侧对比检查（图 2-4-40）。

（4）挺髌试验：患侧下肢伸直，医生用拇、食指将髌骨向远端推压，嘱患者用力收缩股四头肌，若引起髌骨部疼痛为阳性征。常见于髌骨软骨软化症。

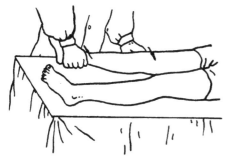

图 2-4-39　膝关节侧向挤压试验

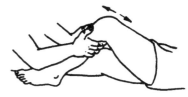

图 2-4-40　抽屉试验

（5）回旋研磨试验：又称麦克马瑞（Mc Murray）征。患者仰卧，患腿屈曲。医生一手按在膝上部，另一手握住踝部，使膝关节极度屈曲，然后做小腿外展、内旋，同时伸直膝关节，若有弹响和疼痛为阳性征，表明外侧半月板损伤；反之，做小腿内收、外旋同时伸直膝关节出现弹响和疼痛，表明内侧半月板损伤（图 2-4-41）。

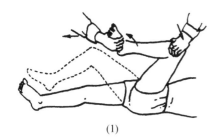

（1）　　　　　　　　　　　　　　　　（2）

图 2-4-41　麦氏征

（6）研磨提拉试验：又称阿波来（Apler）征。患者仰卧，膝关节屈曲 90°，医生用一小腿压在患者大腿下端后侧做固定，在双手握住足跟沿小腿纵轴方向施加压力的同时，做小腿的外展外旋或内收内旋活动，若有疼痛或有弹响，即为阳性征，表明外侧或内侧的半月板损伤；提起小腿做外展外旋或内收内旋活动而引起疼痛，表示外侧副韧带或内侧副韧带损伤（图 2-4-42）。

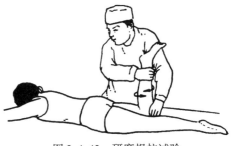

图 2-4-42　研磨提拉试验

（7）侧卧屈伸试验：又称重力试验。患者侧卧，被检查肢体在上，医生托住患者的大腿，让其膝关节做伸屈活动，若出现弹响，表明内侧半月板损伤；若膝关节外侧疼痛，表示外侧副韧带损伤。同样的方法，被检查的肢体在下做伸屈活动，出现弹响为外侧半月板损伤，出现膝关节内侧疼痛为内侧副韧带损伤。

9. 踝部特殊检查　足内、外翻试验：将踝关节内翻引起外侧疼痛，表示外侧副韧带损伤；踝关节外翻引起内侧疼痛，表示内侧副韧带损伤。

二、肌肉的检查

（一）肌容积

检查肌肉容积，是观察其肢体外形有无萎缩、肥大等变化，并用皮尺按部位与健侧对比测量。测出肢体的周径，作为疾病的发展及治疗前后过程中的比较依据。造成肌萎缩的原因常有下运动神经元损伤、肌病、废用性肌萎缩等。

（二）肌张力

肢体在静止状态时，其肌肉保持一定的紧张度称为肌张力。检查肌张力时，在肌体静止时触摸肌肉的张力状况，感觉其硬度。也可让患者肢体放松，做肢体被动运动，测量阻力。肌肉松软、被动运动时阻力减低或消失、关节松弛、活动度变大，为肌张力减低；肌肉紧张、硬度增加、被动运动时阻力变大，为肌张力增强。上运动神经元损伤常引起肢体肌张力增强，下运动神经元损伤常引起肢体肌张力减低。

（三）肌力

各肌肉肌力的检查，是让患者主动活动肢体，并给予拮抗力，以测试其肌肉主动运动的力量。手部肌力测定可应用握力器。

肌力的测定标准分为六级。

0级：肌肉完全瘫痪，无收缩。

Ⅰ级：肌肉有收缩，但不能带动关节的活动。

Ⅱ级：肌肉收缩能带动肢体水平方向的活动，但不能对抗地心吸引力。

Ⅲ级：肌肉收缩能带动肢体对抗地心引力，但不能对抗阻力。

Ⅳ级：能对抗阻力，但比正常力弱。

Ⅴ级：正常肌力。

三、神经的检查

骨伤科疾病常伴有神经的损伤，神经功能的检查在骨伤科疾病诊断中具有相当重要的作用。

（一）感觉障碍（异常）

神经损伤后出现感觉障碍，感觉障碍包括浅感觉障碍和深感觉障碍。

1. 浅感觉 浅感觉包括痛觉、触觉、冷温觉。临床以痛觉检查为主。

（1）痛觉：用针尖轻刺皮肤，确定痛觉减退、消失或过敏的区域。检查时注意刺激强度适中，从无痛区向正常区检查，并两侧对比。

（2）触觉：患者闭目，以棉絮轻轻触及患者的皮肤，询问其感觉。

（3）冷温觉：以盛有5~10℃的冷水和40~45℃的热水两个试管，分别贴于患者皮肤，询问其感觉。

2. 深感觉 深感觉包括位置觉、震动觉。临床以位置觉检查为主。

（1）位置觉：患者闭目，医生用手指从两侧轻轻夹住患者末节指（趾）关节做伸、屈活动，询问其被夹的指（趾）名称和被板动方向。

（2）震动觉：将音叉振动后，放在患者的骨突起部，询问其有无震动感及震动时间。

（3）实体感：患者闭目，用手触摸分辨物体的大小、方圆及硬度。

（4）两点分辨觉：以圆规的两个尖端触及身体不同部位，测定患者分辨两点距离的能力。两点分辨觉正常值：手指掌面 1.1mm，手背 31.5mm，手掌 6.7mm，前臂和小腿 40.5mm，面颊 11.2mm，上臂和大腿 67.7mm。

（二）感觉定位

通过感觉障碍的程度和范围，确定神经损伤的部位，做出定位。

1. 神经干的损害　神经干（周围神经）的损害，深、浅感觉均受累，其障碍的范围与某一神经的感觉分布区相一致。常伴有该神经支配的肌肉瘫痪、萎缩和植物神经功能障碍。

2. 神经丛的损害　该神经丛分布区的深、浅感觉均受累，感觉障碍的分布范围较神经干型的要大，包括受损神经丛在各神经干内感觉纤维所支配皮肤的区域。

3. 神经根的损害　深、浅感觉均受累，其范围与脊髓神经节段分布区相一致，并伴有该部位的疼痛，称为"根"性疼痛。见于颈椎病、腰椎间盘突出症等（图2-4-43）。

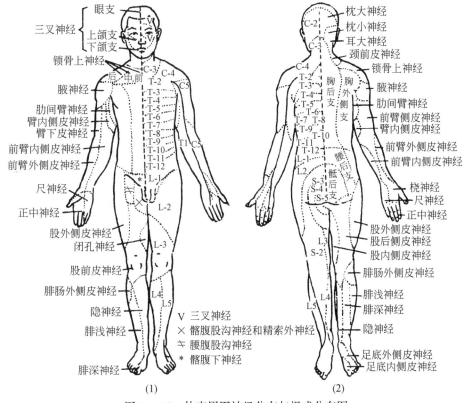

图 2-4-43　体表周围神经分布与根式分布图
（1）前面；（2）后面

4. 脊髓横断损害　被损害水平及其以下深、浅感觉均受累。

5. 半侧脊髓损害　被损害水平及其以下有对侧皮肤痛、温觉障碍，同侧的深、浅感觉和运动障碍，称为 Brown-Sequard 综合征（图2-4-44）。

对于神经根的损伤，脊髓横断损伤、半侧损伤，可按"感觉记录图"（图2-4-45），绘出感觉异常的性质和分布区；对神经干损伤，若感觉障碍需精细绘出，可画一肢体的局部图，标明感觉障碍的性质与范围。

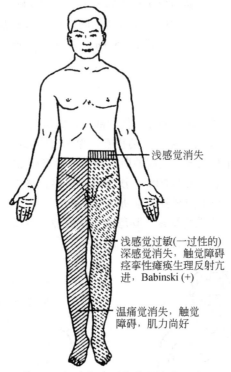

浅感觉消失

浅感觉过敏(一过性的)
深感觉消失,触觉障碍
痉挛性瘫痪生理反射亢
进, Babinski (+)

温痛觉消失,触觉
障碍,肌力尚好

图 2-4-44 半侧脊髓损伤综合征示意图

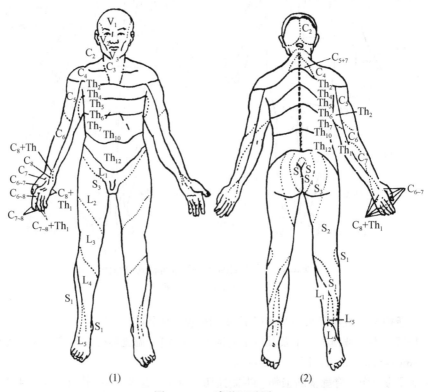

(1)   (2)

图 2-4-45 感觉记录图

(1)前面;(2)后面

（三）生理反射

生理反射分为深、浅反射两大类，生理反射的减弱或消失、中断，对骨伤科疾病的诊断意义较大。

1. 深反射 深反射是叩击肌肉、肌腱及骨膜等本体感受器引起的反射。常用的深反射有以下几种。

（1）肱二头肌腱反射：患者前臂旋前肘关节半屈曲位，医生将拇指置于肱二头肌腱上，以叩诊锤叩击拇指，引起肱二头肌收缩、肘关节屈曲活动。反射弧通过肌皮神经，神经节段为颈$_{5\sim6}$。

（2）肱三头肌腱反射：患者前臂旋前肘关节半屈曲位，叩击尺骨鹰嘴上方肱三头肌腱，引起肱三头肌收缩，肘关节呈伸直运动。反射弧通过桡神经，神经节段为颈$_{6\sim7}$。

（3）桡骨膜反射：患者肘关节半屈曲，叩击桡骨茎突，引起前臂屈曲、旋前动作。反射弧通过肌皮神经、正中神经、桡神经，神经节段为颈$_{5\sim8}$。

（4）膝腱反射：膝关节半屈曲，叩击髌韧带，引起膝关节伸直运动。反射弧通过股神经，神经节段为腰$_{2\sim4}$。

（5）跟腱反射：叩击跟腱，引起踝关节跖屈。反射弧通过坐骨神经，神经节段为骶$_{1\sim2}$。

2. 浅反射 浅反射是刺激体表感受器所引出的反射。常用的浅反射有以下几种。

（1）腹壁反射：患者仰卧，放松腹部肌肉，以钝器分别划腹壁两侧上、中、下部，引起该部的腹壁收缩。上腹壁反射神经节段为胸$_{7\sim8}$，中腹壁为胸$_{9\sim10}$，下腹壁为胸$_{11\sim12}$。

（2）提睾反射：以钝器划患者大腿内侧皮肤，引起提睾肌收缩，睾丸上提。神经节地段为腰$_{1\sim2}$。

（3）肛门反射：以钝器划肛门周围皮肤，引起肛门外括约肌收缩。神经节段为骶$_{4\sim5}$。

（四）病理反射

病理反射的出现，表示上神经运动元的损害。

1. 霍夫曼（Hoffman）征 医生以左手托住患者一手，用右手食、中指夹住患者之中指，并用拇指轻弹患者中指指甲，引起患者其余手指屈曲动作，为阳性征。

2. 巴彬斯基（Babinski）征 用钝器轻划患者足底外侧，自足跟向足趾方向，引出拇趾背伸、其余四指呈扇形分开为阳性征。

3. 查多克（Chaddock）征 用钝器从患者外踝沿足背外侧向前划，阳性表现同巴宾斯基征。

4. 奥本海姆（Oppenheim）征 用拇、食指沿胫骨前缘由上向下推移，阳性时拇趾背伸。

5. 戈登（Gordon）征 用力提腓肠肌，阳性时拇趾背伸。

6. 髌阵挛 患者膝伸直，医生拇、食指夹住髌骨，将髌骨急速向下推动数次，引出髌骨有规律的跳动。

7. 踝阵挛 用力使踝关节突然背伸，然后放松，引出踝关节连续交替的伸屈反应。

四、影像学检查

（一）X线检查

X线检查是骨伤科临床疾病检查、诊断的重要手段之一，为其临床提供重要的依据。通过X线检查，可以明确有无骨折、脱位，以及骨折、脱位的部位、类型、程度和治疗的情况；可以观察到骨、关节有无实质的病变，明确病变的性质、部位、范围和程度，及与周围软组织的关系；

可以判定骨龄，推断骨骼生长及发育的状态，观察某些营养及代谢疾病对骨质有无影响，以及影响程度；还可以通过 X 线检查摒除某些疾病及类似疾病的鉴别诊断等。

骨、关节系统的 X 线检查方法可以分为一般 X 线检查法和特殊 X 线检查法两大类。

1. 一般 X 线检查法

（1）X 线透视：有荧光透视和 X 线电视两种。透视主要应用于检查火器伤，异物的寻找、定位和摘除；外伤性骨折、脱位的整复和复查；以及有些结构复杂部位的轻度骨折、脱位，需要先经透视选择适当的投照位置，再摄片，才能使病变在 X 线片上正确地显示出来。

（2）平片摄影：适用于骨折关节的所有部位。对四肢长骨、关节和脊柱的摄片，一般采取正、侧两个相互垂直的投照位置；除了正侧位以外，脊柱和手足可加摄斜位片；骨骼轮廓呈弧形弯曲的部位，如头颅、面部和肋骨可加摄切线片；颅底、髋骨、跟骨可加摄轴位片；对于某些部位还可加摄外展、外旋、内收、内旋等位置 X 线片。各部位的摄片必须包括骨与关节周围的软组织，以及邻近的关节。有的需照健侧 X 线片来对比。X 线片的观察即要重视骨、关节的形态，又要注意软组织的变化。

2. 特殊 X 线检查法　X 线的特殊检查是指在普通 X 线摄片的基础上，通过某些特殊装置或特殊摄影技术，使骨、关节及其周围的软组织，能显示出一般摄影所不能显示的征象。

（1）体层摄影：又称断层或分层摄影。它可以使人体内部的任何一层组织在 X 线片上显影，而其他各层影像模糊不清，因此可以显示出小的病灶、正确地确定病变的深度，从而达到诊断的目的。头颅、脊柱、胸骨、骨盆、四肢等各部位均可应用。常用于骨、关节结核、骨髓炎、骨肿瘤等疾病的诊断。

（2）立体摄影：可以使人体某些局部组织或结构显示出前后远近的空间关系，获得一立体概念，并可观察厚部病变的深度及范围。立体摄影主要应用于结构复杂或体积较厚的部位的检查，如头颅、胸部、骨盆、脊椎、盆腔等处。对于判断上述部位的异物或钙斑等的具体位置及其与邻近组织的相互关系，最为适用。此外，对于识别 X 线片上的真、假（重迭构成）腔洞亦有一定价值。

（二）CT 检查

CT（computed tomgraphy）即电子计算机放射线断层扫描的简称，它是一项比较先进的诊断技术。它的显像原理不同于一般 X 线照像。一般 X 线照片上影像的形成，是由于各个组织和器官对 X 线吸收不同，才产生黑白影像。这就需要这种组织吸收的差别必须很大，才可能形成 X 线像。有的必须借助于造影剂，才可能进行 X 线检查。CT 断层扫描则是将 X 线发生装置、扫描探测装置、信号转换与贮存装置、电子计算机、记录与显示器，以及控制台等部分有机地结合起来，能准确地检测出某一平面各种不同组织之间的微小差异，并以完全不同于 X 线照片的方式，构成被检查部位的横断层面图像。可供直接阅读，也可应用照像机拍摄保存。CT 检查简便，X 线照射量小。

对于骨伤科一些疾病的检查、诊断，CT 优于 X 线片。它能从横断层面了解脊椎、骨盆、四肢骨关节的病变，而不受骨阴影重叠或肠内容物遮盖的影响。尤其是通过 CT 横断扫描，可发现椎体、椎管侧隐窝、小关节突、骨盆、长管骨髓腔等处的病变。对腰椎间盘突出症、腰椎管狭窄症等疾病的检查，可直接了解到椎管内腔情况，做出更为确切的诊断。对原发性骨肿瘤 CT 扫描可显示定位、测定病变范围，可确定肿瘤和重要脏器之间的关系。但 CT 的检查也有其缺点和局限性，要注意掌握其适应症。

（三）MRI 检查

磁振成像术（magnetic resonance imaging）在医学诊断中的应用，是经 CT 后在放射学领域中又一重大成就。核磁成家的物理基础是核磁共振，简称 NMR 或 MRI。它根据在某些物质的原子核内有单数的质子或中子；有可以测量出来的微量磁力，人体内具有这类物质 ^{1}H、^{13}C、^{17}O、^{23}Na 及 ^{31}P。由于人体内有大量的氢离子 H$^+$、H 核（质子），是目前被选为做 NMR 检查的物质。当这些有磁力的原子核被置于强磁场内时，它们就围绕磁力做旋转运动，各种不同组织的 H$^+$ 浓度不同，经过数据处理，这样就使组织的 NMR 图像呈现出不同的灰阶。MRI 成像具有参数多，软组织分辨能力高，并可随意取得横断面、冠状面、矢状面断层图像，且无辐射损害等独特优点。目前已用于除消化道及肺周边部分以外全身各部位的检查。在骨伤科领域，用于椎间盘病变及累及骨髓腔的松质骨病变的检查效果尤为优良。MRI 亦有其局限性，不能完全代替 X 线及其他成像技术。

（四）放射性核素检查

放射性核素检查骨与关节疾病，主要是利用能被骨骼和关节浓聚的放射性核素或标记化合物注入人体内，由扫描仪或照像仪探测，使骨骼和关节在体外显影成像的一种诊断新技术。

放射性核素骨与关节显像在骨与关节疾病早期诊断上具有重要价值，其最主要的优点是在于发现骨、关节病变上有很高的灵敏性，能在 X 线检查或酶试验出现异常前就能早期显示病变的存在。骨、关节显像的假阴性率比较低。放射性核素骨、关节显像即能显示骨关节的形态，又能反映出局部骨关节的代谢和血供状况，定出病变部位，早期发现骨、关节疾病。对于各种骨肿瘤，尤其是骨转移瘤，具有早期诊断价值。

（五）超声检查

声波高于 2000Hz 的称为超声。超声在介质中传播的过程中，遇到不同的声抗的界面，声能发生放射折回。超声仪将这种声的机械转变为电能，再将这种电信号处理放大，在荧光屏上显示出来。超声检查是一门新兴的诊断学科。超声检查可分为 A 型超声诊断法，即将回声转换成的电信号显示为振幅高低不同的波型（A 超声示波）；M 型超声诊断法，即显示为光点扫描（M 超声光点扫描）；B 型超声诊断法，即显示为辉度不同的光点，进而组成的图像（B 超声显像）；D 型超声诊断法，即显示超声的多普勒（Doppler）效应所产生的差频时（D 超声频移）。

超声诊断是一个无损伤的检查法，用于各科的多种疾病的检查。在骨伤科疾病的诊断方面，可用于对椎管的肿痛、黄韧带肥厚、腰椎间盘突出症等疾病的检查，从正中纵切面、左右斜切面，清晰地显示出椎管和周围组织的关系。也用于四肢骨和软组织的肿瘤、脓肿、损伤的检查诊断。

第五节 治疗方法

骨伤科疾病的治疗原则是在中医整体观念的指导下，以辨证施治为基础，结合骨伤病的特点而制定的。它体现了骨伤科疾病治疗的整体性和特殊性，具体可归纳为"固定与活动统一"（动静结合）、"骨与软组织并重"（筋骨并重）、"局部与整体兼顾"（内外兼治）、"医疗措施与患者的主观能动性密切配合"（医患合作）。

骨伤科治疗方法可分为内治法和外治法两大类，临床应根据病情有针对性地选用。《普济方·折伤门》曰："凡从高处坠下，伤损肿痛，轻者在外，涂敷可已；重者在内，当导瘀血，养肌肉。宜察浅深以治之。"

内治法是通过内服药物以达到全身性治疗的方法，故亦可称为药物内治法。《正体类要·序》中指出："肢体损于外，则气血伤于内，营卫有所不贯，脏腑由之不和，岂可纯任手法，而不求之脉理．审其虚实，以施补泻哉？"可见，局部皮肉筋骨受伤，亦可导致脏腑、经络、气血功能的紊乱。外伤与内伤、局部与整体之间有着密不可分的关系。所以，在诊治过程中，应从整体观点出发，对气血筋骨、脏腑经络等之间的生理病理关系加以分析，才能把握骨伤病的本质，实施正确的治疗。

外治法是对骨伤病局部进行治疗的方法，它在骨伤科治疗中占有十分重要的地位。其方法较多，常与内治法配合运用，它与内治法一样，强调辨证施治的原则，强调综合应用。外治法可分为药物外治法、外固定疗法、牵引疗法、练功疗法及手术疗法等，可根据病情选择运用。

一、内 治 法

（一）攻下逐瘀法

1. 适应证 跌打损伤初期皮肉筋骨或脏腑经络受伤而致气滞血瘀，恶血留内，壅塞经络，或胸、胁、腰、腹伤的蓄瘀证。症见肢体瘀肿疼痛或胸、胁、腰、腹部胀痛，大便秘结，舌红苔黄，脉弦数的体实患者。

2. 选方用药 胸部伤蓄瘀者常用大成汤加减；胁肋伤蓄瘀者用复元活血汤加减；腹部伤蓄瘀者用鸡鸣散加减；腰及四肢伤蓄瘀者用桃核承气汤加减。

3. 提示 攻下逐瘀法泻下法，常用苦寒泻下之品，以逐瘀血，药性较为峻猛，故对年老体衰，气血虚弱，内伤重症，失血过多，慢性劳损，妇女妊娠，月经期间。产后气血不足者忌用或慎用。此外，临床逐瘀方剂甚多，运用定要权衡瘀之程度、热之轻重、闭结之缓急，恰当选方，正确掌握攻逐之药的用量。若稍见有瘀血之症状，便大加攻伐是不合理的。

（二）行气活血法

1. 适应证 伤后气滞血瘀肿痛并见或瘀血内停，但无严重的实热闭结之症，不必攻下者，或有某些禁忌，不能攻下的损伤病症。

2. 选方用药 以伤气为主者常选择以行气为主的柴胡疏肝散、复元通气散、金铃子散等加减。若伤血为主者，常选择复元活血汤、活血止痛汤、桃红四物汤加减，若行气活血并用，胸胁伤用血府逐瘀汤；腹部伤用膈下逐瘀汤；腰及少腹伤用少腹逐瘀汤；四肢伤用桃红四物汤；头面伤用通窍活血汤。

3. 提示 该法临床使用极为普遍，此类方剂一般并不峻猛，但过用亦会耗伤气血，凡损伤气血虚弱，妇女月经、产后期间不能使用破散者必须禁用或慎用，若辨证不明，应用于瘀、热、实证。则会留邪损正，贻害不小。

（三）清热凉血法

1. 适应证 跌打损伤而引起的错经妄行，创伤感染，火毒内攻，热邪蕴结或壅聚成毒等证。该法适应证的特点是失血、血热、火毒内盛而无明显瘀血者。

2. 选方用药 临床常用的清热凉血方有加味犀角地黄汤、清心汤等；清热解毒方有五味消毒饮、黄连解毒汤、龙胆泻肝汤等；凉血止血方剂有十灰散、四生丸、小蓟饮子等。

3. 提示 应用该法时应注意防止寒凉太过，引起瘀血内停。血喜温而恶寒，寒则气血凝滞而不行，所以在治疗一般性出血时常与消瘀和营之药合用。出血过多时则辅以补气摄血之法，以防气随血脱，常用独参汤、当归补血汤等。必要时还应结合输血、补液疗法。

（四）清热解毒法

1. 适应证 该法主要适用于骨痈疽，热毒蕴结于筋骨或内攻营血诸症。

2. 选方用药 骨痈疽早期可用仙方活命饮或五味消毒饮加味，如热毒盛加黄连、黄柏、生山栀、丹参等。热毒在血分的实证，如证见高热烦躁、口渴、舌绛、脉数者，可加用生地黄、牡丹皮、水牛角等。

3. 提示 该法是用寒凉的药物使内蕴之热毒清泄，因寒凉太过易使气血凝滞，如气虚而邪气实者，宜用扶正托毒之法，以免毒邪内陷。

（五）和营止痛法

1. 适应证 伤病中期，瘀凝、气滞、肿痛尚未尽除，但继用攻消之法又恐伤正气的患者。其适应证特点是瘀、滞、肿、痛均较轻。

2. 选方用药 常用方剂有和营止痛汤、定痛和血汤、和营通气散、七厘散等。

3. 提示 该法与行气活血法不同，其意不在消散而在调和，故一般无特殊禁忌证。

（六）接骨续筋法

1. 适应证 骨伤病中期，筋已理顺，骨位已正，瘀肿渐消，筋骨已有连接但未坚实，尚有瘀血未去的患者。

2. 选方用药 常用方剂有续骨活血汤、新伤续断汤、接骨丹、壮筋续骨丹等。

3. 提示 该法根据瘀血不去则新血不生，新血不生则骨不能合、筋不能续的原理选药组方，主要使用接骨续筋药，佐以活血化瘀药物，以消残余之瘀，接未坚之骨，续未连之筋。

（七）舒筋活络法

1. 适应证 骨伤病中期仍有瘀血凝滞，筋膜粘连，或兼风湿，筋络发生挛缩、强直，关节屈伸不利者。

2. 选方用药 若以活血理气为主，通络为辅，可选用舒筋活血汤；若以舒筋通络为主，活血为辅，则用舒筋活络丸、舒筋活血片等；若活血舒筋兼祛风湿，则选用蠲痹汤、独活寄生汤、宽筋散等加减。

3. 提示 舒筋活络法是在行气活血法的基础上发展而来的，即用活血化瘀之剂配伍舒筋活络之品组成，并佐以理气药宣通气血，消除凝滞，加强活血舒筋之功效。

（八）补气养血法

1. 适应证 内伤气血，外伤筋骨，以及长期卧床不能活动，日久导致体质虚弱而出现各种气血亏损征象的患者，如素体气血虚弱或气血耗损较重，筋骨痿软或迟缓愈合。

2. 选方用药 骨伤病后期以气虚为主者，可用四君子汤；以血虚为主者，可用四物汤；气血两虚者，可用八珍汤或十全大补汤。

3. 提示 补气、补血虽各有重点，但不可截然分开，气虚可导致血虚，血虚亦可导致气损，故在治疗上常补气养血并用。

（九）补益脾胃法

1. 适应证 骨伤病日久，脾胃虚弱，运化失职，饮食消而见四肢疲乏无力，形体虚羸，肌肉萎缩，筋骨损伤，修复缓慢，脉象虚弱无力等。

2. 选方用药 常用方剂有参苓白术散、健脾养胃汤、归脾汤等。

3. 提示 胃主受纳，脾主运化，补益脾胃可促进气血生化，充养四肢百骸，该法即通过助生化之源而加速损伤筋骨修复，为损伤后期常用的调理之法。

（十）补益肝肾法

1. 适应证 骨伤病后期出现肝肾虚衰之象的患者，如年老体弱，筋骨痿弱，骨折愈合缓慢，骨质疏松等。

2. 选方用药 肝虚而肾阴不足，或久不复原，常以补血养肝为主，滋肾为辅，选用壮筋养血汤、生血补髓汤；肾阴虚为主选择左归丸合四物汤；肾阳虚为主用右归丸合四物汤；筋骨软弱，疲乏衰弱者，选择健步虎潜丸、壮筋续骨丹、续断紫金丹等。

3. 提示 临床应用该法时，虽要区分肾阴虚或肾阳虚，但肾阴肾阳相互依存。正如《景岳全书》所说："善补阴者，必于阴中求阳；善补阳者，必于阳中求阴。"因此，临证时既要看到它们之间的区别，又要看到它们之间的联系。此外，肝为肾之子，肝虚者应注意补肾，养肝常兼补肾阴，以滋水涵木。此即《难经》所谓的"虚则补其母"之法。

（十一）温经通络法

1. 适应证 损伤后气血运行不畅，或因阳气不足，腠理空虚，风寒湿邪乘虚侵袭经络；或筋骨损伤日久失治，气血凝滞，风寒湿邪滞留者。如陈伤旧损经久不愈，关节痹痛，遇气候变化则发或加重等症。

2. 选方用药 常用方剂有麻桂温经汤、大红丸、大活络丸等。

3. 提示 血气喜温而恶寒，寒则涩而不流，温则流行畅利。《素问》说："寒者热之"，"劳者温之。"该法使用温性、热性的祛风、散寒、除湿药物，并佐以调和营卫或补益肝肾之药，以求达到祛除留注于骨节经络之风寒湿邪，使血活筋舒、关节滑利、经络通畅。

（十二）滋阴清热法

1. 适应证 该法主要用于骨伤病后期或肢节病痛患者有阴液耗损、邪毒留于阴分症状者，如骨蒸、潮热、颧红、盗汗、消瘦、口干唇燥、胃纳少思、大便燥结、舌红少苔等症。

2. 选方用药 滋阴清热法主要用青蒿、鳖甲、地骨皮、银柴胡、秦艽、龟板等，代表方剂如青蒿鳖甲汤、知柏地黄丸等。

3. 提示 滋阴清热法内的药物多滋腻，所以对湿阻脏腑经络者，注意选用滋阴而不碍湿的药物组方或在滋阴方中加用一定的化湿药物。兼有痰结者，宜加用祛痰药物。

二、外 治 法

（一）药物外治法

骨伤科外用药物种类较多，内容丰富，其临床应用剂型主要有敷贴药、搽擦湿敷药、熏洗药、热熨药四大剂型。

1. 敷贴药 敷贴药是将药物制剂直接敷贴在局部，使药力经皮肤发挥作用。常用的有药膏、膏药、药散三种。

（1）药膏（敷药、软膏）：将药物碾成细末，然后选用饴糖、蜂蜜、香油、酒、醋、水、鲜药汁或凡士林等，调和均匀如厚糊状，按损伤部位的大小摊平在相应的棉垫或桑皮纸上敷于患处。为减少药物对皮肤的刺激和换药时容易取下，可在药面加一张极薄的绵纸。

调和剂的选用主要依据治疗的需要，如缓急止痛多选用饴糖或蜂蜜；散瘀消肿多选用白酒；清热解毒、凉血止血常选用鲜药汁；软坚散结常用米醋。临床常选用两种或两种以上的调和剂，如损伤初期的药膏常用饴糖、白酒和水，既可助药物发挥活血散瘀、消肿止痛的作用，又能减少药物的刺激。

药膏的换药时间一般根据伤情的变化、肿胀消退的程度及季节气温情况而定，一般2～4天换药一次，后期患者亦可酌情延长。此外，凡用酒、水、鲜药汁调制的药膏因易挥发，故宜勤换药；用于创面的生肌拔毒类药膏应根据创面情况每1～2天换药一次，以免脓液浸淫皮肤；少数患者因药物过敏产生接触性皮炎，出现皮肤瘙痒及丘疹水泡时，应及早停药，并外用青黛膏或其他抗过敏药物。

（2）膏药（薄贴）：是祖国医学外用药物中的一种特有剂型。是将药物碾成细末配合香油（芝麻油）等基质炼制而成。一般多用于筋伤、骨折的后期，但新伤初期如无明显肿胀亦可使用。膏药遇温则烊化而具有黏性，能黏贴在患处。应用方便，药效持久，使用时将膏药烘烤烊化后趁热贴于患处，但须注意温度适当，以免烫伤皮肤。一般3～5天换药一次。膏药由较多的药物组成，适合治疗多种疾患。用于治疗损伤，可坚骨壮筋、舒筋活络。用于治疗寒湿，可祛风、散寒、除湿；用于溃疡伤口，可祛腐拔毒。

（3）药散（掺药）：将处方药物碾成极细的粉末，可直接掺于伤口上或加在药膏或膏药上使用。根据临床需要常配制成止血收口类、祛腐拔毒类、生肌长肉类等。

2. 搽擦湿敷药

（1）搽擦药：系指直接涂搽于患处或在施行治筋手法时配合作推拿介质应用的制剂，一般有以下两类。

1）酒剂：指外用药酒或外用伤药水，是将药物浸于白酒及米醋中制成，一般酒醋比例是8：2，亦可单用白酒或乙醇浸泡。常用的有活血酒、舒筋药水、正骨水、舒筋止痛水等。具有活血止痛、舒筋活络、追风祛寒的作用。

2）油剂与油膏：用药物与香油熬煎去渣后即可制成油剂，如加黄蜡收膏则可制成油膏。具有温经通络、消散瘀血的作用，适用于关节筋络寒湿冷痛等症，也可在手法治疗或练功前后做面部搽擦。常用的有跌打万花油、伤油膏、活络油膏等。

（2）湿敷药（溻渍）：即用净帛或新棉蘸药水渍洗患处，现在临床上常把药物制成水溶液，供创口或感染伤口湿敷洗涤用。常用的有2%～12%的黄柏溶液、蒲公英鲜药煎汁、野菊花煎汁等。

3. 熏洗药（淋拓、淋渫）　将处方药物置于锅或盆中加水煮沸后，先用热气熏蒸患处，候水温稍减后用药水浸洗患处。冬季熏洗时可在患肢上加盖毛巾或棉垫，以使热力持久。熏洗的同时，可进行患肢的功能活动，以加强熏洗的效果。每次熏洗时间15～30分钟，每日2～3次。

熏洗药具有舒利关节筋络、疏导腠理、流通气血、活血止痛的作用。适用于关节强直拘挛、酸痛麻木或损伤日久夹风夹湿者，多用于四肢关节部位，对腰背部可视具体情况酌用。常用的方药如海桐皮汤、舒筋活血洗方、上下肢损伤洗方等。

4. 热熨药　该药是一种借助物理热疗促进药物吸收的局部治疗方法，适用于腰背部及躯干等不便熏洗的部位。热熨药具有温经散寒、活血祛瘀、行气止痛、通经活络的作用。临床多用于风寒湿痹痛、陈旧损伤及脘腹胀痛，尿潴留等疾患。

（1）熨药（腾药）：将一剂处方药物用白酒或醋浸透后，分置于两个布袋中扎口入锅内，用蒸气加热（10～20分钟）后腾熨患处。为防止烫伤皮肤，可先在患处放一条毛巾。两药袋交替使用，每次30～60分钟，每日2～3次。

（2）坎离砂（风寒砂）：系用铁砂加热后与醋水煎成的药汁搅拌后制成。临床应用时，将坎离砂倒入治疗碗内，加醋少许和匀后装入布袋，数分钟自行发热，即可热熨患处至不热为止。

（3）简便热熨药：民间常用粗盐、米糠、麸皮、吴茱萸等炒热后装入布袋中热敷患处，简便有效。此外，近些年来临床上亦出现一些简便的制品，如寒痛乐、热敷灵等。

（二）手法治疗

手法是指医者用指、掌、腕、臂或身体其他部位的劲力，结合器械，随症运用各种手法技巧，作用于患者患部及穴位，通过经络的传导作用由表入里。以达到治病疗伤、整骨正位、强壮身体的一种治疗方法。

手法应用必须遵循辨证施治的原则，因损伤有轻重之别，又有皮肉、筋骨、关节之分，加之解剖部位及年龄、体质各有不同，故要求按具体伤情选用相应的手法，此即"因人而治、因病而治、因部位而治"，防止千篇一律。在操作时要求做到及时、稳妥、准确、轻巧。这样不仅患者痛苦少，而且手法成功率高，不易出现副损伤，愈后功能恢复也快。

1. 手法适应证

（1）骨折：大多数骨折可用手法整复。如肱骨外科颈骨折、肱骨髁上骨折、桡骨远端骨折等。

（2）脱位：各部位关节脱位可用手法复位。如肘关节脱位、肩关节脱位、下颌关节脱位等。

（3）筋伤：全身各处软组织不同程度的损伤都适宜手法治疗，如落枕、急性腰扭伤、踝关节扭伤等。

（4）损伤后遗症：如骨折后关节僵硬、关节挛缩等。

（5）劳损性疾患：如腰肌劳损。

（6）内伤：如胸胁进伤岔气。

2. 手法禁忌证

（1）急性传染病、高热、恶性肿瘤、骨关节结核、脓肿、骨髓炎、血友病等。

（2）诊断不明确的急性脊柱损伤或伴有脊髓压迫症状，不稳定型脊柱骨折或有脊柱重度滑脱的患者。

（3）肌腱、韧带完全断裂或大部分断裂。

（4）施行手法后疼痛加重或出现异常反应者，不能继续手法治疗，应进一步查明原因。

（5）妊娠3个月左右妇女患急、慢性腰痛。

（6）手法区域有皮肤病或化脓性感染的患者。

（7）精神病患者，患骨伤疾患而对手法治疗不合作者。

（8）其他，如患有严重内科疾病等。

（三）正骨手法

正骨手法在骨伤科治疗中占有重要地位，是骨折四大治疗方法（整复、固定、药物、功能锻炼）之一。

1. 正骨手法注意事项

（1）准确把握骨折整复的时机：从理论上讲，骨折整复愈早愈好，早期复位，技术操作容易，且易获得成功。但是，骨折的整复受诸多因素的影响，如患者的全身情况、患肢肿胀程度、皮肤条件及是否并发血管、神经损伤等。这些因素，直接或间接影响骨折整复。因此，应全面权衡，在消除不利因素的基础上，把握骨折整复的最佳时机。

（2）选择适当的麻醉方法：根据患者具体情况，选择有效的止痛或麻醉方法，伤后时间不长，骨折又不复杂，可用0.5%～2%普鲁卡因局部浸润麻醉；如果伤后时间较长，局部肿胀明显，骨折较为复杂，估计复位有一定困难者，上肢采用臂丛神经阻滞麻醉，下肢采用腰麻或坐骨神经阻滞麻醉，尽量不采用全身麻醉。

（3）手摸心会，准确了解骨折的移位情况：手摸心会不仅是手法整复前的必要步骤，而且亦应将其运用于整复过程中。对于每一个特定情况下发生的骨折，必然有其特殊性，X线检查虽能清楚显示骨折的移位情况，但它毕竟是平面的静止的信息，并不能替代施术者的亲手触摸手感。因此，必须认真地检查患肢局部的实际情况，触摸时宜先轻后重，由浅及深，从远到近。两头相对，边摸边想，根据触摸所得，结合X线片所见，在施术者大脑"屏幕"上构成一个骨折移位的动态立体图像，此即为"手摸心会"。只有做到了这一点，才能达到"知其体相，识其部位，一旦临证，机触于外。巧生于内，手随心转，法从手出"的目的。

（4）合理利用X线检查：X线检查不仅有助于骨折的进一步诊断，而且对骨折整复也有具体的指导意义。但应尽量避免在X线透视下进行整复和固定，以减少X线对患者和术者的损害。若确实需要，应注意保护，尽可能缩短透视时间。然而，在整复后拍摄常规投照位或特殊投照位片复查，以了解整复、固定效果却是必要的。

（5）准备用具及物品：在制定切实可行的手法整计划之后，要准备好一切所需的用具及物品，如夹板、压垫、绑带、牵引架、牵引弓、牵引砣，或石膏、外固器等。

2. 正骨基本手法

（1）拔伸牵引：是正骨手法中的重要步骤，也是整复骨折、脱位的基本方法。主要作用是矫正骨折的重叠移位及成角移位，把持骨折两侧断端或调整力线，以配合其他手法的施行。根据"欲合先离，离而复合"的原则，由远近骨折两端，做对抗持续牵引，牵引开始时，应沿骨折原始畸形的方向进行拔伸，即顺畸形位牵引，然后，依据骨折远端对准近端（以子求母）的原则，将骨折远端置于与骨折近端纵轴一致的方向进行牵引。在施行牵引手法时，须注意下列问题。

1）牵引的方法及力度必须根据损伤部位的不同及患者年龄、体质的差异而有区别，整复上肢骨折时，由两名施术者分别把持骨折的近端和远端，向相反方向拔伸牵引（图2-5-1）；而整复下肢骨折时，常须用肘窝勾托患肢腘窝或采用骑跨式拔伸牵引，可使牵引力明显增大，适应下肢肌肉丰厚的特点。当所需牵引力较大或牵引时间较长时，术者易疲劳而产生牵引忽松忽紧，力量忽大忽小的弊病，可利用固定在墙钩上的宽布带套于躯干或患肢近端做对抗牵引来解决（图2-5-2）。所施牵引力的大小应视患者的肌肉丰厚程度及骨折的部位而不同，如青壮年肌肉强壮患者，多应施以较大的牵引力，而对儿童及老年肌肉薄弱的患者，应施以较小的牵引力。股骨干骨折周围有丰厚的肌群，应予以大力牵引；而肱骨干骨折虽其周围有较丰厚的肌肉，亦不宜强力牵引，否则该骨折后期易出现分离移位。

2）牵引是手法复位的基础，应贯彻在复位的始终，多须维持至骨折妥善固定后。

3）在矫正骨折的背向移位、旋转移位及施行分骨手法时，牵引的目的不是矫正重叠，而是把持骨折两侧断端或调整力线。如大力牵引，不仅影响术者复位的手感，而且会由于肌肉的分力作用钳夹骨折端，使复位难以成功。

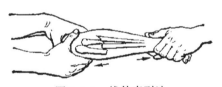

图2-5-1 拔伸牵引法

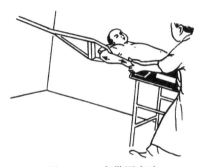

图2-5-2 布带固定法

（2）旋转：旋转手法的作用是整复骨折的旋转移位，使螺旋形骨折断面扣紧。操作时，在适度牵引的前提下，助手固定骨折近端不动，术者把持骨折远端，依据骨折远端旋转移位的方向，逆向旋转骨折远端，以矫正骨折的旋转移位或使骨折断面扣紧（图2-5-3）。

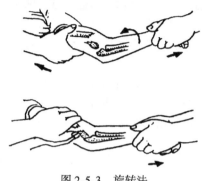

图2-5-3　旋转法

骨折的旋转移位多由于旋转肌肉牵拉或远端肢体体位因素所引起，骨折近端与躯干相连，其旋转角度难以改变，而骨折远端的旋转则可以控制。因此，旋转手法均为将骨折远端旋转至与骨折近段相同的轴位来达到矫正旋转的目的，必须指出，矫正旋转移位虽在牵引手法的基础上施行，但并不意味着应先矫正重叠移位，再矫正旋转移位，恰恰相反，在大多数情况下，旋转移位往往需要首先矫正。否则其他形式的移位不易矫正。

（3）回旋（回绕）：回旋手法的作用是矫正螺旋形骨折、斜形骨折的背向移位，或解脱两骨折断端间嵌夹的软组织。操作时，术者一手固定骨折近端，另一手持骨折远端，根据"逆损伤机制施行手法"的原理，按原来骨折移位方向逆向回转（图2-5-4）。回绕时，两骨折端应紧密相贴，以免缠绕软组织，遇有阻力，说明系回绕方向判断不准，应即时改变方向，切不可施用暴力强行复位，否则将造成骨膜广泛撕脱和血管神经损伤。施行回绕手法时，应减少或基本不用牵引力，此时牵引仅起维持两骨折端对线的作用，如牵引力过大，会影响回绕手法的施行。此外，有肌肉组织嵌入的横断骨折须先加重牵引，便于骨折段分离，嵌入的肌肉可自行解脱，然后慢慢放松牵引，再施行其他手法。

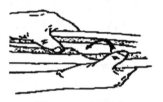

图2-5-4　回旋法

（4）折顶（反折）：折顶手法又称成角折顶。主要用于矫正重叠移位明显的横形或锯齿形骨折，单靠手力牵引难以纠正者。折顶手法尚可简化复位步骤，一次性同时矫正骨折的重叠和侧方移位。用于肱骨干横断骨折，还可避免应大力牵引造成骨折后期出现分离移位的不良后果。操作时，医者双手四指环抱下陷的骨折端，两拇指抵压于突出的骨折端，在持续牵引的基础上加大原有成角，凭借拇指的感觉，当骨折远近两端的凹侧皮质已相互触顶时，拇指按住成角处不动，将四指环抱的远骨折端反折伸直（矫正成角），使两骨折端对正（图2-5-5）。若用于肌肉丰厚的股骨干骨折时，需两人操作，术者和一名助手分别握持骨折的远近端，在取得默契的情况下，两人同时将骨折远近端向同一方向加大成角，待两骨折端凹侧皮质相顶触时再反折伸直。施行折顶手法时，要向骨折原成角方向即凸侧加大成角，因为凸侧骨膜多已断裂，成角容易，不可向凹侧（骨膜软组织合页侧）成角，否则不仅不能加大成角，而且有损伤软组织之弊。施术时需稳妥、敏捷，术者与助手的动作要协调、默契；反折骨折端时力量不宜过大，动

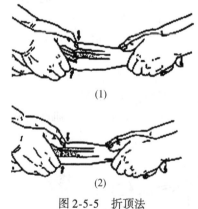

（1）

（2）

图2-5-5　折顶法

（1）加大成角；（2）反折对角

作不宜过猛，否则亦可损伤凹侧软组织。在有血管、神经的部位，要避免折端尖锐的骨锋刺伤重要的血管、神经。

（5）分骨：用于整复两骨或两骨以上并列部位的骨折，如尺桡骨、掌骨及跖骨骨折，由于暴力作用和肌肉或骨间膜牵拉造成骨折端侧方或成角移位而相互靠拢。分骨手法可使骨间膜紧张，骨间隙扩大，上、下骨折断端的距离相等且较稳定，使骨折整复较容易。整复前臂骨折

时，术者双手拇指和食、中、无名三指形成钳形，分别置于骨折部的掌、背侧相互靠拢的两骨之间的间隙，并用力夹挤，使两骨相互分开。为增强分骨效应，可在钳夹挤捏两骨的同时向两侧牵拉两骨（图2-5-6）。

（6）提按、横挤：用于矫正骨折的前后（掌、背）或内外（左、右）侧方移位。施行提按手法时，术者两手拇指按于突起的骨折端，余指环抱（托提）下陷的骨折端，相对用力，以矫正骨折的掌背侧移位（图2-5-7）。施行横挤手法时，术者用两手掌或两拇指分别置于骨折侧方移位的局部，同时相对挤压以矫正骨折的侧方移位（图2-5-8）。

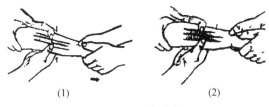

（1）　　　　　　　　（2）

图2-5-6　分骨法

（1）端挤手法，矫正内外侧（或左右侧）移位；

（2）反复端挤内外侧移位矫正

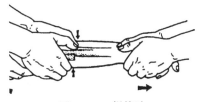

图2-5-7　提按法

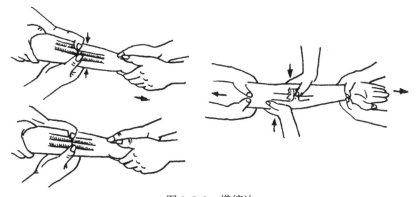

图2-5-8　横挤法

（7）屈伸、收展：用于配合提按或横挤手法矫正骨折的成角移位或侧方移位；亦可用于配合提按手法整复关节脱位。操作时，在牵引的基础上，远端助手将关节屈曲（或伸直），内收（或外展），以配合术者的手法，协助矫正骨折的成角或侧方移位。施行屈、伸或收、展手法时，术者与助手之间要密切配合，协调一致。屈伸、收展动作要达到一定的幅度，方能取得效果。如矫正伸直型肱骨髁上骨折前后移位时，术者提按骨折远近端的

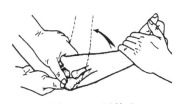

图2-5-9　屈伸法

同时，由助手慢慢屈曲肘关节，并超过90°（图2-5-9）；反之，屈曲型骨折，常须将肘关节伸直。又如，整复肱骨外科颈外展型骨折向内成角移位，常须在术者提按骨折端的同时，由助手内收患肢（图2-5-10）；反之，内收型骨折则须外展患肢。

（8）摇摆：用于横形、短斜形和锯齿形骨折经手法整复后，对位对线虽可，但因骨折面交错不平而未完全吻合，仍存在间隙者。操作时，术者两手环抱骨折部固定断端，令助手在维持牵引下将骨折远端轻轻做内外或前后方向摇摆（图2-5-11）。如骨折端的骨擦音逐渐变小且消失，说明骨折断端已紧密吻合，此时如轻轻提按骨折部，可感到骨折部较稳定，施行摇摆手法时，要妥善固定好骨折部，摇摆骨折远端时幅度一定要小，且必须在一定力量的牵引下施行方可成功。不

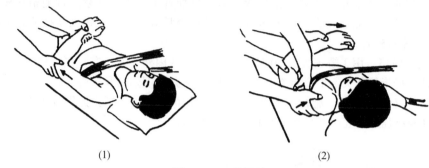

(1)　　　　　　　　　　　　　　　　(2)

图 2-5-10　收展法

稳定骨折忌用此手法。

（9）叩挤（合拢）：纵向叩挤法用于矫正横形骨折的纵向分离移位或使干骺骨折端紧密嵌合。横向叩挤法用于矫正骨端"T"、"Y"形骨折或粉碎性骨折的横向分离移位。纵向叩挤法用于矫正横形骨折的纵向分离移位或使干骺骨折端紧密嵌合。横向叩挤法用于矫正骨端"T"、"Y"形骨折或粉碎性骨折的横向分离移位。施行纵向叩挤法时，术者两手掌环抱骨折部肢体或外固定夹板，由助手用掌根或拳叩击肢体末端或屈曲关节后，叩击关节部位（图 2-5-12），使两骨折端分离消失，嵌合紧密。施行横向叩挤法时，术者双手交叉，手掌或拇指分别置于骨折部的两侧，向中心相对叩挤，使之贴合，如肱骨髁间骨折的抱髁手法（图 2-5-13）。

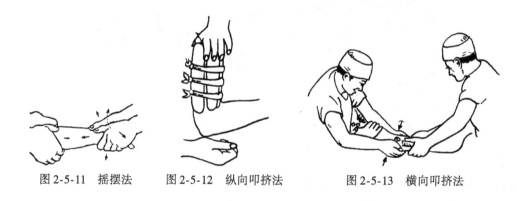

图 2-5-11　摇摆法　　　图 2-5-12　纵向叩挤法　　　图 2-5-13　横向叩挤法

纵向叩挤法只能用于骨干或干骺端横形或锯齿形骨折，不可用于斜形或螺旋形骨折。

（四）上骱手法

上骱手法属治骨手法的一个组成部分，系对关节脱位进行复位的手法，故又称脱位复位手法。由于关节脱位以骨端对合关系改变为其创伤解剖特点，与骨折断裂有性质上的区别，故手法亦有其特点。

1. 施行上骱手法注意事项

（1）认真检查、仔细触摸，结合 X 线所见，准确判断脱位的类型及程度，并注意有无骨折、血管神经损伤等并发症存在。

（2）根据具体病情，选择有效且安全的复位手法、麻醉止痛方法及复位最佳体位（便于操作和肌肉充分放松的体位）。

（3）脱位复位手法多利用杠杆作用原理，脱位骨干常承受较大剪切或扭转应力，因此，手法操作要刚柔相济，掌握用力大小和方向，动作要灵活轻巧。严禁使用暴力，否则可造成患肢骨折，甚至损伤重要的血管、神经。

（4）脱位如并发骨折，一般宜先整复脱位，后整复骨折（少数情况例外）。

（5）对陈旧性脱位，需先用药物熏洗，并结合手法按摩或牵引1~2周后，再施行手法复位。其他注意事项，详见手法概论，此处不再赘述。

2. 上骱基本手法

（1）拔伸牵引：是整复脱位的基本手法。在四肢关节脱位中，骨端关节头从臼中脱出，关节附近的有关肌肉和韧带受到牵拉而紧张，同时肌肉由于疼痛引起反射性痉挛，这些紧张痉挛的肌肉和韧带使脱位的骨端关节头弹性固定在异常的位置。因此，要使脱位的关节复位，必须进行拔伸牵引，以克服肌肉的痉挛性收缩。

操作时，助手固定脱位关节的近端，术者握住伤肢远端做对抗牵引，牵引的方向和力量要根据脱位的部位、类型、程度，以及患肢肌肉丰厚及紧张程度而定。为克服单纯手力牵引力量不足及长时间牵引易疲劳的弊病，可使用宽布带及墙钩做对抗牵引（图2-5-2）。下肢脱位尚可用宽布带将骨盆固定于复位床上做对抗牵引。

（2）屈伸收展与旋转回绕

1）联合运用：系上述数种手法的有机结合，其操作系同时在三个轴位上被动运动脱位关节。故适用于肩、髋等关节脱位的整复。临床上，当脱位的骨端关节头被关节囊、肌腱、韧带等软组织卡锁住时，手法牵引往往加剧其紧张，以致复位困难。此时，应联合使用屈伸收展与旋转回绕手法，促使脱位的关节头循原路复位。如肩关节前脱位时，先在牵引下外展外旋患肢，然后逐渐使之内收内旋，利用杠杆作用力促使关节复位。又如整复髋关节后脱位，操作时须在屈髋屈膝位牵引患肢，然后内收、屈曲大腿，再外展、外旋、伸直患肢。

2）单独运用：屈曲、伸直、内收、外展、旋转等手法，可单独与牵引手法结合使用整复关节脱位，如应用拔伸屈肘的手法整复肘关节后脱位。

（3）端提、捺正：是端、提、捺正（挤、按）法的综合应用，或单其中一法。适用于各种脱位，常与拔伸牵引配合使用。如肩关节前下脱位，用手端托肱骨头使其复位；下颌关节脱位，两手四指上提下颌骨；桡骨头半脱位，以拇指向内下按压桡骨头。

（4）足蹬膝顶：运用足蹬、膝顶两法，可以加大牵引力量，减少操作人员。其原理实际上是在对抗牵引的同时，利用足蹬或膝顶形成杠杆支点，从而在牵引下，利用杠杆作用力而整复关节脱位。

1）足蹬法：常用于肩关节和髋关节前脱位。以肩关节前脱位为例，患者仰卧，术者立于患侧，双手握住伤肢腕部，将患肢伸直并外展；术者脱去鞋子，用同侧足跟部蹬于患侧腋下，然后足蹬手拉，缓慢用力拔伸牵引，并在此基础上使患肢外旋、内收，同是足跟轻轻用力向外支撑肱骨头，使之复位。

2）膝顶法：多用于肩、肘关节脱位。如整复肘关节后脱位时，患者取坐位，术者立于患侧，两手分别握住患肢上臂和腕部，然后将一侧足蹬于患者的座椅上，同时将膝屈曲并置于患肢肘前，向下顶压，握腕之手沿前臂方向用力牵引并屈曲肘关节，使之复位。

（5）杠杆支撑：系利用木棍、立柱、椅背或软木块等作为杠杆支撑点，以增大复位的杠杆支撬作用力，多用于难以整复的肩关节脱位或陈旧性脱位及下颌关节脱位等。以肩关节脱位之卧位杠杆复位法为例，患者取仰卧位，在复位床旁竖立一木棍（中间部位以棉垫裹好），使之恰在患侧腋下；第一助手用宽布带套住患者胸廓向健侧牵引；第二助手一手扶住木棍，另一手固定健侧肩部；第三助手握患肢远端徐徐牵引并外展至120°左右，术者双手环抱肱骨上端，三个助手协调配合用力，在第三助手慢慢内收患肢时，术者双手向外上方拉肱骨上端，利用木棍形成的杠杆支点，迫使肱骨头复位。

综上所述，关节脱位复位的机制有二：一是解除软组织的紧张痉挛，使处于异常位置的骨端关节头摆脱其阻挡；二是利用杠杆原理，以施术者的手足或器具为支点，通过屈伸回旋、端提捺正等手法使脱位关节得以复位。

（五）理筋手法

1. 理筋手法的功效

（1）活血散瘀，消肿止痛：肢体被外力所伤，必有不同程度的血管破裂，血离经脉，组织液渗出，积聚而成血肿，进而壅塞经脉，阻碍气血流通，导致气滞血瘀，而为肿为痛。手法按摩可以促进血液循环和淋巴回流，使气血通畅，加速局部瘀血的吸收，从而达到活血散瘀、消肿止痛的目的。

（2）解除痉挛，放松肌肉：肢体损伤后所产生的疼痛，可以反射性地引起局部肌肉等软组织痉挛。肌肉的痉挛，又可以加剧疼痛，影响患肢功能活动，两者互为因果，形成恶性循环。手法穴位按摩具有镇静作用，直接作用于痉挛的肌肉组织，可起舒展放松的效应。从而打破疼痛痉挛的恶性循环，消除肌肉痉挛的病理基础，为恢复肢体的功能活动创造了良好的条件。

（3）理顺筋络，整复错位：肢体受外力的牵拉、扭转作用，可造成筋络（肌肉、肌腱、韧带等）组织纤维的扭曲、撕裂或肌腱的滑脱（筋出槽），亦可造成关节的细微错位（骨错缝）或关节软骨板损伤、脱出，进而引起关节功能的障碍。理筋手法可理顺扭曲、抚平撕裂、整复错缝的关节和回纳脱出的软骨板，从而恢复关节的正常活动。例如，腰椎后关节错缝多并发关节束及邻近韧带受牵拉而损伤，用斜扳法纠正错缝后，疼痛即可减轻或消失，腰椎功能亦可恢复正常。

（4）松解粘连，通利关节：急性损伤后期（包括筋伤、骨折、脱位）或慢性筋伤，由于局部血肿机化或局部损伤性炎症产生，加之肢体长期制动，往往造成损伤局部组织间形成粘连、纤维化和瘢痕化，致使肢体关节功能活动障碍。运用舒筋和关节活络手法，可以软化瘢痕、松解粘连、通利关节，使关节功能逐步恢复正常。

（5）调和气血，散寒除痹：肢体损伤日久或慢性劳损，往往正气虚弱、抗力不足，风寒湿邪易乘虚侵袭肢体，以致经络不通、气血不和，造成损痹并病，出现肢体麻木疼痛等症。通过手法刺激穴位得气或反复用强手法刺激局部等措施，可以起调和气血、温通经络、散寒除痹的作用，进而促使肢体功能的恢复。

2. 理筋基本手法　理筋手法由推拿按摩手法组成。手法内容丰富，流派众多，名称亦不统一，有的手法动作相似，但名称不同；有的名称相同，而手法动作却不一样。为了便于学习和掌握，将传统的骨伤科理筋手法，结合临床实际，整理归纳其常用的主要部分，分舒筋通络手法和活络关节手法两大类予以介绍。

（1）舒筋通络法

1）推法（附捋法）：具有疏通经络，理筋活血，消瘀散结，缓解痉挛作用。

操作时，用指、掌、肘或拳背近侧指间关节背侧等部，着力于治疗部位，做单方向直线移动。推法的动作要领是指、掌或肘要紧贴体表，用力要稳，速度要缓慢而均匀（图2-5-14）。用手掌由肢体近端向远端推动的手法亦可称为捋法（图2-5-15）。即所谓的"推上去，捋下来"，其手法及劲力与推法相同，仅有向心和离心方向上的区别。

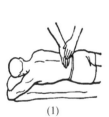
(1)

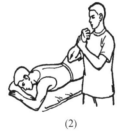
(2)

图 2-5-14　推法
(1) 掌推法；(2) 肘推法

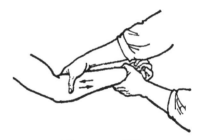

图 2-5-15　�法

推法是临床常用手法之一。用指称指推法，用掌称掌推法，用肘称肘推法，用拳背称拳推法，临床多用于腰背及四肢部，常用于治疗风湿痛、各种慢性劳损、筋肉拘急、感觉迟钝等症。

2）摩法：具有镇静止痛，消瘀退肿，缓解紧张的作用。

操作时，用食、中、无名三指指腹或手掌面附着于一定的部位上，做以腕关节为中心的环形而有节奏的抚摩（图 2-5-16）。其动作要领为肘关节自然屈曲，腕部放松，指掌自然伸直，动作要缓和而协调。

摩法多用于胸、腹、背、腰部，因其手法轻柔，常作为理筋开始阶段的手法，使患者能有一个逐渐适应过程；或作为结束阶段的手法，以缓和强手法的刺激。

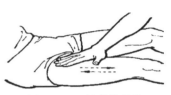

图 2-5-16　轻度按摩法

【附】轻度按摩法和深度按摩法：此两法基本为推、摩两法的联合运用。轻度按摩法（浅表抚摩法）即用单手或双手的手掌或指腹或食、中、无名三指并拢贴附于患处，稍用力做轻柔缓慢的来回直线或环形的抚摩动作，其功效和临床运用同摩法。深度按摩法（推摩法）即用手指、掌根、全掌或双手重叠在一起进行推摩（图 2-5-17）。其力量较轻度按摩法力量为大，作用力达深部软组织。摩动的频率快慢应根据病情、体质而定。动作要协调，力量要均匀。

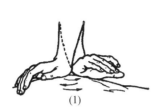
(1)

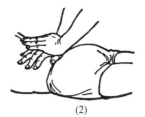
(2)

图 2-5-17　深度按摩法

3）揉法：具有活血祛瘀，消肿止痛，放松肌肉，缓解痉挛的作用。

操作时用手指指腹、大鱼际或掌根吸定于体表，做轻柔缓和回旋活动（图 2-5-18），其动作要领是腕部放松，以前臂带动腕和掌指活动，着力部位一般不移开接触的皮肤，仅使该处的皮下组织随手指或手掌的揉动而滑动。

该法刺激缓和，故全身各部位均可应用。临床常用于缓和强手法刺激及治疗外伤肿痛、慢性劳损、风湿痹痛等。

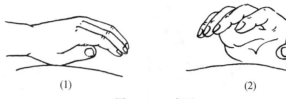

图 2-5-18　揉法
（1）鱼际揉；（2）掌揉

4）按压法（按法、压法）：具有松弛肌肉，开通闭塞，活血止痛，温经散寒功效。

施行按法时用拇指端、指腹、掌根、鱼际、全掌或双掌重叠按压体表一定部位（图 2-5-19），着力部位要紧贴体表，不可移动，用力要由轻而重，不可用暴力猛然按压。压法的动作姿势与按法相同，故两法可合称为按压法。但一般认为压法力量比按法重，除可用拇指、手掌着力外，常以肘部按压治疗即肘压法。

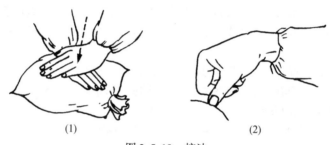

图 2-5-19　按法
（1）掌按法；（2）指按法

拇指按压法适用于全身各部穴位；手掌按压法常用于腰背和胸腹部；肘压法仅适用于肌肉丰厚的部位，如腰臀部。按压法临床常用于治疗急慢性腰腿痛，肌肉痉挛，筋脉拘紧等症。

5）擦法：具有活血散瘀，消肿止痛，温经通络，松解粘连，软化瘢痕的功效。

施行擦法时应用大、小鱼际或全掌附着在体表一定部位，做上下或左右直线往返摩擦（图2-5-20）。其动作要领为腕关节伸直，手指自然伸开，着力部位要贴住患者体表，但压力不宜太大，移动时用上臂带动手掌，往返距离要长而直，动作要均匀连续。施行手法时宜先用润滑剂，以防擦破皮肤。

该法通过手掌和体表的直接摩擦，使之产生一定的热量，而起柔和温热的刺激作用。适用于腰背部，以及肌肉丰厚部位的慢性劳损和风湿痹痛等。

6）擦法：具有调和营卫，疏通经络，祛风散寒，解痉止痛的功效。

操作时，肩臂要放松，肘部微屈，手呈半握拳状，以小鱼际尺侧缘及第 3～5 掌指关节的背侧贴附于患处，通过腕关节的屈伸和前臂旋转，做复合的连续往返运动（前臂旋后时屈腕并用力下压；前臂旋前时伸腕压力减轻）。滚动时手背部要紧贴体表，使产生的压力轻重交替而持续不断地作用于治疗部位，不可跳动或拖拉摩擦。滚动幅度控制在120°左右（图 2-5-21），并注意动作的协调及节律。

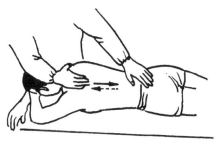

图 2-5-20 擦法

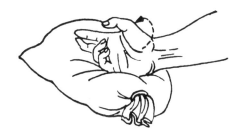

图 2-5-21 搓法

该法临床可运用于肩背、腰臀、四肢等肌肉丰厚的部位，可用于因陈伤、劳损引起的筋骨酸痛，麻木不仁，肢体瘫痪等症。

7）拿捏法（附捻法）：缓解肌肉痉挛，松解粘连，活血消肿，祛瘀止痛的功效。

施行拿捏法时，用拇指与其余手指形成钳形，相对用力一紧一松挤捏肌肉、韧带等软组织（图 2-5-22），其动作要领为腕要放松，用指腹着力，用力要由轻至重再由重至轻，不可突然用力。施行捻法时，用拇指和食指的指腹相对捏住某一部位（常为手指等小关节），稍用力做对称的揉搓如捻线状（图 2-5-23）。

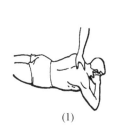

(1)   (2)

图 2-5-22 拿捏法

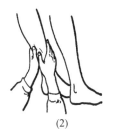

图 2-5-23 捻法

拿捏法的刺激较强，常与其他手法配合使用，如结合揉法可缓和拿捏法的刺激而兼有揉捏两种作用。根据拿捏的部位不同和动作差异，可分为三指拿捏法、四指拿捏法和五指拿捏法。拿捏法以颈项部、肩部和四肢部最为常用。

8）弹筋法（提弹法）：缓解肌肉痉挛，剥离粘连，活血祛瘀，消肿止痛，促使萎缩肌肉恢复功效。

操作方法为用拇指和食、中指指腹相对将肌束、肌腱等组织捏紧并用力提拉，然后迅速放开，像射箭时拉弓放弦样动作，使其弹回（图 2-5-24）。操作时动作要迅速有力，快提快放。从弹筋法的劲力上看，有提、弹两种劲力，故又称为提弹法。

该法临床适用于急慢性筋伤所致的肌肉痉挛、疼痛或粘连者。常用部位为颈项、腰部及四肢。

9）拨络法：具有缓解痉挛，松解粘连，振奋经络功效。

操作方法为以拇指或其余四指的指尖或指腹紧按于患处，取与肌束、肌腱、韧带垂直的方向，做单向或往复揉拨动作（图 2-5-25）。施法时宜加大劲力，使指上有肌腱、肌束、韧带等被牵拉又滑弹的感觉，而不可在皮肤上来回磨蹭。

临床适用于急慢性筋伤而至挛缩或粘连者。常用于腰背、四肢部。

10）拍击法：用虚掌拍打体表为拍打法；用拳背、掌根小鱼际尺侧、指尖或桑枝棒击打体表为击法又可分别称为拳击法、掌击法、侧击法、指尖击法和棒击法，具有疏通气血，消除疲劳，

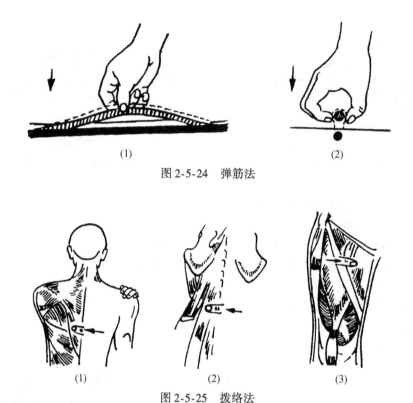

(1)   (2)

图 2-5-24　弹筋法

(1)   (2)   (3)

图 2-5-25　拨络法

舒筋通络，祛风散寒的功效。

拍击时要求蓄劲收提，即用力轻巧而有反弹感，以免产生震痛感。动作要有节奏，快慢适中，不能有拖抽动作（图2-5-26）。拍打时手指自然并拢，手指关节微屈，用虚掌拍打。拳击时，手握空拳，腕伸直，用拳背平击；掌击时，手指自然松开。腕伸直，用掌根叩击；侧击时，手指自然伸直，腕略背伸，用单手或双手的小鱼际部击打；指尖击时，手指轻屈腕放松，运用腕关节的屈伸，以指端击打；棒击时，棒与体表的着力面要大，主要以棒前半段击打。

拍打法常用于肩背、腰臀及下肢部。拍击法适用于风湿酸痛，局部感觉迟钝、麻木不仁及肌肉痉挛等症。拍打法尚可用于胸胁部岔气。

11）点压法（点穴法）：是根据经络循行路线，选择适当穴位，用手指在经穴上点穴按摩，又称穴位按摩，是中医正骨按摩特色之一。因用手指点压刺激经穴，与针刺疗法颇为相似，故又称指针疗法。点压法的取穴基本与针灸学相同，在治疗外伤时，除以痛为腧的取穴方法外还可以循经取穴。点压法具有疏通经络、宣通气血、调和脏腑、平衡阴阳的作用。

操作方法有用中指为主的一指点法，或用拇、食、中三指点法，或用五指捏在一起，组成梅花状的五指点法。医者应用点压法治疗时，应将自身的气力运到指上，为增强指力，指与患者的皮肤成60°～90°。用力大小可分轻、中、重三种。

轻点，是以腕关节为活动中心，主要以腕部的力量，与肘和肩关节活动协调配合。其力轻而有弹性，是一种轻刺激手法，多用于小儿及老年体弱患者。

中点，是以肘关节为活动中心，主要用前臂的力量，腕关节固定，肩关节协调配合，是一种中等刺激手法。

重点，以肩关节为活动中心，主要用上臂的力量，腕关节固定，肘关节协调配合，刺激较重，多用于青壮年及肌肉丰厚的部位。

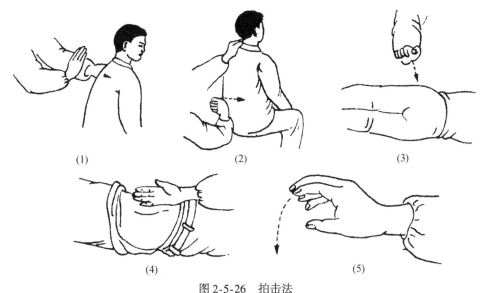

(1)　　　　　　　　　　　(2)　　　　　　　　　　　(3)

(4)　　　　　　　　　　　　　　(5)

图 2-5-26　拍击法

(1) 虚掌拍；(2) 拳背击；(3) 掌根击；(4) 侧击；(5) 指尖击

临床多用于胸腹部内伤，腰背部劳损，截瘫及神经损伤，四肢损伤及损伤疾患伴有内证者。

12）抖法：具有松弛肌肉、关节，减轻手法反应，增进患肢舒适感的功效。

操作方法为双手握住患者上肢或下肢远端，稍用力做连续的小幅度上下快速抖动（图 2-5-27）。操作时，抖动幅度要小，频率要快，用劲要巧。并嘱患者充分放松肌肉。该法多用于四肢关节，以上肢为常用，常与揉摩及搓法配合，作为治疗的结束手法。

13）搓法：具有调和气血，舒筋活络，放松肌肉的作用。

操作方法为用双手掌面挟住肢体两侧，用力做快速前后或内外方向的搓揉，并同时做上下往返移动。操作时双手用力要对称，搓动要快，移动要慢（图 2-5-28）。

临床多运用于腰背、胁肋及四肢部，以上肢最为常用。一般与抖法配合用于理筋手法的结束阶段。

（2）活络关节法：是对关节做被动性活动的一类手法。针对损伤后组织粘连、挛缩、关节活动受限及骨节错缝等症，运用手法使关节做屈伸、收展或捻转运动。在运动过程中排除粘连、挛缩、错缝等障碍，最终恢复正常功能。活络关节法一般是在施行舒筋手法的基础上再应用的。

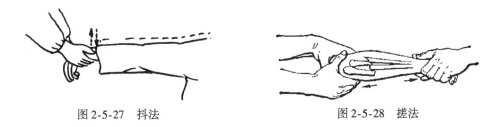

图 2-5-27　抖法　　　　　　　　　　　图 2-5-28　搓法

1）伸收展法：是针对四肢关节有伸屈、收展功能活动障碍，使关节做屈曲、伸直或内收、外展活动的一种手法。具有舒筋活络、松解粘连、滑利关节的作用。

操作方法为一手握关节远端肢体，一手固定关节近端，然后缓慢、均匀、持续有力地将关节做适度的屈曲、伸直或内收、外展活动。在活动关节时，可稍做拔伸牵引或施加一定的按压力，活动幅度可逐步增加，以克服粘连及挛缩。但用力须恰到好处，刚柔相济，避免使用暴力过度推扳，以免造成骨折脱位或血管、神经损伤等并发症。

该法多用于膝、踝、肩、肘等关节伤后筋络挛缩粘连所致的关节屈伸、收展活动障碍。

2）旋转摇晃法：是针对关节旋转功能障碍，使关节做被动旋转摇晃活动的一种方法，常与屈伸法配合应用。可起松解粘连，滑利关节，促进关节活动功能恢复的作用。

操作方法根据应用部位不同，而有较大的区别。四肢旋转摇晃法为用一手握住关节近端，另一手握关节远端的肢体，做来回旋转及摇晃动作（图2-5-29）。操作时，旋转摇晃幅度必须由小到大，动作要缓和，用力要稳。幅度的大小应根据关节功能活动的范围及关节功能障碍程度而定，适可而止，不可勉强；颈部旋转法为一手托住下颌，另一手扶住头后，向上轻轻托起，做颈部缓慢的回旋环转运动（图2-5-30）；腰部旋转法为令患者取坐位，腰部放松，助手固定患者下肢，医者抱住患者躯干，做回旋环转运动（图2-5-31）。

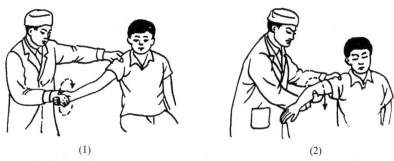

(1)　　　　　　　　　　　　　　　　(2)

图2-5-29　旋转摇晃法

（1）握手摇法；（2）托肘摇法

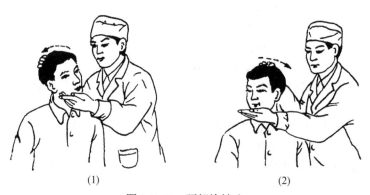

(1)　　　　　　　　　　　　　　　　(2)

图2-5-30　颈部旋转法

旋转摇晃法临床适用于四肢关节及颈、腰椎的关节僵硬、活动障碍。

3）颈椎旋转扳法（颈椎旋转复位法）：具有调正骨缝，整复错位，滑利关节的功效。操作方法有二：一是定位旋转复位法：以向左旋转复位为例，患者坐位，颈前屈20°~30°，医者站其身后左侧，右手拇指顶住患椎棘突，左手托住患者面颊部，使头部慢慢向左侧旋转，当旋转至有阻力时，左手随即用力做一个有控制的短暂而快速的旋转扳动，右手拇指同时使颈向对侧推压，两手协调动作（图2-5-32）。此时常可闻及"喀"的声响，同时拇指下有棘突"跳动"感，说明复位成功。此法的优点是定位准确，安全性高。二是快速旋转复位法。患者坐位，医者立其后，一手扶住其后枕部，另一手托住下颌部，两手轻轻上提，环转摇晃颈部数次，待感到患者颈部肌肉已完全放松后，使其头部向一侧慢慢旋转至有阻力位置时，稍作停顿后，随即两手交错用力做一个有控制的短暂而快速的旋转扳动。此时常可闻及多个椎体的"喀喀"声，左右可各旋转一次。

此法易获成功，但定位的准确性较差。

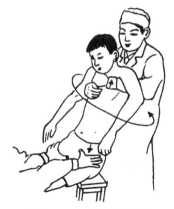
图 2-5-31 腰部旋转法

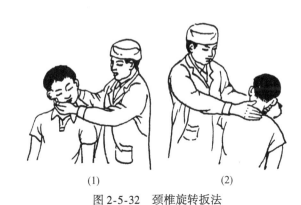
(1)   (2)
图 2-5-32 颈椎旋转扳法

颈椎旋转扳法主要用于颈椎后关节错缝、颈椎病及落枕等。

4）腰部旋转扳法：具有调正骨缝，整复错位，滑利关节的作用。

操作方法有二：一是腰椎斜扳法（腰椎旋转法）：患者侧卧位，患侧下肢在上，屈髋屈膝各90°，健肢伸直，腰部放松。医者面对患者（或立其身后），两手（或两肘部）分别扳推患者的肩前部及臀上部，先轻轻使腰部扭转数次，然后两手交错扳推，待感到旋转有明显阻力时，再突然施加一个增大旋转幅度的猛推（图 2-5-33），此时常可闻及"格嗒"声，显示手法成功。二是腰椎旋转复位法：患者坐于方凳上，腰部放松，两足分开与肩同宽。以向右侧旋转为例，助手面对患者站立，用两腿夹住患者大腿，双手按住大腿根部，以稳定患者坐势。医生坐（或弯腰站立）于患者右后侧，右手自患者右腋下穿过，绕至颈后，以手掌扶住其颈项，左手拇指向左顶椎偏歪的棘突，然后先使患者腰椎慢慢前屈至一特定角度（拇指下有棘突活动感）时，右手用力将腰椎向右侧屈旋转，左手拇指同时用力顶椎棘突（图 2-5-34）。常可闻及一"格嗒"声和感到拇指下有棘突跳动感，提示复位成功。

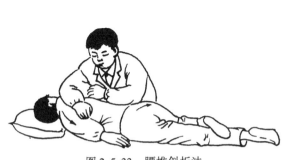
图 2-5-33 腰椎斜板法

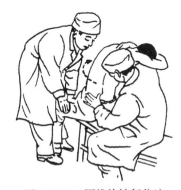
图 2-5-34 腰椎旋转复位法

腰椎旋转扳法临床可用于腰部扭伤、腰椎后关节紊乱及腰椎间盘突出症。斜扳法操作容易，但定位准确性差；腰椎旋转复位法则定位准确性高，但操作较困难。

5）腰部背伸法：具有松弛腰肌，调正骨缝，牵伸脊椎的功效。

操作方法有二：一是立位法（背法）。医者与患者背与背紧贴站立，并与患者双肘屈曲相互反扣，然后医者屈膝、弯腰挺臀，将患者反背起，使其双足离地，先做上下或左右晃动，待感到患者腰部放松时，随即着力作一快速的伸膝挺臀动作，使患者脊椎被牵拉过伸（图2-5-35）。操作时，臀部的晃动要和挺臀及两膝屈伸动作协调一致。二是卧位法（推腰扳腿法）。患者俯卧或侧卧，医者一手按压其腰部，另一手托住双侧或一侧下肢快速用力向后扳拉，两手协调动作，使腰部过伸（图2-5-36）。

腰部背伸法临床可用于急性腰扭伤，腰椎后关节紊乱，腰椎间盘突出症等。

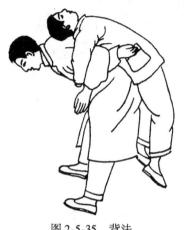 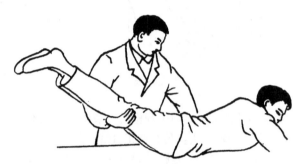

图2-5-35　背法　　　　　　　　　　　　图2-5-36　推腰扳腿法

6）踩跷法：具有通络止痛，放松肌肉，松解粘连的作用。

操作方法为患者俯卧，在胸部及大腿部各垫枕头数只，使腰（腹）部悬空。医者双手扶住预先设置好的横木架上，以控制自身体重及踩踏的力量，然后以单足或双足前部着力于患部，并做适当的弹跳动作，弹跳时足尖不要离开腰部（图2-5-37）。根据患者的体质和病情，控制踩踏力量及弹跳幅度，同时嘱患者要随着弹跳的起落张口呼吸（踩踏时呼气，跳起时吸气），切忌屏气。踩踏速度要均匀而有节奏。

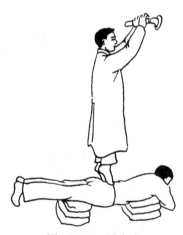

该法可使腰椎被动过伸活动，临床可用于某些顽固性腰痛如腰椎间盘突出症。但该法压力大，刺激强，临床忌用于体质虚弱者及脊椎骨质有病变者，对不愿配合或不能忍受的患者，亦不应运用。

图2-5-37　踩跷法

（六）固定疗法

固定是治疗骨伤科疾病的一种重要手段。损伤（骨折、脱位及筋伤断裂）经手法或手术整复后，为了维持其功能位置，防止（骨折、脱位）再移位，保证损伤组织正常愈合，必须予以固定。固定通常分为外固定和内固定两大类。

1. 外固定

外固定是指损伤后用于体外的一种固定方法。外固定的理想要求：能有效地稳定损伤局部，消除不利损伤修复的有害因素；在保证固定作用可靠的前提下，允许患肢肌肉与关节有较大范围的活动度；能根据患肢肿胀变化，及时调整外固定的松紧度，以保证其固定效能；外固定对肢体软组织及血运应基本无影响。

常用的外固定方法有夹板固定、石膏固定、牵引固定及外固定器固定。

（1）夹板固定：采用合适的材料（如柳木、杉树皮、竹片等），根据肢体形态加以塑形，制成适用于各部位的夹板，并用布带扎缚，以固定垫配合保持骨折复位后的位置，这种固定方法称夹板固定。

1）夹板固定的作用原理

a. 扎带约束下的夹板、压垫的外部作用力：捆缚扎带有一定的约束作用力，这种作用力通过夹板、固定垫和软组织传导至骨折部，维持已整复骨折的位置，防止骨折发生再移位。

b. 肌肉收缩、舒张活动的内在动力：夹板固定一般不超过骨折上下关节，不妨碍肌肉收缩和关节早期活动。肌肉收缩产生的纵向效应，可使骨折断端间产生纵向压力，有利于骨折稳定和骨折愈合；产生的横向效应（收缩时肢体周径变粗，扎带约束力及压垫效应力增强；舒张时肢体周径变细，扎带回弹），有防止骨折再移位和矫正残余侧方、成角移位的作用。

夹板固定后，必须将肢体置于骨折稳定的位置（与移位倾向相反的位置）以协助上述作用的实现。如肱骨髁上伸直型骨折应将肘关节固定于屈曲位，使其后方的肱三头肌等软组织处于紧张状态，以限制骨折远端向后上移位。

2）夹板的材料性能：应具备以下性能

a. 可塑性：可弯曲成各种形状，以适应肢体各部位的外形及生理弧度。

b. 韧性：具备足够的支持力，固定过程中不致弯曲劈裂或折断。

c. 弹性：能适应肌肉收缩时所产生的肢体内部压力变化，发挥持续均衡加压的作用。

d. 易透性：能被X线穿透，便于复查。

e. 吸附性及通透性：便于体表汗液散发及皮肤散热，不致发生皮炎和毛囊炎。

f. 质地宜轻：不额外增加肢体的重量，不影响伤肢的功能活动，不加大骨折端的压力。柳木板、竹片、厚纸板、杉树皮、塑料板、金属铝板、胶合板、杨木板、椴木板等，均具备上述性能，可选用之。

3）夹板规格及制作要求

a. 规格：夹板的大小、厚薄要适宜。夹板固定一般用4块或5块，总宽度为所固定肢体周径的4/5～5/6，各夹板间应留1～1.5cm间隙。夹板的厚度以具备足够的支持力为原则，一般为1.5～4mm，当长度增加时，厚度亦应相应增加。夹板的长度应根据患肢的长度、骨折的部位决定，固定方法分不超关节与超关节两种。不超关节固定适用于骨干部骨折，夹板的长度等于或接近骨折端肢体的长度，以不妨碍上下关节活动为度；超关节固定适用于关节内及近关节骨折，其夹板通常超出关节2～3cm，以能绑缚扎带为度。

b. 制作要求：夹板的形状要根据骨折的部位和类型，制作成适宜的尺寸和形状，夹板的四角要圆滑，以免夹坏皮肤，需要塑形者，用热水浸泡后再用火烘烤，弯成各种需要的形状，内层附毡垫，外套纱织套备用。

4）固定垫（压垫）

A. 作用：利用固定垫所产生的压力或杠杆力，以维持骨折整复后的良好的位置，并有轻度矫正残余移位的作用。

B. 材料性能：固定垫的材料应质地柔软，有一定的韧性和弹性，能维持一定的形态，有一定的支持力，能吸水，可散热，对皮肤无刺激，如棉毡、毛头纸等。固定垫内可置金属纱网或金属丝，便于X线检查识别其位置。

C. 尺寸：固定垫的大小及厚薄必须根据骨折再移位的倾向及其放置部位而定，厚而硬的固定垫易引起皮肤压疮或肢体缺血，薄而软者不能发挥作用。

D. 种类：常用的固定垫有以下几种（图2-5-38）。

a. 平垫：适用四肢长骨干骨折、肢体平坦处，其宽度可稍宽于夹板，以增大与肢体的接触

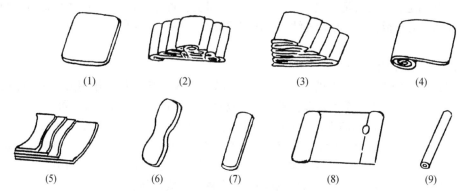

图 2-5-38　固定垫种类

（1）平垫；（2）塔形垫；（3）梯形垫；（4）高低垫；（5）抱骨垫

（6）葫芦垫；（7）横垫；（8）合骨垫；（9）分骨垫

面；长度应根据使用部位而定，成人一般为4~8cm，其厚度根据使用部位软组织厚薄而定，一般为1.5~4cm。

b. 塔形垫：多用于肢体关节凹陷处，如肘关节后侧等，其中间厚、两边薄，外形象宝塔样。

c. 梯形垫：适用于肢体斜坡处，如肘关节后侧，做成一边厚、一边渐薄，如阶梯状的固定垫。

d. 高低垫：适用于锁骨骨折。为一边高、一边低的固定垫，可适应锁骨上窝的形态。

e. 抱骨垫：适用于髌骨骨折及尺骨鹰嘴骨折，呈半月形。

f. 葫芦垫：适用于桡骨头脱位或骨折，呈两头大，中间小的葫芦形。

g. 横垫：适用于桡骨远端骨折。厚薄一致，呈长条形，一般为长6~7cm，宽1.5~2cm，厚0.3~0.5cm。

h. 合骨垫：适用于下尺桡关节脱位。为两头较高，中间凹陷的固定垫。

i. 分骨垫：适用于尺桡骨干、掌、跖骨骨折。以一根铁丝为中心，外用棉花卷成梭形。

j. 空心垫：适用于踝部内、外踝骨折。在平垫中心剪一圆孔即成。

k. 大头垫（蘑菇垫）：适用于肱骨外科颈骨折。如蘑菇状。

E. 使用方法：使用固定垫时，应根据骨折的类型、移位情况来选用适当的固定垫。常用的固定垫放置法有三种。一垫固定法，直接压迫骨折片或骨折部位。多用于移位倾向较强的撕脱性骨折分离移位，或较大的骨折片，如肱骨内上髁骨折，外髁骨折（空心垫），桡骨头脱位（葫芦垫）等。二垫固定法：将两垫分别置于两骨折端原有移位的一侧，以骨折线为界，不能超过骨折线。适用于有侧方移位倾向或残余侧方移位的骨折。三垫固定法：一垫置于骨折成角移位的角尖处，另两垫置于尽量靠近骨干两端的对侧，三垫形成加压杠杆力。用于有成角移位倾向或残余成角移位的骨折（图2-5-39）。

压垫的作用仅限于防止骨折再发生侧方移位或成角移位，以及矫正残余侧方或成角移位。临床不可依赖压垫进行复位，否则加压过度可造成皮肤压疮甚至肢体缺血。

5）扎带

a. 绑扎松紧度：扎带的约束力是夹板外固定力的来源，绑扎的松紧度要适当，过紧可加剧肿胀，压伤皮肤，甚至造成肢体缺血；过松则不起固定作用。扎带绑扎好后，以能不费力地拉动扎带，在夹板上面上下移动1cm为宜（约800g的拉力）。

b. 方法：扎带通常采用宽1.5~2cm的布带或使用绷带，亦有人主张用尼龙粘带或皮带式橡皮条，一般用3~4条。原则上应先绑中间的一条或两条，然后绑扎远端的一条，最后绑扎近端的

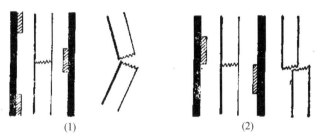

(1)   (2)

图 2-5-39   固定垫放置法

一条。绑扎时将扎带在夹板外缠绕两周后打上活结，打结时应两手同时用力，切忌单从一头用力抽紧。活结应打在前侧或外侧板便于操作的部位，各扎带之间距应基本相同。为加强摩擦力，防止松滑，第一结可仿照外科结的打法，第二结打活结。

6）夹板固定的包扎方法：固定时，应根据骨折部位及类型，患肢的长度及周径选用合适的夹板和压垫，必要时可临时改制，不能勉强凑合应用。夹板固定的包扎方法，有简单包扎法及续增包扎法。

a. 续增包扎法：在骨折局部外敷药物并盖上敷料，然后从肢体远端向近端松松地包扎 1～2 层绷带（固定外敷药物及敷料，使无夹板部位的肢体受压均匀）。放置固定垫，并放置两块起主要作用的夹板，以绷带包扎 2 周，再放置其他夹板，亦用绷带包扎，最后绑缚扎带 3～4 条。续增包扎法的优点是夹板不易移动，肢体受压均匀，固定较为牢靠。

b. 简单包扎法：敷药、放置压垫等步骤同续增包扎法，只是在安放夹板时是一次将所有夹板等距放置于肢体的四周，然后用扎带 3～4 条绑扎。必须指出，局部外敷药仅用于稳定性骨折，如用于不稳定性骨折，换药时可导致骨折错位。

7）夹板固定的适应症和禁忌证

a. 适应证：四肢闭合性骨折（包括关节内和近关节骨折经手法整复成功者），股骨干骨折、胫腓骨干不稳定骨折须配合皮牵引或骨牵引者；四肢开放性骨折，创面小或经处理创口闭合者。

b. 禁忌证：较严重的开放性骨折；难以整复的关节内骨折；固定不牢靠部位的骨折，如髌骨、锁骨、股骨颈等。

8）夹板固定后的注意事项

a. 抬高患肢以利消肿：患肢抬高的高度必须适当，抬高的原则是患部高于心脏水平，其远侧高于患部。如怀疑患肢有可能发生骨筋膜室综合征者，则不宜抬高。

b. 密切观察伤肢血运：固定后 1～4 天尤应密切观察。主要观察患肢末端脉搏、颜色、感觉、肿胀程度、手指或足趾活动等。如发现有缺血的早期表现，应立即拆开外固定，并采取相应措施处理。

c. 防止骨突皮肤受压：骨突处皮肤因皮下组织少，无肌肉，受压后无缓冲余地，故易产生血运受阻，甚至发生压迫性溃疡，如固定后，骨突部位疼痛，应及时拆开夹板检查。

d. 及时调整夹板松紧度：骨折经整复夹板固定后 1～2 天内，患肢肿胀加剧，此时应及时放松扎带；反之数天后当肿胀消退时，夹板出现松动，又应及时扎紧。夹板固定后的 7～10 天内，应每天检查 1～2 次。

e. 定期进行 X 线检查：骨折固定后，2 周内因骨折尚无纤维连接，故应勤做 X 线检查（每周2 次），如发现骨折移位应及时整复。骨折 2～3 周后已形成纤维连接，其再错位的可能性减少（少数老年人特殊部位骨折除外），检查次数可相应减少。

f. 及时指导患者练功：应将上述注意事项向患者及家属交待清楚，并将练功的目的意义向患者说明，教会并督促其执行正确的功能锻炼。练功必须遵循主动练习为主，循序渐进，持之以恒的原则。

（2）石膏固定：利用熟石膏遇水可重新结晶而硬化的特性将其做成石膏绷带包绕在肢体上起固定作用，这种固定方法称为石膏固定。临床分为石膏托、石膏板和管型石膏。石膏固定的优点

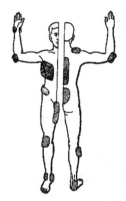

图 2-5-40　衬垫放置部位

是能够根据肢体的形状而塑形，干后十分坚固，固定作用确定可靠，便于搬动和护理，不需经常更换。其缺点是干固定形后，如接触水分可软化变形而失去固定作用。固定后无弹性，不能随时调节松紧度，难以适应肢体在创伤后的进行性肿胀，容易发生过紧现象，而肢体一旦消肿，又易发生过松现象，且其固定范围较大，固定期内无法进行功能锻炼，易遗留关节僵硬等后遗症。

石膏绷带可以自制，但现在临床上一般采用成品石膏绷带。

1）操作技术及步骤

a. 体位：将患肢置于功能位（或特殊要求的体位）进行固定，并由专人扶持或用石膏床牵引架维持。

b. 放置衬垫：按有垫或无垫石膏的要求放置。一般用棉卷或棉纸卷缠绕骨突部位或整个肢体几匝（图 2-5-40）。

c. 制作石膏条：用干石膏绷带，按要求铺展，折叠数层，制成干石膏条，然后折好，捏住其两端放入水中浸泡，取出挤去多余水分后应用。

d. 石膏绷带的浸泡及去水：将石膏卷或折叠好的石膏条轻轻平放于 30～40℃ 的温水桶内，根据操作速度，每次放入 1～2 个，待气泡出尽后取出，以手握其两端，挤去多余水分，即可使用（图 2-5-41）。

e. 包扎石膏绷带的基本方法及注意事项：操作时，一般由上而下顺序包缠，要将石膏卷贴着肢体向前滚动，使下圈绷带盖住上圈的 1/3，并注意保持石膏绷带的平整。在躯干及肢体的曲线明显，粗细不等之处，当需向上、下移动绷带时，要提起绷带的松弛部分拉回打折，使绷带贴合体表，不能采用翻转石膏卷的办法消除绷带的松弛部分，否则，可在石膏绷带的内层形成皱褶而压迫皮肤（图 2-5-42）。操作要迅速、敏捷、准确，两手相互配合，即一手缠绕绷带，另一手朝相反方向抹平，

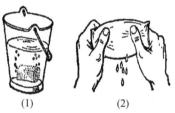

(1)　　　(2)

图 2-5-41　石膏绷带的浸泡与挤水

要使每层石膏之间紧密贴合，不留空隙。石膏的上、下边缘及关节部位要适当加厚，以增强其固定作用。整个石膏的厚度以不折裂为原则，一般为 8～12 层。石膏干固前，不能变动患肢的体位，否则会使石膏折裂而失去固定作用，并可能在关节的屈侧产生内凸的皱褶，此皱褶外观不明显但向内可压迫皮肤，甚至影响肢体血运。助手在托扶石膏时只能用手掌，而不可用手指抓握，因其同样会造成石膏内凸而压迫患肢。

f. 塑捏成形、修整及标记：当石膏绷带包至一定厚度尚未硬固时，可用手掌在一定部分施加适当均匀、平面性的压力，使石膏能与肢体的轮廓相符（须在数分钟内完成），以增强石膏的固定性能，如足弓的塑形。修整的目的是切去多余部分，充分暴露未固定的关节，以免妨碍其功能活动。边缘处石膏如嵌压过紧，可将内层托起，并适当切开，以解除压迫。此外，修整石膏边缘且有利于美观。为便于计算治疗时间和判断治疗情况，可在管型石膏外用有色笔注明诊断、受伤（或手术）及固定日期，有创面或切口者，亦应注明，以便开窗。

2）固定后注意事项

a. 石膏固定完成后，要维持其体位直至完全干固，以防折裂。为加速石膏的干固，可用电吹

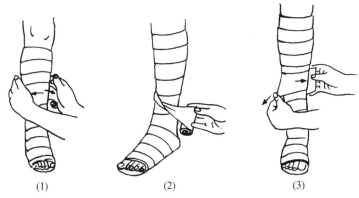

(1)　　　　　　(2)　　　　　　(3)

图 2-5-42　包扎石膏绷带的方法

风或红外线灯泡烘干。

b. 抬高患肢，以利消肿，下肢可用软枕垫高，上肢可用输液架悬挂；肢体肿胀消退后，如石膏固定过松，失去作用时，应及时更换石膏。

c. 患者应卧木板床，并须用软垫垫好石膏。注意保持石膏清洁，勿使污染，变动体位时，应保护石膏，避免折裂或骨折错位。

d. 寒冷季节应注意患肢外露部分保暖。炎热季节，对包扎大型石膏的患者，要注意通风，防止中暑。

e. 防止局部皮肤尤其是骨突部受压，并注意患肢血液循环有无障碍，如有肢体受压现象，应及时将石膏纵行全层剖开松解，进行检查，并做相应处理。

f. 石膏固定期间，应指导患者及时进行未固定关节的功能锻炼，以及石膏内肌肉收缩活动，并定期进行 X 线摄片检查。

g. 必须固定于肢体关节的功能位。

（3）牵引疗法：牵引疗法是通过牵引装置，利用悬垂重量为牵引力，身体重量为反牵引力，以克服肌肉的收缩力，整复骨折、脱位，预防和矫正软组织挛缩，以及某些疾病术前组织松解或术后制动的一种治疗方法。牵引疗法有皮肤牵引、骨牵引及布托牵引等。临床应根据患者的年龄、体质、骨折部位和类型、肌肉发达的程度和软组织的损伤情况等，分别予以选用。牵引重量以短缩移位的程度和患者体重而定，应随时调整。如牵引重量太大，可引起过度牵引，使骨折端发生分离移位，造成骨折延迟愈合或不愈合；牵引力太小，则不能达到复位固定的目的。

1）牵引装置

a. 骨科病床：应铺有木板，使牵引装置能稳定地放在病床上；可安装牵引床架，以悬吊牵引支架及便于功能锻炼；对截瘫和不便抬动躯干，大、小便护理困难的患者，可在木板床的中部相当于臀部处开一圆洞，洞下放置便盆，以方便大、小便护理。

b. 牵引床架：有木制和铁制两种，现多用金属管制成，基本结构是在病床的两头各固定有 1～2 根支柱，支柱之间连接同样数目的横架，横架上装有滑轮和拉手，以便做悬吊牵引用和进行功能活动（图 2-5-43）。

c. 牵引支架（图 2-5-44）：勃朗—毕洛支架：该支架可根据患肢的长度和牵引的角度进行适当的调整，使用比较方便。多用于下肢骨折牵引。托马斯架：可联合 Pearson 小

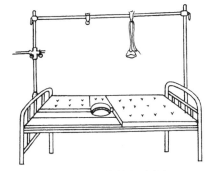

图 2-5-43　铁制牵引床架

腿附架使用，其特点是结构简单、轻便，故可将支架悬吊起来，而便于患者在床上活动。挂钩牵引架：结构简单，使用时将两钩挂于床头即可，多用于下肢水平位皮牵引、颅骨牵引、枕颌布托牵引等。

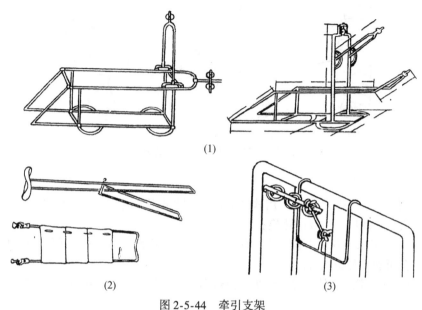

(1)

(2)   (3)

图 2-5-44 牵引支架
（1）布朗—毕洛支架；（2）托马斯架与小腿附架；（3）床头牵引架

  d. 附属设备：床脚垫：主要作用是抬高床尾，以利用患者自身重量来达到加强对抗牵引力量的目的。常用的有三级梯和三高度床脚垫。靠背架：呈合页状，两侧有撑脚，可选择不同的高度或完全合拢。其作用是可方便牵引患者在床上坐起。足蹬箱：使用时置于健侧足下，以便患者练功踩蹬着力，并阻止身体下滑。牵引用具（图 2-5-45）：主要有颅骨牵引钳（颅骨牵引时用）；各种牵引弓（四肢骨牵引用）；扩张板及胶布（皮牵引用）；牵引重锤（有 500g、1000g、2000g 等数种）；牵引绳（现多用尼龙绳）；骨圆针（规格有直径 1～4mm 多种，以适应不同部位的骨牵引）；专用牵引带（有颈托牵引带、骨盆悬吊带、腰椎牵引带及踝托牵引带等几种）。

  2）皮肤牵引：利用粘贴于肢体皮肤的黏胶条（或乳胶海绵条）使牵引力直接作用于皮肤，间接牵拉肌肉和骨骼，而达到患肢复位、固定与休息的目的。皮肤牵引对患肢基本无损伤，痛苦少，且无穿针感染的危险。但皮肤本身所能承受的力量有限，加之皮牵引对患肢皮肤条件要求较高，因此，其适应范围较局限。

  a. 适应证：骨折，需要采用持续牵引治疗，但又不需要强力牵引或不适于骨牵引的病例。如老年人粗隆间骨折、小儿股骨干骨折、严重肿胀或皮肤有张力性水泡的肱骨髁上骨折；脱位，多用于下肢脱位整复后的固定，如髋关节脱位；骨病，多用于下肢关节炎的制动。如髋关节化脓性关节炎的术前、术后即可运用皮牵引制动患肢，达到减轻疼痛、缓解肌肉痉挛、防止畸形、整复关节半脱位或全脱位的目的。

  b. 禁忌证：皮肤有损伤或炎症者；肢体有血循环障碍者，如静脉曲张、慢性溃疡、血管硬化及栓塞等；骨折严重错位（特别是肌肉丰厚的患者）需要强力牵引方能矫正畸形者。此外，对胶布有过敏史者，忌用胶布牵引，可采用乳胶海绵条皮牵引。

  c. 胶布皮牵引操作方法：清洁伤肢皮肤，剃去汗毛，并涂上安息香酸酊，以保护皮肤与增加胶布的黏着力（因安息香酸酊可妨碍皮肤汗腺和皮脂腺管分泌而发生皮炎，故亦有人不主张应

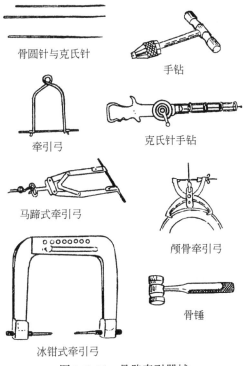

骨圆针与克氏针

手钻

牵引弓

克氏针手钻

马蹄式牵引弓

颅骨牵引弓

骨锤

冰钳式牵引弓

图 2-5-45　骨骼牵引器械

用）。裁制牵引胶布使其宽度为伤肢最细部位周径的 1/2；长度为骨折线以下肢体长度与扩张板长度的两倍之和。胶布的两端分成 3 等份，撕开 10～30cm，将适当尺寸的木制扩张板粘于胶布中央，然后在与木板中央孔相对处将胶布剪一小孔，并在孔内穿入一根牵引绳，于板之内侧面打结，防止牵引绳滑脱。粘贴时应在助手的协助下，先于骨突部放置纱布衬垫保护，然后将胶布平整粘贴于肢体的两侧。胶布的上端应超过骨折线 2～3cm，并使扩张板与肢体末端保持 5～10cm 的距离，同时注意两端长度相称一致，以保证扩张板处于平直位置。最后用绷带缠绕包扎，将胶布平整地固定于肢体上（图 2-5-46）。切勿过紧，以免影响患肢的血液循环。

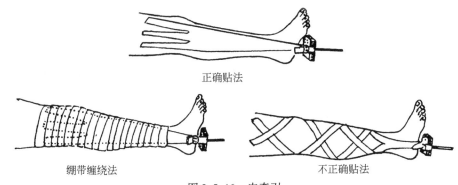

正确贴法

绷带缠绕法

不正确贴法

图 2-5-46　皮牵引

d. 牵引体位与方向：根据要求，将患肢置于牵引支架上或悬吊于牵引床架上，通过滑轮牵引。牵引方向应根据牵引部位及牵引目的加以调整。

e. 牵引重量：根据患肢肌肉丰厚程度或骨折类型、移位程度等具体情况决定，且不宜超过 5kg。

f. 乳胶海绵条皮牵引：对胶布过敏的患者，可采用乳胶海绵条代替胶布施行皮牵引。制作牵引带，取厚1cm左右，表面粗糙的乳胶海绵裁成两条宽10cm，长度适当的长形条块，用针线缝在稍宽一些的白布条上。中间留一20cm左右长的空处安装扩张板（图2-5-47）。将牵引带的两块乳胶海绵条分别置于肢体内、外侧，然后用绷带自上而下适度包缠于患肢上，其贴放、包扎及牵引方法，要求同胶布牵引。此外，临床尚有采用成品海绵牵引带行皮肤牵引的（图2-5-48）。

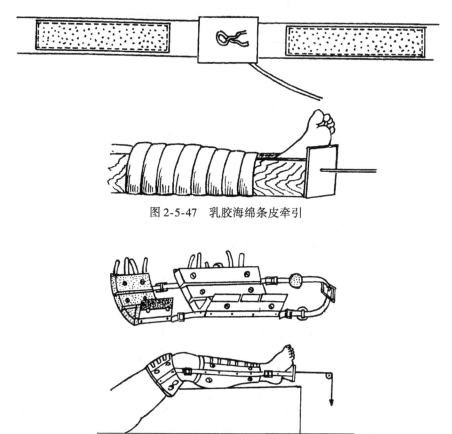

图2-5-47　乳胶海绵条皮牵引

图2-5-48　成品海绵牵引带

g. 注意事项：严格掌握皮肤牵引的适应证及禁忌证；牵引重量一般不超过5kg，过重易导致胶布（或海绵条）滑脱或引起皮肤水泡；胶布皮牵引者，须注意有无皮炎发生，特别是小儿皮肤稚嫩，对胶布反应较大，更应重视，如有不良反应，应立即停止牵引，并做对症处理；牵引期间应经常检查牵引作用是否良好，包括胶布黏着力、患肢畸形矫正情况等，发现问题及时处理；牵引时间一般为2～3周，如时间过长，可因患肢皮肤上皮脱落而影响胶布的黏附力，如需继续牵引者，应及时更换胶布或改用海绵条牵引带牵引；安息香酸酊不能用于皮肤稚嫩的婴儿，否则，去除牵引撕下胶布时，可能撕伤皮肤。

3）骨牵引：骨牵引系通过穿入骨骼内的骨圆针或牵引钳，使牵引力直接作用于骨骼，而起复位、固定与休息作用。

a. 特点：骨牵引可以承受较大的牵引重量，作用确实，适用范围广；牵引期间检查患肢方便；配合夹板固定，便于患肢功能锻炼，以防止关节僵直、肌肉萎缩等骨折并发症；无皮炎、皮肤水泡、压迫坏死循环障碍等不良反应。但骨牵引针经皮穿入骨内，如消毒不严或护理不当，有引起针孔处感染之虞；穿针操作不当有损伤关节、神经、血管或劈裂骨质的危险；应用于儿童可能损伤骨骺。

b. 适应证：成人肌力较强部位的骨折尤其是不稳定骨折；开放性骨折；骨盆骨折、髋臼骨折及髋关节中心脱位；学龄儿童股骨干不稳定骨折；颈椎骨折脱位；无法实施皮牵引的手足短小管状骨骨折，如掌、指（趾）骨骨折；某些手术前准备，如陈旧性股骨颈骨折行人工股骨头置换术前，关节挛缩畸形患者术前等；某些需要牵引治疗但又不宜行皮牵引者，如伤肢有静脉曲张的骨折患者；多根肋骨多段骨折造成浮动胸壁，出现反常呼吸者。

c. 禁忌证：穿针处有炎症或开放性创伤污染严重者；牵引局部骨骼有病变或严重骨质疏松者。

d. 骨牵引用具：骨牵引包：内含手术巾、布巾钳、消毒钳、血管钳、手术刀、各种规格的骨圆针、骨锤、手摇骨钻及钻头等，高压消毒后备用。局部麻醉及消毒药品及用具。牵引弓：主要有马蹄形牵引弓、张力牵引弓及颅骨牵引钳。马蹄形牵引弓适用于克氏针牵引；张力牵引弓适用于斯氏针牵引；颅骨牵引钳为特制的专用牵引器，其弓的两端带有短针可以勾住颅骨外板，尾部带有螺杆及调节钮，以便控制短针在颅骨外板卡紧的程度。

e. 四肢骨牵引操作步骤：患肢皮肤准备后，置于牵引支架上或置于适当的体位；穿针部位常规皮肤消毒，铺手术巾；于预定的进针点和出针点，用1%的普鲁卡因进行局麻，重点麻醉骨膜和皮肤。皮下组织及肌肉丰厚处应先将皮肤向近端拉紧后，再施局麻，避免牵引时钢针压迫皮肤；用尖刀将进针点皮肤刺一约0.5cm的小口，然后将骨圆针穿入直达骨骼，徐徐旋转手摇钻，使骨圆针穿透骨质及对侧皮肤，直至皮外两端长度相等；进针时应注意控制方向及位置，使钢针与骨干垂直，与关节面平行。操作时，可在钻入骨质数毫米后（此时钢针已基本稳定在骨质上），卸下手摇钻，观察钢针方向是否正确，符合要求者可继续钻入，否则应调整进针方向。此外，穿针时应令助手稳定患肢；用酒纱条保护两侧针孔，然后装上牵引弓，拧紧固定螺钉，将牵引绳系住牵引弓，通过滑轮挂上适当的重量后即可进行牵引。

f. 颅骨牵引操作步骤（图2-5-49）：患者仰卧，头下置一适当高度的枕头。助手固定患者头部；剃光头发，清洁皮肤，用龙胆紫标记钻孔位置：两乳突处（或两外耳孔）连线与人体正中线相交点为中点，中点向两侧各旁开3～5cm处为进针点；在预定两钻孔处，用尖刀各切开一长约1cm的小口，深达骨膜，止血；用带安全隔板的钻头在颅骨表面，以向内倾45°角的方向，钻穿颅骨外板（成人为4mm，儿童为3mm）。注意防止穿过颅骨内板伤及脑组织。然后张开颅骨牵引器的两脚，将钉齿插入骨孔内，拧紧牵引器螺旋，使钉齿与颅骨外板卡紧；缝合伤口，并用酒精纱块覆盖之。系上牵引绳并通过床头挂钩牵引架的滑轮，抬高床头进行牵引；复位重量：1～2颈为4kg，以后每下一椎体增加1kg；维持重量3～4kg，时间2～3周。

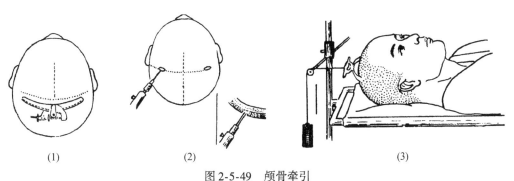

图2-5-49 颅骨牵引
（1）颅骨钻孔部位测定；（2）钻透颅骨外板；（3）牵引

g. 肋骨牵引操作步骤：患者仰卧或侧卧位，常规消毒铺巾；选择浮动胸壁中央的一根肋骨，作为牵引部位；做局部浸润麻醉后，用无菌巾钳夹住肋骨；用牵引绳系于巾钳环孔内，通过滑轮进行牵引（图2-5-50）；牵引重量一般为 2~3kg，时间2~3周。

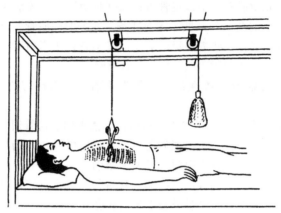

图2-5-50　肋骨牵引

h. 四肢骨牵引部位及方法（表2-5-1~表2-5-2）。

表2-5-1　上肢骨牵引部位及方法

部位	适应证	进针点及方向	牵引体位	重量及时间	提示
尺骨鹰嘴	①难以整复或严重肿胀的肱骨髁间或髁上骨折 ②肱骨引；端粉碎型骨折 ③移位严重的肱骨干开放性骨折	尺骨鹰嘴尖下 2cm 与尺骨嵴向前一横指相交处。由内向外进针	仰卧，患肢屈肘90°，前臂中立位	重量：2~4kg 时间：3~4周	儿童患者可用大号布巾钳敲平其尖端倾角后夹入骨质内进行牵引（图2-5-51）
尺桡骨远端	①开放性或皮肤条件差的前臂骨折 ②肘部损伤或疾病	桡骨茎突上 1.5~2cm 处与桡骨前后中点相交处。由外向内进针	仰卧，屈肘90°，前臂垂直远端朝上	重量：2~4kg 时间：3~6周	应在上臂部加一布带向下作对抗牵引。临床上多与尺骨鹰嘴穿针配合用于外固定器疗法
掌骨	①同上①②点 ②桡骨下端骨折 ③腕关节疾病	横贯2、3或2~4掌骨干中下 1/3 处由外向内进针	同上	重量：2~4kg 时间：3~4周	（图2-5-52）
拇指指骨	①第一掌、指骨不稳定骨折 ②第一掌骨基底部骨折脱位	指甲根部横线与末节指骨侧方前后中线相交处。由外向内进针（指骨侧方前后中线恰在指屈侧横端点上）	各手指置于对掌功能位	利用橡皮圈维持牵引力时间：3~4周	用管型石膏将腕、指关节固定于功能位，然后用一"U 形铁架"的两脚固定于拇指石膏的两侧，以橡皮圈连接牵弓及"U"形架顶端凹陷处进圈，连接牵引及"U"形架顶端凹陷处进行牵引（图2-5-53）

续表

部位	适应证	进针点及方向	牵引体位	重量及时间	提示
2至4指骨	第2~4掌指骨不稳定骨折	同上	依骨折部及类型而定	同上	管型石膏固定腕关节于功能位，"T"铝板及铁丝钩置于石膏掌侧，石膏凝固后，将铝板弯成适当形状，伤指置铝板上，然后用橡皮圈连接牵引及铁丝钩进行牵引（图2-5-54）为了减少摩擦力，可在皮圈与石膏之间放一撑木

表2-5-2 下肢骨牵引部位及方法

部位	适应证	进针点及方向	牵引体位	重量及时间	提示
股骨髁上	①股骨干中1/3与下1/3骨折 ②股骨颈或粗隆间骨折 ③骨盆骨折半侧骨盆上移者 ④髋关节手术前需松解挛缩者	内收肌结节上2cm或髌骨上缘横线与腓骨小头前缘纵线之交点。由内向外进针	患者仰卧伤肢置于牵引架上使髋、膝各屈曲45°	复位重量为体重的1/6~1/8，维持量3~5kg 时间：5~6周	老年人骨质疏松进针点位置宜高（髌骨上缘一横指）年轻人骨质坚硬，进针点位置宜平髌骨上缘（图2-5-55）
股骨髁间	屈曲型股骨髁上骨折	以股骨内、外髁中心为进针点	同上	同上	多用冰钳做牵引，将冰钳钉齿拧入骨皮质内进行牵引（图2-5-56）
胫骨结节	①股骨颈或粗隆间骨折 ②伸直型股骨髁上骨折 ③股骨干上1/3骨折	胫骨结节最高点向后1.5cm再向下1cm处进针，由外向内进针	同上	同上	①进针方向要由外向内，以免损伤腓总神经 ②儿童宜在胫骨结节下2cm处穿针，以免损伤骨骺（图2-5-57）
胫腓骨远端	①胫腓骨骨干骨折 ②胫骨髁骨折 ③膝部疾患	外踝上方3~8cm于腓骨前缘进针与踝关节平行	同上	复位重量5~6kg，维持3~4kg 时间：4~6周	可结合胫骨结节牵引，做小腿外固定器治疗
跟骨	①胫腓骨骨干骨折 ②踝部骨折脱位 ③部分跟骨骨折	内踝尖与足跟后下缘联线的中点或内踝最高（顶）点向后下各3cm处。由内向外进针	同上	同上	如用于胫腓骨干骨折时，穿针方向应与踝关节平面呈15°左右的角，即内侧低，外侧高（图2-5-58）

续表

部位	适应证	进针点及方向	牵引体位	重量及时间	提示
1~4跖骨	①跖跗关节脱位 ②足舟骨或楔状骨压缩骨折	横贯1~3或1~4跖骨近侧端由外向内进针	—	复位重量2~3kg,维持1~2kg 时间:3周	可结合跟骨牵引,做外固定器治疗(图2-5-59)
趾骨	跗骨、跖骨骨折	趾骨远节	—	用橡皮圈牵引	可仿照拇指指骨牵引的方法在足踝部行石膏固定后,用橡皮圈连接牵引弓与"U"形架牵引(图2-5-60)

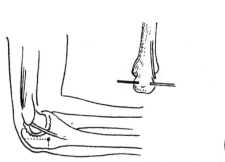

图 2-5-51　尺骨鹰嘴牵引

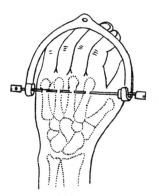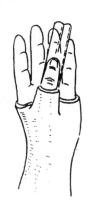

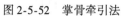

图 2-5-52　掌骨牵引法　　　图 2-5-53　拇指牵引法

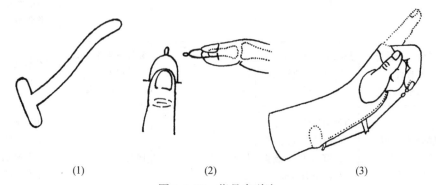

(1)　　　　　　　　(2)　　　　　　　　(3)

图 2-5-54　指骨牵引法

(1) 铝制"T"形夹板;(2) 克氏针牵引弓的位置;(3) 安装牵引的方法

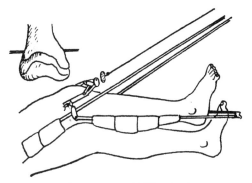

图 2-5-55　股骨髁上牵引

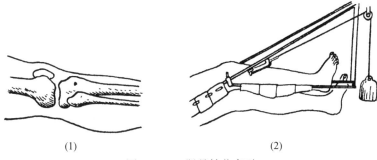

(1)　　　　　　　　　　　(2)

图 2-5-56　胫骨结节牵引

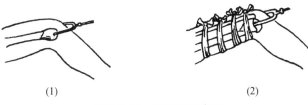

(1)　　　　　　　　　　　(2)

图 2-5-57　股骨髁间牵引

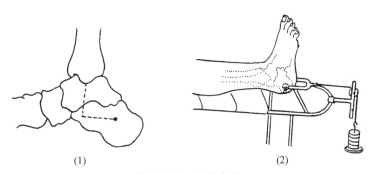

(1)　　　　　　　　　　　(2)

图 2-5-58　跟骨牵引

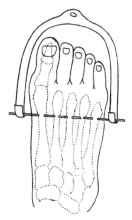

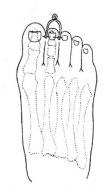

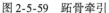

图 2-5-59　跖骨牵引　　　　　　图 2-5-60　趾骨牵引

4）布托牵引：系利用厚布或皮革按局部体形制成相应的布托，托住患部，再用牵引绳连接布托和重量通过滑轮进行牵引。常用的有以下几种。

a. 枕颌布托牵引：适用于无脊髓损伤的颈椎骨折脱位、颈椎间盘突出症、颈椎病等。使用的枕颌布托可以自制，亦可采用工厂成品。布托远侧的长带托住下颌，短带托住枕部，两带之间以横带固定，起防止滑脱的作用。为防止牵引时布带钳夹头部引起不适。可用一金属杆撑开布托近端的两侧头带。牵引绳系住金属杆中部，并通过滑轮进行牵引。牵引时患者可采取坐位或卧位（图 2-5-61）。牵引重量一般为 3～5kg。牵引时间根据病症及患者的反应而定，一般为每天 1～2次，每次 1～1.5 小时。

b. 骨盆悬吊牵引：适用于骨盆骨折有分离移位者，如耻骨联合分离、骨盆环断裂分离移位、髂骨翼骨折外旋移位、骶髂关节分离等。牵引用的骨盆悬吊布兜可用长方形厚布制成，其两端各包缝一相应大小的三角形铁环（由直径为 6mm 左右的钢筋弯成）。牵引时患者仰卧，用布兜托住骨盆，用两根牵引绳系住两侧三角形铁环的上端角，然后通过滑轮进行牵引（图 2-5-62）。亦可在两环之间加一横杆，用牵引绳系住横杆中央进行牵引。牵引重量以能使臀部稍离开床面即可，牵引时间为 6～10 周。

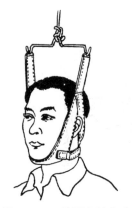

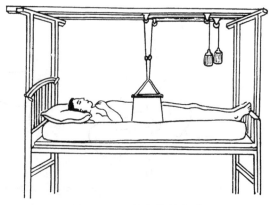

图 2-5-61　枕颌布托牵引　　　　　　图 2-5-62　骨盆悬吊牵引

c. 胸部、骨盆牵引：带牵引的适应证为腰椎间盘突出症、腰椎小关节紊乱症等。牵引时患者仰卧，胸部带系住胸部，并用两根牵引绳系缚固定于床头上；骨盆带系住骨盆，并用两根牵引绳分别系于两侧牵引带扣眼，然后通过床尾挂钩式滑轮进行牵引（图2-5-63）。一侧牵引重量为5～15kg。

（4）骨外固定器疗法：应用骨圆针或螺纹针经皮穿入或穿过骨折远近两端骨干，外用一定类型的外固定器连接两端钢针，从而使骨折复位并固定的方法，称为外固定器疗法。

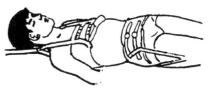

图2-5-63 骨盆牵引带牵引

1）类型：由于四肢各部位骨骼及周围分布组织的解剖生理特点不同，以及骨折部位和类型的差异，骨外固定器的种类众多。根据其几何构型，可大致分为单边式、双边式、四边式、三角式（三边式）、半环式、全环式、针板结合式等几种。

2）适应证

a. 新鲜不稳定性骨折，四肢骨折最为常用，如股骨、胫骨、肱骨、尺桡骨及髌骨等。此外，还用于锁骨及骨盆骨折等。

b. 开放与感染骨折，有利于创口换药和观察病情。

c. 软组织损伤、肿胀严重的骨折。如用于伴有较广泛软组织挤压伤的闭合骨折，可避免切开复位内固定和闭合复位夹板、石膏外固定，均会加重软组织损伤的弊病。

d. 长管骨骨折畸形愈合、延迟愈合或不愈合，经手术治疗后亦可使用外固定器固定。

e. 关节融合术、畸形矫正术后均可用外固定器加压固定。如膝内（外）翻截骨矫形术后固定；膝关节融合术后加压固定等。

f. 下肢短缩需要延长者。如胫骨上端骨骺延长术、股骨下端延长术等。

g. 伴有多发性的开放性骨折或多发骨折应用外固定器固定，可方便搬动患者，减轻疼痛，有利于休克和严重并发症的抢救。

h. 骨折合并脑损伤或其他原因造成意识障碍者。

3）操作基本要求

a. 严格执行无菌技术，手术应在手术室内进行。

b. 熟悉穿针及邻近部位的解剖结构，避免损伤重要的血管和神经。

c. 穿针前要手法纠正骨折的旋转及成角移位，并标定进针点及角度。

d. 钢针的入出口处皮肤及软组织要切开0.5～1cm以消除其张力，避免钢针压迫皮肤及软组织。

e. 穿针部位原则上应避开骨折血肿区及远离创面。

f. 固定钢针应贯穿骨干横断面的中线。否则，钢针偏离轴心将造成骨折断面应力分布不均匀和固定不稳固。此外，大多数固定器要求钢针与骨干垂直，与关节面平行。

g. 穿入固定针时，只宜用手摇钻慢慢钻入，不能用锤击或高速动力钻，以免损伤骨及软组织。

h. 针孔处应予酒精纱条保护，防止感染。

i. 骨折复位，现代临床应用的外固定器大多有调节装置而具备复位功能，但应重视手法复位的作用。其程序一般为手法—器械—手法—器械，即手法纠正骨折主要移位后，穿针并将钢针与固定器连接，调整外固定器纠正残余移位，X线检查如骨折位置良好，则拧紧固定螺母，牢固固定。否则须再次用手法或固定器调整骨折位置。

j. 对不稳定骨折或有骨缺损的骨折，应使用半环式、三角式等双平面穿针固定器，或采用针板式固定器。如使用单子面穿针固定器，则要求骨折的远近端至少各穿入2枚固定针，且每个骨折端的2枚固定针间距要足够大，以确保骨折固定的牢固可靠（图2-5-64）。

4）术后管理：抬高患肢，以利肿胀消退，并注意观察患肢远端血运、感觉及活动；每天定期

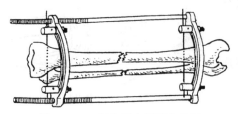

图 2-5-64　复位固定器固定骨折

检查固定针有无松动，固定器有无变位及固定螺母是否松动，以保证固定器的固定效能确定可靠；定期更换针孔处酒精纱条，保持针孔处皮肤清洁干燥，必要时可应用抗生素，以防止感染；固定过程中，须多次调节固定器者，如肢体延长、关节融合加压固定等，须注意保持钢针与皮肤界面应处于无张力状态，否则应予切开松解，以免皮肤受压坏死；及时进行患肢的功能锻炼，下肢骨折者，如全身情况允许且骨折固定稳定可靠，应指导患者早日扶拐下地练习不负重或部分负重行走。关节活动时幅度宜大，但动作宜缓慢，快速屈伸关节易拉伤肌肉；X 线检查显示骨折愈合时，应及时拆除外固定器。

2. 内固定

内固定是在骨折复位后，用金属内固定物维持骨折复位的方法。临床有两种置入方法：一种是切开复位后置入内固定物，另一种是在 X 线透视下，手法复位或针拨复位后，闭合将钢针插入内固定。属手术治疗的范畴。

（1）适应证

1）手法复位外固定或牵引未能达到骨折功能复位标准，影响肢体功能者。

2）移位的关节内骨折（含骨骺损伤）或骨折并发脱位，手法难以达到满意复位，日后肯定影响关节功能者，如肱骨外髁翻转移位骨折、肱骨外科颈骨折并肩关节脱位。

3）手法复位外固定不能维持复位后的位置而可能影响骨折愈合者，如股骨颈囊内骨折。

4）并发血管、神经损伤或肌腱、韧带完全断裂的复杂骨折，在探查或修复血管、神经、肌腱及韧带时同期施行内固定，如股骨髁上骨折并腘动脉损伤。

5）骨折断端间嵌夹软组织（血管、神经、肌肉、肌腱、骨膜等）手法难以解脱者。

6）开放性骨折，在 6～8 小时之内就诊清创，如伤口污染较轻且清创彻底者，可同时行内固定。

7）多发骨折和多段骨折，对多发骨折的重要部位进行内固定，可达到便于患者早期活动和预防严重并发症的目的；移位明显的多段骨折，难以闭合复位外固定，宜采用内固定。

8）陈旧性骨折畸形愈合造成功能障碍者。

9）骨折不愈合，骨缺损在行植骨术的同时进行内固定。

（2）禁忌证

1）全身情况不能耐受麻醉和手术创伤者，如伴有严重心、脑血管疾病、严重糖尿病、血友病等。

2）患肢有严重骨质疏松，内固定物植入不能确定有效者。

3）全身或患肢局部有活动性感染，如骨髓炎。

4）患肢皮肤或软组织大块缺损未获修复者。

（3）常用内固定方式及种类

1）钢丝内固定：多用于髌骨、尺骨鹰嘴、股骨大粗隆等部位骨折，或与克氏针联合应用。此外，对长管骨粉碎性骨折，有较大分离骨片者，在行髓内针固定的同时，可行钢丝环扎固定骨折片。其固定方式如图 2-5-65 所示。

2）螺丝钉（螺栓）内固定：螺丝钉多与钢板联合应用，但在胫骨内踝、尺骨鹰嘴、股骨内、外髁等处骨折时，亦可单独使用。螺丝钉的种类有皮质骨螺钉和松质骨螺钉两大类，其固定方式如图 2-5-66 所示。螺栓外形与机械螺钉相同。常用于胫骨髁等部位骨折

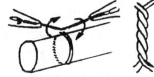

图 2-5-65　钢丝结扎固定

（图2-5-67）。加压螺旋钉系指单独应用于某些特殊部位骨折的螺钉，如用于股骨颈骨折的双头螺纹加压钉（图2-5-68）。可对股骨颈骨折产生轴向加压作用。

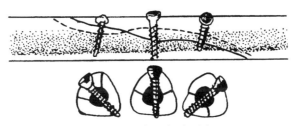

图 2-5-66　螺丝钉内固定

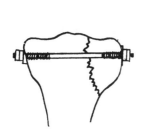

图 2-5-67　螺栓内固定

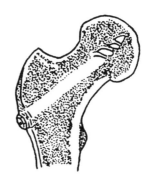

图 2-5-68　加压螺丝钉内固定

3）接骨板螺钉内固定：直型接骨板常用于长骨干骨折，如股骨、胫骨、肱骨、尺骨、桡骨骨折等，特殊类型的接骨板用于固定某些特殊部位的骨折。直型接骨板有普通接骨板和加压接骨板两类，其固定方式如图2-5-69所示。特殊型接骨板系指用于某些特殊部位骨折的异形接骨板和起某些特殊作用的接骨板。如用于固定股骨髁间骨折的"L"形接骨板，用于固定股骨粗隆间骨折的套筒接骨板（鹅头钉板），用于固定胫骨髁骨折的"T"形接骨板等（图2-5-70）。

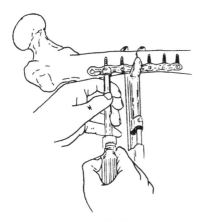

图 2-5-69　钢板内固定

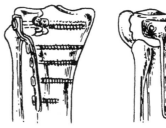

图 2-5-70　"T"形接骨板内固定

4）骨圆针内固定：骨圆针内固定临床应用广泛，常用于四肢长管骨干骺端骨折如股骨颈骨折、肱骨髁上骨折等；部分髁部骨折如肱骨内、外髁骨折；部分长骨干骨折，如尺桡骨折、锁骨骨折等；四肢短管骨骨折，如掌骨、跖骨、指骨骨折等；儿童骨骺骨折或骨骺分离。

骨圆针的固定方法主要有髓内固定，如掌、跖骨骨折等；交叉固定，如肱骨髁上骨折等；斜行（成角）固定，如肱骨外髁骨折等；制成"▯"形钉（骑缝钉）用于足部三关节融合固定或固定某些干骺端部松质骨骨折；与钢丝联合做张力带内固定，如髌骨骨折、尺骨鹰嘴骨折等。

5）髓内针内固定：主要用于长管骨上1/3及中1/3骨折，如股骨、肱骨、尺骨、胫骨等；或用于长管骨大段骨缺损及多段骨折。根据髓内针的形态分类，可分为V形（V形针）、n形（梅花针）、厶形（三角针）、三棱形（三刃针）、菱形（菱形针）、矩形（双矩髓内针）、圆形（Ender针）、四边形（插销髓内针）等。根据髓内针的功能分类，又可分为普通髓内针和加压髓内针两种。髓内针的穿针方法有开放式和闭合式两种，其中开放式穿针又有顺行和逆行穿针法两种方法（图2-5-71）。

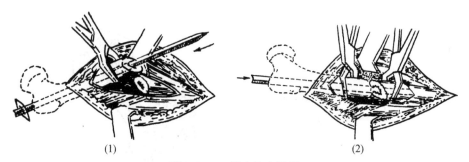

(1)　　　　　　　　　　　　　(2)

图2-5-71　髓内针内固定
(1) 逆行打入近端；(2) 顺行打入远端

三、手 术 疗 法

自古以来，手术疗法一直是中医治疗疾病的重要手段之一。《列子·汤问》记载了著名医家秦越人（扁鹊）在全麻下施行开胸术的事例。骨伤手术在隋唐时期已开展，唐·蔺道人《仙授理伤续断秘方》载："凡皮破骨出差爻，拔伸不入，搎捺相近，争一二分，用快刀割些捺入骨。"至元代，手术与麻醉技术有所发展，危亦林《世医得效方·正骨兼金镞科》有麻醉下进行骨伤手术的记载。历代医书中关于手术与麻醉术均有记载，且有专著。手术疗法可用以弥补其他疗法之不足。限于篇幅，下面仅简要介绍几种骨伤科常用术式。

（一）截骨术

截骨术的目的是截断骨骼，改变其方位、角度、长度等，并重新对合，以矫正畸形，改变负重力线。截骨术有楔形截骨术、旋转截骨术及移位截骨术三种。可用于矫正长骨的成角畸形，旋转畸形，以改变长骨的负重力线，或进行骨延长或骨缩短，以矫正下肢不等长。

行截骨术前，须根据X线片准确地测定截骨位置，方向和角度。操作时，应根据术前确定的截骨位置和角度，在骨面准确刻划出截骨线后，再行截骨。截骨位置应尽量选择在血液供给好，断面宽，容易愈合，含松质骨较多的部位（如干骺端）；或选择在畸形最明显的部位。截骨面应平整，两端吻合密切，并采用有效可靠的内固定或施行骨外固定器固定，使断端面有一定的压缩力，以促进骨愈合。

（二）骨移植术

骨移植术是指将骨组织移植至骨骼有缺损或骨折不愈合的部位，以达到填充缺损，促进愈合及加强支撑或固定目的的手术。

移植骨可以游离骨块的形式植入，亦可以带肌蒂或血管蒂的形式植入。移植骨的来源多取自患者自身体内称为自体骨，因其不存在免疫排斥反应的问题，故成功率较高。但随着现代库骨处理，保存及灭菌技术的进展，特别是近年来骨形态生成蛋白（BMP）的发现和应用，同种异体骨作为替代材料已广泛应用于临床。骨移植的方法很多，下面介绍三种基本方法。

1. 上盖植骨术 主要用于治疗长管骨干部位骨折不愈合或骨缺损，可达到促进骨折愈合和固定骨端的双重目的。植骨时，先用骨凿在两骨端预定植骨面，凿去部分骨皮质（勿涉及骨髓腔），使两骨端形成一可以连续的平面，其长度和宽度应与植骨块基本吻合。

然后将皮质植骨块跨越两骨端，置于两骨端已凿好的平面上，并使两者紧密接触，再用螺钉将骨片固定于主骨上。缺损空隙处可用碎松质骨片填充（图2-5-72）。为了加强固定作用，可用两块皮质骨块，置于主骨的两侧，然后再用螺钉固定。此法称为双侧上盖植骨术，临床多用于治疗难治的骨折不愈合或骨缺损，如邻近关节的骨折不愈合或骨缺损。

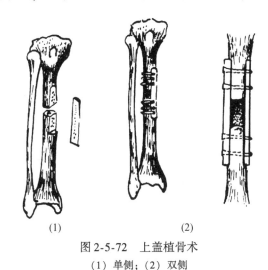

（1）　　　　　　　　（2）

图 2-5-72　上盖植骨术

（1）单侧；（2）双侧

2. 松质骨植骨术 应用范围很广，常与骨折内固定术或坚质骨植骨并用，或用于填充骨囊肿、良性骨肿瘤及骨结核等病灶清除后所遗留的骨空腔内，或用于关节及脊柱融合术，松质骨植骨的优点是可切成各种形状，填塞于需要植骨的部位。移植骨比较疏松，容易建立血液循环，成骨作用强。松质骨植骨如与骨折内固定术或坚质骨移植术同时应用，可将松质骨块剪成多个骨条或骨片，纵行置放于骨折部周围；如用于填充病灶清除后的骨腔，可将松质骨剪成小碎块或细小的条片，并紧紧填充于骨腔中。

3. 带肌蒂骨块移植术 带肌蒂骨块移植术系在肌肉附着的骨骼处切取骨块，保留移植骨的肌肉附着及骨膜，依靠肌蒂的血液供应滋养移植骨。将此带肌蒂骨块移植至邻近的骨折、骨缺损处或骨坏死区，以促进骨愈合，提高疗效。临床常用带股方肌蒂骨块或带缝匠肌蒂骨块移植治疗股骨颈骨折；带肌蒂腓骨段移植治疗胫骨大段缺损等。

（三）肌腱缝合技术

肌腱缝合方法很多，下面仅介绍两种常用的方法。

1. "8"字缝合法 适用于缝合两断端同等粗细的肌腱，能承受较大张力，不易使肌腱撕脱，是各种肌腱缝合的常用方法之一。

先在距断端1~1.5cm处，横行穿过一针，再将两针向断端方向交叉式穿过肌腱并从其两侧缘穿出。接着将 2 针由侧方斜行穿入，从断面处穿出（形成"8"字）；然后，2 针由远侧断面穿入，从侧面穿出并拉紧缝线，使两个切断面紧密对合。然后在远端肌腱亦作一次"8"字缝合，并拉紧打结（图 2-5-73）。

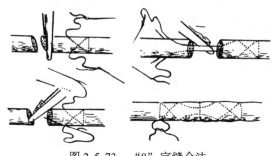

图 2-5-73　"8"字缝合法

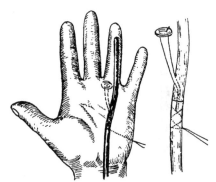

图 2-5-74　钢丝抽出缝合法

2. 钢丝抽出缝合法　适应于容易发生粘连及张力较大肌腱的缝合。为增强拉力，减少组织对缝合线的反应，可应用细钢丝缝合，操作方法基本与丝线"8"字缝合法相同，但仅在近侧端缝成"8"字，远侧端不做"8"字缝合，只将钢丝的两端经针导引由断面直行地穿入，在距离断端 1～2cm 处穿出，再分别经皮穿出，固定于纽扣上，以方便日后抽出钢丝，最后在近侧"8"字起始部的钢丝上，再套上另一根钢丝，合成一股后，由皮肤引出，作为钢丝拔出线（图 2-5-74）。

（四）肌腱固定技术

肌腱固定术系指将肌腱与骨固定，常用于肌腱转移及肌腱附着点撕脱的修复。

1. 肌腱与骨面固定法　先将预定附着点骨面皮质骨凿成粗糙面（以利于肌腱愈着），开在粗糙面远侧横行钻一骨孔。然后在肌腱断端做一"8"字缝合，再将缝线两端交叉穿过横行骨孔，最后在骨面上打结（图 2-5-75）。

2. 返回式固定法　适用于细长肌腱的固定。骨面附着点及钻孔方法同前，然后将肌腱穿过骨孔，拉紧后再返回与其在骨外的部分缝合（图 2-5-76）。

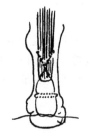　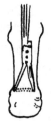

图 2-5-75　肌腱与骨面固定法　　图 2-5-76　肌腱穿过骨洞返回与近端缝合固定

3. 钢丝抽出固定法　适用于肌腱与足跗骨、跟骨或指骨固定。以肌腱固定于跗骨为例，先在跗骨上向足底方向钻一孔道，然后用肌腱钢丝抽出缝合法缝合肌腱，再用直针带着不锈钢丝穿过骨孔道并穿出足底皮肤，拉紧钢丝使肌腱末端纳入骨洞内，最后将钢丝穿过数层纱垫和纽扣洞，并打结固定。如张力很大者，可将钢丝穿出石膏，将其固定在石膏外的纽扣上，以避免皮肤发生坏死。

（五）清创术

对开放性损伤的污染创口进行处理，以使其转变为清洁创口，并力争尽早闭合伤口的手术，称为清创术。清创术必须在创口未发生感染之前进行，否则，即须按感染创口处理。一般创口受伤6~8小时内，仅受到污染，尚未形成感染，此时异物和细菌均在创口的表面，所以经过清创可以达到创口清洁的目的，因此，在患者全身情况允许的条件下，应争取尽早施行清创术。下面简介清创术的主要步骤。

1. 清洗与消毒 麻醉后，先用无菌纱布敷料盖住创口，剃除创口周围皮肤的汗毛，以软毛刷蘸肥皂液刷洗创口周围皮肤（如有油垢先用乙醚或汽油擦拭除去），刷洗一遍后，用无菌生理盐水冲洗干净，并依法再刷洗两次。然后用大量生理盐水冲洗创口，同时用纱布轻轻地洗擦创口内的组织，清除异物和游离的组织碎屑等。根据污染情况，再以3%过氧化氢冲洗创口，并用生理盐水再冲洗一次，擦干皮肤，常规消毒和铺无菌巾。

2. 创口处理 首先沿创口边缘切除不整齐或缺血的皮缘1~2mm。如创口皮缘整齐，无明显挫灭者可不切除，尤其是手部皮肤应尽量少切除或不切除，以免因皮肤缺损过多而造成创口闭合困难或造成功能障碍。然后用拉钩牵开创口，以刀或剪彻底切除污染或损伤的皮下组织和异物，并清除死腔，必要时应由浅及深地扩大创口。

3. 筋膜肌肉损伤的处理 延长创口的同时，深筋膜要做相应切开，以显露深部组织及减压，对挫灭坏死部分筋膜，要彻底切除，对颜色暗紫，切割不出血或刺激不收缩的肌肉应予切除，直切至出血的肌肉为止。此外，污染严重及破损的肌腱亦应切除。

4. 神经、血管损伤的处理 对有污染的神经，可将其鞘膜连同污染一并切除，但勿切伤或切除神经，如创口污染明显，可用黑丝线将神经断端定位缝合在附近的软组织上，留待二期缝合。主要血管损伤，应积极采取措施，予以修补或吻合；次要血管损伤，无条件修复时，可予结扎。

5. 骨折的处理 骨表面或髓腔内的污染物，可用咬骨钳咬除或用刮匙清除，并用大量生理盐水冲洗。游离小碎骨片应予摘除，凡与软组织和骨膜相连的骨片，尤其是大骨片均应保留，以免造成骨缺损。如受伤时间短，清创彻底，且技术条件允许的情况下，可将骨折作内固定。否则，可选用外固定器固定。

6. 关节伤的处理 要彻底清除关节内的所有坏死组织和异物，再用大量生理盐水冲洗关节腔。尽量保留关节囊，并予严密缝合，然后置入持续灌注管，术后做持续灌注，负压吸引。

7. 创口的缝合 如受伤时间短、污染轻，且清创彻底的创口可做一期缝合，如创口张力较大，关闭困难者可做减张切口后缝合；如污染较重，损伤较大，但在6~8小时之内清创者，可在4~7日后做延期缝合；如创口污染严重，软组织挫灭面广，且清创超过10小时者，则应待二期缝合；无论创口做何种缝合，均应置入引流条或引流管引流，以预防和治疗创口感染。

四、练功疗法

练功疗法古称导引，它是通过肢体运动的方法来防治某些伤病，促使肢体功能加速恢复的一种方法。张介宾在《类经》注解中说："导引，谓摇筋骨，动肢节，以行气血也"，"病在肢节，故用此法。"张隐庵的注解认为"气血之不能疏通者宜按跷导引"。华佗根据"流水不腐，户枢不蠹"的道理，总结前人的经验而创立了五禽戏。后世医家又在临床实践中不断积累经验，逐步将导引发展成为一种独特的功能锻炼疗法。

（一）练功疗法的分类

1. 徒手锻炼

（1）患肢自主锻炼（局部锻炼）：指患者在医生的指导下，进行患肢的自主锻炼，以促使功能尽快恢复，防治关节僵硬、肌肉萎缩等并发症。其主要形式有患肢肌肉的等长收缩，骨伤病早期未固定关节的活动及后期受累关节的锻炼等。

（2）全身锻炼：指患者在医生的指导下，进行全身锻炼，可促进血液循环，气血运行，提高整体脏腑组织器官的功能，增强抗病能力，促进伤病恢复。其主要形式有气功、太极拳、医疗体操等。

2. 器械锻炼 即采用器械辅助锻炼，其主要目的是加强伤肢的负荷（刺激量），弥补徒手锻炼之不足，以尽快恢复伤肢的肌肉力量和关节功能。其主要形式有蹬车、手拉滑车、握搓健身球、足蹬滚棒等。

（二）练功疗法的作用

1. 活血化瘀、消肿定痛 损伤后瘀血凝滞，络道阻塞不通而致疼痛肿胀。局部锻炼与全身锻炼能起到推动气血流通，促进血液循环的作用，达到活血化瘀、消肿定痛的目的。

2. 濡养筋络、滑利关节 损伤后局部气血不充，筋失所养，酸痛麻木。功能锻炼后血行通畅，化瘀生新，舒筋活络，筋络得到濡养，关节滑利，屈伸自如。

3. 防治肌肉萎缩 骨折、脱位及严重筋伤往往因制动而致肢体废用，必然导致某种程度的肌肉萎缩。积极练功如肌肉的收缩、舒张活动可以使肌肉始终处于大脑的支配之下并受生理性刺激，因而可以减轻或防止肌肉萎缩。

4. 防治关节粘连和骨质疏松 关节粘连和骨质疏松的原因是多方面的，但其最主要的原因是患肢长期固定和缺乏活动锻炼。积极进行功能锻炼可以使气血宣畅，关节滑利，筋骨健壮，避免或减轻关节粘连和骨质疏松。

5. 促进骨折愈合 功能锻炼能促进气血循行，起祛瘀生新之效而有利于接骨续损。在夹板的有效固定下进行练功，不仅能使骨折的残余移位逐渐得到纠正，而且可以使骨折断面受到恒定的、间断的有利应力刺激，从而有利于骨痂生长，促进骨折愈合。

6. 促进功能恢复 损伤可致全身气血脏腑功能失调，并能由此而致风、寒、湿邪侵袭。练功能调节机体功能，促使气血充盈、肝血肾精旺盛、筋骨强劲，从而加速整体与局部功能的恢复。

（三）应用原则及注意事项

（1）根据患肢损伤的具体情况及不同阶段指导患者进行针对性锻炼，并督促患者执行。

（2）将功能锻炼的目的、意义及必要性向患者说明，充分发挥其主观作用，增强其信心和耐心。

1）上肢练功的主要目标是恢复手的运用功能，凡上肢损伤，均应注意手部各指间关节、掌指关节的早期练功活动，以保持其灵活性。

2）下肢练功的主要目标是恢复负重和行走功能，凡下肢损伤，均应注意保持各关节的稳定性，力求臀大肌、股四头肌、小腿三头肌肌力的强大有力。

3）以主动锻炼为主，辅以被动活动，骨关节损伤的治疗目的主要是恢复患肢功能，而功能的恢复必须通过患者的主动锻炼才能取得，任何治疗都无法代替而只能辅助或促进主动锻炼。这是因为，功能的发挥必须由神经支配下的肌肉运动来带动关节和肢体；只有主动锻炼才能恢复肌肉张力，防止肌肉萎缩，协调肌群运动。此外，从发生意外损伤的角度看，主动锻炼是由患者自己掌握的，一般不易过度而发生损伤；而被动活动则不然，无经验的医生可能造成患肢新的损伤。

4）加强有利的活动，避免不利的活动，如在骨折的功能锻炼中，凡与骨折原始移位方向相反的活动，因其有助于维持骨折的对位，防止再移位（如屈曲型胸腰椎椎体压缩性骨折的腰背肌功能锻炼，外展型肱骨外科颈骨折的内收活动等），故属于有利的活动，应得到加强；反之，与骨折移位方向一致的活动，可造成骨折的再移位或不利于骨折的愈合（如屈曲型胸腰椎骨折的弯腰活动，外展型肱骨外科颈骨折的外展活动），故应予避免。应经常检查患者的锻炼方式是否得当，锻炼效果是否良好，并及时纠正错误，肯定成绩。

5）循序渐进，持之以恒，功能锻炼不可急于求成，而应严格掌握循序渐进的原则，锻炼的力度由弱至强，动作的幅度由小渐大，次数由少到多，时间由短至长，尤其重要的是练功的方式应适应创伤修复各个阶段的病理特点。如此才能防止出现偏差或加重损伤。

此外，只要不出现意外和异常反应，功能锻炼就必须坚持不懈，持之以恒，如此才能获得预期的效果。切不可间断锻炼，一曝十寒。

（四）锻炼方法

1. 颈部锻炼方法

（1）前屈后伸法：坐或站立位，双足分开与肩等宽，吸气时头部后仰，使颈部充分后伸，呼气时颈部尽量前屈。

（2）颈部侧屈法：吸气时头部向左侧屈，呼气时头部回归正中位，随后再如法做右侧屈及回归动作。

（3）颈部左右旋转法：吸气时，头颈向右后转，眼看右后方，呼气时回归中位；随后如法向左后转及回归动作。

（4）颈部前伸旋转法：吸气时头部前伸并侧转向右前下方，眼看右前下方；呼气时头颈回归正中位，随后如法做头颈前伸向左前下方及回归动作（图2-5-77）。

（5）颈部后伸旋转法：吸气时头颈尽力转向后上方，眼看右后上方，呼气时回归正中位；随后如法做头颈部向左后上方转及回归动作。

（6）颈部环转法：头颈部向左右各环转数次，此法实为上述活动的综合。

2. 腰部锻炼方法

（1）前屈后伸法：站立位，两足分开与肩等宽，双下肢保持伸直，腰部前屈手掌尽量着地；后仰时双下肢仍保持伸直位，腰部尽量过伸，上半身后仰。

（2）侧屈法：姿势同前，腰部向左或向右做充分侧屈活动，每次均应达到最大限度。

（3）旋转法：姿势同前，两肩外展，双肘屈曲，上半身向左或向右做转身活动，每次均应达到最大限度，眼睛的视线亦应随之转向左后方或右后方（图2-5-78）。

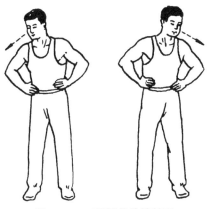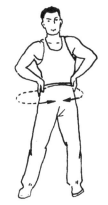

图 2-5-77　颈部前伸旋转法　　　　　　图 2-5-78　腰部旋转法

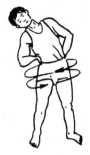

图 2-5-79　腰部回旋法

（4）回旋法：姿势同前，两腿伸直，上身正直，两手托护腰部，做腰部向左或向右大回旋运动（自左向前、右后做回旋动作及自右向前、左后回旋），此法实为上述三法动作的综合（图2-5-79）。

（5）仰卧起坐法：患者仰卧于硬板床上，两上肢向前伸直的同时逐渐坐起，弯腰直至两手触及足尖。

（6）仰卧位腰背肌锻炼之一（五点支撑法）：患者仰卧，先屈肘伸肩，后屈膝伸髋，同时收缩腰背肌，以两肘、两足和头枕部五点支重，使身体背腰部离开床面，维持一定时间然后恢复原位（抬起及复原时均应缓慢，下同）（图2-5-80）。

（7）仰卧位腰背肌锻炼之二（三点支撑法）：患者仰卧，两肘屈曲贴胸以两足头顶二点支重，使整个身体离开床面（图2-5-81）。

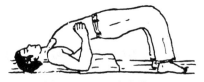

图 2-5-80　五点支撑法

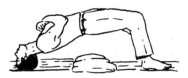

图 2-5-81　三点支撑法

（8）仰卧位腰背肌锻炼之三（拱桥式支撑法）：患者仰卧，两臂后伸，两腕极度背伸，两脚和两手用力将身体完全撑起，呈拱桥式悬空（图2-5-82）。

（9）俯卧位腰背肌锻炼法（图2-5-83）：准备姿势为患者俯卧，头转向一侧；两腿交替向后做过伸动作；两下肢同时向后做过伸动作；两腿不动，两上肢后伸，头颅抬起，使胸部离开床面；头胸和两下肢同时离开床面，仅腹部与床面接触。

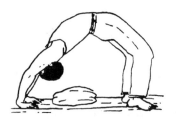

图 2-5-82　拱桥式支撑法

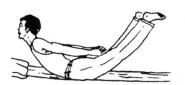

图 2-5-83　腰背肌锻炼法

（10）摇椅活动法：仰卧，两髋、膝极度屈曲，双手抱腿，使背部做摇椅式活动。

3. 上肢练功法

（1）耸肩法：坐或站位，患肢肘关节屈曲或轻屈，以健手扶托患肢前臂，患肩做向上、向下的收缩、放松运动。

（2）前后摆臂法：站立两足分开与肩同宽，弯腰，两上肢交替前后摆动，幅度由小至大，直至最大幅度（图2-5-84）。

（3）弯腰划圈法：站立，两足分开，与肩同宽，向前弯腰90°，患侧上肢下垂，做顺、逆时针划圈回环动作，幅度由小至大，速度由慢到快（图2-5-85）。

（4）肩臂回旋法：站立，姿势同上，健手叉腰，患肢外展90°握拳，先向前做回环旋转，再向后做回环旋转，速度由慢到快，幅度由小至大（图2-5-86）。

（5）手指爬墙法：面对或侧身向墙站立，用患侧手指沿墙徐徐向上爬行，使上肢高举到最大限度，然后沿墙下移回归原位（图2-5-87）。

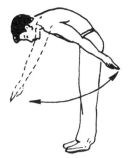
图 2-5-84 前后摆臂法

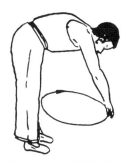
图 2-5-85 弯腰划圈法

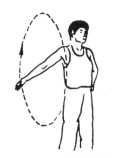
图 2-5-86 肩臂回旋法

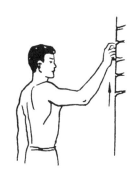
图 2-5-87 手指爬墙法

（6）推肘收肩法：患肘屈曲，腕部尽可能搭在健肩上，健手托住患肘，将患臂尽量内收向健侧，然后回归原位。

（7）反臂拉手法：患肩后伸内旋，腕背贴于腰部，然后健手从背后将患手拉向健侧肩胛骨。随着功能的恢复，健手握患手的部位应逐渐向肘部靠近，患手力争摸到健侧肩胛骨（图 2-5-88）。

（8）手拉滑车法：坐或站立于滑车下，两手持绳之两端。健手用力牵拉带动患肢来回拉动，幅度可逐渐增大（图 2-5-89）。

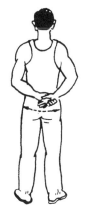
图 2-5-88 反臂拉手法

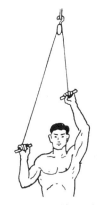
图 2-5-89 手拉滑车法

（9）反掌上举法：站立，两足分开与肩同宽，两手放在胸前手指交叉，掌心向上，反掌向上抬举上肢，同时眼看手指，然后还原。可由健肢用力帮助患臂上举，高度逐渐增加（图 2-5-90）。

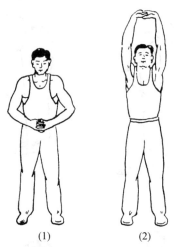

(1)   (2)

图 2-5-90　反掌上举法

（10）肘部屈伸法：坐位，患肢上臂平放于台面，前臂旋后，握拳，健手握患肢前臂，并带动患肘做屈曲伸直锻炼，尽力活动至最大范围。

（11）前臂旋转法：坐或立位，屈肘90°，做前臂旋前、旋后活动，旋前时握拳，旋后时还原变掌；或旋后时握拳，旋前时还原变掌。亦可用健手协助患肢前臂做旋转活动。

（12）腕屈伸法：患肢腕关节用力做背伸、掌屈的动作或采用合掌压腕法：屈肘、前臂贴于胸前，两手掌或手背相贴，然后用力压腕。

（13）腕侧偏法：坐或立位，屈肘前臂中立位，患肢腕关节用力做尺偏及桡偏运动，尽力达到最大限度。

（14）腕部回旋法：体位同前，五指分开，患腕做回旋运动，或两侧手指交叉，用健手带动患腕做回旋运动。

（15）抓空握拳法：体位同上，手指尽量张开，然后用力屈曲握拳，左右交替进行。

（16）手捻双球法：体位同上，患手握两个大小适中的钢球或核桃，使球在手心中做交替滚动，以练习手指的活动。

4. 下肢练功法

（1）直腿抬高法：仰卧位，两下肢伸直，患肢用力伸直后慢慢屈髋，将整个下肢抬高，然后再逐渐放回原位，两下肢可交替进行，反复多次（图2-5-91）。

（2）举屈蹬空法：体位同上，将患肢直腿抬高45°时，屈髋、屈膝，然后用力伸直向外上方蹬出，反复多次（图2-5-92）。

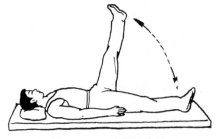

图 2-5-91　直腿抬高法

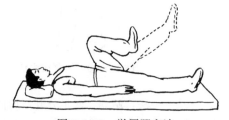

图 2-5-92　举屈蹬空法

（3）箭步压腿法：站立位，患腿向前迈出一大步，呈屈曲前弓态，健腿在后伸直，双手扶住患侧大腿做压腿动作，尽量使膝关节屈曲，踝关节背伸，同法练习健腿，两腿交替练习多次。

（4）侧卧展腿法：向健侧卧位，下肢伸直，将患侧大腿尽力外展，然后还原；继之向患侧卧位做健侧下肢外展运动（图2-5-93）。

（5）半蹲转膝法：两脚立正，足跟并拢，两膝微屈，两手扶于膝部，使两膝做顺、逆时针方向回旋动作（图2-5-94）。

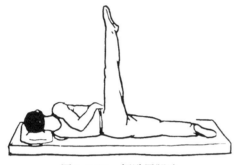
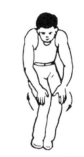

图2-5-93　侧卧展腿法　　　　图2-5-94　半蹲转膝法

（6）屈膝下蹲法：两足开立，与肩同宽，足尖着地，足跟轻提，两臂伸直平举，或两手扶住固定物，随后两腿下蹲，尽可能使臀部触及足跟。

（7）四面摆踢法：双下肢并立，两手叉腰四指在前，然后做下列动作：患肢大腿保持原位，小腿向后提起，然后患足向前踢出，足部尽量跖屈，还原；患侧小腿向后踢，尽量使足跟触及臀部，还原；患侧下肢抬起屈膝，患足向里横踢（髋外旋）似踢毽子一样，还原；患侧下肢抬起屈膝，患腿向外横踢（髋内旋）；继之换健侧下肢做同样动作。必要时，双手可扶住床架稳定身体，然后练习（图2-5-95）。

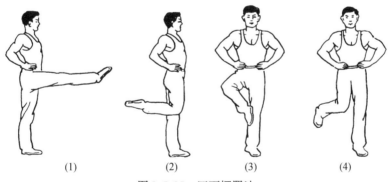

（1）　　　　（2）　　　　（3）　　　　（4）

图2-5-95　四面摆踢法

（8）踝部屈伸法：仰卧或坐位，足做背伸、跖屈活动，反复交替进行。

（9）踝部旋转法：体位同前，踝关节做顺、逆时针方向的旋转活动，反复交替进行。

（10）蹬滚木棒法：坐位，患足踏于竹管或圆棒上，做前后来回滚动圆棒的动作（图2-5-96）。

（11）蹬车运动法：坐于一特制的练功车上，做蹬车运动，模拟踏自行车（图2-5-97）。

（12）上下台阶法：借助于台阶高低的特点，练习下肢的活动。对髋、膝、踝关节的功能恢复均有帮助。

（13）负重伸膝法：坐位，患肢足部负一小沙袋，然后慢慢伸直膝关节，再慢慢屈膝，反复多次。

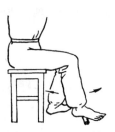 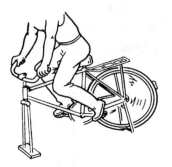

图 2-5-96　蹬滚木棒法　　　　图 2-5-97　蹬车运动法

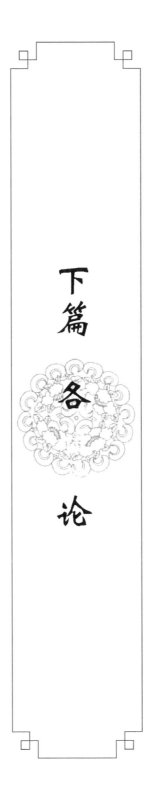

下篇 各论

第三章 骨 折

了解骨折的病因病机及分类，掌握骨折后的重要临床表现及骨折特征，骨折的并发症，熟悉骨折愈合过程，掌握骨折愈合标准及影响骨折愈合的因素，掌握骨折的处理原则，复位的标准及骨折畸形愈合、迟缓愈合及不愈合的处理原则，熟悉骨折的练功活动复位的标准及骨折畸形愈合、迟缓愈合及不愈合的处理原则。重点是新鲜骨折的处理原则，特别是手法复位夹板固定。

第一节 骨折概论

由于外力的作用破坏了骨的完整性或连续性者，称为骨折。骨折在甲骨文已有"疾骨"、"疾胫"、"疾肘"等病名；《周礼·天宫》记载了"折疡"；《灵枢·邪气藏府病形》记载了"折脊"；汉·马王堆出土的医籍也记载了"折骨"。"骨折"这一病名出自唐·王焘《外台秘要》。

一、骨折的病因病机

（一）骨折的病因

1. 外因 一般可分为直接暴力、间接暴力、肌肉牵拉力和累积性力四种。不同暴力性质所致的骨折，其临床特点各异。

（1）直接暴力：骨折发生于外来暴力直接作用的部位，如打伤、压伤、枪伤、炸伤及撞击伤等。这类骨折多为横断骨折或粉碎性骨折，骨折处的软组织损伤较严重。

（2）间接暴力：骨折发生于远离外来暴力作用的部位。间接暴力包括传达暴力、扭转暴力等。多在骨质较弱处造成斜形骨折或螺旋形骨折，骨折处的软组织损伤较轻。

（3）肌肉牵拉力：由于肌肉急骤地收缩和牵拉，可拉断或撕脱肌肉附着处的骨骼而发生骨折。如跌倒时股四头肌剧烈收缩可导致髌骨骨折，这类骨折的部位多为松质骨，血运较丰富，骨折愈合较快。

（4）累积性力：骨骼长期反复受到震动或形变，外力的积累，可造成慢性损伤的疲劳骨折。多发生于长途跋涉后或行军途中，以第二、三跖骨及腓骨干下 1/3 疲劳骨折为多见。这种骨折多无移位，但愈合缓慢。

2. 内因 骨折的发生，外因是很重要的，但它与年龄、健康状况、骨的解剖部位和结构、骨骼是否原有病变等内在因素关系十分密切。

（1）年龄和健康状况：年轻力壮，气血旺盛，筋骨强健，身体灵活，能耐受较大的外力，除较重的暴力外，一般不易发生骨折。相反，年老体弱，气血虚亏，肝肾不足，骨质松脆，筋骨痿弱无力，若遭轻微外力，则可引起骨折。

（2）骨的解剖部位和结构状况：幼儿骨膜较厚，骨的胶质较多，易发生青枝骨折；18 岁以下的青少年，骨骺未闭合，易发生骨骺分离；肱骨下端扁而宽，前面有冠状窝，后面有鹰嘴窝，中间仅一层较薄的骨片，这一部位就容易发生骨折；在骨质的疏松部位与致密部位交接处（如肱骨外科颈、桡骨下端等）和脊柱的活动段与静止段交接处（如脊柱胸腰段等）也容易发生骨折。

（3）骨骼的病变：如先天性脆骨病、营养不良、佝偻病、甲状旁腺功能亢进症、骨囊肿、骨结核、化脓性骨髓炎、原发性或转移性骨肿瘤等，骨骼本身已有病变或骨质已遭破坏，若遭受轻微的外力就能导致骨折。这类骨折是原发疾病发展的必然结果，而骨折往往是这些疾病使人注意的首要症状。

（二）骨折的移位

骨折移位的程度和方向，一方面与暴力的大小、作用方向及搬运情况等外在因素有关，另一方面还与肢体远端的重量、肌肉附着点及其收缩牵拉力等内在因素有关。骨折移位方式有下列五种（图 3-1-1），临床上常合并存在。

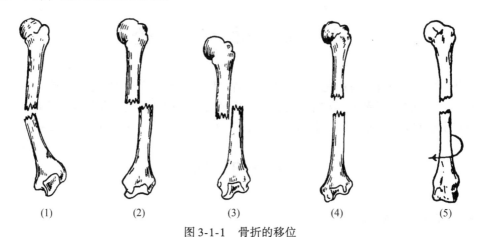

|(1)|(2)|(3)|(4)|(5)|

图 3-1-1　骨折的移位
（1）成角移位；（2）侧方移位；（3）缩短移位；（4）分离移位；（5）旋转移位

1. 成角移位　两骨折端之轴线交叉成角；以角顶的方向称为向前、向后、向内或向外成角。

2. 侧方移位　两骨折端移向侧方，四肢按骨折远端的移位方向称为向前、向后、向内或向外侧方移位；脊柱则以上位椎体移位方向来分。

3. 缩短移位　两骨折端互相重叠或嵌插，骨的长度因而缩短。

4. 分离移位　两骨折端互相分离，骨的长度增加。

5. 旋转移位　骨折段围绕骨之纵轴而旋转。

二、骨折的分类

对骨折进行分类，是决定治疗方法和掌握其发展变化规律的重要环节。骨折的分类方法很多，兹将主要的分类方法介绍如下。

（一）根据骨折处是否与外界相通分

1. 闭合骨折　骨折处皮肤或黏膜未破裂，骨折断端不与外界相通者。

2. 开放骨折　有皮肤或黏膜破裂，骨折处与外界相通者。

（二）根据骨折的损伤程度分

1. 单纯骨折 无并发神经、重要血管、肌腱或脏器损伤者。

2. 复杂骨折 并发神经、重要血管、肌腱或脏器损伤者。

3. 不完全骨折 骨小梁的连续性仅有部分中断者。此类骨折多无移位。

4. 完全骨折 骨小梁的连续性中断者。管状骨骨折后形成远近两个或两个以上的骨折段。此类骨折断端多有移位。

（三）根据骨折线的形态分（图3-1-2）

1. 横断骨折 骨折线与骨干纵轴垂直或接近垂直。

2. 斜形骨折 骨折线与骨干纵轴斜交成锐角。

3. 螺旋形骨折 骨折线呈螺旋形。

4. 粉碎骨折 骨碎裂成三块以上，称粉碎骨折。骨折线呈"T"形或"Y"形时，又称"T"型或"Y"型骨折。

5. 嵌插骨折 发生在长管状骨干骺端密质骨与松质骨交界处。骨折后，密质骨嵌插入松质骨内，可发生在股骨颈和肱骨外科颈等处。

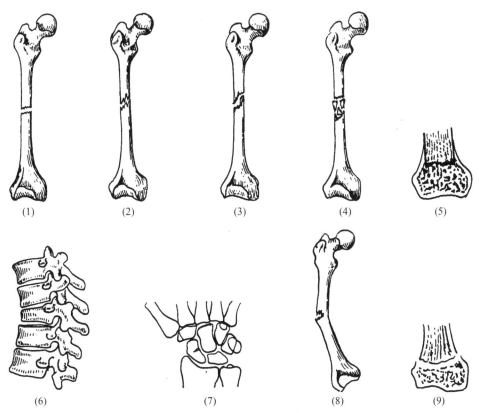

图 3-1-2 骨折的种类

（1）横断骨折；（2）斜形骨折；（3）螺旋骨折；（4）粉碎骨折；（5）嵌插骨折；（6）压缩骨折

（7）裂缝骨折；（8）青枝骨折；（9）骨骺分离

6. 压缩骨折 松质骨因压缩而变形，如脊椎骨、跟骨骨折等。

7. 裂缝骨折 或称骨裂，骨折间隙呈裂缝或线状，常见于颅骨、肩胛骨等处。

8. 青枝骨折 多发生于儿童。仅有部分骨质和骨膜被拉长、皱折或破裂，骨折处有成角、弯曲畸形，与青嫩的树枝被折时的情况相似。

9. 骨骺分离 发生在骨骺板部位，骨骺与骨干分离，骨骺的断面可带有数量不等的骨组织，故骨骺分离亦属骨折之一种。见于儿童和青少年。

（四）根据骨折整复后的稳定程度分

1. 稳定骨折 复位后经适当外固定不易发生再移位者，如裂缝骨折、青枝骨折、嵌插骨折、横形骨折等。

2. 不稳定骨折 复位后易于发生再移位者，如斜形骨折、螺旋形骨折、粉碎骨折等。

（五）根据骨折后就诊时间分

1. 新鲜骨折 伤后2~3周以内就诊者。

2. 陈旧骨折 伤后2~3周以后就诊者。

（六）根据受伤前骨质是否正常分

1. 外伤骨折 骨折前，骨质结构正常，纯属外力作用而产生骨折者。

2. 病理骨折 骨质原已有病变，经轻微外力作用而产生骨折者。

三、骨折的诊断

骨折的诊断，是通过对患者受伤史、全身情况、局部情况的全面了解和受伤部位的X线检查等，将临床所收集的资料进行分析、归纳、判断和推理，从而做出骨折是否存在、骨折部位和类型、移位情况、有无并发症等正确诊断结果的过程。

在骨折诊断过程中，要仔细询问病史，详细进行体格检查，认真分析症状、体征和X线表现，从而得出全面正确的诊断，以免漏诊、误诊。

（一）受伤史

应了解暴力的方式（坠落、碰撞、打击、跌仆、扭转、挤压、压轧等）、性质（直接、间接、肌肉牵拉等）、方向、大小、作用部位，受伤姿势，受伤现场情况等，充分估计伤情。

（二）临床表现

1. 全身情况 轻微骨折可无全身症状。一般骨折，由于瘀血停聚，积瘀化热，常有发热（体温一般在38.5℃以内），5~7天后体温逐渐降至正常，无恶寒或寒战，兼有口渴、口苦、心烦、尿赤便秘、夜寐不安、脉浮数或弦紧、舌质红、苔黄厚腻等症。如并发外伤性休克和内脏损伤等，还有相应的表现。

2. 局部情况

（1）一般症状

1）疼痛和压痛：骨折后脉络受损，气机凝滞，阻塞经络，不通则痛，故骨折部出现不同程度的疼痛、直接压痛和间接压痛（纵轴叩击痛和骨盆、胸廓挤压痛等）。

2）肿胀和瘀斑：骨折后局部经络损伤，营血离经，阻塞络道，瘀滞于肌肤腠理，故伤处出现肿胀。若骨折处出血较多，伤血离经，透过撕裂的肌膜及深筋膜，溢于皮下，即成瘀斑。严重肿胀时还可出现水泡、血泡。

3）活动功能障碍：骨折后肢体失去杠杆和支柱作用，以及剧烈疼痛、肌肉痉挛、软组织损伤等影响，故伤肢活动功能障碍。一般来说，不完全骨折、嵌插骨折的功能障碍程度较轻；完全骨折、有移位骨折的功能障碍程度较重。

（2）骨折特征

1）畸形：骨折后常因暴力作用、肌肉或韧带牵拉、肢体重力和搬运不当等使断端发生移位，出现肢体外形改变而产生畸形。如缩短、成角、旋转、隆起、凹陷等畸形。

2）骨擦音：骨折断端相互触碰或摩擦而产生的响声。除不完全骨折和嵌插骨折外，一般在局部检查时用手触摸骨折处可感觉到。

3）异常活动：骨干部无嵌插的完全骨折，可出现像关节一样能屈曲旋转的不正常活动，又称假关节活动。

畸形、骨擦音和异常活动是骨折的特征，这三种特征只要有其中一种出现，在排除关节脱位、肌腱韧带断裂或其他病变引起肢体畸形时，即可在临床上初步诊断为骨折。但在检查时不应主动寻找骨擦音或异常活动，以免增加患者痛苦，加重局部损伤或导致严重的并发症。骨折端移位明显而无骨擦音，则骨折断端可能有软组织嵌入。

（三）X线检查

X线检查是骨折诊断的重要手段之一。它不仅能对骨折存在与否加以确认，而且还能显示骨折类型、移位方向、骨折端形状等情况。对于临床检查难以发现的骨折，如不完全骨折、体内深部骨折、小骨片撕脱骨折等，常依靠X线检查确诊。因此，暴力损伤者应常规进行X线检查。

X线摄片包括正、侧位，并须包括邻近关节，有时还要加摄特定位置或健侧相应部位的对比X线片。

尽管X线检查对于骨关节损伤的诊断如此重要，但决不应单纯依赖它去发现损伤，否则便有可能为X线照片的假象所蒙蔽。有些无移位的腕舟状骨折、股骨颈骨折早期，或肋软骨骨折，X线片不容易发现。当X线片与临床表现有矛盾，尤其是临床上有肯定体征，而X线片显示阴性时，必须以临床为主，或是再做进一步检查，从而发现问题；或是加摄健侧X线片，予以对比；若临床仍不能排除骨折，应定期随诊，再行摄片加以证实或排除。

临床检查应与X线检查相互补充，彼此印证，使诊断更为确切可靠。在急救现场，缺乏X线设备时，主要依靠临床检查来诊断骨折。

四、骨折的并发症

人体受暴力打击后，除发生骨折外，还可能有各种全身或局部的并发症。严重的并发症可于短时间内影响生命，必须紧急处理；有些并发症需与骨折同时治疗；有的则需待骨折愈合后处理。因此，必须做周密的全身检查，确定有无并发症，然后决定处理。

（一）外伤性休克

开放性骨折如不及时清创或清创不彻底，可引起化脓性感染，严重者可导致骨髓炎、败血症等；若发生厌氧性感染如破伤风、气性坏疽等，后果更加严重。

（二）内脏损伤

1. 肺损伤 肋骨骨折可合并胸膜、肺实质损伤或肋间血管破裂，可引起血胸或闭合性气胸、开放性气胸、张力性气胸或血气胸。

2. 肝脾破裂 暴力打击胸壁下部时，除可造成肋骨骨折外，还可发生肝或脾破裂，特别在有脾肿大时更易破裂，形成严重内出血和休克。

3. 膀胱、尿道、直肠损伤 耻骨和坐骨支同时断裂时，容易导致后尿道损伤，若此时膀胱处于充盈状态，则可被移位的骨折端刺破，这种膀胱损伤多为腹膜外损伤。骶尾骨骨折还可并发直肠损伤。

（三）重要动脉损伤

多见于严重的开放性骨折和移位较大的闭合性骨折。如伸直型肱骨髁上骨折伤及肱动脉（图3-1-3），股骨髁上骨折伤及腘动脉，胫骨上段骨折伤及胫前或胫后动脉等。动脉损伤可有几种情况：开放性骨折并发动脉破裂则鲜血从伤口喷射流出；由于骨折压迫或刺伤可发生血管痉挛，使血流不畅或完全不通，导致血栓形成；动脉被骨折端刺破，形成局部血肿，后期形成假性动脉瘤，若动、静脉同时被刺破，可形成动、静脉瘘。

重要动脉损伤后，肢体远侧疼痛麻木、冰冷、苍白或紫绀，脉搏消失或减弱。

（四）缺血性肌挛缩

它是筋膜间隔区综合征产生的严重后果，上肢多见于肱骨髁上骨折或前臂双骨折，下肢多见于股骨髁上或胫骨上端骨折。上、下肢的重要动脉损伤后，血供不足或因包扎过紧超过一定时限，前臂或小腿的肌群因缺血而坏死。神经麻痹，肌肉坏死，经过机化后，形成瘢痕组织，逐渐挛缩而形成特有的畸形—爪形手、爪形足，可造成严重的残废（图3-1-4）。

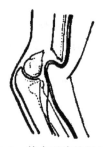 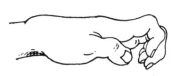 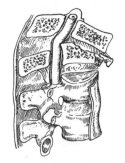

图 3-1-3 伸直型肱骨髁上骨折　　　图 3-1-4 缺血性肌挛缩　　　图 3-1-5 脊柱骨折脱位时
　　　损伤肱动脉　　　　　　　　　典型畸形　　　　　　　　损伤脊髓

（五）脊髓损伤

较严重的脊柱骨折脱位，可并发脊髓挫伤或断裂，从而导致损伤平面以下瘫痪（图3-1-5）。脊髓损伤多发生颈段和胸腰段。

（六）周围神经损伤

早期可因骨折时神经受牵拉、压迫、挫伤或刺激所致。后期可因外固定压迫、骨痂包裹或肢体畸形牵拉所致。肱骨髁上骨折可并发桡神经、正中神经损伤。腓骨头骨折可并发腓总神经损伤。神经损伤后，其所支配的肢体范围即可发生感觉障碍、运动障碍，后期出现神经营养障碍（图3-1-6~图3-1-9）。

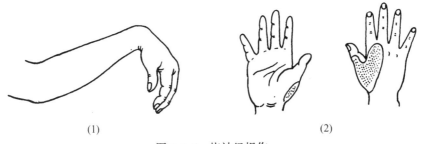

图 3-1-6 桡神经损伤

（1）腕下垂，拇指不能外展和背伸；（2）感觉障碍区

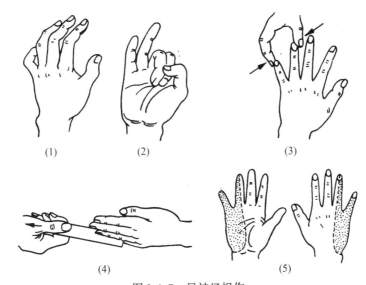

图 3-1-7 尺神经损伤

（1）爪形手；（2）第四、五指屈曲不全；（3）第四、五指不能外展、内收；
（4）第四、五指不能夹紧纸片；（5）感觉障碍区

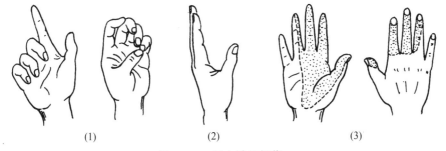

图 3-1-8 正中神经损伤

（1）第一、二指不能屈曲、第三指屈曲不全；（2）拇指不能对掌，不能向掌侧运动；（3）感觉障碍区

（七）脂肪栓塞

是少见而严重的骨折并发症，近年来随着复杂损伤增多而发病率有所增加。成人骨干骨折，髓腔内血肿张力过大，骨髓脂肪滴通过破裂静脉进入血流，形成脂肪栓子堵塞血管，可以引起肺、脑等重要脏器或组织的缺血，因而危及生命。

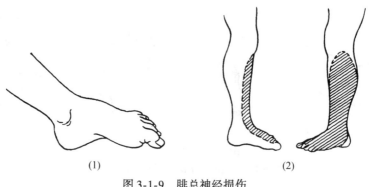

(1)　　　　　　　　　　　　(2)

图 3-1-9　腓总神经损伤

(1) 足下垂；(2) 感觉障碍区

（八）坠积性肺炎

下肢和脊柱骨折，须长期卧床，致肺功能减弱，痰涎积聚，咳出困难，引起呼吸系统感染，以老年患者多见，常因此而危及生命。故患者在卧床期间应多做深呼吸，或主动按胸咳嗽帮助排痰；注意练功活动，在不影响骨折治疗的前提下，应多起坐或做床上锻炼。

（九）褥疮

严重损伤昏迷或脊柱骨折并发截瘫等须长期卧床者，某些骨突部（如骶尾、后枕和足跟等处）受压，而致局部循环障碍，组织坏死，形成溃疡，经久不愈。对此应加强护理，早做预防。对褥疮好发部位要保持清洁、干燥，给予定时翻身、按摩，或在局部加棉垫、毡垫或空气垫圈等，以减少压迫。

（十）尿路感染及结石

脊柱骨折并发截瘫者，因排尿功能障碍长期留置导尿管，若处理不当，可引起逆行性尿路感染，发生膀胱炎、肾盂炎等。故应在无菌条件下，定期换导尿管和冲洗膀胱。长期卧床患者，骨骼脱钙，大量钙盐从肾脏排出，若患者活动少，饮水少，则排尿不畅，容易形成尿路结石。应鼓励患者多饮水，保持小便通畅。

（十一）损伤性骨化（骨化性肌炎）

关节内或关节附近骨折脱位后，因损伤严重、急救固定不良、反复施行粗暴的整复手法和被动活动，致使血肿扩散或局部反复出血，渗入被破坏的肌纤维之间，血肿机化后，通过附近骨膜化骨的诱导，逐渐变为软骨，然后再钙化、骨化，在 X 线片上可见到骨化阴影。临床上以肘关节损伤最容易并发，常可严重影响关节活动功能。

（十二）创伤性关节炎

骨折畸形愈合，以致关节面不平整或关节面受力不平衡，长期的关节活动磨损使关节软骨面损伤、退变，而发生创伤性关节炎。

（十三）关节僵硬

严重的关节内骨折可引起关节骨性僵硬。长期广泛的外固定引起关节周围软组织粘连和肌腱挛缩，也可导致关节活动障碍。因此，对关节内骨折并有积血者，应尽量抽净。固定的范围和时间要恰到好处，并早期进行关节的练功活动。

（十四）缺血性骨坏死

骨折段的血供障碍可发生缺血性骨坏死。以股骨颈骨折并发股骨头坏死、腕舟骨腰部骨折并发近侧段坏死为多见。

（十五）迟发性畸形

少年儿童骨骺损伤，可影响该骨关节生长发育，出现生长阻滞，日后逐渐（常需若干年）出现肢体畸形。如肱骨外髁骨折可出现肘外翻畸形，尺神经受牵拉而出现爪形手畸形。

在治疗骨折时，对这些并发症应以预防为主，如果已经出现则应及时诊断和妥善治疗，这样，大多数并发症都是可以避免或治愈的。

五、骨折的愈合过程

骨折愈合的过程就是"瘀去、新生、骨合"的过程。整个过程是持续的和渐进的，一般可分为血肿机化期、原始骨痂期和骨痂改造期。

（一）血肿机化期

骨折后，因骨折本身及邻近软组织的血管断裂出血，在骨折部形成了血肿，血肿于伤后 6~8 小时即开始凝结。骨折断端因损伤及血循环中断，逐渐发生坏死。断端及邻近组织细胞发生坏死，在骨折区很快引起一个急性炎症反应，血管扩张充血，血浆渗出。导致局部急性水肿，同时急性炎性细胞、多形核白细胞和巨噬细胞向骨折处迁移。急性炎症反应时间在 1 周左右。继之，血肿逐渐机化，肉芽组织再演变成纤维结缔组织，使骨折断端初步连接在一起，这就叫纤维性骨痂，约在骨折后 2~3 周内完成。在这一时期若发现骨折对线对位不良，尚可用手法再次整复、调整外固定或牵引方向加以矫正。此期应内服活血祛瘀药物，以加强骨折断端局部血液循环，并清除血凝块及代谢中分解产物。

（二）原始骨痂期

骨折后 24 小时内，骨折断端处的外骨膜开始增生、肥厚，外骨膜的内层即生化层，成骨细胞增生，产生骨化组织，形成新骨，称骨膜内骨化。新骨的不断增多，紧贴在骨皮质的表面，填充在骨折断端之间，呈斜坡样，称外骨痂。在外骨痂形成的同时，骨折断端髓腔内的骨膜也以同样的方式产生新骨，充填在骨折断端的髓腔内，称内骨痂。充塞在骨折断端之间由血肿机化而形成的纤维结缔组织，大部分转变为软骨，软骨细胞经过增生、变性钙化而骨化，称软骨内骨化。这种位于骨折断端间的骨痂，称桥梁骨痂。内、外骨痂与桥梁骨痂的形成速度并不一致，往往在骨折处呈一个梯度的变化，即在骨折中心含有血肿，血肿周围是松软的纤维软骨，软骨岛周围是塑形较好的软骨，在软骨外层是新生骨。这样，力学性能最差的位于中心，力学性能最好、塑形能力最强的位于外周。

由此可见，外骨痂生长最快，作用也最大；桥梁骨痂生长缓慢，作用也较弱，所以在骨折治疗中要注意保护骨膜和防止较大的血肿。当内、外骨痂与桥梁骨痂自骨折两端向骨折线生长，彼此会合后，又经过不断钙化，其强度足以抵抗肌肉的收缩、成角、剪力和旋转力时，则骨折已达到临床愈合，一般需 4~8 周。此时，骨折处无压痛，沿患肢纵轴叩击时亦无疼痛，自动或被动活动患肢时，骨折处也无异常活动，如 X 线片显示骨折线模糊，周围有连续性骨痂，则可解除外固定，加强患肢的活动锻炼。但若此时发现骨折对位对线不良，则手法整复已相当困难，调整外固定亦难以改善。这一时期内服药物以接骨续筋为主，佐以活血化瘀。

（三）骨痂改造期

骨折部的原始骨痂进一步改造，成骨细胞增加，新生骨小梁也逐渐增加，且逐渐排列规则和致密，而骨折端无菌坏死部分经过血管和成骨细胞、破骨细胞的侵入，进行坏死骨的清除和形成新骨的爬行替代过程，骨折部位形成了骨性连接，一般需要 8 ~ 12 周才能完成。此期内服药物应以补肝肾、养气血、壮筋骨为主。

随着肢体的活动和负重，在应力轴线上的骨痂，不断地得到加强和改造；在应力轴线以外的骨痂，逐渐被清除；使原始骨痂逐渐被改造成永久骨痂，后者具有正常的骨结构。骨髓腔亦再沟通，恢复骨之原形。成人其所需时间一般为 2 ~ 4 年，儿童则在 2 年以内。

六、骨折的临床愈合标准和骨性愈合标准

掌握骨折的临床愈合和骨性愈合标准，有利于确定外固定的时间、练功计划和辨证用药。

（一）骨折的临床愈合标准

（1）局部无压痛，无纵轴叩击痛。
（2）局部无异常活动。
（3）X 线片显示骨折线模糊，有连续性骨痂通过骨折线。
（4）功能测定，在解除外固定情况下，上肢能平举重量 1kg 达 1 分钟，下肢能连续徒手步行 3 分钟，并不少于 30 步。
（5）连续观察 2 周骨折处不变形，则观察的第一天即为临床愈合日期。2、4 两项的观察必须慎重，以不发生变形或再骨折为原则。

（二）骨折的骨性愈合标准

（1）具备临床愈合标准的条件。
（2）X 线片显示骨小梁通过骨折线。

附：成人常见骨折临床愈合时间参考表

骨折名称	时间（周）	骨折名称	时间（周）
锁骨骨折	4 ~ 6	股骨颈骨折	12 ~ 24
肱骨外科颈骨折	4 ~ 6	股骨转子间骨折	7 ~ 10
肱骨干骨折	4 ~ 8	股骨干骨折	8 ~ 12
肱骨髁上骨折	3 ~ 6	髌骨骨折	4 ~ 6
桡、尺骨干骨折	6 ~ 8	胫腓骨干骨折	7 ~ 10
桡骨下端骨折	3 ~ 6	踝部骨折	4 ~ 6
掌、指骨骨折	3 ~ 4	跖骨骨折	4 ~ 6

七、影响骨折愈合的因素

认识影响骨折愈合的因素，以便利用对愈合有利的因素和避免对愈合不利的因素。

（一）全身因素

1. 年龄 骨折愈合速度与年龄关系密切。小儿组织再生和塑形能力强，骨折愈合速度较快。老人骨质疏松，功能衰减，骨折愈合速度缓慢。如股骨干骨折的临床愈合时间，小儿需要1个月，成人往往需要3个月左右，老年人则需更长的时间。

2. 健康情况 身体总是动员体内一切力量来促进骨折愈合的。身体强壮，气血旺盛，对骨折愈合有利；反之，慢性消耗性疾病，气血虚弱，如糖尿病、重度营养不良、钙代谢障碍、骨软化症、恶性肿瘤或骨折后有严重并发症者，则骨折愈合迟缓。

（二）局部因素

1. 断面的接触 断面接触大则愈合较易，断面接触小则愈合较难，故整复后对位良好者愈合快，对位不良者愈合慢，螺旋形、斜形骨折往往也较横断骨折愈合快。若有肌肉、肌腱、筋膜等软组织嵌入骨折断端间，或因过度牵引、内固定不恰当而造成断端分离，则妨碍骨折断面的接触，愈合就更困难。

2. 断端的血供 组织的再生，需要足够的血液供给。血供良好的松质骨部骨折愈合较快，而血供不良的部位骨折则愈合速度缓慢，甚至发生迟缓愈合、不愈合。例如，胫骨干下1/3的血供主要依靠由上1/3进入髓腔的营养血管，故下1/3部骨折后，远端血供较差，愈合迟缓；股骨头的血供主要来自关节囊和圆韧带的血管，股骨头下部骨折后，血供较差，愈合迟缓，甚则发生不愈合。腕舟骨的营养血管由掌侧结节处和背侧中央部进入，腰部骨折后，近段的血供就较差，愈合迟缓（图3-1-10）。

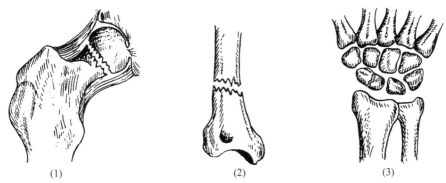

(1)   (2)   (3)

图3-1-10 因血液供应差而影响骨折愈合的常见部位
（1）股骨颈囊内骨折；（2）胫骨下1/3骨折；（3）舟状骨骨折

3. 损伤的程度 有大块骨缺损的骨折、严重的粉碎性骨折、一骨数段骨折或软组织损伤严重、断端形成巨大血肿者，骨折的愈合速度缓慢。骨痂的形成，主要来自外骨膜和内骨膜，故骨膜的完整性对骨折愈合有较大的影响。骨膜损伤严重者，愈合也较困难。

4. 感染 感染可引起局部长期充血、脱钙，使骨化过程难以进行，感染未有效控制，骨折难以愈合。如果感染停止，骨折是可以愈合的。

5. 骨疾病 某些骨病和骨肿瘤造成的病理骨折，在其原发病未处理好前，骨折愈合较困难。

如果原发病处理好，骨折可以愈合。但恶性肿瘤患者，往往预后不良。

6. 固定 恰当的固定可以维持骨折整复后的位置，防止软组织再受伤和血肿再扩大，保证骨折愈合过程顺利进行。而固定不足，如固定范围过小、固定强度过弱、固定时间过短等，可增加骨折断端的剪力或旋转力，干扰骨痂生长，或破坏愈合中的骨痂，使骨折迟缓愈合或不愈合。反之，固定太过，使局部血运缓慢、骨代谢减退、骨质疏松、肌肉萎缩，对骨折愈合也不利。

7. 运动 在有效固定保证骨折不再发生移位的条件下，进行肢体恰当练功活动，能加速骨折局部血液循环，增加骨折断端的垂直压应力，从而促进骨折愈合；而不恰当的运动，如超过固定强度的活动，与创伤机制一致的活动，以及某些骨折应禁止的活动等，都对骨折愈合不利，甚至发生迟缓愈合或不愈合。

8. 药物 骨折三期辨证，早期活血化瘀，消肿止痛；中期接骨续筋，和营生新；后期补肝肾，养气血，强壮筋骨。通过正确的内外用药，能增加骨折局部的血液循环，促进血肿的吸收和机化，加速骨折愈合过程。误治则影响骨折的愈合。

八、骨折的急救

骨折的急救是对创伤骨折伤员的现场救护。急救的目的是抢救生命，保护伤肢，使伤员安全迅速抵达医院，得到及时救治。在急救现场，一般应了解伤情，有重点的体格检查，迅速做出诊断，然后做必要的临时处理。如患者处于休克状态，应以抗休克为首要任务，注意保暖，有条件应立即输血、输液；对有颅脑损伤伴肢体骨折者，应做简单临时固定。最后用正确搬运方法送至附近医院治疗。

九、骨折的治疗

治疗骨折，应在继承中医丰富的传统理论和经验的基础上，结合现代自然科学（如生物力学和放射学等）的成就，贯彻固定与活动统一（动静结合）、骨与软组织并重（筋骨并重）、局部与整体兼顾（内外兼治）、医疗措施与患者的主观能动性密切配合（医患合作）四个基本治疗观点，辨证地处理好复位、固定、练功活动、内外用药四大骨折治疗原则之间的关系，尽可能做到骨折复位不增加局部组织损伤，固定骨折而不妨碍肢体活动，进而促进全身气血循环，增强新陈代谢，使骨折愈合与功能恢复齐头并进，达到患者痛苦轻、骨折愈合快、功能恢复好、不留后遗症的治疗目的。

（一）复位

复位是将移位的骨折段恢复正常或近乎正常的解剖关系，重建骨骼的支架作用。复位是骨折治疗的首要步骤，在全身情况许可下，越早越好。

复位的方法有闭合复位和切开复位。闭合复位又可分为手法复位、针拨复位和持续牵引。持续牵引既有复位作用，又有固定作用。

1. 手法复位 应用手法使移位的骨折段恢复到原来正常位置，称手法复位。手法复位的适应证很广，绝大多数骨折，包括关节内骨折、近关节骨折及部分畸形愈合的陈旧性骨折等，都可采用手法复位，并取得满意的效果。手法复位的要求是及时、稳妥、准确、轻巧而不增加损伤，力争一次整复成功。

（1）复位标准

1）解剖复位：骨折之畸形和移位完全纠正，恢复了骨的正常解剖关系，对位（指两骨折端的接触面）和对线（指两骨折端在纵轴上的关系）完全良好时，称为解剖复位。正如《医宗金鉴·正骨心法要旨》指出骨折复位必须达到"使断者复续，陷者复起，碎者复完，突者复干"的要求。解剖复位是最理想的复位，它可使折端稳定，便于早期练功，骨折愈合快，功能恢复好。对所有的骨折都应争取达到解剖复位。

2）功能复位：骨折复位虽尽了最大努力，某种移位仍未完全纠正，但骨折在此位置愈合后，对肢体功能无明显妨碍者，称为功能复位。功能复位的要求按患者的年龄、职业和骨折部位的不同而有所区别。例如，老年人骨折，首要任务是保存其生命，对骨折复位要求较低；年轻的舞蹈演员、体育运动员，骨折的功能复位则要求很高；关节内骨折，对位要求也较高。功能复位的标准：①对线：骨折部的旋转移位必须完全矫正。下肢成角移位若与关节活动方向一致，日后可在骨痂改造塑形期有一定的矫正和适应，但成人不宜超过10°，儿童不宜超过15°。下肢成角若与关节活动方向垂直，日后不能自行矫正和适应，必须完全复位。因膝、踝关节的关节面应与地面平行，若骨折向侧方成角，关节内、外两侧在负重时所受的压力则不均匀，日后可以继发创伤性关节炎，引起疼痛及关节畸形。上肢骨折在不同部位，要求亦不同，肱骨干骨折一定程度成角对功能影响不大；前臂双骨折若有成角畸形将影响前臂旋转功能。②对位：长骨干骨折，对位至少应达1/3以上，干骺端骨折对位至少应达3/4。③长度：儿童下肢骨折允许短缩在2cm以内，因儿童处于生长发育时期，若无骨骺损伤，可在日后生长发育过程中自行矫正。成人则要求缩短移位不超过1cm，否则，可造成跛行。

（2）复位时间：复位的时间原则上越早越好。伤后1～4小时，局部瘀肿较轻，肌肉未发生明显痉挛，复位操作容易，最适宜复位。伤后4～6小时，瘀血未凝固变硬，复位效果亦佳。若伤后1～2天，或更晚一些，软组织肿胀不严重，又无其他并发症，仍可采用手法整复，也能获得较好效果。

伤肢肿胀严重者，可暂不整复，先做临时固定或持续牵引，同时抬高患肢，内服化瘀消肿药物，待肿胀减轻后尽早整复。伤肢有张力性水泡和血泡时，应进行无菌抽吸处理，待水泡、血泡好转后再行整复。儿童骨折愈合快，应尽早整复，不应等待肿胀全消或水泡、血泡痊愈，否则，时间一久，将有新骨产生，造成复位困难。

患者有休克、昏迷、内脏和中枢神经损伤时，不应立即整复骨折，应先抢救患者的生命，待全身情况稳定后再进行复位。

（3）复位前准备

1）术者和助手的准备：骨折复位是集体的协同操作，往往在瞬间完成，因此，复位前术者和助手应了解骨折的部位、类型、移位方向和全身情况，以及据此制定的复位方法、步骤和防止患者发生意外的措施，明确各自的职责，并准备好外固定器具，如夹板、压垫、扎带等，以免临时仓促，手忙脚乱，影响复位的效果。

2）麻醉：骨折复位一般采用麻醉止痛，同时使肌肉松弛。它便于骨折复位，也可避免因疼痛而引起患者晕厥或休克。麻醉的方法有针刺麻醉、中药麻醉、局部麻醉、神经阻滞麻醉、硬膜外麻醉、全身麻醉等，有时可配合应用肌肉松弛剂。常用于新鲜闭合性骨折的复位。局部麻醉时，无菌操作必须严格，以防骨折部感染。其方法是在骨折局部皮肤上先做少量皮内注射，再将注射针逐步刺入深处，当注射针进入骨折部的血肿后，可抽出暗红色的陈旧血液，然后缓慢注入麻醉剂。四肢骨折用2%普鲁卡因注射液10～20ml。麻醉剂注入血肿后，即可均匀地分布于骨折部，通常在注射后10分钟，即可产生麻醉作用。但对简单骨折，临床完全有把握在极短时间内获得满意复位时，也可以不用麻醉。

3）手摸心会：手法复位前，虽已制定复位方案，但在搬动患者过程中，或患者自己移动了体位，可使骨折断端的移位情况发生改变，故在麻醉显效后、手法复位前，要先用手仔细触摸其骨折部，手法宜先轻后重，从上到下，从近端到远端，从而了解骨折移位情况，做到心中有数，胸有成竹，以便进行准确的复位。

（4）复位基本手法：有拔伸、旋转、折顶、回旋、端提、捺正、分骨、合骨、屈伸、纵压等（详见总论）。

（5）整复骨折：整复骨折必须遵循"子求母"，即以骨折远端对近端的复位原则，整复时移动远折端（子骨）去对合近折端（母骨）为顺，反之为逆，逆者难以达到复位的目的。整复骨折，应将伤肢屈伸两组拮抗肌群置于相对松弛的位置，先由助手进行拔伸牵引，矫正骨折重叠移位，然后术者根据骨折移位情况，选用旋转、折顶、回旋、端提等复位基本手法，使骨折断端对位，若为横断骨折，最后应采用纵压手法，使断端嵌插稳定。整复结束，检查复位效果。通过观察肢体外形，抚摸骨折处的轮廓与健侧对比，并测量患肢长度，即可了解大概情况，若进一步确定复位效果，应在妥善固定后进行 X 线透视或摄片检查。整复骨折不宜在 X 线直接透视下操作，否则日久将对术者造成损害。

2. 针拨复位 针拨复位是采用钢针直接穿过皮肤到达移位的骨折部，利用针尖顶拨使骨折复位的一种方法。有时在针拨复位后，直接用针拨钢针进行固定。针拨复位法适用于手法不易整复的块状关节内骨折、关节附近骨折和某些撕脱性骨折等。

针拨复位时，应根据患者的受伤史，临床检查和 X 线摄片结果等资料，明确骨折块的移位情况，定出进针位置、方向和深度。有些骨折配合手法复位，则效果更好。针拨时，应避免损伤重要的血管、神经，皮肤针孔尽可能远离骨折间隙，以免增加感染的机会。操作一般在 X 线透视下进行，复位后拔出钢针，针口用消毒纱布覆盖。若需配合内固定者，固定妥后宜截除多余钢针，将残端埋入皮下。复位或钢针固定后，宜用夹板或石膏托做外固定。

3. 切开复位 切开复位是切开骨折部的软组织，暴露骨折断端，在直视下将骨折复位。临床应严格掌握切开复位的适应证，能采用闭合手法复位的决不采用切开复位。

（二）固定

固定是治疗骨折的一种重要手段，骨折复位后，固定起主导作用和决定性作用。固定的目的在于维持骨折整复后位置，减轻疼痛，有利于骨折愈合。已复位的骨折必须持续地固定在良好的位置，防止再移位，直至骨折愈合为止。

骨折的固定种类有内固定和外固定两种。常用的外固定有夹板固定、石膏固定、持续牵引及固定支架等；常用的内固定有接骨板、骨圆针、螺丝钉、髓内针（钉）等（详见总论）。

（三）练功活动

练功活动是骨折治疗的重要组成部分。骨折练功活动的主要目的是通过肌肉收缩和关节活动，加速全身和局部气血循环，化瘀消肿，濡养筋骨关节；增加骨折断端垂直压应力，促进骨折愈合；防止肌肉萎缩、骨质疏松、肌腱韧带挛缩、关节僵硬等并发症，尽快地恢复肌肉、关节功能。我国古代医家对练功活动的重要性已有较正确的认识，早在唐代蔺道人《仙授理伤续断秘方》中就主张骨折固定后关节必须转动，"时时为之方可"。

因此，应该重视练功活动。练功活动总的原则和要求：①根据骨折的不同部位、类型和稳定程度，选择适当的练功方法，并在医护人员的指导下进行。②练功活动要早，在伤肢和全身状况允许的情况下，在骨折整复固定后即开始，并随骨折愈合的进程而循序渐进，逐步加大活动量，将练功活动贯穿于整个治疗过程中。③以主动活动为主，被动活动为辅，禁忌任何粗暴的被动活动。④做到练功活动不影响固定效果，防止造成骨折移位，同时在有效固定下，尽可能地做合理的练功活动，把对骨折治疗有利的因素全部发挥出来，使骨折愈合与功能恢复齐头并进。⑤充分发挥患者的主观能动性，坚持正确的练功活动，做到医疗措施与患者的主观能动性相结合（医患合作）。

1. 骨折早期 伤后 1~2 周内，患肢局部肿胀、疼痛，骨折容易再发生移位，筋骨正处于修复阶段。此期练功的目的是消瘀退肿，加强气血循环。练功方法是使患肢肌肉做舒缩活动，但骨折部上下关节则不活动或轻微活动。练功要求以健肢带动患肢，次数由少到多，时间由短到长，活动幅度由小到大，以患部不痛为原则，切忌任何粗暴的被动活动。

2. 骨折中期 2 周以后，患肢肿胀基本消退，局部疼痛逐渐消失，瘀未尽去，新骨始生，骨折部日趋稳定。此期练功的目的是加强去瘀生新、和营续骨能力，防止局部筋肉萎缩、关节僵硬，以及全身的并发症。练功方法除继续进行患肢肌肉的舒缩活动外，应在医务人员的帮助下逐步活动骨折部的上下关节。练功要求动作缓慢，活动范围由小到大，至接近临床愈合时再增加活动次数，加大运动幅度和力量。例如股骨干骨折，在夹板固定及持续牵引的情况下，可进行撑臂抬臀、伸屈髋、膝等活动；胸腰椎骨折做飞燕点水、五点支撑、三点支撑等活动。

3. 骨折后期 骨折已临床愈合，夹缚固定已解除，但筋骨未坚，肢体功能未完全恢复。此期练功的目的是尽快恢复患肢关节功能和肌力，达到筋骨劲强、关节滑利。练功方法常取坐位、立位，以加强伤肢各关节的活动为重点，如上肢着重进行屈、伸、收、展、旋转等各种动作的练习，下肢着重于行走负重训练。练功要求动作有力，活动范围尽量向关节生理活动范围接近，活动次数和活动量应尽量增加，但以不引起患肢过度疲劳为原则。在练功期间可同时进行热熨、熏洗等。部分患者功能恢复有困难时，或已有关节僵硬者可配合按摩推拿手法，以协助达到舒筋活络之目的。

（四）药物治疗

内服与外用药物是治疗骨折的重要方法。骨折的药物治疗，应有整体观点，既重视内治，也不忽视外治。历代骨伤科专家积累了不少秘方、验方，都各有所长，但总是以"跌打损伤，皆瘀血在内而不散也，血不活则瘀不能去，瘀不去则折不能续"和"瘀去、新生、骨合"作为理论指导的，它迄今仍指导着临床骨折三期辨证内外用药。内服和外用药物，对纠正因损伤而引起的脏腑、经络、气血功能紊乱，促进骨折愈合有良好作用。

1. 骨折初期 伤后 1~2 周内，宜活血化瘀、消肿止痛为主。内治药物可选用活血止痛汤、和营止痛汤、新伤续断汤、复元活血汤、夺命丹、八厘散、肢伤一方等。如损伤较重，瘀血较多，应防其瘀血流注脏腑而出现昏沉不醒等症，可用大成汤通利之。如有伤口者可吞服玉真散。外治药物可选用消瘀止痛药膏、双柏散、定痛膏、紫荆皮散等。局部欣红热痛时可外敷清营退肿膏。

2. 骨折中期 伤后 3 周到骨折接近临床愈合时间，治宜接骨续筋为主，内治药物可选用新伤续断汤、续骨活血汤、桃红四物汤、肢伤二方、接骨丹、接骨紫金丹等。常用接骨药物有自然铜、血竭、地鳖虫、骨碎补、续断等。外治药物可选用接骨续筋药膏、外敷接骨散、驳骨散、碎骨丹等。

3. 骨折后期 骨折接近临床愈合以后时间，宜壮筋骨、养气血、补肝肾为主，兼温经通络。药物可选用壮筋养血汤、生髓补血汤、六味地黄汤、八珍汤、健步虎潜丸、肢伤三方、独活寄生丸、续断紫金丹、大活络丹、小活络丹等。外治宜舒筋活络为主，敷贴药物可选用万应膏、损伤风湿膏、坚骨壮筋膏、金不换膏、跌打膏、伸筋散等；熏洗药物可选用海桐皮汤、骨科外洗一方、骨科外洗二方、上肢损伤洗方、下肢损伤洗方等；搽擦药水可选用伤筋药水、活血酒等。

十、骨折畸形愈合、迟缓愈合、不愈合的处理原则

（一）骨折畸形愈合

骨折断端在重叠、旋转、成角状态下连接而引起肢体功能障碍者，称骨折畸形愈合。只要在整复后，给予有效的固定、合理的功能锻炼，并密切观察或做 X 线复查，发现骨折断端再移位及时给予矫正，骨折畸形愈合是可以防止的。若骨折后仅 2~3 个月，因骨痂尚未坚硬，可在麻醉下，用手法折骨，以后再行整复，并给予正确的局部固定，使骨折在良好的位置上愈合。但邻近关节与小儿骨骺附近的畸形愈合，不宜做手法折骨，以免损伤关节周围韧带和骨骺。畸形愈合如较坚固，手法折骨不能进行时，可手术切开，将骨折处凿断，并清除妨碍复位的骨痂，再按新鲜骨折处理矫正畸形，选用适当的外、内固定。对肢体功能无影响的轻度畸形，则不必行手术矫正。

（二）骨折迟缓愈合

骨折经治疗后，已超出该类骨折正常愈合时间的最长期限，骨折局部仍有肿胀、压痛、纵轴叩击痛、异常活动、功能障碍，X 线摄片显示骨痂生长稀少，骨折没有连接，但骨折断端无硬化现象，骨髓腔仍通者，称骨折迟缓愈合。只要找出骨折迟缓愈合的原因，做针对性治疗，骨痂仍可以继续生长，骨折是可以愈合的。因固定不恰当引起者，应给予正确有效的固定。例如股骨颈囊内骨折，骨折断端往往存在剪力和旋转力，一般的外固定，尚不能控制这两种伤力，比较理想的治疗是应用三翼钉或钢针内固定。腕舟状骨骨折，常存在剪式伤力，而局部血液供应也较差，应做较大范围和较长时间的固定。若伴有感染者，只要保持伤口的引流通畅和良好的制动，经过有效抗菌药物的应用，还是可以愈合的。如果感染伤口中，有死骨形成或其他异物存留，应给予清除。若因过度牵引使折端分离者，应立即减轻重量，使骨折断端回缩，并鼓励患者进行肌肉舒缩活动锻炼。若体质亏虚或重伤气血，肝肾不足者，应着重补益气血肝肾。

（三）骨折不愈合

骨折愈合功能停止，骨折端已形成假关节，X 线摄片显示骨折断端相互分离，间隙较大，骨端硬化或萎缩疏松，骨髓腔封闭者，称骨折不愈合。其原因有骨折端夹有较多的软组织，开放性骨折扩创过多地去除碎骨片造成骨质缺损，多次的手法整复破坏了骨折部位的血液循环。对造成骨折迟缓愈合的因素没有及时解决，发展下去也可造成骨折不愈合。常用的有效治疗方法为植骨术。

第二节　上肢骨折

一、锁骨骨折

锁骨是有两个弯曲的长骨，位置表浅，桥架于胸骨与肩峰之间，两端分别参与构成胸锁关节和肩锁关节，是肩胛带同上肢与躯干的唯一骨性联系。锁骨呈"⌒"形，内侧段前凸，有胸锁乳突肌和胸大肌附着，外侧段后突，有三角肌和斜方肌附着。其后下方有臂丛神经和锁骨下动、静脉经过。锁骨骨折较常见，尤以幼儿最多见。锁骨两个弯曲交接处是应力上的弱点，故骨折多发

生在中1/3处。

(一) 病因病理

锁骨骨折多为间接暴力所致,肩部外侧或手掌先着地跌倒,外力经肩锁关节传至锁骨而发生骨折,以短斜或横断骨折为多。骨折端除有重叠移位外,内侧端可因胸锁乳突肌的牵拉向后上方移位,外侧段则由于上肢的重力和胸大肌牵拉而向前下方移位(图3-2-1)。在幼儿多为青枝骨折或横断骨折。由于幼儿骨质柔软,骨折后骨膜仍保持联系,在胸锁乳突肌的牵拉下,骨折端往往向上成角,状如弩弓。直接暴力打击锁骨可造成骨折,多为横断或粉碎骨折,常发生于外1/3处,临床较少见,除非喙锁韧带断裂,骨折端多无明显移位。严重移位骨折,当骨折片向下、向后移位时,可压迫或刺伤锁骨下动、静脉或臂丛神经,甚至刺破胸膜或肺尖,造成血管、神经损伤或血胸、气胸,但极为罕见。骨折片向上、向前移位时,可穿破皮肤造成开放性骨折,但极少见。

(二) 诊断要点

伤后局部疼痛,肿胀,或有瘀斑,骨折处异常隆起。患者常有特殊姿势,患肩下垂并向前、内倾斜,用健手托住患肘部,以减轻因上肢重量牵拉而引起的疼痛,头部向患侧倾斜,下颌偏向健侧,使胸锁乳突肌松弛而减少疼痛(图3-2-2)。检查骨折局部压痛明显,完全骨折可摸到骨折端,有异常活动和骨擦音。幼儿患者由于缺乏自诉能力,且锁骨部皮下脂肪丰厚,不易触摸,尤其是青枝骨折,临床表现不明显,易误诊。但活动患肢,如穿衣、上提其手或从腋下托起时,患儿会因疼痛加重而啼哭,常可提示诊断。并发锁骨下血管损伤者,患肢血循环障碍,桡动脉搏动减弱或消失。并发臂丛神经损伤者,患肢麻木,感觉和反射均减弱。X线正位照片可明确骨折的部位、类型和移位方向。根据受伤史,临床表现和X线检查可做出诊断。

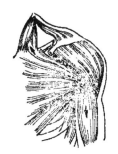

图3-2-1 锁骨骨折的典型移位

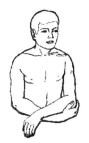

图3-2-2 锁骨骨折特殊资势

(三) 治疗方法

幼儿无移位骨折或青枝骨折可用三角巾悬吊患侧上肢,轻度移位者用"8"字绷带或双圈固定1～3周,有移位骨折应整复固定治疗。

1. 整复方法 患者坐位,挺胸抬头,双手叉腰,术者将膝部顶住患者背部正中,双手握其两肩外侧向背部徐徐牵引,使之挺胸伸肩,此时骨折移位可改善,如仍有侧方移位,可用捺正手法矫正(图3-2-3)。但此类骨折不必强求解剖复位,稍有移位对上肢功能妨碍不大。

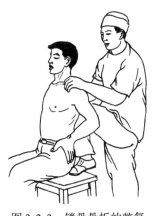

图3-2-3 锁骨骨折的整复

2. 固定方法

（1）横"8"字绷带固定法：《伤科汇纂》载陈氏秘传法："布带一条从患处绑至那边腋下缚住，又用一条从患处腋下绑至那边肩上，亦用棉絮一团实其腋下，方得稳固。"今之横"8"字绷带固定类似此法。固定时先在两腋下各置一块厚棉垫，用绷带从患者伤侧背部经肩上、前方绕过腋下至肩后，横过背部，经对侧肩上、前方绕过腋下，横回背部至患侧肩上、前方，如此反复包绕8～12层（图3-2-4）。

（2）斜"8"字绷带固定法：亦称单肩斜"8"字绷带固定法。固定时先在两腋下各置一块厚棉垫，用绷带从患者伤侧肩上经肩前方绕过腋下至肩后，回至肩上方，横过胸前，绕过对侧腋下，横过背部，绕回至患侧肩上、前方，如此反复包绕8～12层（图3-2-4）。

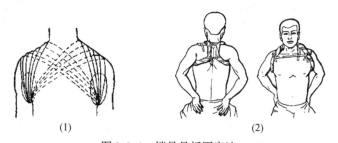

图 3-2-4　锁骨骨折固定法
（1）横"8"字绷带固定法；（2）双圈固定法

（3）双圈固定法：将事先准备好的大小合适的2个固定棉圈分别套在两侧肩部，从背后拉紧固定圈，用短布带将两固定圈的后下部紧紧扎住。用另一短布带松松扎住两圈后上部，再用一长布带在胸前扎住两圈前方，此布带不宜过紧，否则将造成肩部前屈，失去固定作用（图3-2-4）。

固定时，患者应保持双手叉腰，挺胸抬头复位后的姿势，以防复位后的骨折重新移位。骨折移位明显者，复位后可根据移位情况在骨折部放置高低垫，并用胶布固定。采用"8"字绷带固定法应注意绷带绕法方向切勿相反，特别是斜"8"字绷带固定法，儿童移位骨折一般固定2～3周，成人固定4周，粉碎骨折固定6周。

3. 练功活动　初期可做腕、肘关节屈伸活动和用力握拳活动，中、后期逐渐做肩部练功活动，重点是肩外展和旋转运动，防止肩关节因固定时间太长而并发肩关节周围炎，使肩关节功能活动受限。对于老年患者，尤应注意加强练功活动。

4. 药物治疗　初期宜活血祛瘀、消肿止痛，可内服活血止痛汤或肢伤一方加减，外敷消瘀止痛药膏或双柏散；中期宜接骨续筋，可内服新伤续断汤、续骨活血汤、肢伤二方，外敷接骨续筋药膏；中年以上患者，因气血虚弱，血不荣筋，易并发肩关节周围炎，故后期宜着重养气血，补肝肾，壮筋骨，可内服六味地黄丸或肢伤三方，外贴坚骨壮筋膏。儿童患者骨折愈合迅速，若无兼症，后期不必用药。

二、肱骨外科颈骨折

肱骨外科颈位于肱骨解剖颈下2～3cm，相当于肱骨大、小结节下缘与肱骨干的交界处，为松质骨与密质骨交界处，是应力上的薄弱点，容易发生骨折。紧靠肱骨外科颈内侧有腋神经向后进入三角肌内，臂丛神经、腋动静脉通过腋窝，严重移位骨折时可并发神经、血管损伤。肱骨外科颈骨折较常见，以老年人为多，亦可发生于儿童和成人。

（一）病因病理

肱骨外科颈骨折多为间接暴力所致，跌倒时手掌或肘部先着地，传达暴力向上作用于肱骨外科颈而引起骨折。偶因直接暴力打击肩部而引起骨折。由于所受暴力不同，以及患肢在受伤时所处的位置不同，可发生不同类型的骨折。临床上常分以下四种类型（图3-2-5）。

1. 裂缝骨折 肩部外侧受到直接暴力打击，造成肱骨大结节粉碎性骨折与外科颈骨折，均系骨膜下骨折，故骨折多无移位。

2. 嵌插骨折 受较小的传达暴力所致。断端互相嵌插。

3. 外展型骨折 受外展传达暴力所致。断端外侧嵌插而内侧分离，多向前、内侧突起成角。有时远端向内侧移位，常伴有肱骨大结节撕脱骨折。

4. 内收型骨折 受内收传达暴力所致。断端外侧分离而内侧嵌插，向外侧突起成角。

5. 肱骨外科颈骨折并发肩关节脱位 受外展外旋传达暴力所致。若骨折后暴力继续作用于肱骨头，可引起肱骨头向前下方脱位，有时肱骨头受喙突、肩盂或关节囊的阻滞得不到复位，关节面向内下，骨折面向外上，位于远端的内侧。临床较少见，若处理不当，常容易造成患肢严重的功能障碍。

肱骨外科颈骨折是接近关节的骨折，周围肌肉比较发达，肩关节的关节囊和韧带比较松弛，骨折后容易发生软组织粘连，或结节间沟不平滑，中年以上患者，易并发肱二头肌长头肌腱炎、冈上肌腱炎或肩关节周围炎，影响肩关节的活动功能。另外，外展、内收两型常同时伴有向前成角畸形，愈后影响上臂上举。

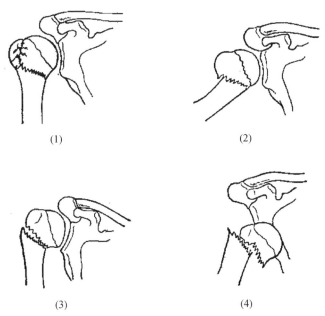

（1）　　　　　　　　　　　　　（2）

（3）　　　　　　　　　　　　　（4）

图3-2-5　肱骨外科颈骨折类型

（1）裂缝骨折；（2）外展骨折；（3）内收骨折；（4）骨折脱位

（二）诊断要点

肩部剧烈疼痛，肿胀明显，上臂内侧可见瘀斑，肩关节活动功能障碍。检查肱骨外科颈局部有压痛和纵轴叩击痛，除无移位骨折外，可有畸形、骨擦音和异常活动。X线正位、穿胸侧位

（或外展侧位）照片可确定骨折类型及移位情况。根据受伤史、临床表现和 X 线检查可做出诊断。

（三）治疗方法

无移位的裂缝骨折或嵌插骨折，仅用三角巾悬吊患肢 1～2 周即可。有移位骨折应整复固定治疗。

1. 整复方法 患者坐位或卧位，屈肘 90°，前臂中立位，一助手用布带绕过腋窝向上提拉，另一助手握其肘部，沿肱骨纵轴方向牵拉，纠正缩短移位（图 3-2-6），然后根据不同类型再采用不同的复位方法。

（1）外展型骨折：术者双手握骨折部，两拇指按于骨折近端的外侧，其他各指抱骨折远端的内侧向外捺正，助手同时在牵拉下内收其上臂即可复位（见图 3-2-6）。

（2）内收型骨折：术者两拇指压住骨折部的外侧向内推，其他四指拉远端向外，助手在牵引下将上臂外展即可复位（见图 3-2-6）。如前成角畸形过大，还可继续将上臂上举过头顶，此时术者立于患者前外侧，用两拇指推挤远端，其他四指挤按成角突出处，如有骨擦感，断端相互抵触，则表示成角畸形矫正（见图 3-2-6）。对并发肩关节脱位者，有些可先整复骨折，然后用手法推送肱骨头；亦可先持续牵引，使肩盂间隙加大，纳入肱骨头，然后整复骨折。

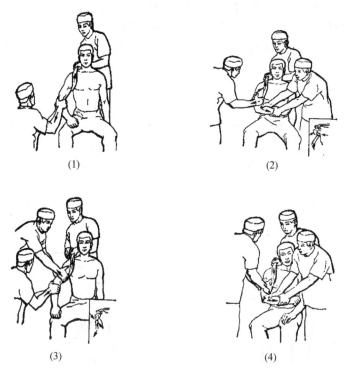

(1)　　　　　　　　　(2)

(3)　　　　　　　　　(4)

图 3-2-6　肱骨外科颈骨折复位法

（1）纵轴牵引；（2）外展型整复；（3）内收型整复；（4）内收型整复

2. 夹板固定 用上臂超肩关节固定法。选择长夹板 3 块，下达肘部，上端超过肩部，夹板上端可钻小孔系以布带结，以便做超关节固定。短夹板 1 块，由腋窝下达肱骨内上髁上部，夹板的一端用棉花包裹，呈蘑菇头样，即成蘑菇头样大头垫夹板。

在助手维持牵引下，将棉垫 3～4 个放于骨折部的周围，短夹板放在内侧，若内收型骨折，大头垫应放在肱骨内上髁的上部，并在成角突起处放一平垫；若外展型骨折，大头垫应顶住腋窝部，并在骨折近端外侧放一平垫，3 块长夹板分别放在上臂前、后、外侧，用 3 条扎带将夹板捆紧，然后用短布带穿过3块超肩关节夹板顶端的布带环，做环状结扎，再用一长布带系于结扎环内侧，并绕过对侧腋下用棉花垫好打结（图3-2-7）。固定时间4~6周。对移位明显的内收型骨折，除夹板固定外，尚可配合皮肤牵引3周，肩关节置于外展前屈位，其角度视移位程度而定。

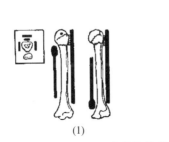 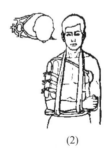

（1）　　　　　　　　　　　　　　　　（2）

图3-2-7 肱骨外科颈骨折的夹板固定

（1）加垫部位；（2）固定形式

3. 练功活动 初期先让患者行握拳，屈伸肘、腕关节，舒缩上肢肌肉等活动，3周后练习肩关节各方向活动，活动范围应循序渐进，每日练习十多次。后期应配合中药熏洗，以促进肩关节功能恢复。练功活动对老年患者尤为重要。

4. 药物治疗 初期宜活血祛瘀、消肿止痛，内服可选用和营止痛汤、活血止痛汤、肢伤一方加减，外敷消瘀止痛药膏、双柏散；老年患者则因其气血虚弱，血不荣筋，易致肌肉萎缩，关节活动不利，故在中后期宜养气血，壮筋骨，补肝肾，同时还应加用舒筋活络，通利关节的药物，内服可选用接骨丹、生血补髓汤或肢伤三方加减，外敷接骨续筋药膏和接骨膏等。解除固定后可选用海桐皮汤、骨科外洗一方、骨科外洗二方熏洗。

三、肱骨干骨折

肱骨干是指肱骨外科颈下1cm至内外髁上2cm处的一段长管状坚质骨，它上部较粗，自中1/3以下逐渐变细，至下1/3渐成扁平状，并稍向前倾。肱骨干中下1/3交界处后外侧有一桡神经沟，有桡神经紧贴骨干通过。故中下1/3交界处骨折，易并发神经损伤。肱骨干骨折临床上较为常见，可发生于任何年龄，但多见于成人。骨折好发于骨干的中1/3和中下1/3交界处，下1/3次之，上1/3最少。

（一）病因病理

肱骨干中上部骨折多因直接暴力（如棍棒打击）引起，多为横断或粉碎骨折。肱骨干周围有许多肌肉附着，由于肌肉的牵拉，故在不同平面的骨折就会造成不同方向的移位。上1/3骨折（三角肌止点以上）时，近端因胸大肌、背阔肌和大圆肌的牵拉而向前、向内；远端因三角肌、喙肱肌、肱二头肌和肱三头肌的牵拉而向上、向外。中1/3骨折（三角肌止点以下）时，近端因三角肌和喙肱肌牵拉而向外、向前；远端因肱二头肌及肱三头肌牵拉而向上（图3-2-8）。

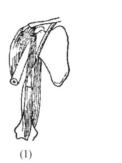 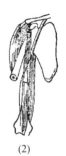

（1）　　　　　　　　　　　　（2）

图3-2-8 肱骨干骨折的移位

（1）骨折在三角肌止点以上；（2）骨折在三角肌止点以下

肱骨干下1/3骨折多由间接暴力所致，常呈斜形、螺旋形骨折，移位可因暴力方向、前臂和肘关节的位置而异，多为成角、内旋移位。肱骨干中下1/3处骨折常并发桡神经损伤。

（二）诊断要点

伤后局部有明显疼痛、肿胀和功能障碍。绝大多数为有移位骨折，故上臂有短缩或成角畸形，并有异常活动和骨擦音。检查时应注意腕和手指的功能，以便确定桡神经是否有损伤。X线正侧位照片可明确骨折的部位、类型和移位情况。根据受伤史、临床表现和X线检查可做出诊断。

（三）治疗方法

无移位肱骨干骨折用夹板固定3~4周，有移位肱骨干骨折应整复固定。治疗肱骨干骨折时，如过度牵引，反复多次整复，或体质虚、肌力弱的横断骨折和粉碎骨折患者，再因上肢重量悬垂作用，在固定期间可逐渐发生分离移位。如处理不及时或不恰当，则可致骨折迟缓愈合，甚至不愈合。因此，在治疗过程中，必须注意防止骨折断端分离移位。

闭合性骨折并发桡神经损伤者，可将骨折复位、夹板固定、密切观察2~3个月，大多数能逐渐恢复。若骨折愈合后，神经仍无恢复迹象，可做肌电图测定，如有手术指征，可手术处理。观察期间应注意防止前臂屈肌群挛缩及手指关节僵硬，可安装弹力伸指及伸腕装置，使屈肌群能经常被动伸展。

1. 整复方法 患者坐位或平卧位。一助手用布带通过腋窝向上，另一助手握持前臂在中立位向下，沿上臂纵轴对抗牵引，一般牵引力不宜过大，否则易引起断端分离移位。待重叠移位完全矫正后，根据骨折不同部位的移位情况进行整复。

（1）上1/3骨折：在维持牵引下，术者两拇指抵住骨折远端外侧，其余四指环抱近端内侧，将近端托起向外，使断端微向外成角，继而拇指由外推远端向内，即可复位（图3-2-9）。

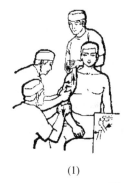
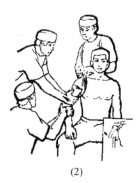

(1)　　　　　　　　　　　(2)

图3-2-9 肱骨干骨折复位法

（1）上1/3骨折复位法；（2）中1/3骨折复位法

（2）中1/3骨折：在维持牵引下，术者以两手拇指抵住骨折近端外侧推向内，其余四指环抱远端内侧拉向外（见图3-2-9），纠正移位后，术者捏住骨折部，助手徐徐放松牵引，使断端互相接触，微微摇摆骨折远端或从前、后、内、外以两手掌相对挤压骨折处，可感到断端摩擦音逐渐减小，直至消失，骨折处平直，表示已基本复位。

（3）下1/3骨折：多为螺旋形或斜形骨折，仅需轻微力量牵引，矫正成角畸形，将两斜面挤紧捺正。

2. 固定方法 前后内外4块夹板，其长度视骨折部位而定。上1/3骨折要超肩关节，下1/3骨折要超肘关节，中1/3骨折则不超过上、下关节，并应注意前夹板下端不能压迫肘窝。如果移位已完全纠正，可在骨折部的前后方各放一长方形大固定垫，将上、下骨折端紧密包围。若仍有轻度侧方移位时，利用固定垫两点加压；若仍有轻度成角，可利用固定垫三点加压，使其逐渐复位。若碎骨片不能满意复位时，也可用固定垫将其逐渐压回，但应注意固定垫厚度宜适中，防止皮肤压迫性坏死。在桡神经沟部位不要放固定垫，以防桡神经受压而麻痹。固定时间成人6～8周，儿童3～5周。中1/3处骨折是迟缓愈合和不愈合的好发部位，固定时间应适当延长，经X线复查见有足够骨痂生长才能解除固定。固定后肘关节屈曲90°，以木托板将前臂置于中立位，患肢悬吊在胸前（图3-2-10）。应定期做X线透视或拍摄照片，以及时发现在固定期间骨折端是否有分离移位。若发现断端分离，应加用弹性绷带上下缠绕肩、肘部，使断端受到纵向挤压而逐渐接近。

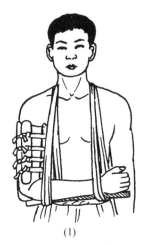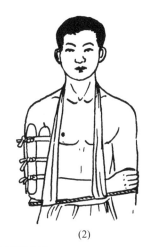

（1） （2）

图3-2-10 肱骨干骨折固定法

（1）中段骨折固定法；（2）下段骨折固定法

3. 练功活动 固定后即可做握拳和腕关节活动，以利于气血畅通。肿胀开始消退后，患肢上臂肌肉应用力做舒缩活动，加强两骨折端在纵轴上的挤压力、防止断端分离，保持骨折部位相对稳定。手、前臂有明显肿胀时，可嘱患者每日自行轻柔抚摩手和前臂。若发现断端分离时，术者可一手按肩，一手按肘部，沿纵轴轻轻挤压，使骨断端逐渐接触，并适当延长木托板悬吊固定日期，直到分离消失、骨折愈合为止。中期除继续初期练功活动外，应逐渐进行肩、肘关节活动。骨折愈合后，应加强肩、肘关节活动，并配合药物熏洗，使肩、肘关节活动功能早日恢复。

4. 药物治疗 按骨折三期辨证用药。骨折迟缓愈合者，应重用接骨续损药，如地鳖虫、自然铜、骨碎补之类。闭合性骨折并发桡神经损伤者，内服药还应加入行气活血、通经活络之品，如黄芪、地龙之类。

四、肱骨髁上骨折

肱骨下端较扁薄，髁上部处于松骨质和密骨质交界处，后有鹰嘴窝，前有冠状窝，两窝之间仅为一层极薄的骨片，两髁稍前屈，并与肱骨纵轴形成向前30°～50°的前倾角，髁上部是应力上的弱点，容易发生骨折。前臂完全旋后时，上臂与前臂纵轴呈10°～15°外翻的携带角，骨折移位可使此角改变而呈肘内翻或肘外翻畸形。肱动脉和正中神经从肱二头肌腱膜下通过，桡神经通过肘窝前外方并分成深浅两支进入前臂，肱骨髁上骨折时，易被刺伤或受挤压而合并血管、神经损伤（图3-2-11）。肱骨髁上骨折多见于儿童。

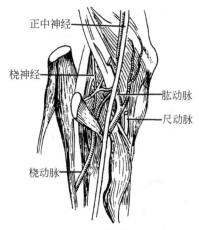

正中神经

桡神经

肱动脉

尺动脉

桡动脉

图 3-2-11　肱骨下端解剖图

（一）病因病理

肱骨髁上骨折多为间接暴力所致，如爬高墙、攀树跌下，嬉戏追逐跌倒，或不慎滑跌等。根据暴力和受伤机制不同，可将肱骨髁上骨折分为伸直型和屈曲型两种，其中伸直型最多见，约占髁上骨折的90%以上。

1. 伸直型　肘关节伸直位或近于伸直位跌倒，手掌先着地，暴力经前臂传达至肱骨髁部将肱骨髁推向后上方，由上而下的身体重力将肱骨干推向前方，使肱骨髁上骨质薄弱处发生骨折。骨折线由前下斜向后上，骨折远端向后上方移位而骨折近端向前方移位（3-2-12），骨折严重移位时，向前移位的骨折近端常穿过肱前肌，甚至损伤正中神经和肱动脉。

肱动脉损伤可引起筋膜间隙区综合征，若处理不当或处理不及时，则前臂屈肌群肌肉发生缺血坏死，继而纤维化形成缺血性肌挛缩。受伤时肱骨下端除遭受前后方暴力外，还同时伴有来自尺侧和桡侧的侧方暴力，造成骨折远端同时伴有侧方移位。根据骨折远端侧方移位的不同，又可分为尺偏型和桡偏型。尺偏型为骨折远端向尺侧移位，尺侧骨皮质可有小碎片或嵌压塌陷，尺侧骨膜多被剥离而桡侧骨膜多断裂，骨折整复后远端还容易向尺侧再移位，即使达到解剖对位，仍因尺侧骨皮质压挤缺损而向尺侧倾斜，故此型肘内翻畸形发生率较高。尺偏型临床占大多数。桡偏型为骨折远端向桡侧移位，桡侧骨皮质受挤压而塌陷，桡侧骨膜多被剥离，尺侧骨膜多断裂，骨折整复后若远端向桡侧倾斜较严重，则会遗留肘外翻畸形，但临床发生率较低。受伤时肱骨下端还可出现旋转暴力，造成骨折远端旋前或旋后移位。一般尺偏型远端多旋前移位，桡偏型多旋后移位。骨折远端侧方或旋转移位严重时，还可损伤桡神经和尺神经，但多为挫伤。

2. 屈曲型　肘关节在屈曲位跌倒，肘尖先着地，暴力经尺骨鹰嘴把肱骨髁由后下方推至前上方，而造成肱骨髁上屈曲型骨折（图3-2-12）。骨折线由后下方斜向前上方，骨折远端向前上方移位。此型很少发生血管、神经损伤，骨折远端亦可因侧方暴力和旋转暴力造成侧方移位和旋转移位。根据骨折远端侧方移位的不同，亦可分为尺偏型和桡偏型。

若以上暴力较小，可发生青枝骨折或裂缝骨折，或呈轻度伸直型和屈曲型骨折移位。

若肱骨下端受到压缩性暴力，则发生粉碎型骨折，尺骨半月切迹向肱骨下端劈裂，而于髁上骨折同时伴有髁间骨折，内、外两髁分成两块骨片，故又称肱骨髁间骨折。若骨折严重移位，亦可损伤肱动脉及桡、尺、正中神经。

一般来说，骨折类型与受伤姿势有关，但并非是必然的因果关系。

（二）诊断要点

无移位骨折者，肘部可有肿胀、疼痛，肱骨髁上处有压痛，功能障碍。骨折有移位者，肘部疼痛、肿胀较明显，甚至出现张力性水泡，有畸形、骨擦音和异常活动。伸直型肱骨髁上骨折肘部呈靴状畸形，但肘后肱骨内、外上髁和鹰嘴三点关系仍保持正常，这一点可与肘关节后脱位相鉴别。此外，还应注意桡动脉的搏动、腕和手指的感觉、活动、温度、颜色，以便确定是否并发神经或血管损伤。神经损伤表现为该神经支配范围的运动和感觉障碍。若肘部严重肿胀，桡动脉搏动消失，患肢剧痛，手部皮肤苍白、发凉、麻木，被动伸指有剧烈疼痛者，为肱动脉损伤或受压，处理不当则发展形成缺血性肌挛缩。

骨折畸形愈合的后遗症以肘内翻为多见，肘外翻少见。粉碎型骨折多遗留肘关节不同程度的

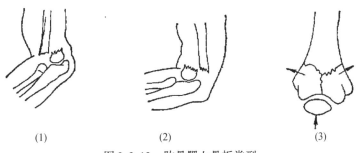

图 3-2-12 肱骨髁上骨折类型
(1) 伸直型；(2) 屈曲型；(3) 粉碎型

屈伸活动功能障碍。肘关节正侧位 X 线片可显示骨折类型和移位方向。伸直型骨折远端向后上移位，骨折线多从前下方斜向后上方。屈曲型骨折远端向前上方移位。骨折线从后下方斜向前上方。尺偏型远端向尺侧移位，桡偏型远端向桡侧移位。粉碎型骨折两髁分离，骨折线呈 "T" 型或 "Y" 型。根据受伤史、临床表现和 X 线检查可做出诊断。

（三）治疗方法

无移位骨折可置患肢于屈肘 90°位，用颈腕带悬吊 2~3 周，有移位骨折应整复固定治疗。粉碎型骨折或软组织肿胀严重，水泡较多而不能手法整复或整复后固定不稳定者，可在屈肘 45°~90°位置进行尺骨鹰嘴牵引或皮肤牵引，重量 1~2kg，一般在 3~7 天后再进行复位。并发血循环障碍者，必须紧急处理，首先应在麻醉下整复移位的骨折断端，并行尺骨鹰嘴牵引，以解除骨折端对血管的压迫，如冰冷的手指温度逐渐转暖，手指可主动伸直，则可继续观察。如经上述处理无效，就必须及时手术探查肱动脉损伤情况。合并神经损伤一般多为挫伤，在 3 个月左右多能自行恢复，除确诊为神经断裂者外，不须过早地进行手术探查。尺偏型骨折在治疗过程中应注意预防时内翻畸形。

1. 整复方法 肱骨髁上骨折整复手法较多，现将临床上常用的两种整复手法介绍如下。

（1）患者仰卧，两助手分别握住其上臂和前臂，做顺势拔伸牵引，矫正重叠移位。若远端旋前（或旋后）应首先矫正旋转移位，使前臂旋后（或旋前）。然后术者两手分别握住骨折远近端，自两侧相对挤压，矫正侧方移位。矫正上述移位后，若整复伸直型骨折，则以两拇指从肘后推远端向前，两手其余四指重叠环抱骨折近端向后拉，并令助手在牵引下徐徐屈曲肘关节，常可感到骨折复位时的骨擦感；整复屈曲型骨折时，手法与上相反，应在牵引后将远端向背侧压下，并徐徐伸直肘关节（图 3-2-13）。

（2）患者仰卧，助手握患肢上臂，术者两手握腕部，先顺势拔伸，再在伸肘位充分牵引，以纠正重叠及旋转移位。整复伸直型尺偏型骨折时，术者以一手拇指按在内上髁处，把远端推向桡侧，其余四指将近端拉回尺侧，同时用手掌下压，另一手握患肢腕部，在持续牵引下徐徐屈肘。这样，尺偏和向后移位同时可以矫正（图 3-2-13）。尺偏型骨折容易于遗肘内翻畸形，是由于整复不良或尺侧骨皮质遭受挤压，而产生塌陷嵌插所致。因此，在整复尺偏型肱骨髁上骨折寸，应特别注意矫正尺偏畸形，必要时可矫枉过正，以防止发生肘内翻畸形。

2. 固定方法 伸直型骨折复位后固定肘关节于屈曲 90°~110°位置 3 周。夹板长度应上达三角肌中部水平，内外侧夹板下达（或超过）肘关节，前侧板下至肘横纹，后侧板远端呈向前弧形弯曲，并嵌有铝钉，使最下一条布带斜跨肘关节缚扎时不致滑脱；采用杉树皮夹板固定时，最下一条布带不能斜跨肘关节，而在肘下仅扎内外侧夹板。为防止骨折远端向后移位，可在鹰嘴后方加一梯形垫；为防止肘内翻，可在骨折近端外侧及远端内侧分别加塔形垫。夹缚后用颈腕带悬吊

（图3-2-14）。屈曲型骨折应固定肘关节于屈曲40°~60°位置1~2周，前后固定垫位置应与伸直型相反，余同伸直型固定，以后逐渐屈曲至90°位置1~2周。如外固定后患肢出现血循环障碍，应立即松解全部外固定，置肘关节于屈曲45°位置进行观察。

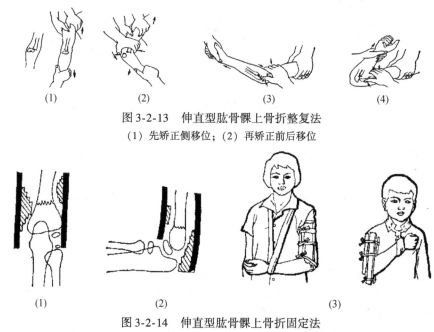

（1）　　　　　（2）　　　　　　　（3）　　　　　　（4）

图 3-2-13　伸直型肱骨髁上骨折整复法

（1）先矫正侧移位；（2）再矫正前后移位

（1）　　　　　　　（2）　　　　　　　　　　（3）

图 3-2-14　伸直型肱骨髁上骨折固定法

（1）加垫法；（2）柳木夹板固定；（3）杉木皮夹板固定

3. 练功活动　骨折复位固定后，即可开始练功活动，应多做握拳、腕关节屈伸等活动，粉碎性骨折应于伤后1周在牵引固定下开始练习肘关节屈伸活动，其他类型骨折应在解除固定后，积极主动锻炼肘关节伸屈活动，严禁暴力被动活动，以免发生损伤性骨化，影响肘关节的活动功能。

4. 药物治疗　肱骨髁上骨折的患者以儿童占大多数，且骨折局部血液供应良好，愈合迅速。内服药治则，早期重在活血祛瘀，消肿止痛。肿胀严重、血运障碍者加用三七、丹参，并重用祛瘀、利水、消肿药物，如茅根、木通之类。中、后期内服药可停用；成人骨折仍按三期辨证用药。并发神经损伤者，应加用行气活血、通经活络之品。早期局部水泡较大者，可用针头刺破，或将泡内液体抽吸，并用酒精棉球挤压干净，外涂紫药水。解除夹板固定以后，可用中药熏洗，以舒筋活络、通利关节，预防关节强直。

五、肱骨外髁骨折

儿童肘关节有6个骨骺，即位于肱骨下端的肱骨内上髁骨骺、肱骨外上髁骨骺、肱骨滑车骨骺、肱骨小头骨骺和桡骨头骨骺、尺骨鹰嘴骨骺。肘部各骨骺的出现和闭合有一定年龄（图3-2-15）。肱骨外髁包含非关节面（包括外上髁）和关节面两部分。前臂伸肌群附着于肱骨外髁。肱骨外髁骨折是儿童常见的一种肘关节损伤，发生率仅次于肱骨髁上骨折，如发生5~10岁的儿童，故又称肱骨外髁骨骺骨折，成年人较为少见。

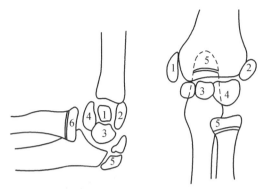

图 3-2-15 肘关节各骨骺出现与闭合年龄

1. 肱骨内上髁 5～17 岁；2. 肱骨外上髁 11～17 岁；3. 肱骨滑车 8～16 岁；

4. 肱骨小头 1～15 岁；5. 尺骨鹰嘴 10～14 岁；6. 桡骨头 5～15 岁

（一）病因病理

肱骨外髁骨折多由间接暴力所致，跌倒时手部先着地，若肘部处于轻度屈曲外展位，暴力沿前臂向上传达至桡骨头，肱骨外髁遭受桡骨头的撞击而发生骨折，骨折块被推向后外上方；若肘部处于伸直位过度内收，附着于肱骨外髁的前臂伸肌群强烈收缩，则可将肱骨外髁拉脱，骨折块向前下方移位。少数由直接暴力所致，多为成年人，跌倒时患肢呈肘关节屈曲、肩关节内收位，肘部后外侧着地，暴力由后外方向前内方撞击肱骨外髁而发生骨折，骨折块向前移位。肱骨外髁骨折的骨块往往较大，包括了肱骨外上髁骨骺、肱骨小头骨骺、部分干骺端和肱骨滑车骨骺外侧部分，几乎等于肱骨下端的一半。骨折后由于前臂伸肌群的拉，骨折块可发生翻转移位，有的甚至达 180°。根据骨折的移位程度可分为三种类型（图 3-2-16）。

1. 无移位骨折 为骨折块无移位的裂缝骨折，骨块上的筋膜保持完整。

2. 轻度移位骨折 骨折块仅有轻度移位，骨折块上筋膜仅有轻度撕裂。

3. 翻转移位骨折 骨折块发生翻转移位，又可分为前翻转型和后翻转型。骨折块向前移位并翻转为前翻转型，骨折块向后移位并翻转为后翻转型。若旋转发生在两个轴心上，骨折块上的筋膜完全被撕裂。骨折块在腹背轴上发生旋转，则关节面指向内侧，而骨折面指向外侧，同时在纵轴上发生旋转，则骨折块的内侧部分转向外侧，而外侧部分转向内侧。

肱骨外髁骨折属关节内骨折。晚期因对位不良，或骨骺板损伤，可发生创伤性关节炎、肘外翻畸形及牵拉性尺神经损伤等后遗症。若骨折块存在明显的旋转移位，造成肘关节结构紊乱，则将严重影响肘关节的活动功能。

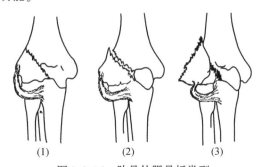

图 3-2-16 肱骨外髁骨折类型

（1）无移位骨折；（2）轻度移位骨折；（3）翻转移位骨折

（二）诊断要点

伤后以肘外侧为中心明显肿胀，疼痛剧烈，肘关节呈半屈伸位，活动功能严重障碍。肱骨外髁部压痛明显，分离移位时，在肘外侧可摸到活动的骨折块或骨擦音，肿胀较轻时可以摸认出骨折块的骨折面、外上髁端和滑车端，肘后三点关系发生改变。但早期可因明显肿胀而掩盖了畸形，及至消肿以后，在肘外侧才发现骨突隆起，肘关节活动障碍。

晚期可出现骨不连接、进行性肘外翻和牵拉性尺神经损伤。

肘关节正侧位 X 线照片可明确骨折类型和移位方向。在幼年时，大部分骨折块是属于软骨性的，仅骨化中心才在 X 线片上显影，以致常被误认为仅是一块小骨片的轻微骨折，甚至被漏诊。事实上，骨折块是相当大的一块，几乎等于肱骨下端的一半，属关节内骨折，若处理不恰当，往往会引起肢体严重的畸形和功能障碍，故在处理时，应当充分估计这一点，不能完全以 X 线显示的形态改变来衡量骨折的严重程度。根据受伤史、临床表现和 X 线检查可做出诊断。

（三）治疗方法

肱骨外髁骨折为关节内骨折，复位要求较高。无明显移位的骨折，屈肘 90°，前臂悬吊胸前 2～3 周即可。有移位的骨折，要求解剖复位，最好争取于软组织肿胀之前，在适当的麻醉下，予以手法整复。手法整复不成功者，可采用针拨复位法复位。若伤后时间超过 1 周或闭合复位不满意，应切开复位。晚期未复位者，则视肘关节的外形和功能情况来考虑是否手术。如晚期肘外翻引起牵拉性尺神经损伤，可施行尺神经前置术。

1. 整复方法

（1）轻度移位骨折复位法（单纯向外移位）：患者坐位或卧位，助手握持患侧上臂下端，术者一手握前臂下端，将患肘屈曲，前臂旋后，另一手拇指按在骨折块上，其余四指扳住患肘内侧，两手相反方向用力，使患肘内翻，加大肘关节腔外侧间隙，同时用拇指将骨折块向内推挤，使其复位，术者再一手按住骨折块做临时固定，另一手做患肘轻微的屈伸活动数次，以矫正残余移位，直到骨折块稳定且无骨擦音为止。

（2）翻转移位骨折复位法：患者卧位，术者先用拇指指腹或大鱼际按揉肘部肿胀处，以散瘀消肿，同时仔细摸认骨折块的滑车端和骨折面，辨清移位的方向及翻转、旋转程度。凡属前翻转型者，先将骨折块向后推按，使之变为后翻转型，然后再整复，以左肱骨外髁翻转骨折为例，助手握持患臂部，术者立于患者外侧，左手握患腕部，右手置于患肘外侧，置肘关节于屈曲 45°前臂旋后位，加大肘内翻使关节腔外侧间隙增宽，腕背伸以使前臂伸肌群松弛，以右食指或中指扣住骨折块的滑车端，拇指扣住肱骨外上髁端，先将骨折块稍平行向后方推移，再将滑车端推向后内下方，把肱骨外上髁端推向外上方，以矫正旋转移位，然后用右拇指将骨折块向内挤压，并将肘关节伸屈、内收、外展，以矫正残余移位。若复位确已成功，则可扪及肱骨外髁骨嵴平整，压住骨折块进行肘关节伸屈活动良好，且无响声（图 3-2-17）。

（3）针拨复位法：患肢严格消毒后，在 X 线透视下，用针尖较圆钝的钢针经皮肤插入，顶住翻转的骨折块上缘使其翻回（图 3-2-18），变为单纯向外侧移位，则再配合用手法将骨折块向内推挤复位。

2. 固定方法 有移位骨折闭合整复后，肘关节伸直，前臂旋后位，外髁处放一固定垫（应注意垫的厚度要适宜，如一旦引起皮肤压迫坏死，复查骨折对位又不满意时，就失去切开复位的条件），尺侧肘关节上、下各放一固定垫，4 块夹板从上臂中上段到前臂中下段，4 条布带缚扎，使肘关节伸直而稍外翻位固定 2 周，以后改屈肘 90°固定 1 周。亦可用 4 块夹板固定肘关节屈曲 60°位 3 周，骨折临床愈合后解除固定。

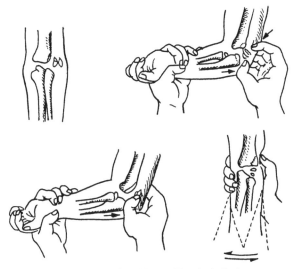

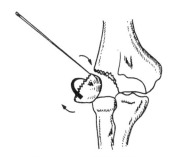

图 3-2-17 肱骨外髁翻转骨折复位法　　　　　　　图 3-2-18 针拨复位法

3. 练功活动　有移位骨折在复位 1 周内，可做手指轻微活动，不宜做强力前臂旋转、握拳、腕关节屈伸活动，以免前臂伸肌群或旋后肌紧张，牵拉骨折块再发生移位。1 周后，逐渐加大指、掌、腕关节的活动范围。解除固定之后，开始进行肘关节屈伸、前臂旋转和腕、手的功能活动。

4. 药物治疗　与肱骨髁上骨折相同。

六、肱骨内上髁骨折

肱骨内上髁是肱骨内髁的非关节部分，有前臂屈肌群、旋前圆肌和肘关节内侧副韧带附着。内上髁后方有尺神经沟，尺神经紧贴此沟通过。内上髁骨化中心 5 岁开始出现，至 17～20 岁骨骺线闭合。肱骨内上髁骨折多发于儿童和青少年，尤以 7～17 岁者多见，故又称肱骨内上髁骨骺分离。

（一）病因病理

肱骨内上髁骨折多由间接暴力所致。常见于儿童跌倒时手掌着地引起；或青少年的举重、投掷等运动损伤。受伤时，肘关节处于伸直、过度外展位，使肘部内侧受到外翻应力，同时前臂屈肌群急骤收缩，而将其附着的内上髁撕脱，骨折块被拉向前下方，甚至产生旋转。根据骨折块移位的程度一般可分为四度（图 3-2-19）。

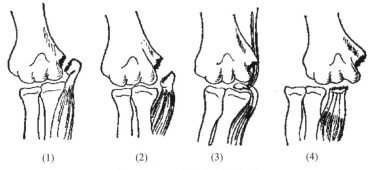

　　　（1）　　　　　　（2）　　　　　　（3）　　　　　　（4）

图 3-2-19 肱骨内上髁骨折

（1）Ⅰ度；（2）Ⅱ度；（3）Ⅲ度；（4）Ⅳ度

第Ⅰ度：裂缝骨折或仅有轻度移位，因其部分骨膜尚未完全断离。

第Ⅱ度：骨折块有分离和旋转移位，但骨折块仍位于肘关节间隙的水平面以上。

第Ⅲ度：由于肘关节遭受强大的外翻暴力，使肘关节的内侧关节囊等软组织广泛撕裂，肘关节腔内侧间隙张开，致使撕脱的内上髁被带进其内，并有旋转移位，且被肱骨滑车和尺骨半月切迹关节面紧紧夹住。

第Ⅳ度：骨折块有旋转移位并伴有肘关节向桡侧脱位，骨折块的骨折面朝向滑车。此类骨折常易被忽略，而被误认为单纯肘关节脱位，仅采用一般肘关节脱位复位手法，致使骨折块嵌入尺骨半月切迹和肱骨滑车之间，转成第Ⅲ度骨折。

第Ⅲ、Ⅳ度骨折移位较大，常压迫或牵拉从其后方通过的尺神经造成神经损伤。骨折晚期因骨痂包裹或尺神经沟粗糙，亦可损伤尺神经。肘关节内侧的软组织损伤较重。

（二）诊断要点

伤后肘内侧肿胀、疼痛，压痛明显，有皮下瘀斑，肘关节呈半屈伸位，肘关节功能障碍。分离移位时在肘内侧可扪及活动的骨折块。第Ⅰ、Ⅱ度骨折时仅有肘内侧牵拉性疼痛，关节活动轻度障碍，第Ⅲ度骨折时肘关节屈伸明显障碍，第Ⅳ度骨折时肘关节明显畸形，肿胀较严重，肘后三点关系不正常，有弹性固定。第Ⅲ度和第Ⅳ度骨折可损伤尺神经，应注意检查。肘关节正侧位X线照片可明确骨折类型和移位方向。根据受伤史、临床表现和X线检查可做出诊断。但6岁以下儿童该骨骺尚未出现，只要临床检查符合即可诊断，不必完全依赖X线片。

（三）治疗方法

第Ⅰ度无移位骨折采用屈肘90°夹板固定2周即可。有移位骨折者应整复固定治疗。

手法整复不成功者，则应切开复位，并做尺神经前置术。整复后应常规检查有无尺神经损伤。

1. 整复方法　第Ⅱ度骨折手法整复时，在屈肘45°前臂中立位，术者以拇、食指固定骨折块，拇指自下方向上方推挤，使其复位。第Ⅲ度骨折手法复位时，在拔伸牵引下，伸直肘关节，前臂旋后、外展，造成肘外翻，使肘关节的内侧间隙增宽，术者拇指在肘关节内侧触到骨折块的边缘时，助手即强度背伸患肢手指及腕关节，使前臂屈肌群紧张，将关节内的骨折块拉出，必要时术者还可用拇指和食指抓住尺侧屈肌肌腹的近侧部向外牵拉，以辅助将骨折块拉出关节间隙，以后再按第Ⅱ度骨折做手法整复。第Ⅳ度骨折应先将脱位的肘关节整复，助手两人分别握住患肢远、近端，尽量内收前臂，使肘内侧间隙变窄，防止骨折块进入关节腔内，术者用推挤手法整复肘关节侧方脱位，使其转化为第Ⅰ度或第Ⅱ度骨折，再按上法处理，整复时应注意勿使转变为第Ⅲ度，整复后应及时进行X线检查。

2. 固定方法　对位满意后，在骨折块的前内方放2~3周。

3. 练功活动　固定垫，再用夹板超肘关节固定于屈肘90°位1周内只做手指轻微屈伸活动；1周后可逐渐加大手指屈伸活动幅度，禁忌做握拳及前臂旋转活动；2周后可开始做肘关节屈伸活动；解除固定后可配合中药熏洗，并加强肘关节屈伸活动锻炼。

4. 药物治疗　与肱骨髁上骨折相同。

七、尺骨鹰嘴骨折

尺骨鹰嘴位于尺骨上端，呈弯曲状突起，形似鹰嘴。鹰嘴突与冠状突相连而构成半月切迹，为有较深凹陷的关节面。半月切迹关节面与肱骨滑车关节面构成肱尺关节，是肘关节屈伸活动的枢纽。尺骨鹰嘴为强有力的伸肘肌肱三头肌附着处。鹰嘴骨化中心8~11岁出现，至14岁骨骺线闭合。尺骨鹰嘴骨折多见于成人，少年儿童也可发生。

（一）病因病理

尺骨鹰嘴骨折多数由间接暴力造成。跌倒时，肘关节突然屈曲，同时肱三头肌强烈收缩，则发生尺骨鹰嘴撕脱骨折，骨折近端被肱三头肌牵拉而向上移位（图3-2-20）。直接暴力亦可造成尺骨鹰嘴骨折，如肘后部受暴力直接打击，或跌倒时肘后着地而使鹰嘴受到直接撞击，常发生粉碎骨折，但多数无明显移位。鹰

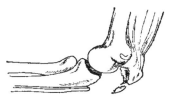

图3-2-20 尺骨鹰嘴骨折移位

嘴骨折线多数侵入半月切迹，为关节内骨折；少数撕脱的骨折片较小，骨折线可不侵入关节。

（二）诊断要点

伤后尺骨鹰嘴部疼痛，压痛明显，局限性肿胀，肘关节屈伸活动障碍。分离移位时，在局部可扪到鹰嘴骨片向上移位和明显的骨折间隙，主动伸肘功能丧失。关节内积血时，鹰嘴两侧凹陷处隆起。肘关节X线侧位照片可明确骨折类型和移位程度。根据受伤史、临床表现和X线检查，可做出诊断。

（三）治疗方法

尺骨鹰嘴骨折大多数是关节内骨折，应力求达到解剖复位。无移位骨折或老年人粉碎骨折移位不显著时，不必整复，用超肘关节夹板固定3周即可。有分离移位者，应整复固定治疗。手法整复不成功者，可切开复位内固定，以保持关节面平整，避免发生创伤性关节炎。粉碎骨折明显移位，无法整复固定，可行肱三头肌成形术。

1. 整复方法 若肘关节内积血较多，肿胀严重，难以摸清骨折近端者，应在无菌操作下先抽出关节内积血，然后再进行整复。患者仰卧或坐位，肘关节呈30°~45°微屈位，助手握持患肢前臂，术者立于患肢外侧，面向患肢远端，先按摩肱三头肌等上臂肌肉，使痉挛之肌肉放松，再以双手拇指分别推按向上方移位的鹰嘴近端内外侧，迫使其向远端靠拢复位，并嘱助手小幅度伸屈肘关节数次，使半月切迹关节面平整。肘关节活动最后应置于伸直位或20°以内的微屈位。

2. 固定方法 有移位骨折手法整复后，在尺骨鹰嘴上端用抱骨垫固定，并用前、后侧超肘夹板固定肘关节于屈曲、0°~20°位3周，以后再逐渐改固定在90°位1~2周。已施行内固定者或肱三头肌成形术者，可固定肘关节于屈曲20°~60°位3周。

3. 练功活动 3周以内只做手指、腕关节屈伸活动，禁止肘关节屈伸活动，第4周以后才逐步做肘关节主动屈伸锻炼，严禁暴力被动屈肘。此外，可配合进行肩关节练功活动。

4. 药物治疗 按骨折三期辨证用药，解除固定后加用中药熏洗。

八、桡骨头骨折

桡骨头骨折包括桡骨头部、颈部骨折。桡骨近端包括桡骨头、桡骨颈和桡骨结节。桡骨头关节面呈浅凹形，与肱骨小头构成肱桡关节。桡骨头尺侧边缘与尺骨的桡切迹相接触，构成桡尺上关节。桡骨头和颈的一部分位于关节囊内，环状韧带围绕桡骨头。桡骨头骨化中心5~6岁出现，至15岁骨骺线闭合。桡骨头部骨折以青少年较多见，桡骨颈部骨折以儿童多见，多为骨骺分离或青枝骨折。

（一）病因病理

桡骨头骨折多由间接暴力所致，跌倒时患肢外展，肘关节伸直、前臂旋前位，手掌先着地，暴力沿前臂桡侧向上传达，引起肘部过度外翻，使桡骨头撞击肱骨小头，产生反作用力，使桡骨头发生骨折。根据骨折的发生部位、程度和移位情况，一般分为六种类型（图 3-2-21）。

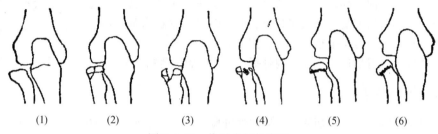

图 3-2-21　桡骨头骨折类型
（1）青枝骨折；（2）裂纹骨折；（3）劈裂骨折；（4）粉碎骨折；（5）嵌插骨折；（6）嵌插合并移位骨折

1. 青枝骨折　桡骨颈外侧骨皮质压缩或皱折，内侧骨皮质被拉长，骨膜未完全破裂，桡骨头颈向外弯曲。仅见于儿童。

2. 裂缝骨折　桡骨头部或颈部呈裂缝状的无移位骨折。

3. 劈裂骨折　桡骨头外侧劈裂，骨折块约占关节面的 1/3 ~ 1/2。

4. 粉碎骨折　且常有向外或外下方移位。桡骨头呈粉碎状，骨碎片有分离，或部分被压缩而使桡骨头关节面中部塌陷缺损。

5. 嵌插骨折　桡骨颈骨质嵌插，在颈部有横形骨折线，无明显移位。

6. 嵌插并发移位骨折　桡骨颈骨折或桡骨头骨骺分离，骨折近端向外移位，桡骨头关节面向外倾斜，桡骨头关节面与肱骨下端关节面由平行改变为交叉，骨折近远两端外侧缘嵌插，呈"歪戴帽"样移位。严重移位时，桡骨头完全翻转移位，其关节面向外，两骨折面相互垂直而无接触，骨折近端同时还可向前或向后方移位。如为桡骨头骨骺分离，则大多整个骨骺向外移位，并可带有一块三角形的干骺端。

以上各型可单独出现，亦可两型混合出现。暴力较小时，可仅为桡骨颈青枝骨折或桡骨头裂缝骨折。垂直暴力较大时，可发生桡骨颈嵌插骨折或粉碎骨折。肘外翻暴力较大时，可发生桡骨劈裂骨折或嵌插并发移位的桡骨颈骨折或桡骨头骨骺分离。

（二）诊断要点

伤后肘部疼痛，肘外侧明显肿胀，但若血肿被关节囊包裹，可无明显肿胀，桡骨头局部压痛，肘关节屈伸及前臂旋转活动受限，尤以旋转前臂时，桡骨头处疼痛加重。肘关节 X 线正侧位照片可明确骨折类型和移位程度。根据受伤史、临床表现和 X 线检查可做出诊断。但 5 岁以下儿童，该骨骺尚未出现，只要临床表现符合，即可诊断，不必完全依赖 X 线照片。

（三）治疗方法

对无移位或轻度移位的嵌插骨折而关节面倾斜在 30° 以下者，估计日后对肘关节的功能影响不大，则不必强求解剖复位。对明显移位骨折则应整复达到良好的对位。

1. 整复方法　整复前先用手指在桡骨头外侧进行按摩，并准确地摸出移位的桡骨头。复位时一助手固定上臂，术者一手牵引前臂在肘关节伸直内收位来回旋转，另一手的拇指把桡骨头向上、向内侧推挤，使其复位。

若手法整复不成功，可使用钢针拨正法：局部皮肤消毒，铺巾，在X线透视下，术者用钢针自骨骺的外后方刺入，针尖顶住骨骺，向内、上方拨正。应用此法时，要求术者必须熟悉局部解剖，避开桡神经，并注意无菌操作。

移位严重，经上述方法仍不能整复者，应切开复位，如成年人的粉碎、塌陷、嵌插骨折，关节面倾斜角度在30°以上者，可做桡骨头切除术，但14岁以下的儿童不宜做桡骨头切除术。

2. 固定方法 无移位骨折或轻度移位骨折用夹板固定肘关节于90°位2~3周。有移位骨折复位满意后，在桡骨头部置一长方形平垫，呈弧形压于桡骨头外侧，用胶布粘贴，将肘关节屈曲90°，前臂旋前位，用前臂超肘夹板固定3~4周。

3. 练功活动 整复后即可做手指、腕关节屈伸活动，2~3周后做肘关节屈伸活动。解除固定后，可做前臂轻度旋转活动，活动度逐渐加大，直至痊愈。桡骨头切除术后，肘关节的练功活动应更提早一些。

4. 药物治疗 按骨折三期辨证用药。儿童骨折愈合较快，在中后期主要采用中药熏洗，内服药可减免。

九、桡、尺骨干双骨折

前臂骨骼由桡、尺两骨组成，桡骨在外侧，上端细小而下端膨大，为腕关节的重要构成部分。尺骨在内侧，上端膨大而下端细小，为肘关节的主要构成部分。桡尺两骨均略呈弧形弯曲，并通过上、下桡尺关节和骨间膜相连。上、下桡尺关节的联合运动，构成了前臂所特有的旋转功能。前臂旋转时以尺骨为轴心，桡骨围绕尺骨旋转。肘关节屈曲90°，上臂紧贴胸壁，拇指向上，掌心向内为前臂中立位，若掌心朝上则为旋后位，掌心朝下则为旋前位。前臂自旋后位至旋前位，旋转总幅度可达150°。前臂的骨间膜是一坚韧致密的纤维膜，附着于桡、尺骨嵴，几乎连接桡尺骨的全长，其松紧度是随着前臂的旋转而发生改变。前臂中立位时，两骨干接近平行，骨间隙最大，骨干中部距离最宽，骨间膜上下松紧一致，对桡尺骨起稳定作用；当前臂旋前或旋后位时，骨干间隙缩小，骨间膜上下松紧不一致，而两骨间的稳定性消失。因此，在处理桡、尺骨干双骨折时，应尽可能在骨折复位后将前臂固定在中立位。前臂肌肉较多，有屈肌、伸肌、旋后肌和旋前肌四组肌群。旋后肌群主要有止于桡骨结节上的肱二头肌和止于桡骨上1/3部的旋后肌；旋前肌群主要有止于桡骨中1/3部的旋前圆肌和止于桡骨下1/3部的旋前方肌。桡、尺骨干双骨折多见于儿童和青壮年，骨折部位多发生在前臂中1/3和下1/3部。

（一）病因病理

桡、尺骨干双骨折由直接暴力和间接暴力所致（图3-2-22），直接暴力所致者，多为前臂遭受打击、挤压、碰撞等造成骨折，以横断、粉碎为多，骨折线往往在同一平面，局部软组织损伤较重，可为开放骨折。间接暴力有传达暴力和扭转暴力的不同。传达暴力所致者，多为跌倒时手掌先着地，暴力由掌面沿桡骨纵轴向上传达，在桡骨中段或上段发生横断或锯齿状骨折，残余暴力通过向下斜形的骨间膜牵拉尺骨，造成尺骨斜形骨折，骨折线多不在同一平面，桡骨骨折线在上，尺骨骨折线在下，局部软组织损伤破轻，若成角移位较大，则骨折端可刺破皮肤而造成开放骨折。在儿童多发生在下1/3段青枝骨折，桡骨骨折线高于尺骨骨折线，骨折端多向掌则成角，其背侧骨膜多完整。扭转暴力所致者，多为前臂被旋转的机器绞伤，或跌倒时手掌着地，躯干过分朝一侧倾斜，在遭受传达暴力的同时，前臂又受到扭转暴力，如前臂极度旋前或旋后扭转，造成两骨螺旋形骨折，骨折线方向一致，多数是由尺侧内上斜向桡侧外下，但骨折线的平面不同，尺骨骨折线在上，桡骨骨折线在下。桡、尺骨完全骨折时，由于暴力的作用，以及伸、屈、旋前、旋后肌群的牵拉，两骨折端可发生重叠、成角、旋转和侧方移位。

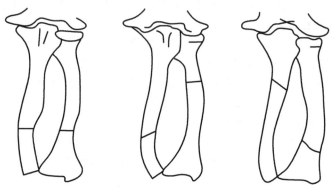

图3-2-22　不同外力所致的桡、尺骨干双骨折

（二）诊断要点

伤后局部疼痛，肿胀明显，前臂活动功能丧失，动则疼痛加剧。有移位的完全骨折，多有短缩、成角和旋转畸形，但儿童青枝骨折仅有成角畸形。骨折端刺戳所引起的开放骨折，皮肤伤口一般较小，外露的骨折端有时会自行回纳至伤口内。检查局部压痛明显，有纵轴叩击痛，有移位的完全骨折有骨擦音和异常活动。儿童不完全性骨折，症状较轻，腕肘关节活动多无明显受限，容易漏诊，应注意仔细检查。X线片应包括腕关节和肘关节，正侧位前臂X线片可确定骨折类型和移位方向，以及有无并发上、下桡尺关节脱位。若骨折后患肢疼痛剧烈、肿胀严重，手指麻木发凉或发绀，被动活动手指疼痛加重，应考虑为前臂筋膜间隙区综合征。根据受伤史、临床表现和X线检查可做出诊断。

（三）治疗方法

桡、尺骨干双骨折的治疗原则是恢复前臂旋转功能。无移位骨折直接用夹板固定即可。有移位骨折应整复固定治疗。桡、尺骨干双骨折复位要求较高，即要求解剖对位或接近解剖对位，若对位不佳，有旋转、成角畸形，将影响前臂的旋转功能。儿童塑形能力较强，8岁以下儿童可允许有20°以内的成角畸形，但成人必须达到良好的对位。手法整复不成功者，可切开复位内固定。开放骨折应及时清创，同时切开复位内固定。若创口较小，污染不重，预计骨折移位能通过手法整复固定获得良好的对位，亦可于清创后按闭合性骨折处理。

1. 整复方法　患者平卧，肩外展90°，中、下1/3骨折取前臂中立位，上1/3骨折取前臂旋后位，由两助手做拔伸牵引，矫正重叠、旋转及成角畸形。桡、尺骨干双骨折均为不稳定骨折时，如骨折在上1/3，则先整复尺骨；如骨折在下1/3，则先整复桡骨；骨折在中段时，应根据两骨干骨折的相对稳定性来决定。若前臂肌肉比较发达，加之骨折后出血肿胀，虽经牵引后重叠移位未完全纠正者，可用折顶手法加以复位。若斜形骨折或锯齿形骨折有背向侧方移位者，应用回旋手法进行复位。若桡尺骨骨折断端互相靠拢者，可用挤捏分骨手法，术者用两手拇指和食、中、环三指分置于骨折部掌、背侧，用力将桡、尺骨间隙分到最大限度，使骨间膜恢复其紧张度和向中间靠拢的桡、尺骨断端向桡、尺侧各自分开。

2. 固定方法　若复位前桡尺骨相互靠拢者，可采用分骨垫放置在两骨之间，掌、背侧各一，骨折线在同一平面时，分骨垫于骨折线上、下各一半处，骨折线在不同平面时，分骨垫置于两骨折线之间（图3-2-23），若骨折原有成角畸形，则采用三点加压法。各垫放置妥当后，用胶布粘贴，再依次放上掌、背、桡、尺侧夹板，掌侧板由肘横纹至腕横纹，背侧板由鹰嘴至腕关节或掌指关节，桡侧板由桡骨头至桡骨茎突，尺侧板自肱骨内上髁下达第五掌骨基底部，掌背两侧夹板要比桡、尺两侧夹板宽，夹板间距离约1cm。缚扎后，再用铁丝托或有柄托板固定，前臂原则上放置在中立位，用三角巾悬吊（图3-2-24）。固定时间成人6～8周，儿童3～4周。

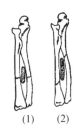
(1)　(2)

图3-2-23　分骨垫放置法

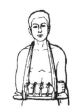
图3-2-24　夹板固定外观

3. 练功活动　初期鼓励患者做手指屈伸握拳活动及上肢肌肉舒缩活动；中期开始做肩、肘关节活动，如小云手、大云手等，活动范围逐渐增大，但不宜做前臂旋转活动。解除固定后做前臂旋转活动，如反转手等（图3-2-25）。

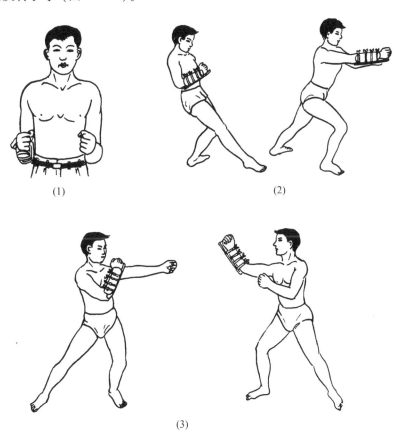
(1)

(2)

(3)

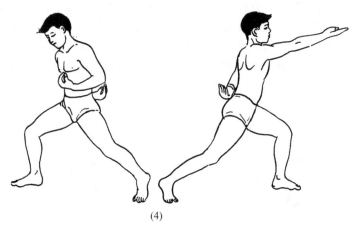

(4)

图 3-2-25　前臂骨折练功方法

（1）握拳；（2）小云手；（3）大云手；（4）反转手

4. 药物治疗　按骨折三期辨证用药。若尺骨下 1/3 骨折愈合迟缓时，要着重补肝肾、壮筋骨以促进骨折愈合，若后期前臂旋转活动仍有障碍者，应加强中药熏洗。

十、桡、尺骨干单骨折

桡、尺骨干单骨折多发于青少年，临床较少见。

（一）病因病理

直接暴力和间接暴力均可造成桡骨干或尺骨干单独发生骨折。尺骨干骨折多为直接暴力打击，桡骨干骨折多为间接暴力损伤。直接暴力所致者，多为横断或粉碎骨折，间接暴力所致者，为多短斜形或螺旋形骨折。桡、尺骨干单骨折，因为有对侧骨的支持，一般无严重移位，由于骨间膜作用，骨折断端易向对侧骨移位。但当有明显移位时，可并发上或下桡尺关节脱位，而出现成角、重叠畸形。成人桡骨干上 1/3 骨折，骨折线位于旋前圆肌止点之上时，由于附着于桡骨结节的肱二头肌及附着于桡骨上 1/3 的旋后肌的牵拉，骨折近端向后旋转移位；附着于桡骨中部及下部的旋前圆肌和旋前方肌的牵拉，骨折远端向前旋转移位（图 3-2-26）。桡骨干中 1/3 或中下 1/3 骨折，骨折线位于旋前圆肌止点以下时，因肱二头肌与旋后肌的旋后倾向，被旋前圆肌的旋前力量相抵消，骨折近端处于中立位；骨折远端因受旋前方肌的牵拉而向前旋转移位。儿童骨质柔嫩，多为青枝骨折或骨膜下骨折。

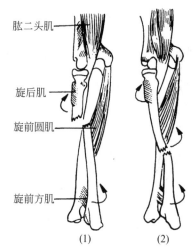

肱二头肌

旋后肌

旋前圆肌

旋前方肌

（1）　　　（2）

图 3-2-26　桡骨干骨折移位特点

（二）诊断要点

伤后局部肿胀、疼痛、压痛明显。完全骨折时，可有骨擦音，前臂旋转功能障碍，但不完全骨折时，尚可有旋转功能。有移位骨折可有成角、旋转畸形，若发生在较表浅骨段，可触及骨折断端。前臂 X 线正侧位照片应包括上、下关节，X 线片可确定骨折部位和移位情况，以及有无并发上、下桡尺关节脱位。根据受伤史、临床表现和 X 线检查可做出诊断。

（三）治疗方法

无移位骨折直接用夹板固定即可，有移位骨折应整复固定治疗。手法复位不成功者，可考虑切开复位内固定，以保证骨折断端良好对位。

1. 整复方法 患者平卧，肩外展，肘屈曲，两助手行拔伸牵引。骨折在中或下 1/3 时，前臂中立位牵引 3~5 分钟，在断端重叠拉开后，若两骨靠拢移位，可采用分骨手法纠正；若掌背侧移位则用提按手法纠正。但在桡骨干上 1/3 骨折时，应逐渐由中立位改为旋后位牵引，术者一手拇指将骨折远端推向桡侧、背侧，另一手拇指挤按近端向尺侧、掌侧，迫使骨折复位。

2. 固定方法 先放置掌、背侧分骨垫各一个，再放好其他固定垫，桡骨上 1/3 骨折须在近端桡侧再放一个小固定垫，以防止近端向桡侧移位。然后放置掌、背侧夹板并用手捏住，再放桡、尺侧板。桡骨干下 1/3 骨折时，桡侧板下端超腕关节，将腕部固定于尺偏位，借紧张的腕桡侧副韧带限制远端向尺偏移位（图 3-2-27），尺骨下 1/3 骨折则尺侧板须超腕关节，使腕部固定于桡偏位。最后用 4 条布带扎缚。一般屈肘 90°，前臂中立位固定，

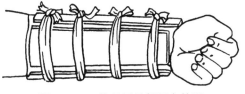

图 3-2-27　桡骨干骨折固定外形

并用三角巾悬挂前臂于胸前。桡骨上 1/3 骨折，应固定前臂旋后位或中立稍旋后位。固定时间 4~6 周。

3. 练功活动 初期鼓励患者作握拳锻炼，待肿胀基本消退后，开始肩、肘关节活动，如小云手、大云手等，但应避免做前臂旋转活动。解除固定后，可做前臂旋转活动锻炼，如反转手等。

4. 药物治疗 与桡、尺骨干双骨折相同。

十一、尺骨上 1/3 骨折并发桡骨头脱位

尺骨上 1/3 骨折并发桡骨头脱位，又称孟特吉亚（Monteggia）骨折。它是指尺骨半月切迹以下的尺骨上 1/3 骨折，同时桡骨头自肱桡关节和上桡尺关节脱位，而肱尺关节无脱位。这与肘关节前脱位并发尺骨鹰嘴骨折有区别。上桡尺关节由桡骨头环状关节面与尺骨桡切迹构成，桡骨头被附着在尺骨桡切迹前后缘的环状韧带所约束，前臂旋转活动时，桡骨头在尺骨桡切迹里旋转。桡神经在肘前部向下分为深支和浅支，桡神经深支绕过桡骨头，进入旋后肌深、浅层之间，然后穿出旋后肌位于骨间膜表面走向远侧。尺骨上 1/3 骨折并发桡骨头脱位可发生于各种年龄，但多见于儿童。

（一）病因病理

直接暴力和间接暴力均能引起尺骨上 1/3 骨折并发桡骨头脱位，而以间接暴力所致者为多。根据暴力作用的方向、骨折移位情况及桡骨头脱位的方向，临床上可分为伸直型、屈曲型、内收型和特殊型四种损伤类型（图 3-2-28）。

1. 伸直型 比较常见，多见于儿童。跌倒时，手掌先着地，肘关节处于伸直位或过伸位，可造成伸直型骨折。传达暴力由掌心通过尺桡骨传向上前方，先造成尺骨斜形骨折，骨折断端向掌侧及桡侧成角移位。由于暴力继续作用和移位骨折端的推挤，迫使桡骨头冲破或滑出环状韧带，向前外方脱出。在成人，外力直接打击尺骨上 1/3 背侧，亦可造成伸直型骨折，为横断或粉碎性骨折。

2. 屈曲型 多见于成人。跌倒时，手掌着地，肘关节处于屈曲位，可造成屈曲型骨折。传达

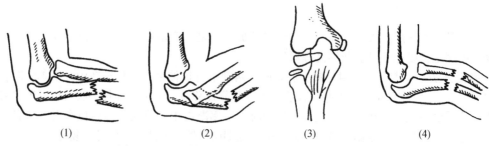

图 3-2-28　尺骨上 1/3 骨折并发桡骨头脱位的类型
（1）伸直型；（2）屈曲型；（3）内收型；（4）特殊型

暴力由掌心传向外上方，先造成尺骨横断或短斜形骨折，骨折断端突向背侧、桡侧成角移位，由于暴力继续作用和移位骨折端的推挤，使桡骨头向后外方脱出。

3. 内收型　多见于幼儿。跌倒时，手掌着地，肘关节处于伸直内收位，可造成内收型骨折。传达暴力由掌心传向上外方，造成尺骨冠状突下方骨折，骨折断端向桡侧成角，由于暴力继续作用和移位骨折端的推挤，迫使桡骨头向外侧脱出。

4. 特殊型　多见于成人，临床上最少见。为桡、尺骨双骨折并发桡骨头向前脱出。其受伤机制与伸直型大致相同，但暴力较大。

尺骨上 1/3 骨折并发桡骨头脱位时，由于桡骨头的牵拉，常可造成桡神经深支的损伤。其发生率约为 1/10。

（二）诊断要点

伤后肘部和前臂疼痛、肿胀，前臂旋转功能和肘关节活动功能障碍，移位明显者，前臂背侧可见尺骨成角畸形。检查时，在肘关节前外、后外或外侧可摸到脱出的桡骨头，骨折和脱位处压痛明显，被动旋转前臂时有锐痛，可扪及骨擦音和异常活动。若为不完全骨折，则无骨擦音和异常活动，前臂旋转功能稍差。应注意检查腕和手指感觉、运动情况，以便确定是否并发桡神经损伤。X 线正侧位片应包括肘、腕关节，X 线片可显示骨折类型、移位情况和桡骨头的移位方向。尺骨上 1/3 骨折并发桡骨头脱位，若不注意临床检查，常易发生桡骨头脱位的漏诊，应根据受伤史、临床症状和体征，并认真阅读 X 线片，以做出正确诊断。正常情况下，桡骨头与肱骨小头相对，桡骨干纵轴线向上延长，一定通过肱骨小头中心。若发生偏离，则为并发桡骨头脱位。肱骨小头骨骺一般在 1～2 岁时出现，因此对 11 岁以内的患儿，最好同时摄健侧 X 线片以便对照。桡骨头脱位后有的可能自行还纳，因而 X 线片仅见骨折而无脱位，若此时忽略对桡骨头的固定，可能发生再脱位。临床应注意检查，若桡骨头部有明显肿胀、压痛，应考虑桡骨头脱位后自行还纳，应予以固定处理。

（三）治疗方法

尺骨上 1/3 骨折并发桡骨头脱位，应及时整复固定治疗。新鲜损伤者，大多通过手法复位、夹板固定能取得满意效果。手法整复失败者，应早期切开整复内固定。对陈旧性骨折畸形愈合者，成人可行桡骨头切除术，儿童则须切开整复，将桡骨头整复、环韧带重建、尺骨骨折复位内固定。并发桡神经损伤者，一般多能在 3 个月自行恢复。

1. 整复方法　原则上先整复桡骨头脱位，后整复尺骨骨折。患者平卧，前臂置中立位，两助手顺势拔伸，矫正重叠移位，对伸直型者，术者两拇指放在桡骨头外侧和前侧，向尺侧、背侧推挤，同时肘关节徐徐屈曲 90°，使桡骨头复位，然后术者捏住骨折断端进行分骨，在骨折处向掌侧加大成角，再逐渐向背侧按压，使尺骨复位；对屈曲型，两拇指放在桡骨头的外侧、背侧，向内侧、掌侧推按，同时肘关节徐徐伸直至0°位，使桡骨头复位，有时还可听到或感觉到桡骨头复位的滑动声，然后在骨折处向背侧加大成角，再逐渐向掌侧挤按，使尺骨复位；对内收型，助手在拔伸牵引的同时，外展患侧的肘关节，术者拇指放在桡骨头外侧，向内侧推按桡骨头，使之还纳，尺骨向桡侧成角亦随之矫正；对特殊型，先按伸直型复位法推挤桡骨头复位，以后再按桡、尺骨干双骨折处理。

2. 固定方法 先以尺骨骨折平面为中心，在前臂的掌侧与背侧各置一分骨垫，在骨折的掌侧（伸直型）或背侧（屈曲型）置一平垫；在桡骨头的前外侧（伸直型）或后外侧（屈曲型）或外侧（内收型）放置葫芦垫；在尺骨内侧的上、下端分别放一平垫（图3-2-29），用胶布固定。然后在前臂掌、背侧与桡、尺侧分别放上长度适宜的夹板，用4道布带捆绑。特殊型固定按桡、尺骨干双骨折处理，但应在桡骨头的前外侧放置葫芦垫。伸直型骨折脱位应固定于屈肘位3~4周；屈曲型或内收型宜固定于伸肘位2~3周后，改屈肘位固定2周。

3. 练功活动 在伤后3周内做手腕诸关节的屈伸活动，以后逐步做肘关节屈伸活动。前臂的旋转活动须在X线片显示尺骨骨折线模糊并有连续性骨痂生长，才能开始锻炼。

4. 药物治疗 按骨折三期辨证用药，中后期加用中药熏洗。

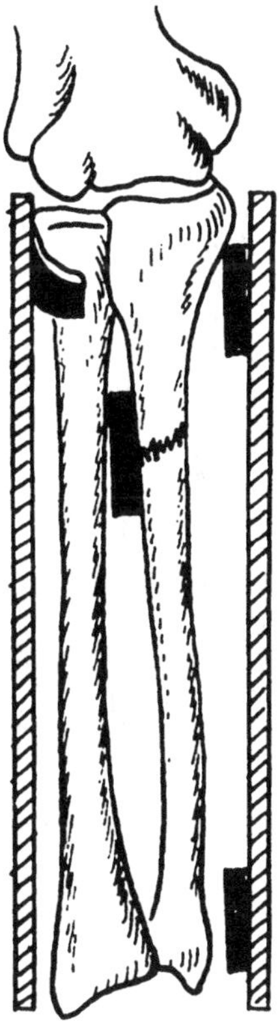

十二、桡骨下1/3骨折并发下桡尺关节脱位

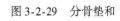

图3-2-29 分骨垫和

桡骨下1/3骨折并发下桡尺关节脱位又称盖里阿齐（Galeazzi）骨折。下桡尺关节由桡骨尺切迹与尺骨小头构成，其主要通过三角纤维软骨相连结。三角纤维软骨的尖端附着于尺骨茎突，三角形的底边则附着于桡骨下端尺骨切迹边缘，前后与关节滑膜相连，它横隔于桡腕关节与下桡尺关节之间。下桡尺关节的稳定，主要由坚强的三角纤维软骨与较薄弱的掌背侧下桡尺韧带维持。前臂旋转活动时，桡骨尺切迹围绕着尺骨小头旋转。桡骨下1/3骨折并发下桡尺关节脱位可发生于儿童和成人，以20~40岁的成年男性多见。

（一）病理病因

直接暴力和间接暴力均可造成桡骨下1/3骨折并发下桡尺关节脱位，以间接暴力所致者多见。直接暴力为前臂遭受重物打击、砸压或机器绞伤所致，桡骨多为横断或粉碎骨折，桡骨远端常因旋前方肌牵拉而向尺侧移位，还可同时并发尺骨下1/3骨折。间接暴力多为向前跌倒，手掌先着地，暴力通过桡、腕关节向上传达至桡骨下1/3处而发生骨折，多为短斜或螺旋形骨折，骨折远端向上移位并可向掌侧或背侧移位，同时三角纤维软骨及尺侧腕韧带被撕裂或尺骨茎突被撕脱，造成下桡尺关节脱位。跌倒时，若前臂在旋前位，桡骨远端向背侧移位，若前臂旋后位或中立位，则桡骨远端向掌侧移位，一般向掌侧移位多见。骨折后，由于受外展拇长肌和伸拇短肌的挤压作用，远端向尺侧、掌侧移位，断端向尺侧成角；受旋前方肌的牵拉，远端向前旋转移位。儿童桡骨下段骨折可为青枝骨折，下桡尺关节脱位有时不明显，常发生尺骨下端骨骺分离，骨骺随桡骨远端向背侧移位，脱位的方向有三：桡骨远端向近侧移位，最常见；尺骨小头向掌或背侧移位，

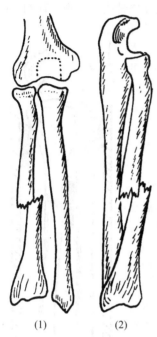

图 3-2-30　桡骨干骨折并发
下桡尺关节脱位
(1) 正位；(2) 侧位

以背侧移位多见；下桡尺关节分离。一般三个方向的移位同时存在（图 3-2-30）。按照骨折的稳定程度及移位方向，临床可分为三种类型。

1. 稳定型　桡骨下 1/3 横断骨折或青枝骨折、成角畸形并发下桡尺关节脱位，或尺骨下端骨骺分离，多见于儿童。

2. 不稳定型　桡骨下 1/3 短斜或螺旋形或粉碎性骨折，骨折移位较多，下桡、尺关节脱位明显，多见于成人。

3. 特殊型　桡、尺骨双骨折伴下桡、尺关节脱位。成人脱位较严重，青少年桡、尺骨双骨折位置较低，移位不大，有时尺骨可有弯曲畸形，骨折相对稳定。

（二）诊断要点

伤后前臂及腕部疼痛、肿胀，桡骨下 1/3 部向掌侧或背侧成角，尺骨小头向尺侧、背侧突起，腕关节呈桡偏畸形。桡骨下 1/3 压痛及纵轴叩击痛明显，有异常活动和骨擦音，下桡、尺关节松弛并有挤压痛，前臂旋转功能障碍。前臂 X 线正侧位片应包括腕关节，以观察是否有下桡、尺关节脱位并发尺骨茎突骨折，以确定骨折类型和移位情况。正位片上，下桡、尺关节间隙变宽，成人若超过 2mm，儿童若超过 4mm，则为下桡、尺关节分离。侧位片上，桡、尺骨干正常应相互平行重叠，若两骨干发生交叉，尺骨头向背侧移位，则为下桡、尺关节脱位。桡骨干骨折有明显的成角或重叠移位而尺骨尚完整时，应考虑并发下桡尺关节脱位的可能。根据受伤史、临床表现和 X 线检查可做出诊断。若临床检查时，只注意骨折征象而忽略下桡、尺关节脱位体征，或 X 线片未包括腕关节，或阅片不仔细，均可造成下桡、尺关节脱位的漏诊，因此，临床上应认真检查和仔细阅片，以免漏诊。

（三）治疗方法

对桡骨下 1/3 骨折并发下桡、尺关节脱位的治疗，要力求达到解剖复位或接近解剖复位，尤其对骨折断端的成角和旋转畸形必须矫正，以防前臂旋转功能的丧失。稳定型骨折可按桡骨下端骨折处理，不稳定型骨折先整复下桡、尺关节脱位，然后整复骨折，用夹板固定。特殊型骨折先整复下桡、尺关节脱位，然后按桡、尺骨干双骨折处理，对尺骨仅有弯曲的青枝骨折，须先将其弯曲畸形矫正，然后再整复脱位和桡骨骨折。桡骨下 1/3 骨折极不稳定，手法整复固定较为困难，手法整复不成功者，应切开复位内固定。兹介绍不稳定型骨折的整复固定方法。

1. 整复方法　患者平卧，肩外展、肘屈曲、前臂中立位，两助手行拔伸牵引 3～5 分钟，将重叠移位拉开。然后整复下桡、尺关节脱位，术者先用手将向掌或背侧移位的尺骨远端按捺平正（图 3-2-31），再用两拇指由桡、尺侧向中心紧扣下桡、尺关节（图 3-2-32）。关节脱位整复后，将备妥的合骨垫置于腕部背侧，由桡骨茎突掌侧 1cm 处绕过背侧到尺骨茎突掌侧半环状包扎，再用 4cm 宽绷带缠绕 4～5 圈固定。然后嘱牵引远端的助手，用两手环抱腕部维持固定，持续牵引。桡骨远折端向尺侧掌侧移位时，一手做分骨，另一手拇指按近折段向掌侧，食、中、环三指提远折端向背侧，使之对位（图 3-2-33）。桡骨远折端向尺侧背侧移位时，一手做分骨，另一手拇指按远折端向掌侧，食、中、环三指提近折端向背侧，使之对位（图 3-2-34）。骨折整复后，再次扣挤下桡、尺关节。如合骨垫松脱，则重新固定。经 X 线透视检查，位置满意，再正式固定。

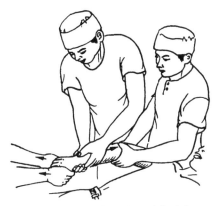

图 3-2-31 整复下桡尺关节脱位

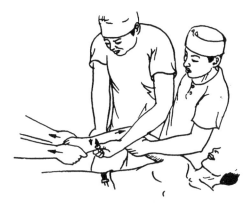

图 3-2-32 紧扣下桡尺关节

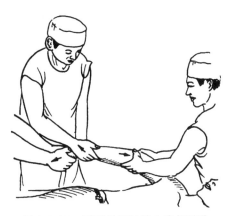

图 3-2-33 矫正骨折远端向掌侧移位

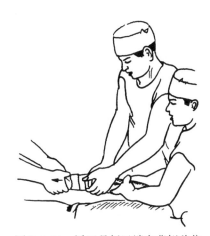

图 3-2-34 矫正骨折远端向背侧移位

2. 固定方法 在维持牵引和分骨下，捏住骨折部，掌、背侧各放一个分骨垫。分骨垫在骨折线远侧占 2/3，近侧占 1/3（图 3-2-35）。用手捏住掌、背侧分骨垫，各用二条粘膏固定。根据骨折远段移位方向，再加用小平垫。然后再放置掌、背侧夹板，用手捏住，再放桡、尺侧板，桡侧板下端稍超腕关节，以限制手的桡偏。尺偏板下端不超过腕关节，以利于手的尺偏，借紧张的腕桡侧副韧带牵拉桡骨远折段向桡侧，克服其尺偏倾向（图 3-2-36）。对于桡骨骨折线自外侧上方

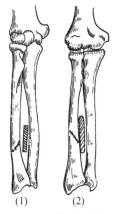

(1)　　　(2)

图 3-2-35 分骨垫放置法

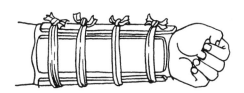

图 3-2-36 腕关节桡偏固定外形

斜向内侧下方的患者，分骨垫置骨折线近侧，尺侧夹板改用固定桡、尺骨干双骨折的尺侧夹板（即长达第5掌骨颈的尺侧夹板），以限制手的尺偏，有利于骨折对位。成人固定于前臂中立位6周，儿童则为4周。

3. 练功活动与药物治疗　与桡、尺骨干双骨折大致相同。

十三、桡骨下端骨折

桡骨下端骨折是指桡骨远侧端3cm范围内的骨折。桡骨下端膨大，其横断面近似四方形，由松质骨构成，松质骨与桡骨干密质骨交界处为应力上的弱点，易发生骨折。桡骨远端为关节面，与腕舟骨、月骨构成桡腕关节。其背侧边缘长于掌侧，故关节面向掌侧倾斜，此称掌倾角，正常值为 $10°\sim15°$；桡侧边缘长于尺侧，故其关节面还向尺倾斜倾，此称尺倾角，正常值为 $20°\sim25°$。桡骨下端还具有掌、背、桡、尺侧四个面，掌面光滑凹陷，背侧面稍凸且有四个骨性腱沟，有伸肌腱通过；桡侧面有一骨性腱沟，有外展拇长肌腱和伸拇短肌腱通过；尺侧面有凹陷的关节面，即桡骨尺切迹，与尺骨小头的半环形关节面构成下桡尺关节。三角纤维软骨的基底部附着于桡骨尺切迹下缘，尖端附着于尺骨茎突。桡骨下端发生骨折后，上述正常解剖关系常被破坏。桡骨下端骨骺1岁左右出现，$18\sim20$岁骨骺线闭合。桡骨下端骨折临床上较为常见，多见于老年人和青壮年。20岁以前的患者，多为桡骨远端骨骺分离。

（一）病因病理

直接暴力和间接暴力均可造成桡骨下端骨折，以间接暴力所致者为大多数，骨折是否发生移位，与暴力的大小有关。根据受伤姿势和骨折移位的不同，主要可分为伸直型和屈曲型两种。

1. 伸直型骨折　又称科雷氏（Colle）骨折。间接暴力所致者，跌倒时，前臂旋前、腕关节背伸位，手掌先着地，躯干向下的重力与地面向上的反作用力交集于桡骨下端而发生骨折。暴力轻时，骨折无移位或有轻度嵌插。暴力较大时，骨折远端向桡侧和背侧移位，桡骨远端关节面改向背侧倾斜，掌倾角呈负角；向尺侧倾斜减少或完成消失，甚则尺倾角呈负角。严重移位时，骨折断端可有重叠移位，常并发下桡、尺关节脱位或尺骨茎突骨折。如并发尺骨茎突骨折，下桡、尺关节的三角纤维软骨盘随骨折片移向桡背侧；如尺骨茎突完整，骨折远端移位明显时，三角纤维软骨盘附着点必然破裂，掌侧屈肌腱及背侧伸肌腱亦发生相应的扭转和移位。

老年人骨质疏松，骨折常粉碎并可波及关节面。若跌倒时，腕背伸位，手掌着地，腕骨冲击桡骨下端关节面的背侧缘，则造成桡骨下端背侧缘劈裂骨折，骨折块呈楔形，约包括关节面的1/3，骨折块连同腕骨向背侧和近侧移位，形成伸直型骨折脱位，又称巴尔通（Barton）骨折，临床上较少见。直接暴力打击、碰撞等，亦可造成伸直型骨折，多呈粉碎性，临床上不多见。

2. 屈曲型骨折　又称史密斯（Smith）骨折、反科累斯骨折。跌倒时，腕关节掌屈位，手背先着地，传达暴力作用于桡骨下端而造成骨折。骨折平面与伸直型骨折相同，骨折远端向桡侧和掌侧移位，桡骨下端关节面向掌侧倾斜角度加大，其他解剖关系改变基本同伸直型骨折。

若跌倒时，腕关节掌屈位，手背着地，传达暴力通过腕骨冲击桡骨下端关节面的掌侧缘，则造成桡骨下端掌侧缘劈裂骨折，骨折块连同腕骨向掌侧和近侧移位，形成屈曲型骨折脱位，又称反巴尔通骨折，临床更为少见。直接暴力打击、碰撞、轧压桡骨下端背侧，亦可造成屈曲型骨折，多为粉碎性，临床亦较少见。

（二）诊断要点

伤后腕部有明显疼痛、肿胀，桡骨下端处压痛明显，有纵轴叩击痛，腕关节活动功能部分或完全丧失，手指做握拳时疼痛加重，有移位骨折常有典型畸形。伸直型骨折远端向背侧移位时，可见"餐叉样"畸形（图3-2-37）；屈曲型骨折远端向掌侧移位时，呈"锅铲状"畸形；骨折远端向桡侧移位时，呈"枪刺状"畸形。腕关节正侧位 X 线照片，可明确骨折类型和移位方向。根据受伤史、临床表现和 X 线检查可做出诊断。无移位或不完全骨折时，肿胀

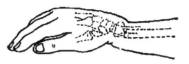

图 3-2-37 "餐叉样"畸形

多不明显仅有局部微痛，可有压痛和纵轴叩击痛，腕和手指运动不便，握力减弱，须注意与腕部软组织扭伤鉴别。

（三）治疗方法

桡骨下端骨折治疗应达到良好的解剖对位，否则会引起桡骨下端诸骨沟的不完整，影响从该处经过肌腱的滑动，造成手指，特别是拇指的活动功能障碍。无移位骨折和不完全骨折不需整复，仅用掌、背侧两块夹板固定2~3周即可，有移位的骨折则必须整复固定处理。

1. 整复方法 患者坐位，老年人则平卧为佳，肘部屈曲90°，前臂中立位。整复骨折线未进入关节、骨折远端完整的伸直型骨折时，一助手把住上臂，术者两拇指并列置于远端背侧，其他四指置于其腕部，扣紧大小鱼际肌，先顺势拔伸2~3分钟，待重叠移位完全纠正后，将远端旋前，并利用牵引力，骤然猛抖，同时迅速尺偏掌屈腕关节，使之复位（图3-2-38）；若仍未完全整复，则改由两助手维持牵引，术者用两拇指迫使腕关节尺偏掌屈，即可达到解剖对位；整复骨折线进入关节或骨折块粉碎的伸直型骨折时，则在助手和术者拔伸牵引纠正重叠移位后，术者双手拇指在背侧按压骨折远端，双手余指置于近端的掌侧端提近端向背侧，以矫正掌背侧移位，同时使腕掌屈、尺偏，以纠正侧方移位；整复背侧缘劈裂骨折，术者两手紧扣腕部，与一助手对抗拔伸牵引，并将腕部轻度屈曲，然后用两拇指直接推按背侧缘骨折块，使之复位。整复屈曲型骨折时，由两助手拔伸牵引，术者可用两手拇指由掌侧将骨折远端向背侧推挤，同时用食、中、环三指将近段由背侧向掌侧压挤，然后术者捏住骨折部，牵引手指的助手徐徐将腕关节背伸，使屈肌腱紧张，防止复位的骨折端再移位。整复掌侧缘劈裂骨折，两助手拔伸牵引，并将患腕轻度背伸，术者用两手掌根部在骨折处掌、背侧相对挤按，使掌侧缘骨折复位。

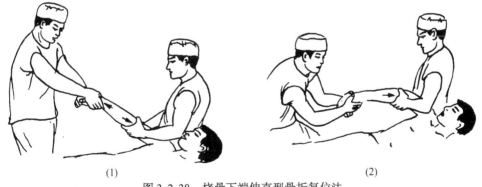

(1)　　　　　　　　　　　　　　　(2)

图 3-2-38 桡骨下端伸直型骨折复位法

2. 固定方法 伸直型骨折先在骨折远端背侧和近端掌侧分别放一平垫，然后放上夹板，夹板上端达前臂上1/3，桡、背侧夹板下端应超过腕关节，限制腕桡偏和背伸活动；背侧缘劈裂骨折在骨折处掌、背侧各放一平垫，背侧夹板应下超腕关节，限制腕背伸活动。屈曲型骨折则在远端的掌侧和近端的背侧各放一平垫，桡、掌侧夹板下端应超过腕关节，限制腕桡偏和掌屈活动；掌侧缘劈裂骨折在骨折处掌、背侧各放一平垫，掌侧夹板下超腕关节，限制腕掌屈活动。掌、背、桡、尺侧四块

夹板放妥后，扎上3条布带，最后将前臂悬挂胸前，固定时间4~5周，儿童为3周左右。

3. 练功活动 骨折整复固定后，即应鼓励患者积极做指间关节、指掌关节屈伸锻炼及肩肘部活动。解除固定后，做腕关节屈伸和前臂旋转活动锻炼。

4. 药物治疗 儿童骨折早期治则是活血祛瘀，消肿止痛，中后期内服药可减免。中年骨折按三期辨证用药。老人骨折中后期着重养气血，壮筋骨，补肝肾。解除固定后，均应用中药熏洗，以舒筋活络，通利关节。

十四、腕舟骨骨折

腕舟骨位于近排腕骨桡侧，呈长弧形，其状如舟，分结节部、腰部和体部三个部分，其表面绝大多为关节软骨，腕舟骨血液供应仅腰部及结节部有来自背侧桡腕韧带和掌侧桡腕韧带的小营养血管。腕舟骨参与桡腕关节和腕骨间关节的构成。腕舟骨骨折多发生于青壮年。

（一）病因病理

腕舟骨骨折多为间接暴力所致，跌倒时，手掌先着地，腕关节强度桡偏背伸，暴力向上传达，舟骨被锐利的桡骨远端关节面的背侧缘或茎突缘切断。骨折可发生于腰部、近端或结节部（图3-2-39），其中以腰部骨折多见，骨折多无明显移位。结节部骨折，由于该处有掌侧腕横韧带附着，血液供应未受到破坏，所以骨折愈合较佳。腰部骨折和近端骨折，一方面因骨折破坏了近端的血液供应，造成局部供血不良；另一方面因骨折部存在较大的剪力，即正常腕关节活动，一部分通过桡腕关节，另一部分通过两排腕骨间关节及第一、二掌骨之间，而在腰部和近端骨折后，其远侧骨块就与远排腕骨一起活动，从而造成原来两排腕骨间关节的活动改为通过腰部或近端骨折线的活动，使骨折部存在较大的剪力，故容易发生骨折迟缓愈合、不愈合或骨折近端缺血性坏死。

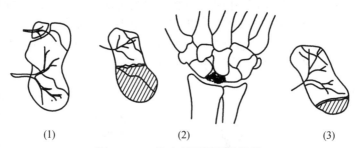

（1）　　　　　　（2）　　　　　　（3）
图3-2-39　腕舟骨不同部位骨折
（1）结节骨折；（2）腰部骨折；（3）近端骨折

（二）诊断要点

伤后局部轻度疼痛，腕关节活动障碍，阳溪穴部位"鼻咽窝"肿胀、压痛明显，将腕关节桡倾、屈曲拇指和食指而叩击其掌指关节时亦可引起疼痛。X线腕部正位、侧位和尺偏斜位片可明确骨折部位。根据受伤史、临床表现和X线检查可做出诊断。但有些裂缝骨折，早期X线片可能为阴性，常被误认为腕关节扭挫伤，因此应仔细检查，只要临床表现符合或可疑，应先按腕舟骨折处理，至骨折2~3周后重复摄片检查，因为此时骨折端的骨质已被吸收，骨折线较易显露。

（三）治疗方法

腕舟骨骨折很少移位，一般不须整复。若有移位时，可在用手牵引下使患腕尺偏，以拇指向内按压骨块即可复位。固定方法先在阳溪穴处放棉花球做固定垫，然后用塑形夹板或纸壳夹板固定腕关节伸直而略向尺侧偏、拇指对掌位。固定范围包括前臂下 1/3，和腕、拇掌及拇指指间关节，新鲜及陈旧性骨折均可采用，亦可用短臂管形石膏固定腕关节于背伸 25°～30°、尺偏 10°、拇指对掌、前臂中立位。结节部骨折一般约 6 周均可愈合，腰部和近端部位骨折愈合时间可为 3～6 个月，甚至更长时间，故应定期做 X 线片检查，如骨折仍未愈合则须继续固定，加强功能锻炼，直至正、斜位 X 线片证实骨折线消失、骨折已临床愈合，才能解除外固定。对迟缓愈合的腕舟骨骨折，中后期应加强接骨续损、补肝益肾中药内服。

十五、掌 骨 骨 折

（一）病因病理

直接暴力和间接暴力均可造成掌骨骨折。掌骨骨折可分为下列几种。

1. 第一掌骨基底部骨折 多由间接暴力引起，骨折远端受屈拇长肌、屈拇短肌与拇指内收肌的牵拉，近端受外展拇长肌的牵拉，骨折端总是向桡背侧突起成角。

2. 第一掌骨基底部骨折脱位 亦由间接暴力引起，骨折线呈斜形经过第一掌腕关节面。第一掌骨基底部内侧的三角形骨块，因有掌侧韧带相连，仍留在原位，而骨折远端从大多角骨关节面上脱位至背侧及桡侧（图 3-2-40）。

3. 掌骨颈骨折 由间接暴力或直接暴力所致。但以握拳时掌骨头受到冲击的传达暴力所致者为多见。第五掌骨因其暴露和易受打击，故最多见，第二、三掌骨次之。骨折后断端受骨间肌与蚓状肌的牵引，而向背侧突起成角，掌骨头向掌侧屈转（图 3-2-41）；也因手背伸肌腱牵拉，以致近节指骨向背侧脱位，掌指关节过伸，手指越伸直，畸形越明显。

4. 掌骨干骨折 可为单根骨折或多根骨折。由直接暴力所致者，多为横断或粉碎性骨折。扭转及传达暴力引起者，多为斜形或螺旋形骨折。骨折后因骨间肌及屈指肌的牵拉，使骨折端向背侧成角和向侧方移位，单根掌骨骨折移位较轻，而多根骨折则移位较重，且对骨间肌的损伤也比较严重。

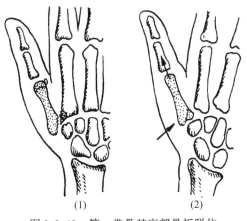

图 3-2-40 第一掌骨基底部骨折脱位

（1）移位方向；（2）整复方法

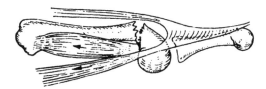

图 3-2-41 掌骨颈骨折移位

（二）诊断要点

骨折时局部肿痛，功能障碍，有明显压痛，纵轴挤压或叩击掌骨头则疼痛加剧，如有重叠移位，则该掌骨短缩，可见掌骨头凹陷。宜摄手掌的正位与斜位 X 线片，因侧位片 2 ~ 4 掌骨互相重叠，容易漏诊。根据受伤史、临床表现和 X 线检查可做出诊断。

（三）治疗方法

掌骨骨折治疗要求正确的复位，合理而有效的固定。只有掌握掌骨不同部位骨折处理特点，才不至于造成手部的功能障碍。

1. 第一掌骨基底部骨折 在常规麻醉下，先将拇指向远侧与桡侧牵引，以后将第一掌骨头向桡侧与背侧推按，同时以拇指用力向掌侧与尺侧压顶骨折处，以矫正向桡侧与背侧突起成角。手法整复后，应用外展夹板固定（图 3-2-42），4 周解除外固定，进行功能锻炼。

2. 第一掌基底部骨折脱位 整复手法和固定方法同基底部骨折。但因这种骨折脱位很不稳定，容易引起短缩与移位。若复位后不能稳定时，可采用细钢针经皮肤做闭合穿针内固定。亦可采用局部加压短臂管形石膏外固定的同时加用拇指牵引，在石膏上包一粗铁丝，于拇指的两侧粘一条 2cm×10cm 胶布做皮肤牵引（图 3-2-43），或做拇指末节指骨骨牵引 3 ~ 4 周。陈旧性骨折脱位宜行切开整复内固定，固定拇指于握拳位。

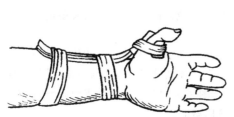

图 3-2-42 第一掌骨基底部骨折固定法

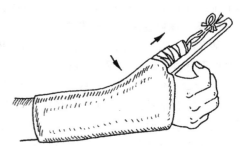

图 3-2-43 第一掌骨基底部骨折脱位的石膏固定与拇指牵引

3. 掌骨颈骨折 由于骨折断端向背侧成角，常有错误地将掌指关节固定于过伸位者，而在过伸位时，侧副韧带松弛，掌骨头仍向掌侧屈转不能整复。只有在屈曲 90°位，侧副韧带紧张，压顶近节指骨头，使指骨基底部托住掌骨头，然后沿近节指骨纵轴推顶，同时用拇指将掌骨干向掌侧按压才能准确整复（图 3-2-44），固定时间 4 周。

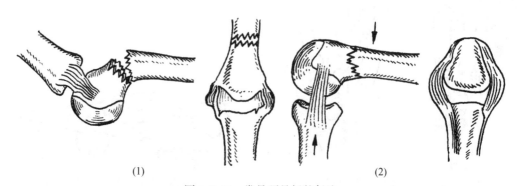

(1)　　　　　　　　　　　　　　　　　(2)

图 3-2-44 掌骨颈骨折整复法

(1) 不正确整复；(2) 正确整复

4. 掌骨干骨折 横断骨折、短斜骨折整复后比较稳定者，宜采用手法整复、夹板固定。在牵引下先矫正向背侧突起成角，以后用食指与拇指在骨折的两旁自掌侧与背侧行分骨挤压，并放两个分骨垫以胶布固定（图3-2-45），如骨折片向掌侧成角则在掌侧放一小毡垫以胶布固定，最后在掌侧与背侧各放一块夹板，厚2～3mm，以胶布固定，外加绷带包扎。斜形、粉碎、缩短较多的不稳定骨折，宜加用指骨末节骨牵引。固定时间4周。

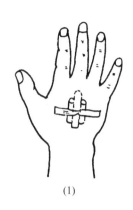 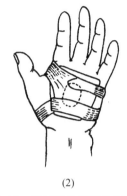 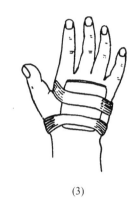

(1)　　　　　　　　(2)　　　　　　　　(3)

图3-2-45　第三掌骨斜形骨折固定法

十六、指 骨 骨 折

（一）病因病理

直接暴力和间接暴力均可造成指骨骨折，但多由直接暴力所致，且又多为开放性骨折。骨折有横断、斜形、螺旋、粉碎或波及关节面等。骨折可发生于近节、中节或末节，而以近节骨干骨折最多见。

1. 近节指骨干骨折　骨折断端因骨间肌与蚓状肌牵拉而向掌侧突起成角（图3-2-46）。

2. 指骨颈骨折　骨折亦向掌侧突起成角，由于伸肌腱中央部的牵拉，远端可向背侧旋转达90°，使远端的背侧与近端的断面相对而阻止骨片的复位（图3-2-47）。

3. 末节指骨基底背侧骨折　末节指骨基底背侧为指伸肌腱扩张的止点，多由于手指伸直时，指端受暴力弯曲引起撕脱性骨折。如在接球时，指端被球撞击所致。骨折后末节手指屈曲呈典型的锤状畸形，不能主动伸直，又称锤状指。

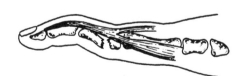

图3-2-46　近节指骨干骨折的移位　　　　　　图3-2-47　指骨颈骨折

（二）诊断要点

骨折后局部疼痛、肿胀，手指屈伸功能受限。有明显移位时，近节、中节指骨骨折可有成角畸形，有骨擦音和异常活动。末节指骨基底部撕脱骨折有锤状指畸形，手指不能主动伸直。指骨均在皮下，较容易触摸，只要注意检查，不易漏诊。X线手指正、斜或侧位片可明确骨折部位和移位情况。

（三）治疗方法

指骨骨折治疗，必须正确整复对位，尽量做到解剖复位，不能有成角、旋转、重叠移位畸形，以免妨碍肌腱的正常滑动，造成手指不同程度的功能障碍。闭合性骨折可手法复位、夹板固定，开放性骨折应及时清创处理。复位后手指应尽量固定在功能位，既要充分固定，又要适当活动，

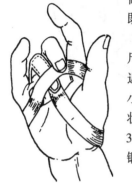

图3-2-48　近节指骨
骨折整复后固定方法

做到固定与活动的有机统一，从而使骨折愈合与手指功能恢复齐头并进，既快又好地恢复手部的功能。

1. 指骨干骨折　在神经阻滞麻醉下先拔伸牵引，再用拇指与食指自桡尺侧挤压矫正侧向移位，然后将手指远端逐渐掌屈，同时以另一手拇指将近端自掌侧向背侧顶住以矫正向掌侧突起成角。复位后根据成角情况放置小固定垫，用夹板局部固定患指，再令患指握一裹有3～4层纱布的小圆柱状固定物（小木棒或玻璃瓶），使手指屈向舟状骨结节，以胶布固定（图3-2-48），外加绷带包扎。3周后去除固定，用舒筋活血药熏洗，进行功能锻炼。

2. 指骨颈骨折　整复时应加大畸形，用反折手法，将骨折远端呈90°，向背侧牵引，然后迅速屈曲手指，屈曲时应将近端的掌侧顶向背侧（图3-2-49）。固定方法与指骨干骨折相同。

3. 末节指骨基底背侧撕脱骨折　整复和固定较容易，只要将近侧指间关节屈曲、远侧指间关节过伸，便可使指骨基底向被撕脱的骨片靠近，然后用塑料夹板或石膏固定（图3-2-50）。如系末节指骨粉碎骨折或末节指端骨折，其骨折块较小，又并发开放性骨折时，在清创缝合时，应将碎片切除，以免将来引起指端疼痛。

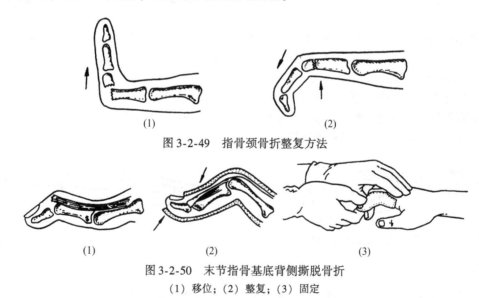

(1)　　　　　　　　　　　　(2)

图3-2-49　指骨颈骨折整复方法

(1)　　　　　　(2)　　　　　　(3)

图3-2-50　末节指骨基底背侧撕脱骨折
(1) 移位；(2) 整复；(3) 固定

第三节　下肢骨折

下肢的主要功能是负重和行走，需要良好的稳定性，两下肢要等长。因此，骨折的整复要求有良好的对位和对线。若成角畸形，将会影响肢体的承重力；若缩短在2cm以上，就会出现明显

跛行。

下肢肌肉发达，整复后不易维持对位，如股骨干骨折及不稳定型的胫、腓骨干骨折，常需配合持续牵引。固定时间应相应长些，防止因过早负重而发生畸形和再骨折。

一、股骨颈骨折

股骨颈骨折是指股骨头下至股骨颈基底部的骨折。

股骨颈、头和髋臼构成髋关节。股骨头呈球形，朝向上、内、前方。关节囊起自髋臼边缘，前面止于转子间线，后面止于股骨颈中下1/3交界处。因此，股骨颈前面全部在关节囊内，后面仅有2/3在关节囊内。股骨颈和股骨干之间形成一个内倾角，或称颈干角。正常值在110°~140°之间。颈干角随年龄的增加而减小，儿童平均为151°，而成人男性为32°，女性为127°。颈干角大于正常值为髋外翻，小于正常值为髋内翻（图3-3-1）。股骨颈的中轴线与股骨两髁中点间的连线形成一个角度，叫前倾角或扭转角，初生儿为20°~40°，随年龄增长逐渐减少，成年人为12°~15°（图3-3-2）。治疗股骨颈及转子间骨折时，必须注意保持这两个角度（尤其是颈干角），否则会遗留髋关节畸形，影响髋关节的功能。

股骨头、颈部的血运主要来自三个途径（图3-3-3）：一是关节囊的小动脉来源于旋股内动脉、旋股外动脉。臀下动脉和闭孔动脉的吻合部到关节囊附着部，分为骺外动脉、上干骺端动脉和下干骺端动脉进入股骨颈，供应股骨颈和大部股骨头的血运。二是股骨干滋养动脉仅达股骨颈

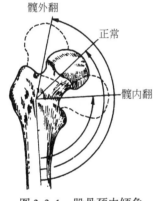

图 3-3-1 股骨颈内倾角

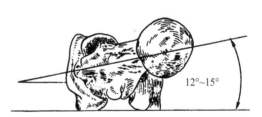

图 3-3-2 股骨颈前倾角

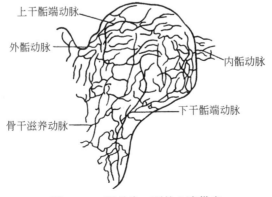

图 3-3-3 股骨头、颈的血液供应

基底部，小部分与关节囊的小动脉有吻合支。三是圆韧带的小动脉较细，仅能供应股骨头内下部分的血运，与关节囊小动脉之间有吻合支。该病多见于老年人，女略多于男。

（一）病因病理

股骨颈部细小，处于疏松骨质和致密骨质交界处，负重量大，老年人因肝肾不足，筋骨衰弱，骨质疏松，有时仅受较轻微的旋转外力便可引起骨折。典型的受伤姿势是平地滑倒、髋关节旋转内收，臀部先着地。青壮年、儿童多由车祸、高处坠下等强大暴力而导致。

股骨颈骨折按其部位之不同，可分为头下部、中央部和基底部骨折（图3-3-4）。前两者骨折线在关节囊内，故又叫囊内骨折，后者因骨折线的后部在关节囊外，故又叫囊外骨折。而股骨头的血液供应主要依靠关节囊和圆韧带的血管，如损伤其一，可通过另一血管的吻合支代偿，维持股骨头的血运，如股骨颈的骨折线越高，越易破坏颈部的血液供应。因而骨折不愈合、股骨头缺血性坏死和创伤性关节炎的发生率就越高。

按X线片表现可分为外展型和内收型骨折两种（图3-3-5）。外展型骨折多在头下部，移位少，或呈嵌插骨折，骨折线与股骨干纵轴的垂直线所成的倾斜角往往小于30°，骨折局部剪力小，较稳定，血运破坏较少，故愈合率较高。内收型骨折的颈干角小于正常值，骨折线与股骨干纵轴的垂直线所成的倾斜角往往大于50°。此类骨折很少嵌插，移位较多，骨折远端多内收上移，血运破坏较大，骨折愈合率低，股骨头缺血性坏死率较高（图3-3-6）。

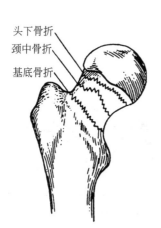

图3-3-4　股骨颈骨折的部位

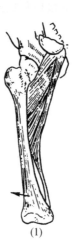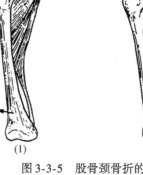

图3-3-5　股骨颈骨折的类型
（1）外展型；（2）内收型

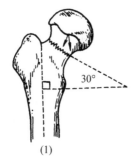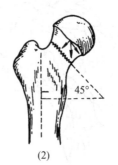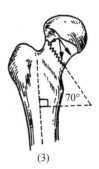

图3-3-6　骨折线的倾斜角与剪式伤力的关系

股骨颈骨折在 X 线片上虽有"外展"和"内收"之分，但骨折线形态均呈螺旋形，只是承受暴力的程度不同，骨折移位过程中不同阶段的表现，而在 X 线投影上出现不同的角度。在刚承受暴力（或较轻力量）而骨折时，断端会表现为嵌插型，骨折线接近水平位；当暴力持续下去，嵌插就变成分离，骨折线也变成接近垂直位。因此，外展嵌插型骨折若不给予有效的制动或固定，亦可转变为严重移位的内收型骨折。

（二）诊断要点

伤后有髋部疼痛，髋关节任何方向的被动或主动活动都能引起局部剧烈疼痛，有时疼痛沿大腿内侧向膝部放射。腹股沟中点附近有压痛和纵轴叩击痛。囊内骨折有关节囊包裹，局部血液供应差，其外为厚层肌肉，故肿胀瘀斑不明显。囊外骨折则肿胀较明显，或伴有瘀斑。伤后即不能站立行走，髋关节功能丧失。但部分嵌插骨折仍可能站立或跛行，检查时应加以注意。有移位骨折，患肢呈外旋、缩短畸形，髋、膝关节轻度屈曲。囊内骨折受关节囊的束缚，外旋角度较小为 45°～60°，囊外骨折则外旋角度较大，常达 90°，并可扪及股骨大转子上移。大转子上移的表现为大转子在髂、坐骨结节连线之上，大转子与髂前上棘水平线间距离较健肢缩短（图 3-3-7）。临床上要注意与髋关节脱位相鉴别。

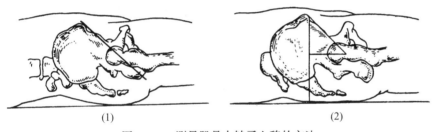

图 3-3-7 测量股骨大转子上移的方法
（1）髂、坐骨结节联线（内拉通〈Nelaton〉线）；（2）大转子与髂前上棘水平线的距离（伯瑞安〈Bryant〉三角）

老人伤后气血更加虚弱，常出现神色憔悴，面色苍白，倦怠懒言，胃纳呆减，舌质淡白，脉细弱等。津液亏损，中气不足，舟无水不行，可出现大便秘结。长期卧床还可出现褥疮、泌尿系感染、结石，坠积性肺炎等并发症。老年患者感染发热，有时体温不一定很高，而仅出现低热，临床应加以注意。

摄髋关节正侧位 X 线片可明确骨折部位、类型和移位情况，对决定治疗及估计预后均有帮助。若受伤后，临床症状可疑，初次 X 线片虽未发现明显骨折线，仍应摄健侧片对比，或两周后再照片检查。

根据受伤史、临床表现和 X 线检查可做出诊断。

（三）治疗方法

应按骨折的时间、类型、患者的全身情况等决定治疗方案。新鲜无移位或嵌插骨折不需复位，但患肢应制动；移位骨折应尽早给予复位和固定；陈旧骨折可采用三翼钉内固定或改变负重力线的截骨术及股骨头置换术，以促进骨折愈合或改善功能；儿童股骨颈骨折复位后采用钢针或螺纹钉内固定。

1. 整复方法

（1）骨牵引逐步复位法：患者入院后，在外展中立位行骨牵引，重量 4～8kg，牵引 2～3 天后，将患肢由中立位改为轻度内旋位，以便纠正骨折的向前成角，使复位的骨折端紧紧扣住，并在床边拍摄髋关节正侧位 X 线片，如尚未复位，则调整内收或外展角度，或适当调整牵引重量。

此时移位应大有改善，若仍有残余移位，则采用手法整复纠正。一般情况下，复位在1周内完成。此法的优点是不会加重原有损伤，且无需麻醉，故近来被广泛应用。

（2）屈髋屈膝法：患者仰卧，助手固定骨盆，术者握其腘窝，并使膝、髋均屈曲90°、 向上牵引，纠正缩短畸形，然后伸髋内旋外展以纠正成角畸形，并使骨折面紧密接触。复位后可做手掌试验，如患肢外旋畸形消失，表示已复位（图3-3-8）。

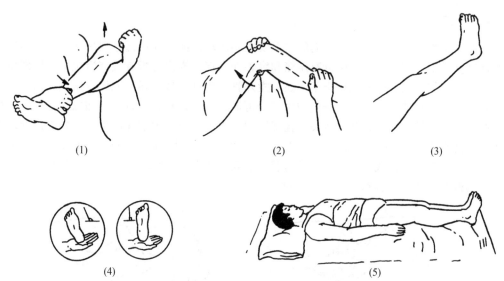

图3-3-8 股骨颈骨折复位法和手掌试验
（1）牵引；（2）外展内旋；（3）伸直下肢；（4）手掌试验；（5）仰卧位

2. 固定方法 无移位或嵌插骨折可用丁字鞋（图3-3-9）或轻重量皮肤牵引制动6~8周。移位骨折则可选用持续牵引维持固定或三翼钉内固定（图3-3-10），并保持患肢于外展中立或稍内旋位。

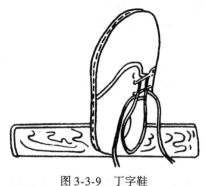

图3-3-9 丁字鞋

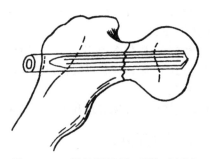

图3-3-10 股骨颈骨折三翼钉内固定

3. 练功活动 卧床期间应加强全身锻炼，鼓励患者每天做气功或深呼吸，主动按胸咳嗽排痰，给臀部垫气圈或泡沫海绵垫，预防发生长期卧床并发症；应积极进行患肢股四头肌舒缩活动、踝关节和足趾屈伸功能锻炼，以防止肌肉萎缩、关节僵直的发生。无移位骨折3个月后可扶拐步行锻炼，一般不宜负重太早，应根据X线片显示骨折愈合情况，考虑患肢逐步负重锻炼。

4. 药物治疗 早期瘀肿、疼痛较剧，应活血祛瘀、消肿止痛，用桃红四物汤加三七等；若有大便秘结，腹胀满等症，可酌加枳实、大黄等通腑泄热。中期痛减肿消，宜养气血、舒筋络，用舒筋活血汤。后期宜补肝肾、壮筋骨，用壮筋养血汤。

外用药早期可敷双柏散，消肿止痛；中期可用接骨续筋药膏，以接骨续筋；后期可用海桐皮汤煎水外洗以利关节。

对老年患者的治疗，应时刻把保存生命放在第一位，要细心观察，防治并发症，切忌麻痹大意。对无移位骨折或嵌插骨折，早期瘀肿不甚，可提早应用补肝肾、壮筋骨药物。对出现便秘、腹胀等症，亦不可攻下太过，酌服麻子仁丸即可。

对于出现股骨颈骨折不愈合或发生股骨头缺血性坏死者，应根据不同情况，选用转子下外展截骨术、转子间移位截骨术、股骨头切除及转子下外展截骨术或人工股骨头置换术。

施行人工股骨头置换术，应严格掌握其适应证：股骨颈骨折头下型粉碎者；60岁以上的老年人股骨颈骨折头下型者；股骨颈骨折复位失败者；陈旧性股骨颈骨折，颈已吸收者；患者不能很好配合治疗者。如对侧肢体偏瘫、帕金森病或精神病患者；各种原因所致股骨头缺血性坏死、变形、髋臼损坏较轻者；股骨颈良性肿瘤，不宜做刮除植骨术者；严重的骨关节炎；恶性肿瘤转移引起股骨颈病理性骨折，为减轻患者局部痛苦者。

二、股骨转子间骨折

股骨转子间骨折又叫股骨粗隆间骨折，即发生在股骨大小转子间部位的骨折。

股骨大转子呈长方形，罩于股骨颈后上部，在它的后上面无任何结构附着。因其位置较浅，直接暴力引起骨折的机会较多。大转子的内面下部与股骨干及股骨颈之松质骨相连，上部则形成转子间窝。小转子在股骨干之后、上、内侧，在大转子外面之下，髂腰肌附着其上。两转子间之连系，在前面有转子间线，在后有转子间嵴，转子间线比较平滑，是关节囊及髋关节韧带附着处；转子间嵴显得隆起，关节囊并不附着其上，但有很多由骨盆出来的小外旋肌附着其上。股骨转子部的结构主要是松质骨，周围有丰富的肌肉层，血运丰富，骨折后很少发生骨折不愈合或股骨头缺血性坏死，其预后远较股骨颈骨折为佳。患者多为老年人，男多于女，青壮年发病者较少。

（一）病因病理

受伤原因及机制与股骨颈骨折相同。因转子部骨质松脆，故多为粉碎性骨折。根据骨折线的方向和位置，临床上可分为三型：顺转子间型、反转子间型、转子下型（图3-3-11）。

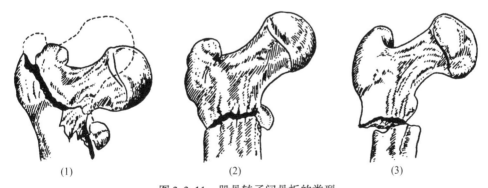

图3-3-11 股骨转子间骨折的类型

（1）顺转子向型；（2）反转子向型；（3）转子下型

1. 顺转子间型骨折 骨折线自大转子顶点开始，斜向内下方行走，达小转子。依据暴力的情况不同，小转子或保持完整，或成为游离骨片。但股骨上端内侧的骨支住保持完整，骨的支撑作用还比较好，髋内翻不严重，移位较少。由于骨折线在关节蜒和髂股韧带附着点的远侧，因而骨折远端处于外旋位。粉碎型则小转子变为游离骨块，大粗隆及其内侧骨支柱亦破碎，髋内翻严重，远端明显上移、外旋。

2. 反转子间型骨折 骨折线自大转子下方斜向内上行走，达小转子的上方。骨折线的走向与转子间线或转子间嵴大致垂直。骨折近端因外展肌与外旋肌的收缩而外展、外旋，远端因内收肌与髂腰肌的牵拉而向内、向上移位。

3. 转子下型骨折 骨折线经过大小转子的下方。

顺转子间型骨折最常见，约占该病的85%。顺转子间粉碎型骨折、反转子间骨折和转子下骨折均属不稳定型骨折，髋内翻的发生率最高。

（二）诊断要点

伤后局部疼痛、肿胀明显。患者不能站立，患肢明显缩短内收、外旋畸形。股骨转子间骨折和股骨颈骨折的受伤姿势、临床表现、全身并发症大致相仿。但股骨转子部血运丰富，肿胀明显，有广泛的瘀斑，压痛点多在大转子处，预后良好；而股骨颈骨折瘀肿较轻，压痛点在腹股沟中点，囊内骨折愈合较难。X线片可明确骨折类型和移位情况。

（三）治疗方法

无移位骨折可采用丁字鞋制动或悬重3～5kg持续牵引6～7周。有移位骨折着重纠正患肢缩短和髋内翻。应采用手法整复（与股骨颈骨折同）。整复后，采用持续牵引、悬重6～8kg固定患肢于外展中立位8（稳定型骨折）～10周（不稳定型骨折）。固定期间，应注意不盘腿、不侧卧，经常做患肢肌肉运动和全身锻炼。解除牵引后，可扶双拐做不负重步行锻炼，尤其是不稳定骨折，应通过临床表现、X线片证实骨折愈合后才可逐步负重。药物治疗与股骨颈骨折相仿，但早期尤应注意采用活血祛瘀、消肿止痛之品。

老人体衰，气血虚弱，不宜重用桃仁、红花，应用三七、丹参等，祛瘀而不伤新血。

三、股骨干骨折

股骨干骨折是指股骨小转子下2～5cm至股骨髁上2～4cm之间的股骨骨折。股骨是人体中最长的管状骨，股骨干由厚而坚固的圆柱形的皮质骨所构成，表面光滑，后方有一粗线，为肌肉附着处。骨干有轻度向前突出的弧度，有利于股四头肌发挥其伸膝作用。

骨髓腔呈圆形，上、中1/3的内径大体均匀一致，下1/3的内径较膨大。股骨干骨折多见于儿童及青壮年，男多于女。

（一）病因病理

股骨干骨折多由从高处坠下、车祸或受重物打击、挤压等强大暴力而引起。直接暴力引起者多为横断或粉碎性骨折，间接暴力引起者多为斜形或螺旋形骨折，均属不稳性骨折，骨折断端若移位明显，软组织损伤也比较严重，尤其是直接暴力打击、绞伤或挤压伤所致者更甚。儿童则可能为不完全骨折或青枝骨折，均类属稳定性骨折。成人一侧股骨干骨折后，即使是闭合性损伤，内出血亦可多达500～1500ml，加之疼痛剧烈，早期可能出现休克，若同时有多处骨折者更应注意。大腿挤压伤又可引起挤压综合征。骨折断端因受肌群收缩与下肢本身重力等影响，往往呈现典型的移位。

（1）股骨干上1/3骨折时，骨折近端因受髂腰肌、臀中肌、臀小肌及其他外旋肌的牵拉而产生屈曲、外展、外旋移位，骨折远段由于内收肌群作用则向后、向上、向内移位。

（2）股骨干中1/3骨折时，两骨折端除有重叠外，移位无一定规律，多数骨折近端呈外展屈曲倾向，远端因内收肌的作用向内上方移位，故骨折断端多向前外突起成角。

（3）股骨干下1/3骨折时，因膝后方关节囊及腓肠肌的牵拉，骨折远端往往向后移位，严重者骨折端有损伤腘动、静脉及坐骨神经的危险（图3-3-12）。

（二）诊断要点

伤后局部肿胀、疼痛、压痛、功能丧失，出现缩短、成角和旋转畸形，可扪及骨擦音、异常活动。由于剧痛和出血，早期可并发创伤性休克。严重挤压伤、粉碎性骨折

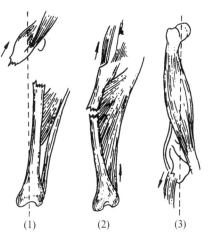

图3-3-12　股骨干骨折移位
（1）上；（2）中；（3）下

或多发骨折，还可并发脂肪栓塞。严重移位的股骨下1/3骨折，在腘窝部有巨大血肿，小腿感觉和运动障碍，足背、胫后动脉搏动减弱或消失，末梢血循环障碍，应考虑为血管、神经受压损伤。X线正侧位片可以显示骨折的类型及移位的方向。根据受伤史、临床表现和X线检查可做出诊断。

（三）治疗方法

因下肢重而长，杠杆作用大，如果不适当的搬运和扭动能引起极其严重的血管、神经或其他软组织损伤。因此，股骨干骨折的急救处理很重要，现场严禁脱鞋、脱裤或做不必要的检查，应用最简单而有效的方法固定，急速送往医院。

目前常用的方法：手法复位、夹板固定配合持续牵引；持续牵引复位加夹板固定；切开复位和内固定。

1. 整复方法　患者取仰卧位，一助手固定骨盆，另一助手用双手握小腿上段，顺势拔伸，并徐徐将患肢屈髋90°，屈膝90°，沿股骨纵轴方向用力牵引，矫正重叠移位后，再按骨折不同部位分别采用下列手法。

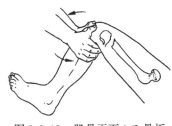

图3-3-13　股骨干下1/3骨折
复位法

（1）上1/3骨折：将患肢外展，并略加外旋，然后由助手握近端向后挤按，术者握住远端由后向前端提。

（2）中1/3骨折：将患肢外展，同时以双手自断端的外侧向内挤压，然后以双手在断端前后、内外夹挤。

（3）下1/3骨折：在维持牵引下，使膝关节徐徐屈曲，并以紧挤在腘窝内的两手作支点将骨折远端向近端推迫（图3-3-13）。

若股骨干骨折重叠移位较多，手法牵引未能完全矫正时，可用反折手法矫正。若斜形、螺旋性骨折背向移位，可用回旋手法矫正，往往断端间的软组织嵌顿也随之解脱。若有侧方移位可用两手掌指合抱或两前臂相对挤压，施行端提捺正手法。

2. 固定方法　儿童稳定骨折用夹板固定3周即可，对不稳定骨折需夹板固定配合持续牵引。

（1）夹板固定：复位后根据上、中、下1/3骨折不同部位放置压垫，上1/3骨折放在近端的前方和外侧，中1/3骨折放在断端的外侧和前方，下1/3骨折放在近端的前方（图3-3-14），再放置夹板，内侧板由腹股沟至股骨内髁，外侧板由股骨大转子至股骨外髁，前侧板由腹股沟至髌骨

上缘，后侧板由臀横纹至腘窝上缘，然后用布带捆扎。

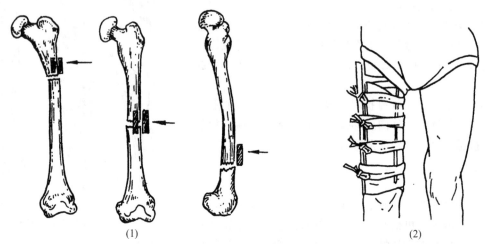

图 3-3-14　加垫方法和夹板固定外观
（1）加垫位置；（2）夹板固定外观

（2）持续牵引：夹板固定后，还应按不同年龄采用不同的牵引方式。皮肤牵引适用于儿童和年老体弱的成年人；骨骼牵引适用于下肢肌肉比较发达的青壮年或年龄较大的儿童。儿童牵引重量约1/6体重，时间约3周，成人牵引重量约1/7体重，时间8～10周。

第1周床边X线片复查骨折对位良好，即可将牵引重量逐渐减轻至维持重量（一般成人用5kg，儿童用3kg）。若复位不良，应调整牵引的重量和方向。检查牵引装置，保持牵引效能，但要防止过度牵引。

1）垂直悬吊皮肤车引：适用于二岁以下的幼儿。此法是把患肢和健肢同时垂直向上悬吊。可避免幼儿不合作引起的断端旋转，治疗和护理都比较方便，患儿很快能适应，牵引期间臀部要离床，并要注意双下肢血液循环情况（图3-3-15）。

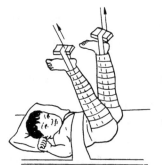

图 3-3-15　垂直悬吊皮肤牵引法

2）水平位持续牵引：适用于年龄较大的儿童和成年患者。患者在牵引时肢体的位置和牵引部位，可根据骨折部位和类型而定。股骨髁上牵引，适用于中1/3骨折及远端向后移位的下1/3骨折；股骨髁间牵引，适用于骨折位置很低且远端向后移位的下1/3骨折；胫骨结节牵引，适用于上1/3骨折及远端向前移位的下1/3骨折。上1/3骨折患肢应置于屈号外层位，中1/3骨折应置于外展中立位，下1/3骨折远端向后移位时应置于屈髋屈膝中立位。

3. 练功活动　年龄较大的儿童、成人患者的练功活动应从复位后第2天起，开始练习股四头肌舒缩及踝关节、跖趾关节屈伸活动（图3-3-16）。如小腿及足部出现肿胀可适当配合按摩。从第3周开始，直坐床上，用健足蹬床。以两手扶床练习抬臀使身体离开床面，以达到使髋、膝关节开始活动的目的。从第5周开始，两手拉吊杆，健足踩在床上支撑，收腹、抬臀，臀部完全离开床面，使身体、大腿与小腿成一水平线，以加大髋、膝关节活动范围。经拍片或透视，骨折端无变位，可从第6周开始扶床架练习站立活动。解除牵引后，对上1/3骨折加用外展夹板，以防止内收成角，在床上活动1周即可扶双拐下地做患肢不负重的步行锻炼。当骨折端有连续性骨痂时，患肢可循序渐进地增加负重。经观察证实骨折端稳定，可改用单拐。1～2周后可弃拐行走，这时再拍 X 线片检查，若骨折端无变化，且愈合较好，方可解除夹板固定。

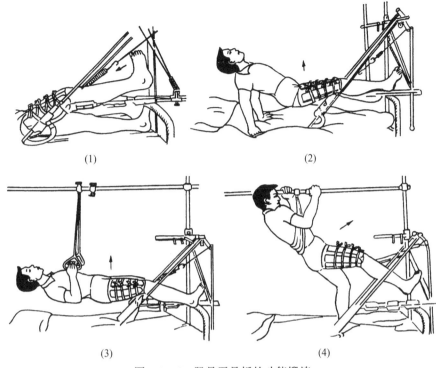

(1)　　　　　　　　　　　(2)

(3)　　　　　　　　　　　(4)

图 3-3-16　股骨干骨折的功能锻炼

4. 药物治疗　初期可服肢伤一方或新伤续断汤；中期服肢伤二方或接骨丹；后期可服肢伤三方或健步虎潜丸。

股骨干骨折出现畸形愈合，成角大于 10°~15°，旋转大于 30°、重叠在 2~3cm 以上者，若骨折在 3 个月以内，愈合未坚固，患者体质较好，可以在充分麻醉下，重新手法折骨复位后给予外固定；若骨折已超过 3 个月，愈合坚强，手法折骨困难者，可切开复位及内固定；对迟缓愈合者，应加强外固定，延长固定时间，可在骨折局部按摩、卡挤和纵向压力刺激，同时内服中药，应加强补肝肾、壮筋骨以促进骨折愈合；骨折不愈合者应施行手术内固定和植骨术。

四、股骨髁上骨折

股骨髁上骨折，是发生在腓肠肌起点上 2~4cm 范围内的骨折，多发生于青壮年。

（一）病因病理

股骨髁上骨折多由高处跌下，足部或膝部着地，间接暴力所引起，也可因直接打击所造成。此外，若膝关节强直、废用性骨质疏松，更容易因外力而发生股骨髁上骨折。

股骨髁上骨折可分为屈曲型、伸直型，一般以屈曲型多见。屈曲型骨折线多由后上斜向前下方，呈斜形或横断骨折，远端因受腓肠肌的牵拉和关节囊的紧缩，而向后移位，容易压迫或损伤腘动、静脉和神经；伸直型骨折线从前上斜向后下，远端向前移位。

（二）诊断要点

临床表现与股骨干下 1/3 骨折类似，检查时应注意防止膝关节过伸而造成血管神经损伤。若局部出现较大血肿，且胫后动脉、足背动脉搏动减弱或消失时，应考虑为腘动脉损伤。膝关节正侧位片可确定骨折类型和移位情况。

（三）治疗方法

对青枝骨折或无移位的骨折，应将膝关节内的积血抽吸干净，然后用夹板固定，前侧板下端至髌骨上缘，后侧板的下缘至腘窝中部，两侧板以带轴活动夹板超膝关节固定，小腿部的固定方法与小腿骨折相同，膝上以4根布带固定，膝下亦以4根布带固定。有移位的屈曲型骨折（图3-3-17）可采用股骨髁部冰钳或细钢针牵引；伸直型骨折则采用胫骨结节牵引。骨牵引后只配合手法整复即可复位，整复时要注意保护腘窝神经血管，用力不宜过猛；复位困难者，可加大牵引重量后再整复。骨折对位后局部用夹板固定，两侧板的下端呈叉状，骑在冰钳或细钢针上。

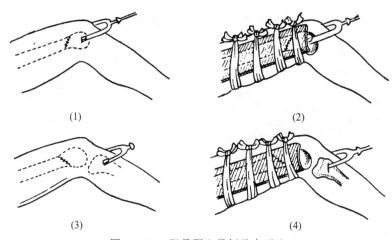

(1)   (2)

(3)   (4)

图 3-3-17 股骨髁上骨折及牵引法

若用上述方法仍不能复位或并发腘动、静脉损伤和压迫者，可考虑手术探查、切开整复内固定。

练功方法与股骨干骨折基本相同，但因骨折靠近关节，易发生膝关节功能受限，所以应尽早进行股四头肌舒缩活动和关节屈伸活动。5～7周后解除牵引，改用超膝关节夹板固定直至骨折愈合。

药物治疗按骨折三期辨证施治，解除夹板固定后应用中药熏洗并结合理筋按摩。

五、股骨髁间骨折

股骨髁间骨折又称股骨双髁骨折，属关节内骨折，是膝部较严重的损伤，其发病机制及临床表现与股骨髁上骨折相似。

（一）病因病理

股骨髁间骨折多由较严重的间接暴力所致，直接暴力（如打击挤压等）作用于膝部亦偶有发生。根据受伤机制和骨折端移位方向，分为伸直型、屈曲型两种，以后者多见。

1. 屈曲型 损伤发生时，膝微屈位足底着地，暴力自地面向上经小腿传至膝部，在造成髁上屈曲型骨折的同时，暴力继续作用，骨折近端将远端劈开成两块；并向后移位，骨折近端则向前移位。

2. 伸直型 损伤发生时，膝关节受到过伸暴力，在造成髁上骨折使远折端向前移位，暴力继续作用，近折端插于远端并劈开，造成远折端被劈开并向前移，近折端后移，骨折线可呈"T"或"Y"型（图3-3-18）。

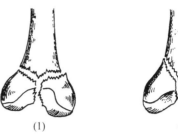

(1)   (2)

图3-3-18 股骨髁间骨折类型

（二）诊断要点

伤后膝部疼痛，肿胀严重，有皮下瘀斑，膝关节呈半屈曲位。下肢功能丧失，患肢缩短，膝部可能有横径或前后径增大，局部压痛明显，并可扪及骨擦音。应注意检查腘窝有否血肿，足背、胫前动脉的搏动，以及小腿和足背的皮肤感觉、温度，以便确定是否伴有血管神经损伤。膝部正侧位X线片可明确骨折类型和移位情况。根据受伤史、临床表现和X线检查可做出诊断。

（三）治疗方法

治疗股骨髁间骨折，应达到良好的对位，使关节面光滑完整，才能有效地恢复关节的功能和防止创伤性关节炎的发生。

整复前应先抽吸净关节内积血。对股骨内外两髁分离者，可采用股骨髁冰钳牵引；无明显移位者，用胫骨结节牵引。在牵引下用两手掌压迫股骨内外两髁，使骨折块复位，然后施行超膝关节夹板固定（固定方法股骨髁上骨折）。牵引期间应舒缩股四头肌，6～8周后解除牵引，继续用超膝关节夹板固定，指导患者练习不负重步行锻炼和关节屈伸活动。

骨折愈合坚强后再负重行走。骨折有明显移位，手法整复不能达到满意复位者，应施行切开复位内固定手术。

六、髌 骨 骨 折

髌骨系人体中最大的种子骨，呈三角形，底边在上而尖端在下，后面是软骨关节面。

股四头肌腱连接髌骨上部，并跨过其前面，移行为髌下韧带止于胫骨结节。髌骨有保护膝关节，增强股四头肌肌力的作用。髌骨骨折多见于成年人和老年人，儿童极为少见。

（一）病因病理

髌骨骨折可由直接暴力或间接暴力所造成，以后者多见。直接暴力所致者，是由于髌骨直接

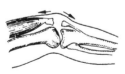

图3-3-19 髌骨骨折分离移位情况

撞击地面而引起，多呈粉碎骨折，髌骨两侧的股四头肌筋膜及关节囊一般尚完整，对伸膝功能影响较少。间接暴力所致者，大多是在膝关节半屈曲位跌倒时，为了避免倒地，股四头肌强力收缩，髌骨与股骨滑车顶点密切接触成为支点，髌骨受到强力牵拉而骨折，多呈横断骨折，髌骨两旁的股四头肌筋膜和关节囊的破裂，使两骨块分离移位，伸膝装置受到破坏（图3-3-19），如不正确治疗。可影响伸膝功能。

（二）诊断要点

伤后局部肿胀、疼痛、膝关节不能自主伸直，常有皮下瘀斑及膝部皮肤擦伤，骨折有分离移位时，可以摸到凹陷呈沟状的骨折断端，可有骨擦音或异常活动。膝关节X线侧、轴位片可以明确骨折的类型和移位情况。根据受伤史、临床表现和X线检查可做出诊断。

（三）治疗方法

治疗髌骨骨折时，要求恢复伸膝装置的功能，并保持关节面的完整光滑，防止创伤性关节炎的发生。

1. 无移位的髌骨骨折　其关节面仍保持光滑完整，筋膜扩张部及关节囊亦无损伤者，在患肢后侧（由臀横纹至足跟部）用单夹板固定膝关节于伸直位；有轻度分离移位的骨折，可在局麻下，先将膝关节内的积血抽吸干净，患肢置于伸直位，术者用两手拇、食、中指捏住两端对向推挤，使之相互接近，然后用一手的拇、食指按住上下两断端，以另一手触摸髌骨，以确定是否完整，如完整者可用抱膝环固定（图3-3-20）或采用弹性抱膝兜固定（图3-3-21），后侧用长夹板将膝关节固定在伸直位4周，外敷活血祛瘀、消肿止痛药物。

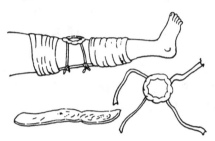

图3-3-20　抱膝环固定法

2. 两折端分离2cm以上的骨折　可分别在两骨折片水平方向钻入细骨圆针，针的两端均露在皮肤外；手法复位后，把两支细骨圆针相互靠紧，捆扎橡皮筋予以固定，至临床愈合后拔针。亦可采用抓髌器治疗，其方法是患者仰卧，行局麻或股神经阻滞麻醉，无菌下操作，先将膝关节内积血抽吸干净，继用拇指、食指挤按髌骨上下极向中心靠拢，将抓髌器钩尖刺入皮肤，分别抓在上下极的前侧缘上（图3-3-22），术者双手稳住抓髌器钩，确定已抓牢髌骨缘后，令助手拧紧上面螺旋，使骨折块靠拢复位，至紧密嵌插。若系移位较大的粉碎性骨折，还可用手挤压髌骨前侧及内侧缘，同时轻轻屈伸患膝，使关节面互相磨造，以便更好复位。术后不需另加固定，当日练习股四头肌收缩活动，次日下地活动，患膝自然伸直行走。在无痛范围内进行轻度伸屈活动，可有利关节面磨造及防止肌肉萎缩，每隔数日，可适当调紧加压螺旋，以持续加压。每1~2周，拍X线片复查，从第3周开始积极练习屈膝活动，至5~6周患膝如有80°~90°活动范围，步态自如，X线检查见骨折愈合，即可去除抓髌器。也可切开复位，用粗线或钢丝内固定。

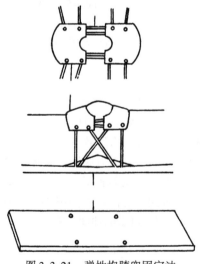

图3-3-21　弹性抱膝兜固定法

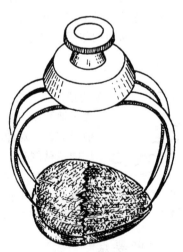

图3-3-22　抓髌器固定

3. 粉碎骨折　难以整复及内固定的上下极粉碎性骨折，可做髌骨部分切除术（部分骨块无法保留者可做髌骨全切除术），术后固定膝关节于伸直位4~5周。

　　髌骨骨折早期，瘀肿明显，应重用活血祛瘀消肿的药物；中期采用接骨续筋、通利关节的药物；后期（尤其是年老肾气虚弱者）应重用补肝肾、壮筋骨的药物。固定期间应逐步加强股四头肌舒缩活动，每天每小时活动4～5分钟。解除固定后，进行膝关节屈伸锻炼，并配合中药熏洗。

七、胫骨髁骨折

　　胫骨上端的扩大部分为内髁和外髁，其平坦的关节面称胫骨平台，故胫骨髁骨折又称胫骨平台骨折，多发生于外髁。青壮年多见。

（一）病因病理

　　多由间接暴力所致。受伤姿势是高处坠下，足先着地，膝关节过度内翻或外翻引起髁部骨折。若两髁受力不相等时，则受力较大的一髁发生骨折；若内外两髁所受压力相等时，则两髁同时发生骨折。膝关节过度外翻可造成胫骨外髁压缩塌陷骨折，有时甚至并发内侧副韧带和半月板损伤；内翻时可造成胫骨内髁骨折或并发外侧副韧带损伤，骨折后多有不同程度的关节面破坏（图3-3-23）。

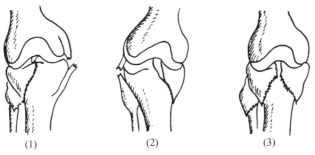

　　　　　　(1)　　　　　　　　　　(2)　　　　　　　　　　(3)

图3-3-23　胫骨髁骨折的类型

(1) 外翻骨折；(2) 内翻骨折；(3) 垂直冲击骨折

（二）诊断要点

　　伤后膝部明显瘀肿、疼痛、功能障碍，可有膝内、外翻畸形。若侧副韧带断裂，则侧向试验阳性。若交叉韧带亦断裂时，则抽屉试验阳性。膝关节X线正侧位片可显示骨折类型和移位情况，疑有侧副韧带损伤者，还应在被动外（内）翻位拍摄双侧膝关节正位X线片，与健侧对比关节间隙的距离。根据受伤史、临床表现和X线检查可做出诊断。

（三）治疗方法

　　胫骨髁骨折为关节内骨折，骨折线通过关节面，既不容易整复，又不容易固定。治疗的目的是恢复关节面平整。倘若负重过早，骨折块可再移位，严重影响关节功能。故治疗时应达到正确复位，坚强的内固定或外固定，待骨性愈合后才能考虑负重；同时，又要恢复膝关节屈伸功能，所以，在固定期间进行适当的锻炼，磨造一个较光滑的关节面，促进关节功能的恢复。无移位骨折，先在无菌操作下，抽吸干净关节内积血或积液，用超关节夹板固定4～6周。有移位骨折，则视具体情况，确定复位手法及固定方式，要求做到解剖复位，并在有效的固定下，进行适当的功能锻炼。

　　1. 整复方法　一般在腰麻或局部血肿内麻醉下进行，患者仰卧，在无菌操作下抽吸干净关节内积血，将患膝屈曲 20°~30°位。对移位不多，关节面无塌陷或塌陷不严重的单髁骨折，以外髁为例，助手一手按于股骨下段向外侧推，同时另一助手握小腿下段牵拉并向内扳拉，使膝呈内翻位，并扩大膝关节外侧间隙，有利于骨折复位。当膝关节外翻被矫正时，膝关节囊即紧张，可以将骨折块拉回原处。在助手牵拉的同时，术者用拇指推压骨片向上、向内，以进一步纠正残余移位（图 3-3-24）。对骨折移位较多的单髁骨折，一助手握大腿下段，另一助手握小腿下段进行对抗牵引，在保持牵引下，远端助手略内收小腿使膝内翻，在外侧关节囊（若未破裂）被拉紧的同时，将骨折块拉向近、内侧。术者站于患侧，用两手拇指按压骨折片向上、向内复位。对于双髁骨折，手法复位时，两助手分别握大腿下段及小腿下段对抗牵引，在牵引下，术者以两手掌合抱，用大鱼际部置于胫骨内、外髁上端之两侧对向挤压，迫使骨折块复位（图 3-3-24）。复位后应加用持续牵引。

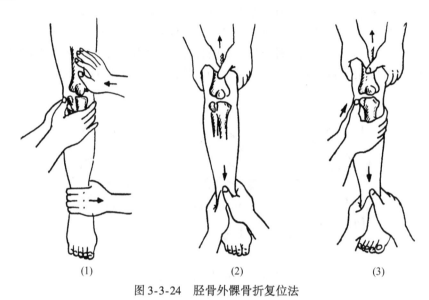

(1)　　　　(2)　　　　(3)

图 3-3-24　胫骨外髁骨折复位法

2. 固定方法　无移位骨折可用超膝关节夹板固定 4~6 周。有移位骨折在整复后，经 X 线片复位良好，用超膝关节夹板固定。先在外髁的前下方放好固定垫，注意勿压迫腓总神经；双髁骨折则在内、外髁前下方各置一固定垫。放好固定垫后，可用夹板做固定。若骨折块移位较多的单髁骨折或双髁骨折，整复后骨折块仍有移位趋势，可加胫骨下端或跟骨牵引；亦可选加小腿皮肤牵引，以增强骨折复位固定的稳定性，减少继续移位。牵引时间一般为 4 周左右，重量 3~5kg；夹板固定一般为 6~8 周。

3. 练功活动及药物治疗　复位固定后，即应进行股四头肌功能锻炼及踝、趾关节屈伸活动，经 8 周左右，骨折已临床愈合，可去除夹板，做膝关节主动功能锻炼，活动范围由小到大，注意避免过早下地负重活动。同时根据骨折三期辨证用药。

八、胫腓骨干骨折

胫骨干中、上段横截面呈三角形，由前、内、外三嵴将胫骨干分成内、外、后三面，胫骨嵴前突并向外弯曲，形成胫骨的生理弧度，其上端为胫骨结节。胫骨干下 1/3 处，横截面变成四方形。该中下 1/3 交界处比较细弱，为骨折的好发部位。

胫腓骨干骨折很常见，各种年龄均可发病，尤以 10 岁以下儿童或青壮年为多，儿童为青枝骨折或无移位骨折。儿童的骨折以胫骨干骨折最多，胫腓骨干双骨折次之，腓骨干骨折少见。成人的骨折以胫腓骨干双骨折为多见。

（一）病因病理

直接暴力或间接暴力均可造成胫腓骨干骨折。从高处坠下，足部先着地，小腿旋转，或受重物直接打击、挤压引起。

1. 直接暴力 暴力多由外侧或前外侧而来，而骨折多是横断、短斜面，也可造成粉碎性骨折。胫腓骨两骨折线都在同一水平，软组织损伤较严重（图3-3-25）。

2. 间接暴力 由传达暴力或扭转暴力所致，骨折线多为斜形或螺旋形骨折，双骨折时，腓骨的折线较胫骨折线为高，软组织损伤较轻（图3-3-25）。

影响骨折移位的因素，主要是暴力的方向、肌肉的收缩、小腿和足部的重力造成的，骨折端可以出现重叠、成角或旋转畸形。股四头肌和腘绳肌分别附着在胫骨上端的前侧和内侧，此两肌能使骨折近端向前、向内移位。小腿的肌肉主要在胫骨的后面和外面，由于肢体内动力的不平衡，故肿胀消退后，易引起断端移位。正常人的踝关节与膝关节是在两个相互平行的轴上运动，若发生成角和旋转移位，必然破坏两轴间的平行关系，既影响步行和负重功能，又可导致创伤性关节炎的发生。胫骨的前缘与前内侧面表浅，仅有皮肤遮盖，骨折时容易刺破皮肤形成开放性骨折。腘动脉在进入比目鱼肌的腱弓后，分为胫前、后动脉，此两动脉都贴近胫骨下行，胫骨上端骨折时，有可能损伤血管。此外，胫骨骨折可造成小腿筋膜间隔区内肿胀，压迫血管，可引起

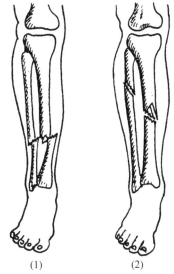

(1)　　　　　(2)

图 3-3-25　不同暴力所致的
胫腓骨干骨折

缺血性挛缩。胫骨的营养血管由胫骨干上1/3的后方进入，在致密骨内下行一定距离，而后进入于髓腔，胫骨下1/3又缺乏肌肉附着，故胫骨干中、下段发生骨折后，往往因局部血液供应不良，而发生迟缓愈合或不愈合。

（二）诊断要点

伤后患肢肿胀、疼痛和功能丧失，可有骨擦音和异常活动。有移位骨折者，可有肢体缩短、成角及足外旋畸形。损伤严重者，在小腿前、外、后侧间隔区单独或同时出现极度肿胀，扪之硬实，肌肉紧张无力，有压痛和被动牵拉痛，胫后或腓总神经分布区域的皮肤感觉丧失，即属筋膜间隙区综合征的表现。严重挤压伤、开放性骨折应注意早期创伤性休克的可能。胫骨上1/3骨折者，检查时应注意腘动脉的损伤。腓骨上端骨折时应注意腓总神经的损伤。小儿青枝骨折或裂纹骨折，临床症状可能很轻，但患儿拒绝站立或行走，局部有轻微肿胀及压痛。小腿正侧位X线片可以明确骨折类型、部位及移位方向。因胫骨和腓骨骨折处可以不在同一平面（尤其是间接暴力引起的骨折），故X线片应包括胫腓骨全长。

根据受伤史、临床表现和X线检查可做出诊断。

（三）治疗方法

胫腓骨骨折的治疗原则主要是恢复小腿的长度和负重功能。因此，应重点处理胫骨骨折。对骨折端的成角和旋转移位，应予纠正。无移位骨折只需用夹板固定，直到骨折愈合；有移位的稳

定性骨折（如横断骨折），可用手法整复，夹板固定；不稳定性骨折（如粉碎性骨折、斜形骨折），可用手法整复、夹板固定，同时配合跟骨牵引，或选用固定器固定。

开放性骨折应彻底清创，尽快闭合伤口，将开放性骨折变为闭合性骨折。并发筋膜间隔区综合征者应切开深筋膜，彻底减压。陈旧性骨折畸形愈合者，可用手法折骨、夹板固定或配合牵引；对畸形愈合牢固，或骨折不愈合者，应切开复位加植骨术。

1. 整复方法 患者平卧，膝关节屈曲20°～30°，一助手用肘关节套住患肢腘窝部，另一助手握住足部，沿胫骨长轴做拔伸牵引3～5分钟，矫正重叠及成角畸形。若近端向前内移位，则术者两手环抱小腿远端并向前提，一助手将近端向后按压，使之对位。如仍有左右侧移位，术者两手对向推挤，使近端向外、远端向内，一般即可复位。螺旋形、斜形骨折时，远端易向外侧移位，术者可用拇指置于胫腓骨间隙，将远端向内侧推挤；其余四指置于近端的内侧，向外用力提拉，并嘱助手将远端稍稍内旋，可使完全对位（图3-3-26）。然后在维持牵引下，术者两手握住骨折处，嘱助手徐徐摇摆骨折远端，使骨断端紧密相插，最后以拇指和食指沿胫骨前嵴及内侧面来回触摸骨折处，检查对线对位情况。

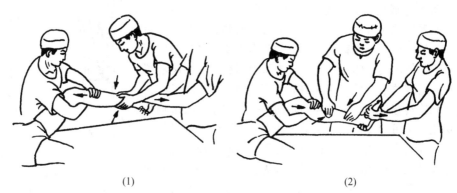

(1)　　　　　　　　　　　　　(2)

图3-3-26　胫腓骨干骨折整复法

2. 固定方法

（1）夹板固定：根据骨折断端复位前移位的方向及其倾向性而放置适当的压力垫。上1/3部骨折时，膝关节置于屈曲40°～80°位，夹板下达内、外踝上4cm，内、外侧夹板上端超过膝关节10cm，胫骨前嵴两侧放置两块前侧板，外前侧板正压在分骨垫上。两块前侧板上端平胫骨内、外两髁，后侧板的上端超过腘窝部，在股骨下端做超膝关节固定（图3-3-27）。

中1/3部骨折时，外侧板下平外踝，上达胫骨外髁上缘；内侧板下干内踝，上达胫骨内髁上缘；后侧板下抵跟骨结节上缘，上达腘窝下2cm，以不妨碍膝关节屈曲90°为宜；两前侧板下达踝上，上平胫骨结节（图3-3-27）。

下1/3部骨折时，内、外侧板上达胫骨内、外髁平面，下干齐足底；后侧板上达腘窝下2cm，下抵跟骨结节上缘；两前侧板与中1/3骨折固定方法相同（图3-3-27）。

将夹板按部位放好后，横扎3～4道布带。下1/3骨折的内外侧板在足跟下方做超踝关节捆扎固定；上1/3骨折内、外侧板在股骨下端做超膝关节捆扎固定，腓骨小头处应以棉垫保护，避免夹板压迫腓总神经而引起损伤。

需要配合跟骨牵引者，穿钢针时，跟骨外侧要比内侧高1cm（相当于15°斜角），牵引时足跟便轻度内翻，恢复了小腿生理弧度，骨折对位更稳定。牵引重量一般为3～5kg，牵引后在48小时内拍摄X线片检查骨折对位情况，如果患肢严重肿胀或大量水疱，则不宜采用夹板固定，以免造成压疮、感染，暂时单用跟骨牵引，待消肿后再用夹板固定。运用夹板固定时，要注意松紧度适当，既要防止消肿后外固定松动而致骨折重新移位，也要防止夹板固定过紧而妨碍患肢血运或造成压疮。并注意抬高患肢，下肢在中立位置，膝关节屈曲20°～30°，每天注意调整布带的松紧度，检查夹板、压力垫有无移位，加垫处或骨突部位有无受压而产生持续性疼痛。若骨折对位良好，则4～6周后拍摄X线片复查，如有骨痂生长，则可解除牵引。

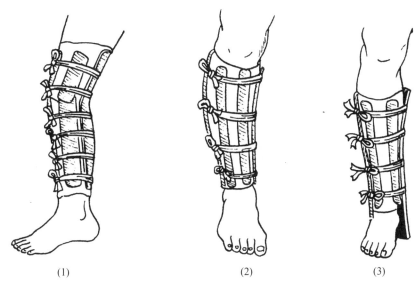

(1)	(2)	(3)

图 3-3-27 胫腓骨干骨折夹板固定

（2）固定器固定：近年来临床上常采用小腿钳夹固定器（图3-3-28）治疗小腿斜形、螺旋形等不稳定型骨折。其方法：首先进行X线透视，以确定钳夹位置。钳夹力的方向应尽量做到与骨折线垂直。然后消毒铺巾，局麻达骨膜，继而将钳环尖直接刺入皮肤，直达骨质做加压固定，务使两尖端稍进入骨皮质内，以防滑脱（图3-3-29）。再经X线检查，若骨折对位良好，则用无菌敷料包扎两个钳夹入口，再以小腿夹板做辅助固定患肢。6～8周后拆除钳夹，小夹板可继续固定1～2周。

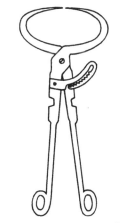

图 3-3-28 小腿钳夹固定器

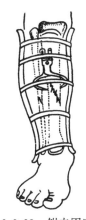

图 3-3-29 钳夹固定法

3. 练功活动 整复固定后，即可做踝足部关节屈伸活动及股四头肌舒缩活动。采用跟骨牵引者，可用健腿和两手支持体重抬起臀部。稳定性骨折从第2周开始进行抬腿及膝关节活动，从第4周开始扶双拐做不负重步行锻炼。不稳定骨折则解除牵引后仍需在床上锻炼5～7天后，才可扶双拐做不负重步行锻炼。此时患肢虽不负重，但足底要放平，不要用足尖着地，避免远折端受力引起骨折端旋转或成角移位，锻炼后骨折部若无疼痛，自觉有力，即可改用单拐逐渐负重锻炼，在 3~5 周内为了维持小腿的生理弧度和避免骨折端的向前成角，在床上休息时，可用两枕法。若解除跟骨牵引后，胫骨有轻度向内成角者，可让患者屈膝90°，髋关节屈曲外旋，将患肢的足部放于健肢的小腿上，呈盘腿姿势，利用肢体本身的重力来恢复胫骨的生理弧度（图3-3-30）。8~10 周根据 X 线片及临床检查，达到临床愈合标准，即可去除外固定。

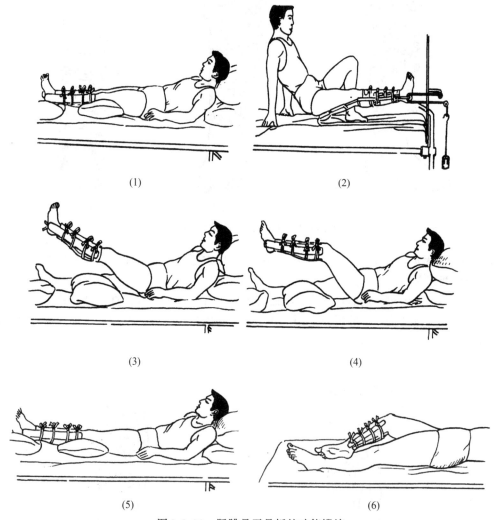

(1)   (2)

(3)   (4)

(5)   (6)

图 3-3-30 胫腓骨干骨折的功能锻炼

(1) 踝关节背伸和股四头肌操练；(2) 两手支撑身体臀部离床，做踝关节背伸和股四头肌操作；
(3) 抬腿；(4) 屈膝；(5) 两枕法矫正向前成角；(6) 盘腿法矫正向内成角

4. 药物治疗 按骨折三期辨证施治，开放性骨折的早期在活血祛瘀方药中加入凉血清热、祛风解毒之品，如银花、连翘、蒲公英、地丁、防风。早期局部肿胀严重，宜酌加利水消肿之药，如木通、薏苡仁等。胫骨中、下 1/3 骨折局部血供较差，容易发生骨折迟缓愈合或不愈合，故后期内治法应着重补气血、养肝肾、壮筋骨。陈旧性骨折施行手法折骨或切开复位、植骨术后，也应及早使用补法。

九、踝部骨折

踝关节由胫、腓骨下端和距骨组成。外踝比较窄而长，位于内踝的稍后方。内踝的三角韧带较外踝的腓距、腓跟韧带坚强。故阻止外翻的力量大，阻止内翻的力量小。内、外、后三踝构成踝穴，而距骨居于其中，形成屈戌关节。胫腓骨下端之间被坚强而有弹性的下胫腓韧带连接在一起。距骨分体、颈、头三部，其体前宽后窄，其上面为鞍状关节面，当做背伸运动时，距骨体之宽部进入踝穴，腓骨外踝稍向外后侧分开，而踝穴较跖屈时能增宽 1.5~2mm，以容纳距骨体。当下胫腓韧带紧张时，关节面之间紧贴，关节稳定，不容易扭伤，但暴力太猛仍可造成骨折。而踝关节处于跖屈位时，下胫腓韧带松弛，关节不稳定，容易发生扭伤。

（一）病因病理

从高处坠下、下楼梯、下斜坡、走崎岖不平的道路，容易引起踝关节损伤。《世医得效方》已将踝关节损伤分为内翻与外翻两大类型。踝关节呈内翻姿势损伤者为内翻损伤，呈外翻姿势损伤者为外翻损伤。踝部损伤原因复杂，类型很多。韧带损伤、骨折、脱位可单独或同时发生。根据受伤的姿势可有内翻、外翻、外旋、纵向挤压、侧方挤压、跖屈和背伸等多种暴力，其中以内翻暴力最多见，外翻暴力次之。

1. 内翻暴力 由于足踝强力内翻，使内踝侧受挤迫，内踝多为斜形骨折，外踝受牵拉多为撕脱性横断骨折或腓侧副韧带、下胫腓韧带撕裂，距骨向内脱位（图3-3-31）。

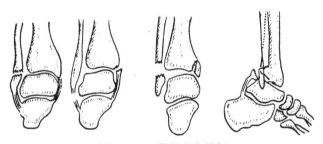

图 3-3-31 踝部内翻骨折

2. 外翻暴力 由于足踝强力外翻，使外踝侧受挤迫，外踝多为斜形骨折，内踝受牵拉多为撕脱性横断骨折或三角韧带、下胫腓韧带撕裂，距骨向外脱位（图3-3-32）。

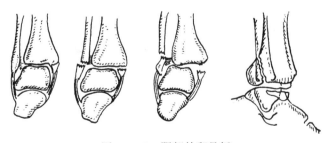

图 3-3-32 踝部外翻骨折

在上述暴力作用时，若踝关节处于跖屈位，距骨可向后撞击胫骨后踝，引起三踝骨折并向后脱位；若此时踝关节处于背伸位，可引起胫骨前唇骨折。

根据骨折脱位的程度，损伤又分为三度：单踝骨折为一度；双踝骨折、距骨轻度脱位为二度；三踝骨折、距骨脱位为三度。

（二）诊断要点

伤后局部瘀肿、疼痛和压痛、功能障碍，可闻及骨擦音。外翻骨折多呈外翻畸形。内翻骨折多呈内翻畸形，距骨脱位时，则畸形更加明显。踝关节 X 线正侧位片可显示骨折脱位程度和损伤类型。并根据骨折线的走向，分析骨折脱位发生的机制，有助于正确的复位和固定。

根据受伤史、临床表现和 X 线检查可做出诊断。

（三）治疗方法

踝部骨折是关节内骨折，无移位骨折仅将踝关节固定在0°立位3～4周即可，有移位骨折，要求准确的复位、有效的固定及早期合理的练功活动。

1. 整复方法 患者平卧屈膝，助手抱住其大腿，术者握其足跟和足背做顺势拔伸，外翻损伤使踝部内翻，内翻损伤使踝部外翻。如有下胫腓关节分离，可以内外踝部加以挤压；如后踝骨折并发距骨后脱位，可用一手握胫骨下段向后推，另一手握前足向前提，并徐徐将踝关节背伸。利用紧张的关节囊将后踝拉下，或利用长袜袜套，套住整个下肢，下端超过足尖20cm，用绳结扎，做悬吊滑动牵引，利用肢体重量，使后踝逐渐复位。若手法整复失败或系开放性骨折脱位，可考虑切开复位内固定，陈旧性骨折脱位则可考虑切开复位植骨术或关节融合术。

2. 固定方法 先在内外两踝的上方各放一塔形垫，下方各放一梯形垫，或放置一个空心垫，防止夹板直接压在两踝骨突处。用5块夹板进行固定，其中内、外、后侧板上自小腿上1/3，下平足跟，前内侧及前外侧板较窄，其长度上起胫骨结节，下至踝关节上方。夹板必须塑形，使内翻骨折固定在外翻位，外翻骨折固定在内翻位。最后可加用踝关节活动夹板（铝制或木制），将踝关节固定于90°。位置4～6周（图3-3-33）。兼有胫骨后唇骨折者，还应固定踝关节于稍背伸位；胫骨前唇骨折者，则固定在跖屈位，并抬高患肢，以利消肿。

施行关节融合术者，应固定3个月。

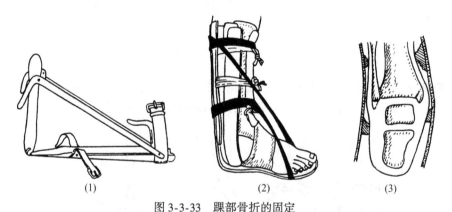

(1)　　　　　　　　　(2)　　　　　　　　　(3)

图 3-3-33　踝部骨折的固定

（1）踝关节活动夹板；（2）内翻损伤外翻固定；（3）外翻固定后侧面观

3. 练功活动 整复固定后，鼓励患者主动背伸踝部和足趾。双踝骨折从第2周起，可在保持夹板固定的情况下加大踝关节的主动活动范围，并辅以被动活动。被动活动时，术者一手握紧内、外侧夹板，另一手握前足，只做背伸和跖屈，但不做旋转和翻转活动，3周后可将外固定打开，对踝关节周围的软组织（尤其是肌腱经过处）进行按摩，理顺筋络，点按商丘、解溪、丘墟、昆仑、太溪等穴，并配合中药熏洗。若采用袜套悬吊牵引法，亦应多做踝关节的主动伸屈活动。

4. 药物治疗　除按骨折三期辨证用药外，中期以后应注意舒筋活络、通利关节；后期若局部肿胀难消者，宜行气活血、健脾利湿；关节融合术后则须补肾壮骨，以促进骨折愈合。

十、距骨骨折

足骨共28块，其中包括跗骨7块、距骨5块、趾骨14块、固定的趾骨2块，由韧带与肌肉相连，构成三个足弓，即内侧纵弓、外侧纵弓与距骨间的横弓、足弓有负重、推进行走与吸收震荡的功能。距骨是足弓的顶，上接胫骨下端，下连跟骨与舟状骨。

（一）病因病理

踝关节受背伸外翻暴力使胫骨下端的前缘像凿子一样插入距骨颈体之间，将距骨劈成前后两段，而引起距骨颈及体部骨折，其中尤以颈部骨折为多见。如暴力继续作用，则并发跟距关节脱位，跟骨、距骨头连同足向前上方移位。因跟腱与周围肌腱的弹性，足向后回缩，跟骨的载距突常钩住距骨体下面之内侧结节，而使整个骨折的距骨体向外旋转，骨折面朝向外上方，甚至并发内踝骨折（图3-3-34）。踝关节跖屈内翻暴力可引起距骨前脱位，单纯跖屈暴力可因胫骨后踝与距骨体后唇猛烈顶压而引起距骨后唇骨折，临床较为少见。

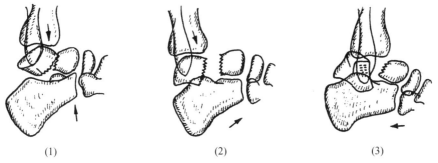

（1）　　　　　　　　　（2）　　　　　　　　　（3）
图3-3-34　踝背伸外翻暴力引起的距骨颈骨折脱位
（1）距骨颈骨折；（2）并发距下关节脱位；（3）并发距骨体后脱位

距骨表面3/5为软骨面，故发生骨折时，骨折线多经过关节面，发生创伤性关节炎的机会较多。距骨的主要血液供应自距骨颈部进入，距骨颈骨折时，来自足背动脉的血液供应常受损害，以致距骨体很容易发生缺血性坏死。

（二）诊断要点

有明显的外伤史，伤后局部肿胀、疼痛，不能站立行走，骨折明显移位则出现畸形。踝部与跗骨正侧位X线片，可以明确骨折的移位、类型及有无并发脱位。根据受伤史、临床表现和X线检查可做出诊断。

（三）治疗方法

1. 整复方法　单纯距骨颈骨折时，患肢膝关节屈至90°，助手把住小腿。术者一手握住前足，轻度外翻后，向下、向后推压，另一手握住胫骨下端后侧向前端提，使距骨头与距骨体两骨折块对合；并发距骨体后脱位时，应先增加畸形，即将踝关节极度背伸、稍向外翻，以解除载距突与距骨体的交锁，并将距骨体向前上方推压，使其复入踝穴，然后用拇指向前顶住距骨体，稍跖屈踝关节，使两骨折块对合；距骨后唇骨折伴有距骨前脱位时，先将踝关节极度跖屈内翻，用拇指压住距骨体的外上方，用力向内后方将其推入踝穴。距骨脱位复位后，往往其后唇骨折片亦随之复位。新鲜骨折手法整复失败，可切开整复。距骨体缺血性坏死、距骨粉碎性骨折、距骨体陈旧性脱位或并发踝关节严重创伤性关节炎者，应行胫距、距跟关节融合术。

2. 固定方法 距骨颈骨折整复后，应将踝关节固定在跖屈稍外翻位8周，距骨后唇骨折伴有距骨前脱位者，应固定在功能位4~6周；切开整复内固定或关节融合术者，应用管形石膏固定踝关节在功能位3个月。

3. 练功活动 固定期间应做足趾、膝关节屈伸锻炼，因一般骨折需3~4个月才能愈合，故在固定期间不宜早期负重。解除固定后应施行局部按摩，配合中药熏洗，并进行踝关节屈伸、内翻、外翻活动锻炼，开始扶拐做逐渐负重步行锻炼。施行关节融合术者，则扶拐锻炼时间要适当延长。

4. 药物治疗 距骨骨折容易引起骨的缺血性坏死，故中后期应重用补气血、养肝肾、壮筋骨的药物，以促进骨折愈合。

十一、跟 骨 骨 折

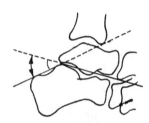

图 3-3-35 跟距关节面所成
结节关节角

正常足底是三点负重，在跟骨、第一跖骨头和第五跖骨头三点组成的负重面上。跟骨和距骨组成纵弓的后臂，负担60%的重量。通过跟距关节还可使足内收、内翻或外展、外翻，以适应在凹凸不平的道路上行走。跟骨结节为跟腱附着处，腓肠肌、比目鱼肌收缩，可做强有力的跖屈动作。跟骨结节上缘与跟距关节面成30°~45°的结节关节角，为跟距关系的一个重要标志（图3-3-35），跟骨前面与骰骨构成跟骰关节。跟骨载距突承受距骨颈，也是跟舟韧带的附着处，跟舟韧带很坚强，支持距骨头，并承担体重。

（一）病因病理

跟骨骨折多由传达暴力造成。从高处坠下或跳下时，足跟先着地，身体重力从距骨下传至跟骨，地面的反作用力从跟骨负重点上传至跟骨体，使跟骨被压缩或劈开；亦有少数因跟腱牵拉而致撕脱骨折。跟骨骨折后常有足纵弓塌陷，结节关节角减小、甚至变成负角，从而减弱了跖屈的力量和足纵弓的弹簧作用。

根据骨折线的走向可分为不波及跟距关节面骨折和波及跟距关节面骨折两类（图3-3-36）。前者预后较好，后者预后较差。

1. 不波及跟距关节面的骨折

（1）跟骨结节纵形骨折：从高处坠下，跟骨在足外翻位时，结节底部触地引起。骨骺未闭合前，结节部触地，则形成跟骨结节骨骺分离。

（2）跟骨结节横形骨折：又名"鸟嘴"型骨折，是跟骨撕脱骨折的一种，撕脱骨块小，可不影响或较少影响跟腱功能；骨折块较大且向上倾斜移位时，则严重影响跟腱功能。

（3）载距突骨折：由于足处于内翻位，载距突受距骨内侧下方的冲击而致，一般少见。

（4）跟骨前端骨折：由前足强力扭转所致，极少见。

（5）接近跟距关节的骨折：为跟骨体骨折，骨折线斜行，从正面观骨折线由内后斜向外前，但不通过跟距外侧的关节面，可有跟骨体增宽及跟骨结节角减少。

2. 波及跟距关节面的骨折

（1）跟骨外侧跟距关节面塌陷骨折：与接近跟距关节的骨折相似，只是骨折线通过跟距关节外侧，亦因重力使跟骨外侧跟距关节面塌陷。因关节面塌陷严重而关节面粉碎，跟骨结节上移和

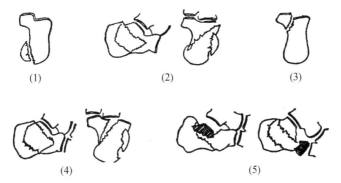

图 3-3-36 跟骨骨折

（1）跟骨结节纵形骨折；（2）跟骨结节横形骨折；（3）载距突骨折；
（4）跟骨外侧跟距关节面塌陷骨折；（5）跟骨全部关节塌陷骨折

跟骨体增宽。

（2）跟骨全部跟距关节面塌陷骨折：此型最常见，跟骨体部因受挤压完全粉碎塌陷，跟骨体增宽，跟距关节面中心塌陷，跟骨结节上移，体部外翻，跟骨前端亦可能骨折，骨折线波及跟距关节。

（二）诊断要点

伤后跟部肿胀、瘀斑、疼痛、压痛明显，足跟部横径增宽，严重者足弓变平。跟骨X线侧位、轴位照片可明确骨折类型程度和移位方向。轴位照片还能显示距骨下关节和载距突。

从高处坠下时，若冲力强大，足跟部先着地，继而臀部着地，脊柱前屈，可引起脊椎压缩性骨折或脱位，甚至冲力沿脊柱上传，引起颅底骨折和颅脑损伤，所以诊断跟骨骨折时，应常规询问和检查脊柱和颅脑的情况。

根据受伤史、临床表现和X线检查可做出诊断。

（三）治疗方法

1. 不波及跟距关节面的骨折 跟骨结节纵形骨折的骨折块一般移位不大，早期采用祛瘀活血药物外敷，局部制动，扶拐不负重步行锻炼3~4周即可。跟骨结节骨骺未闭合前，骨折块有明显向上移位者，如不予以整复，则跟骨底不平，影响日后步行和站立，故应在适当麻醉下，以骨圆针穿过结节骨块中部，将膝关节屈曲，由两助手分别把住患足及小腿，术者握紧牵引弓，先向后牵引，松解骨折面的交锁，然后向下牵引，直至骨折片复位为止。复位后采用外固定患肢于膝微屈、足跖屈位4周。4周后拔去钢针，再固定2~3周。

跟骨结节横形骨折是一种跟腱撕脱骨折。若撕脱骨块移位不大，可外固定患肢于跖屈位4周即可。若骨折块较大，且向上移位者，可在适当麻醉下，患者取俯卧位，屈膝，助手尽量使足跖屈，术者以两拇指在跟腱两侧用力向下推挤骨折块，使其复位。复位后外固定患肢于屈膝、足跖屈30°位4~6周。

骨折线不通过关节面的跟骨体骨折，从侧位看，若跟骨体后部同跟骨结节向后向上移位，减弱了腓肠肌的紧张力，影响足的纵弓，从而妨碍了站立和步行，应充分矫正。可在适当麻醉下，屈膝90°，一助手固定其小腿，术者两手指相叉于足底，手掌紧扣跟骨两侧，矫正骨折的侧方和跟骨体的增宽，同时尽量向下牵引以恢复正常的结节关节角（图3-3-37）。若复位仍有困难，可在跟骨上做骨牵引，复位后用长腿石膏靴固定。

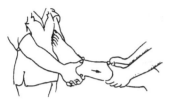

图 3-3-37　跟骨骨折整复法

2. 波及跟距关节面的骨折　跟骨外侧跟距关节面塌陷骨折或全部跟距关节面塌陷骨折，治疗较为困难。年老而骨折移位不明显者，不必复位，仅做适当固定，6~8周后逐渐下地负重。年轻而骨折移位较明显者，可在适当麻醉下予以手法复位，尽可能地矫正跟骨体的增宽和恢复结节关节角，2周后做不负重步行锻炼，在夹板固定下进行足部活动，关节面可自行模造而恢复部分关节功能。陈旧性骨折已形成创伤性关节炎者，常因疼痛而步履艰难，可考虑做关节融合术。

十二、跖 骨 骨 折

第一与第五跖骨头是构成内外侧纵弓前方的支重点，与后方的足跟形成整个足部主要的三个负重点。5 根跖骨之间又构成足的横弓，跖骨中以第一跖骨最粗、亦最坚强，负重亦最重要，较少骨折，由于其互相间的联系和接近，除疲劳骨折和第五跖骨基底部骨折外，单独骨折的机会较少。跖骨骨折后必须恢复其纵弓与横弓的关系。

（一）病因病理

跖骨骨折多由直接暴力，如压砸或重物打击而引起，以第二、三、四跖骨较多见，可几根跖骨同时骨折，间接暴力如扭伤等，亦可引起跖骨骨折。长途跋涉或行军则可引起疲劳骨折。骨折的部位可发生于基底部、骨干及颈部。

按骨折线可分为横断、斜形及粉碎性骨折。因跖骨相互支持，骨折移位多不明显。按骨折的原因和解剖部位，临床上跖骨骨折可分为下列三种类型（图 3-3-38）。

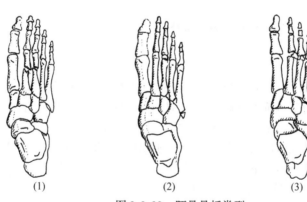

(1)　　　　　　　　(2)　　　　　　　　(3)

图 3-3-38　跖骨骨折类型
（1）跖骨干骨折；（2）基底部骨折；（3）跖骨颈骨折

1. 跖骨干骨折　多由重物压伤足背所致，常为开放性、多发性，有时还并发跖跗关节脱位。且足部皮肤血供较差，容易引起伤口边缘坏死或感染。

2. 第五跖骨基底部撕脱骨折　因足内翻扭伤时附着于其上的腓骨短肌或第三腓骨肌的猛烈收缩所致，一般骨折片的移位不严重。

3. 跖骨颈疲劳骨折 好发于长途行军的战士，故又名行军骨折，多发于第二、三跖骨颈部，其中尤以第二跖骨颈发病率较高。由于肌肉过度疲劳，足弓下陷，第二、三跖骨头负重增加，外力的积累超过骨皮质及骨小梁的负担能力，即逐渐发生骨折，但一般骨折处不至完全断离，同时骨膜产生新骨。

（二）诊断要点

伤后局部疼痛、压痛、肿胀，活动功能障碍，有纵向叩击痛。跖骨骨折应常规摄前足正、斜位 X 线片。第五跖骨基底部骨折应与跖骨基底骨骺未闭合、腓骨长肌腱的子骨相鉴别，后两者压痛肿胀不明显，骨片光滑规则，且为双侧性。跖骨颈疲劳骨折最初为前足痛，劳累后加剧，休息后减轻，2～3 周后在局部可触摸到有骨隆凸。由于没有明显的暴力外伤病史，常被延误。X 线检查早期可能为阴性，2～3 周后可见跖骨颈部有球形骨痂，骨折线多不清楚，不要误认为肿瘤。根据受伤史、临床表现和 X 线检查可做出诊断。

（三）治疗方法

1. 有移位的跖骨干骨折 骨折脱位或多发性骨折，可采用手法整复。在适当麻醉下，先牵引骨折部位对应的足趾，以矫正其重叠及成角畸形，以另一手的拇指从足底部推压断端，使其复位。如仍有残留的侧方移位，仍在牵引下，从跖骨之间用拇、食两指夹挤分骨法迫使其复位（图 3-3-39）。最后用分骨垫放置背侧跖骨间隙之间，上方再以压力垫加压包扎于足托板上。跖骨骨折上、下重叠移位或向足底突起成角必须矫正，否则会妨碍将来足的走路功能，而侧方移位则对功能妨碍较少。

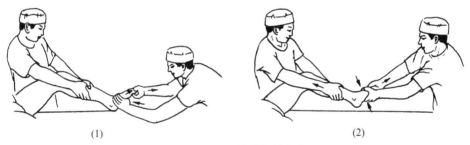

图 3-3-39 跖骨骨折整复法
（1）矫正重叠及侧成角；（2）矫正残留侧移位

2. 第五跖骨基底骨折 行军骨折或无移位的骨干骨折可应用局部敷药，外用夹板或胶布固定6 周，以后应用药物熏洗并开始行走锻炼。第五跖骨基底骨折片常有软组织嵌入，骨折线存在时间较长，只要症状消失，即可负重行走，不必待 X 线片示骨性愈合才进行负重。开放性骨折或闭合性骨折在手法复位失败后，可采用切开复位内固定，术后用石膏托固定 4～6 周。

十三、趾 骨 骨 折

趾骨骨折占足部骨折的第二位，多因砸伤或踢撞硬物造成，易并发皮肤和趾甲损伤，伤后亦容易引起感染，故应保持清洁。甲下血肿严重者，可以放血或拔甲。骨折向跖侧成角及移位严重者，应手法复位纠正，采用邻趾固定法，3～4 周即可拆除固定。

第四节 躯干骨骨折

躯干骨包括脊柱骨、胸骨、肋骨和骨盆等，其构成躯干的支柱，支撑着人体的上身，并保护着人体的重要器官，如心、肺、脊髓等。躯干骨折易造成胸腹腔内脏器或血管、脊髓神经损伤，严重者常危及生命，因此，应高度重视躯干骨折和并发症的早期诊断，积极抢救治疗。

一、肋 骨 骨 折

肋骨古称"胸肋"、"胁肋"。肋骨共有12对，左右对称，连接胸椎和胸骨而组成胸廓，对胸部脏器起着保护作用。肋骨靠肋软骨与胸骨相连，具有缓冲外力作用。青少年肋骨与肋软骨柔软而富有弹性，因而不易折断。成年以后，尤其老年人，气血虚衰，骨质脆弱，肋骨失去弹性，肋软骨趋于骨化，所以容易发生骨折。

肋骨骨折多发生于第4~7肋。因第1~3肋骨较短，且受锁骨和肩胛骨保护；自第7肋以下肋软骨不连于胸骨而连于上一肋软骨，故弹性较大；第11~12肋骨是浮肋，较易避御暴力，故上述肋骨骨折较少见。

（一）病因病理

直接和间接暴力都能引起骨折。直接暴力如拳棒打击、车撞等，肋骨在受暴力打击处发生骨折，骨折端向内移位，可穿破胸膜及肺脏（图3-4-1）；间接暴力如塌方、车轮辗压等，胸部受到前后方对挤的暴力，往往肋骨在腋中线附近发生骨折，骨折端向外弯曲。亦有暴力打击前胸而后肋骨折或打击后背而前肋骨折。胸部肌肉急剧而强烈的收缩，如严重咳嗽、喷嚏时亦可偶发肋骨骨折，但均发生在体质衰弱、骨质松脆者。

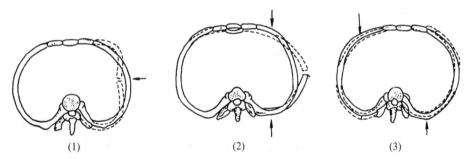

图 3-4-1 引起肋骨骨折的几种原因
（1）直接暴力打击所致；（2）间接前后挤压暴力所致；（3）间接暴力打击前胸而后肋骨折，打击后胸而前肋骨折

骨折可发生在一根或数根肋骨。在肋骨上只有一处被折断，称单处骨折；有两处被折断者，称双处骨折，较少见。多根肋骨双处骨折时，该处胸廓失去支持，吸气时因胸腔内负压增加而向内凹陷；呼气时因胸腔负压减低而向外凸出，恰与正常呼吸活动相反，称为反常呼吸。若骨折端刺破胸膜，空气进入胸膜腔，则可并发气胸，流入的空气使伤侧肺萎陷，影响了正常呼吸功能和血液循环。如胸膜穿破口已闭合，不再有空气进入胸膜腔，则称为闭合性气胸；如胸膜穿破口未闭合，空气仍自由沟通，则称为开放性气胸（图3-4-2）；如胸膜穿破口形成阀门，吸气时空气通过穿破口进入胸膜腔，呼气时则不能将空气排出胸膜腔，胸膜腔内压力不断增高，对肺的压迫和

纵隔的推移也愈来愈大，则称为张力性气胸（图3-4-3）。

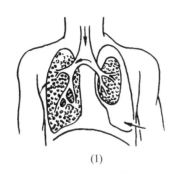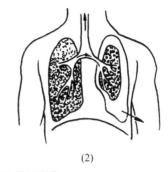

图 3-4-2　开放性气胸的病理变化

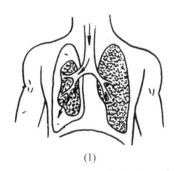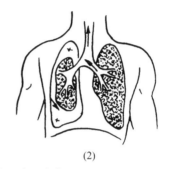

图 3-4-3　张力性气胸的病理变化

　　若骨折端刺破胸壁和肺的血管，血液流入胸膜腔，则并发血胸。早期因胸部呼吸活动，胸膜腔内的瘀血不易凝固；后期由于气血凝滞，形成"干血"或"老血"，胸膜粘连，终为纤维组织填塞，成为机化血胸、纤维胸。

　　胸部损伤后，若未及时治疗或治疗不彻底，瘀血散而未尽，气滞而不流畅，则可形成陈伤（或称宿伤）。

（二）诊断要点

　　伤后局部疼痛、肿胀，有血肿或瘀斑。说话、喷嚏、咳嗽、深呼吸和躯干转动时疼痛加剧。检查骨折处有压痛或畸形，有时可闻及骨擦音。两手分别置于前胸和后背，前后挤压胸廓，可引起剧烈疼痛，称胸廓挤压征阳性（图3-4-4）。多根双处骨折时，该部胸廓失去支持而出现反常呼吸，吸气时骨折处胸壁陷落，呼气时反而隆起，影响呼吸与循环功能，产生呼吸困难、发绀，甚至气脱等严重症状。X线摄片可以了解骨折的状况。

　　但骨与软骨交接处骨折，在X线片上不易看出。

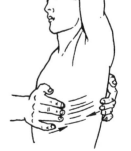

图 3-4-4　胸廓挤压试验

　　并发闭合性气胸时，可出现胸闷、气促等不适，检查伤侧呼吸运动减弱，叩诊呈鼓音，呼吸音及语颤减低或消失。开放性气胸患者，呼吸困难、发绀，血压下降，脉细数，伤侧呼吸音低微或消失，同时可听到空气经胸壁伤口进出的声音，叩诊呈鼓音。张力性气胸患者，有严重的呼吸困难、发绀和休克，有时气体由胸膜腔挤入纵隔和皮下组织，在头、颈、上肢、胸部等处可触及皮下气肿，伤侧呼吸音极度减弱或；消失叩诊呈鼓音，胸腔穿刺抽出部分气体后，压力减低，但不久又增高，X线检查可了解气胸程度及肺萎陷和纵隔移位的程度。

并发血胸时，小量的胸膜腔积血，常无自觉症状。大量积血可出现面色苍白、气促、发绀，脉细数。检查见肋间饱满，叩诊呈浊音，呼吸音及语颤减低，胸腔穿刺可明确诊断。X线检查时，小量积血仅见肋膈角消失，大量积血则全肺为液体阴影所掩盖，若同时存在气胸则出现液平面（图3-4-5）。血胸形成后，出血停止，称非进行性血胸；如破裂的血管继续出血，症状逐渐加剧则称为进行性血胸。

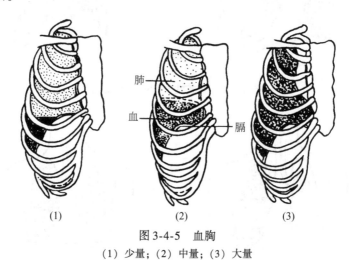

(1)　　　　　　(2)　　　　　　(3)

图 3-4-5　血胸

(1) 少量；(2) 中量；(3) 大量

胸部陈伤多见虚证，胸胁隐隐作痛，经久不愈，时轻时重，每因劳累或风寒外袭而诱发，外无明显肿胀及固定压痛点，苔薄白，脉多细涩。

根据受伤史、临床表现和X线检查可做出诊断。

（三）治疗方法

1. 整复方法　单纯肋骨骨折，因其有肋间肌的保护和其余肋骨的支持，所以多无明显移位，且较稳定，一般无需手法整复。若有明显移位的肋骨骨折，则采用下列方法整复。

（1）立位整复法：嘱患者站立靠墙，医者与患者相对，并用双足踏患者双足，双手通过患者腋下，相叉抱于背后，然后双手扛起肩部，使患者挺胸，骨折断端自然整复。

（2）坐位整复法：根据上法原理，嘱患者正坐，助手在患者背后，将一膝顶住背部，双手握其肩，缓缓用力向后方拉开，使患者挺胸，医者一手扶健侧，一手按定患侧，用推按手法将高凸部分按平。若后肋骨骨折，助手扶住胸前，令患者挺胸，医者立在患者背后，用推按手法将断骨矫正。

（3）卧位整复法：用于前胸肋骨骨折，且患者身体衰弱时。患者仰卧，背部垫高，医者仍按坐位时的手法进行整复（图3-4-6）。

2. 固定方法

（1）胶布固定法：患者正坐，在粘贴胶布的皮肤上涂复方安息香酸酊，做深呼气使胸围缩至最小，然后浅呼吸，用宽7~10cm的长胶布，自健侧肩胛中线绕过骨折处紧贴至健侧锁骨中线，第2条盖在第1条的上缘，互相重叠1/2，由后向前、由下至上地进行固定，一直将骨折区和上下邻近肋骨全部固定为止（图3-4-7）。固定时间3~4周。

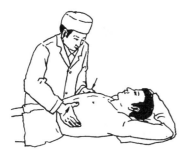

图 3-4-6　肋骨骨折卧位整复法

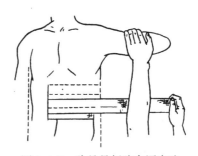

图 3-4-7　肋骨骨折胶布固定法

（2）宽绷带固定法：适用于皮肤对胶布过敏者，骨折部可外贴治伤膏药或消瘀膏。嘱患者做深呼气，胸廓缩至最小，然后浅呼吸，用宽绷带多层环绕包扎固定或多头带包扎固定3～4周（图3-4-8）。

（3）肋骨牵引术：多根肋骨双处骨折，必须迅速固定胸廓，减少反常呼吸引起的生理障碍，可用厚敷料垫于伤部，然后用胶布固定，必要时手术内固定或用肋骨牵引术。肋骨牵引的方法：患处常规消毒，局麻下在骨折中部做一小切口，并将骨折段中部行骨膜下剥离，穿过一根不锈钢丝，同牵引装置相连接。

若多根肋骨骨折，需一一进行牵引，牵引重量0.5～1kg。2～3周后解除牵引，皮肤消毒后抽出钢丝。也可用持巾钳夹住内陷的肋骨进行牵引，效果亦佳（图3-4-9）。

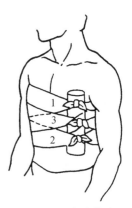

图 3-4-8　多头带或宽绷带固定

3. 穿刺引流　并发闭合性气胸而胸腔积气较少者，不需要特殊处理，积气往往能自行吸收，肺再扩张。若积气较多，有胸闷、气急存在，可自第2肋间锁骨中线处行胸腔穿刺抽出积气。开放性气胸急救时用消毒纱布或凡士林纱布填塞创口包扎，阻止胸腔与外界空气相通。待一般情况改善后，在手术室进行清创术，如并发内脏损伤者，应先处理脏器损伤。术中要去除异物、碎骨片和部分失去活力的胸壁组织，污染严重者宜胸壁引流，并积极控制感染。张力性气胸急救时，在前胸第2肋间插入一针头排气，暂时降低胸腔内压力，以后插入引流管进行水封瓶引流（图3-4-10）。非进行性血胸可在损伤12～24小时后施行胸腔穿刺术，在腋后线6～7肋间抽吸积血，如积血较多者可分次吸出，每日1次，量不超过1000ml，每次抽吸后可注入抗生素，预防感染。对进行性血胸，在抗休克、给予静脉或动脉内输血后予以剖胸探查，妥善止血，术后插入引流管做水封瓶引流。疑有胸腔内脏损伤，严重血胸或机化血胸、纤维胸等需要手术治疗者，应转胸外科处理。

4. 练功活动　整复固定后，轻者可下地自由活动，重症需卧床者，可取半卧位（肋骨牵引者取平卧位），并锻炼腹式呼吸运动，待症状减轻，即应下地自由活动。

5. 药物治疗

（1）内治

1）初期：应活血化瘀、理气止痛。伤气为主者，宜理气止痛，佐以活血祛瘀，可选用理气止痛汤、金铃子散、柴胡疏肝散。气逆喘咳者可加瓜蒌皮、杏仁、枳壳等；伤血为主者，宜活血祛瘀，佐以理气止痛，可选用复元活血汤、血府逐瘀汤、和营止痛汤加减。痛甚可加云南白药或三七，咯血者可加白及、仙鹤草、血余炭、藕节等；气血两伤者，宜活血祛瘀，理气止痛并重，可用顺气活血汤或胸伤一方加减。寒热往来，胸胁苦满者，宜疏肝解郁，和解表里，可用小柴胡汤加减。

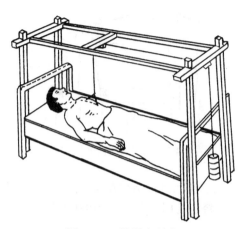

图 3-4-9　肋骨牵引术

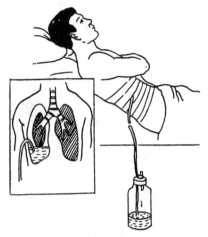

图 3-4-10　肋间闭合水封瓶引流

2）中期：宜补气养血，接骨续损，可选用接骨紫金丹、接骨丹或胸伤二方。

3）后期：胸胁隐隐作痛或陈伤者，宜化瘀和伤、行气止痛，可选用三棱和伤汤、黎洞丸。气血虚弱者用八珍汤合柴胡疏肝散。

（2）外治：初期可选用消肿散、双柏散、定痛膏或消肿止痛膏。中期用接骨续筋药膏或接骨膏。后期用狗皮膏、万应膏或万灵膏敷贴，或用海桐皮汤熏洗。

二、脊 柱 骨 折

脊柱俗称脊梁骨，位于项、背、腰、臀部的正中，由 33 节椎骨组成，各节呈塔状紧密连结，构成躯干的中轴。脊柱是负重、运动、吸收震荡及平衡肢体的重要结构，具有保护及支持内脏、脊髓等作用。

脊柱有颈椎 7 节，胸椎 12 节，腰椎 5 节，骶椎幼年为 5 节，至成年融合为 1 块，尾椎 4 节，总共 33 节。颈椎较小居上，胸椎稍大居中，腰椎最大居下，呈塔式连接以负重与运动。再下有上宽下窄的骶骨，其两侧各有四孔谓之八髎，为 5 节骶椎融合为一的合缝之处，末端接有尾椎（图 3-4-11）。

颈椎的活动范围最大，它能旋转，前后屈伸和左右侧弯。旋转活动主要发生在环椎和枢椎之间。颈椎 3～7 负责屈、伸、侧弯等活动。胸椎 1～10 的活动力极少，略有屈伸，旋转的活动。胸椎 11～12 和腰椎的活动范围仅次于颈椎，它的主要作用是前屈、背伸、侧弯和旋转。

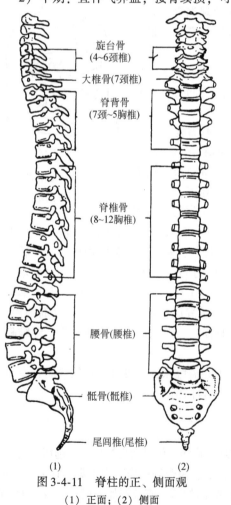

旋台骨
（4～6颈椎）

大椎骨（7颈椎）

脊背骨
（7颈～5胸椎）

脊椎骨
（8～12胸椎）

腰骨（腰椎）

骶骨（骶椎）

尾闾椎（尾椎）

（1）　　　　　（2）

图 3-4-11　脊柱的正、侧面观

（1）正面；（2）侧面

椎骨的棘突较小，向后，位置表浅，而椎体较大，向前，居内。除了第 1、2 颈椎及骶尾椎外，椎骨的形态基本相似，椎体后面为椎弓根与椎板，构成椎孔，通过脊髓。椎弓根上下切迹组成椎间孔，脊神经从该孔穿出椎管。附连于椎弓有 7 个骨突，即两侧横突、上下关节突和后侧棘突（图 3-4-12）。椎体之间以椎间盘相连。正常脊柱有 4 个生理弧度，颈椎和腰椎向前突，胸椎和骶尾椎向后突。

各椎骨间有韧带相连结，椎体前面为前纵韧带，后面为后纵韧带，在各横突间有横突间韧带，各棘突间有棘上韧带和棘间韧带（颈部棘上韧带比较发达，称项韧带），椎板间亦有坚强的韧带连结，该韧带略呈黄色，称黄韧带。各韧带在维护脊柱运动和承重功能上有重要作用。

椎骨的椎弓连成椎管，内含脊髓。脊髓发出 31 对脊神经，包括颈神经 8 对，胸神经 12 对，腰神经 5 对，骶神经 5 对，尾神经 1 对。在人体发育过程中，脊柱的生长速度超过了脊髓，因此，在成人脊髓的末端仅达第 1 腰椎的下缘，第 2 腰椎以下为马尾神经，故脊髓的节段与椎体的节段不相符合。一般来说，颈段脊髓分节平面等于颈椎数目加 1，上胸段脊髓相当胸椎数目加 2，下胸段脊髓相当于胸椎数目加 3，腰脊髓位于第 10~11 胸椎之间，骶尾脊髓位于第 12 胸椎与第 1 腰椎之间（图 3-4-13）。

第 1、2 颈椎又称为环椎和枢椎，两椎构成环枢关节，有旋转与前屈的功能，活动度大，韧带

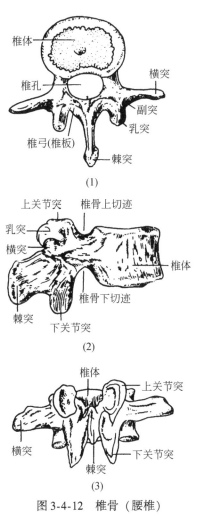

图 3-4-12 椎骨（腰椎）

（1）上面观；（2）右侧面观；（3）后面观

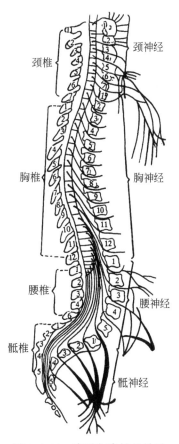

图 3-4-13 脊髓与脊椎的关系

松弛单薄，所以容易发生骨折脱位。脊髓有两个扩张部，一个在第3~7颈椎之间，称颈膨大；另一个在第10胸椎与第1腰椎之间，称腰膨大。肢体的运动与感觉中枢集中于此。因此，脊髓膨大部发生脊椎骨折时常引起截瘫。

（一）病因病理

造成脊椎骨折和脱位的损伤有直接、间接暴力两种。直接暴力如打击、碰撞等。在颈、胸、腰椎多是横突或棘突骨折，在骶椎多是无移位的横断或粉碎性骨折。严重者可能发生粉碎性骨折移位，临床较少见。

脊椎骨折与脱位多因间接暴力所致。根据其发病机制可分为屈曲型和伸直型两种类型。屈曲型较常见，占所有脊椎骨折脱位的90%以上，其中大部分（超过70%）发生在胸腰段。例如患者自高处坠落，足或臀部先着地；或重物由高处落下，冲击患者头、肩、背部；或因翻车，跳水等事故，由于脊椎受到暴力作用而骤然过度屈曲所致。脊椎在屈曲位受伤，外力集中到椎体前部，同时受到上、下椎体的挤压，故椎体往往被压缩成楔形。活动范围比较大的椎体或骨突，如第1~6颈椎，第11、12胸椎，第1、2腰椎等是好发处。除椎体被压缩或折断外，后部的附件（包括椎板、椎弓根、关节突、横突与棘突）可发生撕脱、断裂、脱位或交锁，严重者常并发脊髓损伤（图3-4-14、图3-4-15）。

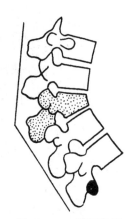

图 3-4-14　压缩骨折

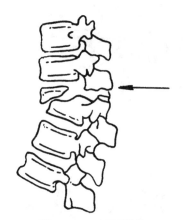

图 3-4-15　骨折脱位

若患者从高处仰面跌下，背部或腰部撞击在地面的木梁或其他坚硬物体上，使脊柱骤然过伸，可发生脊椎骨折脱位，还可能并发前纵韧带断裂及附件骨折，称为伸直型骨折脱位，临床上比较少见，好发于颈椎和腰椎。此外，突然旋转，强力屈伸，如滑冰时摔倒，可引起椎弓峡部骨折。肌肉骤然猛烈收缩，如强力举重时，可造成棘突骨折，但均少见。

根据骨折脱位后脊柱的稳定性程度分为稳定性与不稳定性骨折。凡单纯椎体压缩骨折（椎体压缩不超过1/2，不并发附件骨折或韧带撕裂），或单纯附件（横突、棘突或椎板）骨折，称为稳定性骨折，椎体压缩超过1/2或椎体粉碎、或骨折伴有脱位、附件骨折及韧带撕裂等，称为不稳定性骨折。不稳定性骨折容易造成脊髓神经损伤。

（二）诊断要点

伤后局部肿胀、疼痛，骨折处两侧肌肉紧张，不能站立，翻身困难，脊椎各方向运动障碍。屈曲型可见后凸畸形，颈椎骨折可见头颈倾斜，常用两手托住头部，检查时棘突有明显压痛，棘突间距离改变，局部有肿胀、瘀斑。腰椎骨折时由于腹膜后血肿刺激，可伴有腹部胀痛、胃纳不佳、便秘、舌苔薄白转黄腻、脉弦数等里实证。伴有脊髓神经损伤者，则出现截瘫，损伤平面以下肢体麻木、无知觉、不能活动、排尿及大便功能障碍。

X线正侧位片可显示脊柱骨折的类型和移位情况。应注意椎体是否压缩、压缩的程度，有无粉碎或脱位，椎管、椎间孔是否变形或有骨片进入，椎间隙是否变窄，椎板、椎弓根、关节突、横突、棘突等附件是否骨折，棘突是否排列在一直线上等。怀疑椎弓骨折者可加摄斜位片。根据受伤史、临床表现和X线检查可做出诊断。

（三）治疗方法

1. 急救处理 脊柱骨折和脱位的急救处理，对患者预后常有重大关系。如搬运不当可加重脊柱和脊髓损伤，造成不可挽回的严重后果。对于任何脊柱骨折脱位的可疑者，不得任意搬动，就地给予止痛剂及抗休克处理后，方可转送。在搬运过程中，应使脊柱保持伸直位置，避免屈曲和扭转，可采用两人或数人在患者一侧，动作一致地平托头、背、腰、臀、腿的平卧式搬运法，或用滚动的方法，将患者移至有厚垫的木板担架或硬板床上，使患者仰卧。如为颈椎损伤，应有一人固定头部，并略加牵引，勿使其有旋转活动。如用帆布担架抬运屈曲型骨折的患者时，则应采用俯卧位。

2. 整复方法

（1）屈曲型脊椎骨折：屈曲型脊椎压缩骨折时，前纵韧带往往保持完整，但发生皱缩。通过手法整复，加大脊柱背伸，前纵韧带由皱缩变为紧张，韧带附着的椎体前部及椎间盘有可能膨胀，恢复其压缩前的外形。

1）双踝悬吊法：此法复位前可给止痛剂（杜冷丁100mg肌内注射）或局部麻醉（1%普鲁卡因40~60ml注入椎板附近）。患者俯卧，两踝部衬上棉垫后用绳缚扎，将两足徐徐吊起，使身体与床面约成45°角（图3-4-16）。术者用乎掌在患处适当按压，矫正后凸畸形。复位后患者仰卧硬板床，骨折部垫软枕。

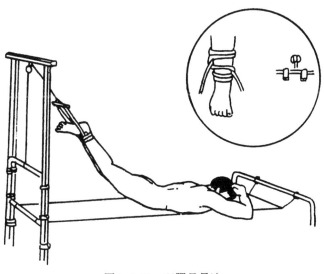

图 3-4-16 双踝悬吊法

2）攀索叠砖法：此法是一种过伸位脊椎骨折复位法。先让患者双手攀绳，以砖6块，分左右各置3块，双足踏于砖上，然后抽去足下垫砖，让身体悬空（足尖触地），脊柱呈过伸位，医者在患者腰后，将后凸畸形矫正。此法适用于体格健壮屈曲型单纯性胸腰椎压缩骨折患者。

3）垫枕法：此法患者仰卧硬板床，骨折部垫软枕，垫枕可逐渐加高，使脊柱过伸（图3-4-17）。此法配合练功疗法效果更好，适用于屈曲型单纯性胸腰椎压缩骨折，以及过伸复位后维持整复效果。

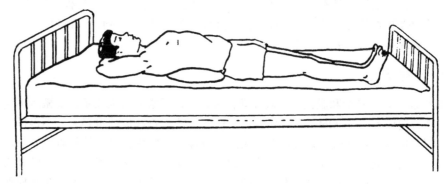

图3-4-17　垫枕法

4）攀门拽伸法：嘱患者俯卧在硬木板上，双手攀住木板上缘。用三人在下腰部与双下肢拔伸牵引，用手按压骨折部进行复位。这是一种非过伸位脊柱骨折复位法，适用于不稳定性的屈曲型胸腰椎压缩或粉碎性骨折，以及年老体弱的患者。

5）持续牵引法：此法适用于轻度移位、无关节交锁的颈椎骨折，一般采用枕颌布托牵引。将枕颌布托套住枕部与下颌部，通过滑车进行牵引，头颈略后伸，牵引重量2～3kg，持续牵引4～6周（图3-4-18）。若颈椎骨折伴有关节交锁者，需用颅骨牵引。牵引重量应逐步增加，并及时摄片了解复位情况，一般采用5～10kg即可将交锁解除。牵引方向先略加前屈，复位后，牵引方向改为后伸，重量可逐渐减少至1～2kg，继续牵引4～6周后换颈托或用石膏围领保护。

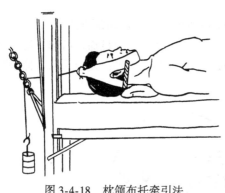

图3-4-18　枕颌布托牵引法

（2）伸直型脊椎骨折：伸直型脊椎骨折极少见。颈椎部损伤时，可采用颈椎中立位枕颌布托牵引，必要时可使颈椎稍向前屈曲。无脊髓损伤者，持续牵引4～6周后，换颈托或石膏围领保护。腰椎部损伤时，应避免脊柱后伸，根据需要将脊柱安置于伸直或略屈曲的位置。

3. 固定方法　脊椎骨折脱位整复后，应予以适当固定，一般单纯性胸腰椎压缩骨折，须仰卧硬板床，骨折部垫软枕。卧床时间3～4周。对于不稳定性胸腰椎骨折，《医宗金鉴·正骨心法要旨》记载用塑形杉木制成的"通木"与"腰柱"固定。现多采用脊椎骨折夹板（图3-4-19）或石膏背心、金属支架固定，固定时间4～6个月，必要时亦可手术治疗。颈椎骨折脱位者，经整复与持续牵引后，可给予颈托或石膏围领固定。

4. 练功活动　胸腰椎骨折通过练功活动可达到复位与治疗目的，不但能使压缩的椎体复原，保持脊柱的稳定，而且由于早期活动可增加腰背肌肌力，不至于产生骨质疏松现象，亦可避免或减少后遗慢性腰痛。伤后若无休克等并发症的单纯压缩骨折，应在复位后第2天起开始逐步练功，一般4周以后即可带夹板下床活动。对于不稳定性骨折，卧床1～2周后开始练功，下床时间应在6～8周以后，且须用胸腰椎夹板固定。伤后4个月内应避免向前弯腰动作。一般屈曲型胸腰椎压缩骨折可采用下列练功法。

（1）仰卧式

1）五点支撑法：在木板床上，患者仰卧，用头部、双肘及双足跟五点支撑起全身，使背部尽力腾空后伸。伤后早期即可采用此法。

2）三点支撑法：患者双臂置于胸前，用头部及双足跟撑在床上，而全身腾空后伸。该法是在五点支撑法基础上的发展，适用于中后期。

（2）俯卧式：飞燕点水法：患者俯卧，两上肢后伸，头部与肩部都尽量后仰，在上肢后伸、头与背部尽力后仰的同时，下肢伸直后伸，全身翘起，仅让腹部着床呈一弧形。适用于中后期。

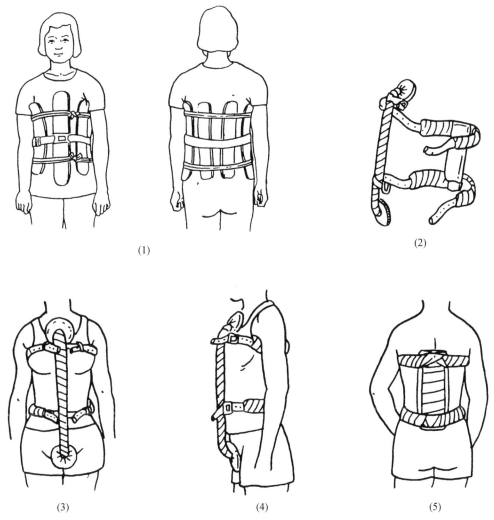

（1）　　　　　　　　　　　　　　（2）

（3）　　　　　　　　（4）　　　　　　　　（5）

图 3-4-19　脊柱骨折夹板固定法

（1）脊柱骨折夹板固定法；（2）腰柱与通木结合固定胸、腰椎骨折夹板；（3）正面应用图；
（4）侧面应用图；（5）背面应用图

5. 药物治疗

（1）早期：局部肿胀、剧烈疼痛、胃纳不佳、大便秘结、苔薄白、脉弦紧，证属气滞血瘀，治宜行气活血，消肿止痛。方用复元活血汤、腰伤一方或膈下逐瘀汤，外敷消瘀膏或消肿散。兼有少腹胀满、小便不利者，证属瘀血阻滞、膀胱气化失调，治宜活血祛瘀，行气利水，用膈下逐瘀汤合五苓散。若局部持续疼痛、腹满胀痛、大便秘结、苔黄厚腻、脉弦有力，证属血瘀气滞，腑气不通，治宜攻下逐瘀，方用桃核承气汤或大承气汤加减。

（2）中期：肿痛虽消而未尽，仍活动受限、舌暗红、苔薄白、脉弦缓，证属瘀血未尽，筋骨未复，治宜活血和营，接骨续筋。方用复元通气散加减，还可应用腰伤二方或跌打养营汤内服，外贴接骨膏。

（3）后期：腰酸腿软、四肢无力、活动后局部隐隐作痛、舌淡苔白、脉虚细，证属肝肾不足、气血两虚，治宜补益肝肾，调养气血，方用六味地黄汤、八珍汤或壮腰健肾汤加减，外贴万应膏或狗皮膏。

附：外伤性截瘫

外伤性截瘫，古称"体惰"。《灵枢·寒热病》篇说："若有所堕坠，四肢懈惰不收，名曰体惰。"外伤性截瘫皆因脊髓损伤所致。脊髓的解剖部位与生理功能同古人描述的督脉相似。督脉起于胞中，下出会阴，经脊柱正中，直上颈项至头顶，下达鼻柱到上唇系带处为止，和任脉相会。《难经·二十八难》记载："督脉者，起于下级之俞，并于脊里，下至风府，入属于脑。"手、足三阳经均与督脉交会，因此督脉能总督周身之阳经，所以外伤性截瘫与督脉受累，经络阻塞有密切关系。

（一）病因病理

脊髓损伤有开放性与闭合性之分。开放性脊髓损伤多由战时火器外伤所致；闭合性脊髓损伤多见于高处坠下、重物压砸、翻车撞车等工矿、交通事故或地震灾害。是脊椎骨折脱位的严重并发症。

下列情况可造成脊髓损伤。

（1）椎体及关节突脱位。

（2）椎体、关节突骨折脱位。

（3）椎体后缘骨折并有移位。

（4）关节突跳跃征。

（5）关节突骨折。

（6）椎弓或椎板骨折并有移位。

（7）棘突基底部骨折并向前移位。

（8）黄韧带的压迫。

（9）椎间盘的压迫。

（10）硬膜内或硬膜外出血。

（11）脊髓内或脊髓外水肿。

（12）椎体脱位后又自行复位。

前7种情况均可在普通X线片有异常发现，而后5种情况在普通X线片上则表现不明显。

外伤性截瘫根据脊髓损伤的情况，可分为脊髓震荡、脊髓受压和脊髓断裂等；根据其功能障碍程度，分为暂时性、不完全性和完全性三种；根据脊髓损伤平面的高低，分为高位与低位两种。损伤在颈膨大或其以上者，则出现高位截瘫，上肢与下肢均瘫痪；损伤在颈膨大以下者，不论损伤平面在胸段或腰段，则仅出现下肢瘫痪，称低位截瘫。

1. 脊髓震荡 亦称脊髓休克。督脉经络受震，致气血逆乱，阴阳失调，脊髓本身无器质性损害，仅有功能上暂时性传导中断，损伤平面以下运动、感觉功能不完全障碍，一般1～3周后可完全恢复，不留后遗症。

2. 脊髓受压 由于瘀血阻滞或断骨压迫而造成经络不通，督脉阻隔日久可产生一系列的继发性损害。

（1）瘀血凝聚：脊椎骨折与脱位后，椎管内组织受挫，血离络脉，瘀血凝聚，形成血肿，压迫脊髓。出血部位有硬膜外血管破裂出血、蛛网膜下腔出血及脊髓髓质内出血。前两者系脊髓周围组织损伤出血，后者则为脊髓本身受挫出血。这种出血有时甚为广泛，可累及数个脊髓节段，造成督脉传导失常。

（2）组织水肿：脊髓挫伤后，气滞血瘀，血有形，故病肿，由于组织肿胀，影响血运，使水肿加重，脊髓受压更甚。一般损伤后组织水肿可持续 1~2 周。

（3）断骨压迫：移位的椎体、骨折片、突入的筋腱及其他异物均可压迫脊髓。在解除压迫后，脊髓功能可部分或全部恢复。脊髓虽未断裂，但因长期受压，组织变性，甚者缺血坏死，导致永久性损害。

3. 脊髓断裂 脊髓本身遭受骨折脱位或异物的损伤，发生神经细胞的破坏，神经纤维束的撕断，甚至脊髓完全横断等病变。督脉总督周身之阳经，督脉损伤则气血阻滞，涉及手足三阳经，引起经络不通，出现肢体麻木、无知觉，不能活动，进而出现脏腑阴阳失调。例如，涉及足太阳膀胱经，可出现排尿功能失常；涉及手阳明大肠经，可出现大便功能障碍等。

4. 马尾神经损伤 第 2 腰椎以下骨折、脱位可引起马尾神经损伤。损伤平面以下感觉、反射消失、肌肉弛缓性瘫痪、膀胱无张力等。

（二）诊断要点

外伤性截瘫根据明显的外伤史、临床表现及体格检查，一般不难做出诊断。但对于脊髓神经的损伤程度与定位却较难做出明确的判断，X 线片只能显示骨折、脱位的部位和椎管内有无碎骨片，从而间接地推断脊髓神经的损伤情况，但不能准确地反映脊髓本身的损害程度。认真进行神经系统的检查，包括感觉、运动、反射、括约肌功能及植物神经功能检查，并了解各部位脊髓损伤的不同表现，从而做出进一步的判断。必要时可做 MRI（核磁共振）确诊。

1. 神经系统检查

（1）瘫痪性质：中枢神经元（锥体束）被损伤者，则出现硬瘫；周围神经元（神经纤维）被损伤者，则出现软瘫。硬瘫又称痉挛性瘫痪，肌肉萎缩轻，肌张力增高，出现肌痉挛收缩，腱反射亢进。软瘫又称弛缓性瘫痪，肌肉萎缩，肌力降低，腱反射减弱或消失。脊髓震荡者，伤后立即发生损伤平面以下弛缓性瘫痪，1~3 周后知觉与运动逐渐自行恢复，最后截瘫完全消失；脊髓受压者，初期症状亦为软瘫，1~3 周如果压迫继续存在，则可逐渐转变为痉挛性瘫痪；脊髓断裂者，初期亦为软瘫，3~6 周后逐渐转变为硬瘫。如果第 1 腰椎以下的马尾神经损伤，所引起的瘫痪为周围神经型，即弛缓型，无痉挛性转变。

（2）运动感觉区域：脊髓神经支配的肢体运动与感觉区域是按节段性分布的（图 3-4-20）。外伤后，损伤平面以下运动及感觉完全或部分消失。因此，可根据其截瘫面来推断损伤的部位及其病情的发展。

2. 临床表现

（1）颈髓损伤：多是颈椎骨折、脱位的并发症，膈神经主要由颈 2~4 脊神经组成，颈髓 4 以上的完全横断，称为高位横断，患者表现为四肢瘫痪，膈肌、肋间肌和腹肌瘫痪，呼吸困难，如无人工辅助呼吸，多因窒息而迅速死亡，古称该部为"致命之处"。第 5 颈椎以下损伤，由于膈神经未受累，患者呈腹式呼吸，若脊髓横断，从锁骨以下的躯干和下肢瘫痪、感觉完全消失，而上肢则有区域性感觉障碍（图 3-4-23）、部分运动丧失，称四肢瘫痪。横断水平越低，上肢瘫痪越不完全。如颈髓 7 横断者，肱三头肌瘫痪，失去伸肘功能，但肱二头肌为颈髓 5、6 所支配，故屈肘功能正常，因此呈现典型的屈肘位瘫痪。颈髓横断后，大部分交感神经作用消失，损伤平面以下无出汗功能，体温失调，随环境而升降，夏有高热，冬有低温，常是致死原因之一。此外还有二便不通等功能障碍。

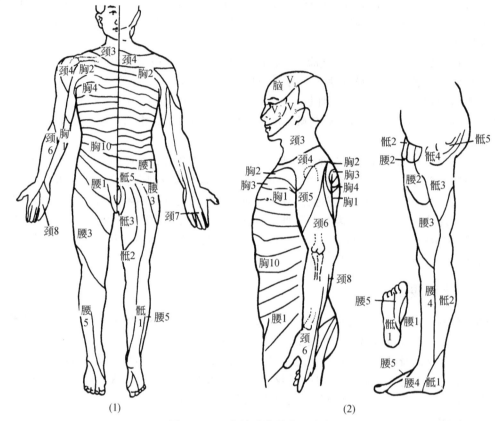

图 3-4-20　皮肤感觉的节段分布

（2）胸髓损伤：常为背脊骨折之并发症，胸髓损伤则下肢呈痉挛性瘫痪，膝、踝反射亢进，感觉消失平面高者达腋窝，低者达腹股沟，二便不知，初为不通，而后失禁。胸髓 1~5 节段损伤，肋间肌尚能保留活动，常发生姿势性低血压，即由平卧搬起时可突然发生晕厥。胸髓 6~9 损伤，腹直肌上部未损害，脐孔被牵拉向上。胸髓 10 损伤，腹直肌下部功能存在，腹壁反射上、中部存在。胸髓 12 损伤，全部腹肌功能良好，腹壁反射存在，而提睾反射消失，下肢呈痉挛性瘫痪。

（3）腰髓损伤：多为第 10、11 胸椎骨折脱位的并发症。伤后下肢运动与感觉完全或部分消失，呈痉挛性瘫痪，膝、踝反射亢进，初伤二便不通，久则形成反射性排尿。腰髓 1 损伤，下肢运动、感觉全部消失。腰髓 2~3 损伤，感觉平面达大腿前上 1/2，能屈髋。

腰髓 4~5 损伤，屈髋、大腿内收及伸膝均有力，患者可站立，走路呈摇摆步态，下肢后部、小腿前部和鞍区感觉消失。

（4）骶髓损伤：为第 12 胸椎与第 1 腰椎骨折脱位的并发症。足部活动功能部分障碍，下肢后侧及鞍区感觉消失，膀胱、直肠和性功能失常。

（5）马尾神经损伤：伤后出现不完全性弛缓性瘫痪，若马尾神经完全撕裂，其损伤平面以下感觉、运动、反射均完全消失，膀胱亦失去神经支配，不能自主排尿，出现满溢性尿失禁，大量尿液潴留膀胱中，呈现为无张力性膀胱。

（三）治疗方法

1. 急救处理 急救患者时，必须注意全身检查，以确定是否存在休克和并发其他损伤。如发现出血、休克，应立即止血，救治休克。发现并发损伤时，应根据轻重缓急，首先处理危及生命的内脏损伤。对于脊椎的损伤，应采取平卧搬运法，避免骨折移位加重脊髓损伤。高位颈髓损伤者，容易出现呼吸困难，痰液不易咳出，运送时除注意头颈部固定外，应注意保持呼吸道通畅，防止窒息，必要时应做气管切开、输氧及人工辅助呼吸。

2. 整复方法 脊椎骨折脱位并发截瘫后，如无严重并发症，X线摄片显示椎管内无骨折片，感觉障碍固定在一定的水平，无进行性上升趋势者，可施行闭合复位。胸腰椎压缩骨折并发截瘫者，可采用垫枕法、双踝悬吊法或攀门拽伸法等整复移位的椎骨。但无论采用何种复位方法，动作均宜轻巧柔和，避免加重脊髓损伤。颈椎骨折脱位应采用颅骨牵引快速复位，然后持续牵引，手术治疗应持慎重态度。复位后拍摄脊柱正侧位X线片复查。

3. 手术治疗 开放性脊髓损伤，如果全身情况许可，应尽快施行彻底的清创术。闭合性脊髓损伤施行早期椎板切除减压术。其适应证如下所述。

（1）椎体或椎板骨折，有骨折片进入椎管或压迫脊髓者。

（2）关节突交锁，手法复位不能成功者。

（3）伤后神经症状进行性加重者。

（4）第2腰椎以下严重骨折、脱位并有马尾神经损伤者。

手术整复或椎板切除后，可用棘突双接骨钢板固定术，钢板长度应以能固定上、下两个正常棘突为准。

4. 并发症的防治和护理 外伤性截瘫的患者，由于二便不利和长期卧床，容易发生褥疮、尿路感染、关节强直和畸形等并发症。尤其是褥疮和尿路感染，若处理不当，邪毒内陷，可能危及生命。因此，护理工作对于防治截瘫并发症是非常重要的。

（1）褥疮：截瘫发生后，在其截瘫平面以下感觉、运动功能丧失，局部受压，血运障碍，气血阻滞，经络不通，受压组织溃破而成褥疮。骨突部位如骶部、股骨大转子、足跟、外踝、髂嵴、肩胛部等处好发。因全身营养低劣，气血不足，组织修复能力减弱，疮面经久不愈，严重感染时还可进一步引起骨髓炎或败血症。

早期极易发生褥疮，因此伤后应将患者放在有褥垫的硬板床上，皮肤和床单、被褥要保持干燥清洁，防止粪便污染，若已污染需及时更换床单，并用温水洗净皮肤。骨突部位应用气垫、软枕或棉圈保护（图3-4-21）。要定时变换卧床体位，2～3小时翻身一次。白天每次翻身后对褥疮好发部位可用红花酒精（或50%酒精）揉擦，干后扑上滑石粉，以促进局部气血流通，增强皮肤抵抗力。

如褥疮已发生，应勤换体位，不使疮面受压，防止褥疮扩大，并避免继发感染。局部红肿、炎症浸润时，可选用双柏膏、四黄膏外敷；疮面化脓坏死时，可选用拔毒生肌散、九一丹或生肌玉红膏；疮口脓少，肉芽生长时，可选用生肌膏或橡皮膏。内治宜清热解毒、托里排脓生肌。褥疮较大时应输液和少量多次输血，加强营养，待全身情况改善后，施行植皮术。

（2）尿路感染：截瘫患者由于小便不利，尿液潴留膀胱，加上留置导尿管，若不注意护理，邪毒乘机而入，故易发生尿路逆行感染。如果反复发作，可导致肾实质性损害，造成严重的后果。

尿闭者应留置导尿管。插导尿管时应注意无菌操作，导尿管接无菌橡皮管连于床边消毒的储尿瓶，夹住橡皮管，每4小时开放一次，每周换导尿管一次。换导尿管时先排空膀胱，少饮水，最好让尿道有6～7小时休息，当膀胱有明显膨胀时再放入导尿管。每次放夹排尿时，应鼓励患者使用腹压或做下腹部按摩，逐步训练建立自动膀胱形成反射性排尿。一旦这种反射建立，则可去

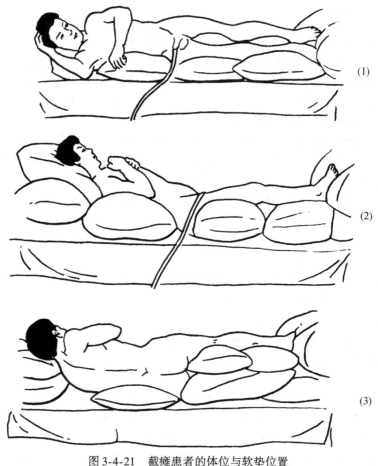

(1)

(2)

(3)

图 3-4-21　截瘫患者的体位与软垫位置

除导尿管行自动排尿试验。如排空良好，则无需留置导尿管，若残余尿多或出现尿路感染，仍需插导尿管，并继续训练。

一旦发生尿路感染，应鼓励患者大量饮水，每日饮 2500～3000ml，若不能饮足，宜静脉滴注等渗葡萄糖盐水予以补足。同时每日用生理盐水或 1/5000 呋喃西林冲洗膀胱 1～2 次，保持尿路通畅。中药内治方面，除按整体观念辨证施治外，应加用利水通淋药物，亦可选用导赤散、八正散及抗生素等。

（3）便秘：内服麻子仁丸或按辨证施治。亦可用生理盐水或肥皂水灌肠，每 3 天 1 次，逐渐训练自动排便。如粪块积聚；灌肠仍不能排便时，可戴手套，用手指涂润滑油挖出。

5. 练功活动　练功活动是调动患者的主观能动性战胜截瘫的一项重要措施。早期练功可促进全身气血流通，加强新陈代谢，提高机体抵抗力，防止肺炎、褥疮、尿路感染等并发症，同时可以锻炼肌力，为恢复肢体功能与下地活动准备条件。受伤早期，应在注意脊柱稳定性的同时尽早进行肢体活动。若全身情况许可，受伤 1 周后即应开始上肢的锻炼，如"左右开弓""双手举鼎"等。3 个月后可练习抓住床上支架坐起，或坐轮椅活动，继而学习站立位所需要的平衡动作。站立时应特别注意膝部的保护，否则由于膝软打弯而摔倒。可采用靠墙手推双膝法，或使用简便、轻巧、合适的下支架保护，在双杠扶手中学习站立。站稳后，再练习在双杠中做前进和后退的步行动作，最后逐渐练习用双拐站立和步行。此外，还可练习开门、关门、上下楼梯、上下轮椅等动作，以便逐渐能自理生活及到户外活动（图 3-4-22～图 3-4-23）。

练功活动可配合按摩、针灸、理疗，对于瘫痪肢体的早期按摩和被动活动可预防肌肉挛缩与关节强直。针灸与理疗能提高瘫痪肌肉的肌力，辅助肢体功能重建。根据截瘫平面和功能恢复情况应做好职业训练，如编织、无线电修理、写作、画图、打算盘等，使患者学会技术和专业知识，以增强战胜疾患的信心。

6. 药物治疗 外伤性截瘫的早期，多为瘀血阻滞，经络不通，宜活血祛瘀、疏通督脉，兼以壮筋续骨，方用活血祛瘀汤加地龙、丹参、穿山甲、王不留行等，或用补阳还五汤加减。受伤2~3个月以后，因督伤络阻，多属脾肾阳虚，宜补肾壮阳、温经通络，方用补肾壮阳汤加补骨脂、穿山甲等。后期血虚风动，呈痉挛性瘫痪，宜养血柔肝、镇痉息风，方用四物汤加蜈蚣、全蝎、地鳖虫、钩藤、伸筋草等。气血两虚者，应予以补益之品，方用八珍汤、补中益气汤或归脾汤加减。若肝肾亏损，宜壮阳补肾、强筋壮骨，方用补肾活血汤或健步虎潜丸。

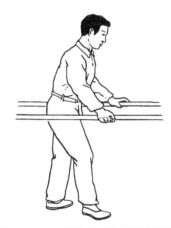
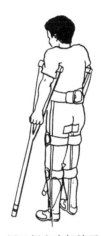

图 3-4-22 手扶双杆练习平衡站立 　　　图 3-4-23 用双拐和支架练习站立和步行

三、骨 盆 骨 折

骨盆是由骶骨（八醪骨）、尾骨（尾闾骨）、耻骨（下横骨）、坐骨（髁骨、交骨）连接而成如漏斗状的结构。前方有耻骨联合，后方有骶髂关节，均有坚强的韧带附着。骨盆上连脊柱，支持上身体重，同时又是连接躯干与下肢的桥梁。骨盆髋臼是髋关节的组成部分，躯干重力必须通过骨盆才能传达到下肢，下肢的运动必须通过骨盆才能传达到躯干（图 3-4-24）。骨盆环的后方有两个负重主弓。站立时，重力线经骶髂关节至两侧髋关节，称骶股弓；坐位时，重力线经骶髂关节至两侧坐骨结节，称骶坐弓。前方上下各有一个起约束作用的副弓。

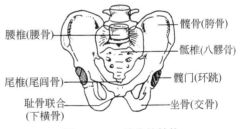

图 3-4-24 骨盆的结构

上束弓经耻骨体及耻骨上支，防止骶股弓分离；下束弓经耻骨下支及坐骨下支，支持骶坐弓，防止骨盆向两侧分开。副弓（尤其是下束弓）较薄弱，容易发生骨折。若主弓有骨折时，副弓多同时骨折。骨盆对盆腔内的脏器和组织（如膀胱、直肠、输尿管、血管、神经和性器官）有保护作用。严重的骨盆骨折，除影响其负重功能外，常可伤及盆腔内脏器或血管、神经，尤其是大量出血会造成血脱，可能危及生命。

（一）病因病理

骨盆骨折多由强大的直接暴力所致，如车轮碾轧、坑道或房屋倒塌、机械碰撞等。此外，跌倒时骶尾部撞击于硬物，可发生骶、尾骨骨折，肌肉的强烈收缩可发生髂前上、下棘或坐骨结节撕脱骨折。

暴力可来自骨盆的侧方、前方或后方，骨折既可以发生于直接受力的部位，也可以通过骨盆环传达受力而发生在它处。骨盆由侧面受挤压时，强大的外力和对侧面的反冲击力首先使结构薄弱的骨盆前部发生骨折。继而在骶髂关节处产生一种合页样动作，髂骨发生内旋移位，骶髂关节韧带断裂并向后方移位，并由于肌肉牵拉，患侧半骨盆向后上方移位。骨盆前后方受挤压时，如车轮辗过骨盆一侧时，可造成耻骨部和髂骨部联合骨折，或一侧耻骨上、下支骨折并发骶髂关节脱位或髂骨骨折。骨盆骨折按盆弓断裂的程度分为三类（图3-4-25）。

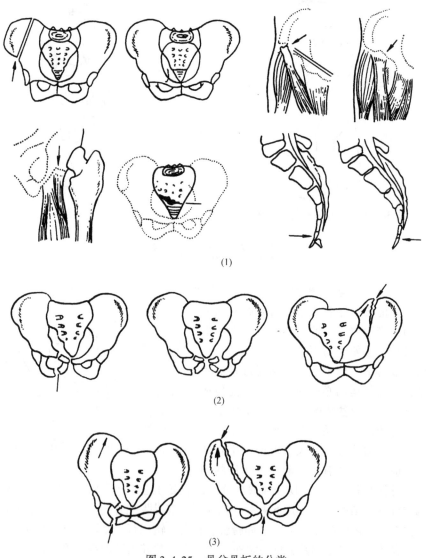

图 3-4-25 骨盆骨折的分类
（1）骨盆弓无断裂的骨折；（2）骨盆前后或后弓单断裂骨折；（3）骨盆前后弓双断裂骨折

1. 盆弓无断裂骨折　如髂骨翼骨折；耻骨一支骨折；髂前上、下棘骨折；坐骨结节骨折；骶骨骨折；尾骨骨折或脱位。

2. 骨盆环单弓断裂骨折　如一侧或双侧耻骨上、下支骨折；耻骨联合分离；一侧骶髂关节脱位或一侧骶髂关节附近的髂骨骨折。

3. 骨盆环双弓断裂骨折　如一侧耻骨上、下支骨折并发同侧骶髂关节脱位或髂骨骨折；耻骨联合分离并发一侧骶髂关节脱位或髂骨骨折；骨盆环多处骨折。

（二）诊断要点

伤后局部疼痛、肿胀、瘀斑，不能起坐、站立和翻身，下肢活动困难。骨盆挤压试验（即以两手向内对向挤压两侧髂骨翼）和分离试验（即以两手分别置于两侧髂前上棘向后外方推压骨盆）时骨折处疼痛加剧（图 3-4-26 ~ 图 3-4-27）。若尾骨骨折，坐位时疼痛加重，站位或卧位则减轻，尾椎压痛明显，肛门指检有触痛或摸到移位的骨片。摄骨盆正位 X 线片可明确骨折部位和类型。髂骨翼内旋时，其宽度变小、耻骨联合向对侧移位或耻骨支发生驾叠、闭孔变大；髂骨翼外旋时，其宽度增加、闭孔变小、耻骨联合向同侧移位或耻骨支骨折端发生分离。必要时可摄骶尾椎正侧位或骶髂关节斜位片。

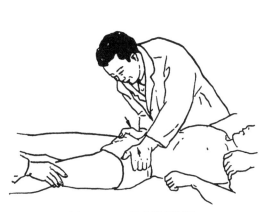

图 3-4-26　骨盆挤压试验

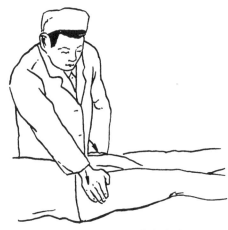

图 3-4-27　骨盆分离试验

对骨盆骨折应先检查全身情况，注意有无头、胸、腹、四肢等处的复合损伤。常见的并发症如下。

1. 血管损伤　髂内动静脉的壁支都紧靠骨盆壁行走，骨盆骨折可引起盆腔内血管破裂，往往经抢救处理，血压仍然继续下降，进行性贫血，骨盆附近瘀血肿胀范围不断扩大，有出血性休克的表现。此外，盆腔后壁静脉丛破裂可形成腹膜后血肿。严重骨盆骨折的失血量可达 2500 ~ 4000ml，这是伤后早期造成死亡的主要原因。

2. 神经损伤　多因骨折移位牵拉或骨折块压迫所致，可引起腰丛、骶丛、闭孔神经或股神经损伤。伤后可出现臀部或肢体某部麻木、感觉减退或消失、肌肉萎缩无力，多为可逆性，一般经治疗后能逐渐恢复。

3. 尿道破裂　古称"海底穴伤"。多发生于后尿道，表现为尿滴血、膀胱膨胀、排尿困难、会阴部血肿及尿外渗等症状。

4. 膀胱破裂　骨折端可刺破膀胱，在膀胱充盈时容易发生。可分为腹膜外破裂与腹膜内破裂两种。前者无腹膜刺激征，患者仍可自行排出少量血尿，尿外渗至耻骨上前腹壁及膀胱直肠间隙，致下腹肿胀、发硬及明显压痛；后者因尿液流入腹腔而引起腹膜刺激征，如腹痛、恶心、呕吐、腹肌紧张、下腹压痛、反跳痛及膀胱空虚等。

5. 直肠破裂 患者下腹部疼痛，有里急后重感，直肠指诊时有压痛和血迹，腹膜内破裂时出现腹膜刺激征，而腹膜外破裂则在肛门周围发生严重感染。

（三）治疗方法

1. 急救处理 骨盆骨折死亡率较高，首先应把抢救创伤性出血性休克放在第一位。对于失血过多造成血脱者，要迅速补充血容量，若估计出血量已接近或超过总量的1/2，经积极的抗休克治疗，休克仍不能纠正，甚或进行性加重时可考虑结扎髂内动脉，若合并盆腔内脏损伤，应请专科会诊，及时处理。

2. 整复方法

（1）盆弓无断裂或单弓断裂的骨折：多无明显移位，一般不必整复。有移位的尾骨骨折脱

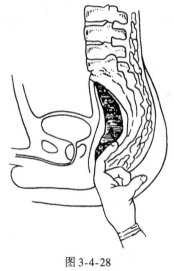

图 3-4-28

位，可用手指伸入肛门内整复（图3-4-28）。坐骨结节骨折有移位者，使患者侧卧，保持髋伸直膝屈曲，使腘绳肌放松，骨折移位可用按压手法整复。

（2）有移位的骨盆骨折：尤其是盆环双弓断裂者，若病情许可，应采用手法复位。复位的方法应根据骨折移位情况而定。髂骨翼外旋、耻骨联合分离者，患者仰卧，术者先纵向牵引患侧下肢以纠正半侧骨盆向上移位，然后用两手对挤髂骨部，使骨折整复。或者使患者侧卧于木板上，患侧向上，用推按手法对骨盆略加压力，使分离的骨折段复位（图3-4-29）；髂骨翼内旋、耻骨联合向对侧移位者，患者仰卧，术者先纵向牵引纠正患侧骨盆向上移位，然后以两手分别置于两侧髂前上棘向外推按，分离骨盆，使骨折段复位。

3. 固定方法 无明显移位的骨盆骨折，卧床3~5周即可，不必固定。髂骨翼外旋、耻骨联合分离者，手法复位后可应用多头带包扎或骨盆帆布兜悬吊固定，固定时间4~6周（图3-4-30）。骨盆向上移位者，应采用患侧下肢皮肤牵引。向上移位超过2cm者，应采用股骨髁上或胫骨结节骨牵引，牵引重量为体重的1/7~1/5，牵引时间需6~8周。

4. 练功活动 骨盆周围有坚强的筋肉，骨折整复后不易再移位，且骨盆为松质骨，血运丰

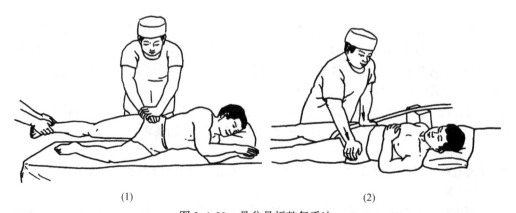

(1)   (2)

图 3-4-29　骨盆骨折整复手法

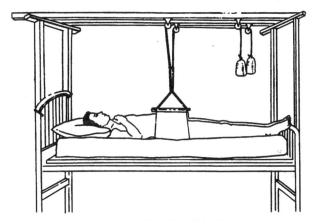

图 3-4-30　骨盆兜悬吊固定法

富，容易愈合。未损伤骨盆后部负重弓者，伤后第 1 周练习下肢肌肉收缩及踝关节屈伸活动，伤后第 2 周练习髋关节与膝关节的屈伸活动，伤后第 3 周可扶拐下地站立活动。骨盆后弓损伤者，牵引期间应加强下肢肌肉舒缩和关节屈伸活动，解除固定后即可下床开始扶拐站立与步行锻炼活动。

5. 药物治疗　早期宜活血祛瘀、消肿止痛，内服活血汤或复元活血汤加减，亦可用接骨丹冲服，外用消瘀膏、消肿散或双柏散。若并发大出血发生血脱者，应急投独参汤加炮姜、附子。中、后期应强筋壮骨、舒筋通络，内服选用舒筋汤、生血补髓汤或健步虎潜丸，外用海桐皮汤或骨科外洗一方煎水熏洗。

第五节　骨骺损伤

骨骺板系儿童期骨骺与干骺端间的软骨组织，有骨骼生长的功能。因其结构的力学强度较弱，易于受伤。

人体继发骨化中心的出现与愈合年龄在不同个体中有一个正常的差异范围。女性比男性早 1～3 年。一般来说，骨化中心显现早，其出现年龄的个体差异范围小，显现晚则个体差异范围大。了解骨化中心出现与愈合年龄，有助于临床判断儿童发育情况和对骨骺板损伤进行鉴别诊断（图 3-5-1）。骨化中心显现与愈合时间两者间有规律。通常，继发骨化中心出现越早则愈合越晚。

一、病因病理

直接暴力、间接暴力、肌肉强烈收缩等外力均可引起骨折和骨骺板损伤，根据骨折线与骨骺板关系的不同分为各种类型，各型有其特有的治疗及预后，目前常用的分型是分五型（Salter－Harris）（图 3-5-2）。

Ⅰ型：骨折线完全通过骺板的薄弱层，软骨的生长滞留在骨骺一侧。此型损伤不多见，多发生于婴幼儿期骨骺软骨层较厚的情况下，或发生于病理性骨骺分离，如坏血病、佝偻病、骨髓炎或内分泌紊乱。如不累及血运预后较好，如累及血运则预后较差。

Ⅱ型：骨折线通过骨骺板后折向干骺端，分离的骨骺带有一块三角形干骺端骨片，此型是最常见的损伤类型。因不伤及静止细胞层，如不累及骨骺血运则预后较好。在带三角骨片的一侧，常为软组织合页的所在，整复容易，维持复位也容易。

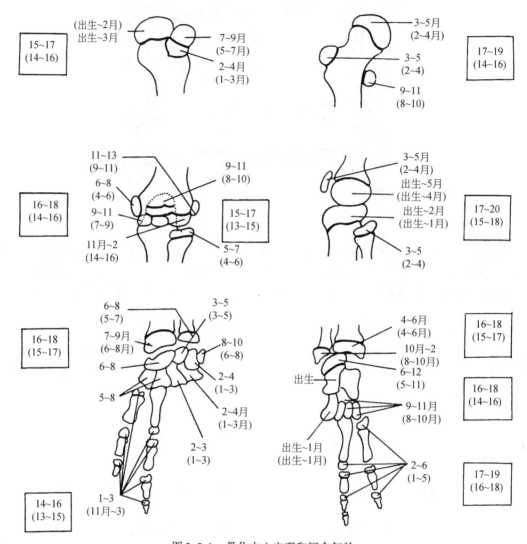

图 3-5-1　骨化中心出现和闭合年龄

Ⅲ型：属于关节内损伤，骨折线从关节面开始经过骨骺进入骺板，再沿骺板的薄弱带通到骺板边缘，一般不影响发育。因为关节内损伤，需要有精确的复位。否则易发生创伤性关节炎。因此，有时需行切开复位。

Ⅳ型：系关节内损伤，骨折线从关节面开始，穿过骨骺，再经过骨骺板全层延伸到干骺端。骨折不稳定，常需行切开复位、内固定。因为关节内损伤，有发生骨性关节炎之可能，如无骨桥形成一般不会引起发育障碍。

Ⅴ型：是严重挤压暴力造成的损伤，从 X 线摄片不能见到骨折线。因静止细胞层的软骨细胞损伤，故能发生骺板早期闭合，生长停止，预后不佳。其诊断困难，故常贻误治疗。

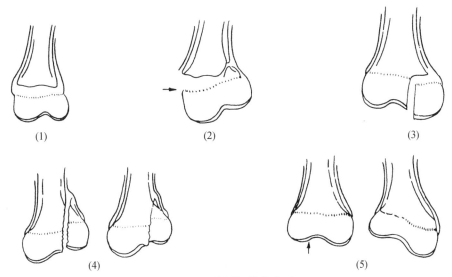

图 3-5-2　骨骺损伤的类型
（1）Ⅰ型；（2）Ⅱ型；（3）Ⅲ型；（4）Ⅳ型；（5）Ⅴ型

二、诊 疗 要 点

骨骺板损伤是儿童期常见的创伤，其诊断要点如下。

（1）骨骺损伤占儿童期长骨骨折的 6% ~15%。发生率很高，是因关节部位韧带和关节囊的机械强度比骨骺板大 2~5 倍。在成年人引起韧带损伤及关节脱位的病例，在儿童要考虑骨骺板损伤。

（2）骨骺板损伤的好发部位依次是桡骨远端、肱骨内上髁、肱骨外髁、肱骨上端、桡骨头、胫骨远端、肱骨远端全骺。按关节分，肘关节部位骨骺损伤占全身 49.3%，其次，腕关节占 32.5%。

（3）X 线检查

1）熟悉正常骨骺的继发骨化中心出现的时间及愈合时间。可辨别是正常骨化中心或是骨折片。而肘关节有三个受牵拉骨骺、三个受压力骨骺，各个继发骨化中心的出现及与干骺端闭合的时间又先后不一，而肘部骨骺损伤占全身首位，因此要特别了解肘部的骨骺发育情况。

2）观察骨骺的继发骨化中心与干骺端的相对关系，以及与关节上下相应骨端的关系。对某些无干骺端骨折的骨骺板损伤，主要根据骨骺的位置来确定损伤。

3）观察干骺端的三角形骨片。有三角形骨折片，则可诊断有骨骺板损伤。但尚需鉴别是Ⅱ型或Ⅳ型损伤。

4）对无明显 X 线征的患者，如损伤较重，考虑有骨骺损伤时，要警惕有Ⅴ型损伤的可能性。

三、治 疗 方 法

骨骺损伤的治疗需根据其损伤类型、开放与否、损伤时间及移位程度而定。

（一） 根据损伤类型确定

Ⅰ、Ⅱ型损伤以手法整复外固定治疗。Ⅲ、Ⅳ型损伤系关节内损伤，要求恢复骨骺板的对位和关节面平整，以手法为主，切开手术次之。避免继发骨化中心与干骺端骨桥形成，以及晚期骨性关节炎的发生，可疑是Ⅴ型损伤的患者，治疗方法是延期负重，避免骨骺板新的损伤。

（二） 手法整复

整复方法必须轻柔，在充分牵引下进行，避免过度的揉捏，忌用暴力推挤骺板，否则会造成骨骺板进一步损伤。对移位轻者，无须强求解剖复位。整复后固定3周，多数骨骺板损伤可以愈合。

（三） 手术治疗

切开复位时，要尽量少剥离骨骺周围的软组织，以免损伤骨骺的血运。术中避免用器械粗暴撬拨骺板断面，否则容易挫伤骺板。内固定最好通过干骺端而不通过骨骺板，如必须通过骨骺板，则应垂直骺板插入，不要横穿骺板固定。内固定物以创伤性较小的克氏针最为适宜，而不用螺丝钉或金属丝。术后可辅以外固定。待骨折愈合后即去除内固定。

（四） 陈旧性骨骺损伤

即伤后超过10天的患者，不宜再行手法复位，否则强行复位会造成骨骺板的损伤，影响发育。陈旧性关节内骨骺损伤，如移位明显者，必要时仍需行切开复位内固定，以达到关节面完整及减少对发育的影响。

（五） 骨骺损伤出现后遗畸形的治疗

在骨骺中的一部分生长迟缓或停止，而余下部分继续生长，逐渐产生进行性成角。如骨骺全部的生长迟缓或停止，则产生进行性的短缩。对进行性成角的病例可待发育停止后行截骨矫形术，如生长早期停止的是两个成对的骨骼中的一个（桡骨、尺骨或胫骨、腓骨），此两骨不等长，将产生最邻近的关节的进行性畸形。治疗的方法是用外科方法，延长短缩的骨，或缩短较长的骨干。当短缩发生在单一骨（股骨或肱骨），出现肢体不等长的情况（仅在下肢有意义）可行病肢延长术或健肢缩短术，予以矫形。

（六） 预后

骨骺板损伤的25%～33%可导致一些短缩和畸形，而发生有临床意义的生长障碍，占骨骺板损伤的5%～10%。

1. 影响预后的因素

（1）骨骺板损伤的类型：Ⅰ、Ⅱ型损伤，如果未伤及骨骺的血液供应，预后良好。Ⅲ、Ⅳ型损伤系关节内损伤，要求复位满意，否则会影响关节功能及生长。Ⅴ型损伤预后差，多数后遗骨骼之发育异常。

（2）受伤时的年龄和受伤部位：受伤时的年龄可推算出在正常的情况下，在骨骺闭合前，某个具体的骨骺板还有多少生长潜力。很显然，儿童在受伤时的年龄越小，生长障碍的严重性就越大，相反，生长达到最后的年头，因为没有多少的生长潜力，即使受了严重的损伤，也不会造成明显的畸形。

受伤部位的意义也一样，在一个生长潜力大的部位，如膝关节、肱骨近端及桡骨远端发生生长障碍，出现的问题就越严重。

（3）骨骺的血液供应情况（图3-5-3）：创伤时，破坏了骨骺的血液供应，就会发生骨骺的缺血坏死，继之发生退行性变、停止生长。整个骨骺都在关节内，为关节软骨所覆盖的骨骺，如股骨头、肱骨内外髁、桡骨头骨骺等发生骨骺分离时常发生这类并发症，预后较差。

（4）开放性骨骺损伤：开放性的骨骺损伤并不常见，如果发生，因为增加了感染的因素，其预后要较闭合损伤差，骨骺软骨板通常由于软骨溶解而受到破坏。骨骺就发生早闭，预后十分不佳。

（5）治疗因素：过度用力对骨骺行手法复位，可能损伤骨骺板，如果在伤后10天以上整复时，损伤骨骺板的可能更大。切开复位时用器械去撬骨骺板会造成损伤，螺丝钉或金属丝横过骨骺板会增加生长早期停止的机会。

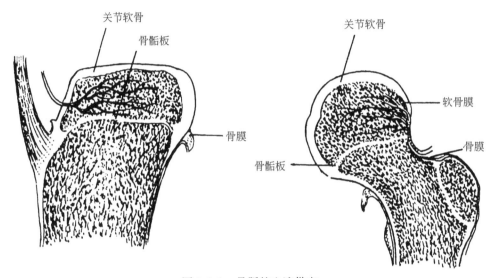

图 3-5-3　骨骺的血液供应

2. 骨骺板损伤的后遗症

骨骺板损伤后，局部的生长可能立即停止，或者在一个迟缓的速度下继续生长一个时期，直到完全停止。骨的生长障碍可能涉及整个骨骺板，或仅仅其中一部分，直到生长期的终了。发生的畸形是进行性的成角、进行性的短缩，或上述两种情况的联合。

（1）进行性成角：骨骺板的一部分生长迟缓或停止，而余下部分继续生长就逐渐产生进行性的成角。当骨骺板余下部分的生长，最后也过早地停止了，这样在成角的基础上又增加了短缩的问题，为了保存骨骺板余下部分的生长能力，使肢体获得了一些长度，行楔形截骨是可取的。除非生长已经停止，截骨后均要过度地矫正。如骨骺板的损害部分仍有生长能力，可在末损害一侧用"U"型骨骺阻滞钉进行矫形，但这种方法使肢体进一步短缩，为不利因素。

（2）进行性短缩：整个骨骺板均受损害而发生生长障碍，则造成该骨的进行性短缩。如生长早期停止，发生在肢体成对骨胳（尺、桡骨或胫、腓骨）中的一个，两骨的不等长将产生邻近关节的进行性畸形，内翻或外翻。如桡骨远端骨骺早闭，则产生 Madelung 畸形。

第四章 脱 位

了解脱位的病因病机及分类，掌握脱位后的重要临床表现及脱位特征、脱位的并发症，掌握脱位的处理原则，特别是新鲜脱位的处理原则。重点是掌握手法复位治疗方法，熟悉其他治疗方法。

第一节 概 论

脱位又称脱臼或脱骱。凡骨端关节面相互间的关系越出正常范围，引起功能障碍者，称为脱位。

关节脱位，多发生在活动范围较大，活动较频繁的关节。临床以肩关节、肘关节、髋关节和颞颌关节脱位较为常见。

历代医家对脱位均有较多认识，如《备急千金要方》载有"失欠颊车"的复位手法。《仙授理伤续断秘方》记有"肩甲骨出"的椅背复位法等，对后世诊治关节脱位影响很大。

一、脱位的病因病机

（一）外因

关节脱位多由直接或间接暴力所致，其中以间接暴力所致者为多见。如跌仆、挤压、扭转、冲撞、坠堕、牵拉等，当暴力达到一定程度，使构成关节的骨端越出正常范围，就可引起关节脱位。暴力性质和作用力的方向不同，所引起的关节脱位的类型亦不相同。

（二）内因

先天性发育不良、体质虚弱或关节囊及其周围的韧带松弛者，较易发生脱位。治疗不当，关节囊及其周围的韧带未能很好地修复，易发生习惯性脱位；关节本身的病变（如化脓性关节炎、关节结核），可引起病理性脱位。关节脱位还与关节解剖结构的特点有关，如肩关节，肱骨头大而关节盂小而浅，加上关节活动范围大，故容易发生脱位。关节脱位多伴有关节囊撕裂，关节周围的韧带、肌腱和肌肉亦往往有不同程度的撕裂，形成血肿，有时可伴有骨端关节面或关节盂边缘部骨折或血管、神经损伤，若暴力强大尚可造成开放性脱位。

二、脱位的分类

（一）按脱位的原因分类

按脱位的原因可分为外伤性脱位、病理性脱位和习惯性脱位。

（二） 按脱位的程度分类

按脱位的程度可分为部分性脱位（亦称为半脱位）和完全性脱位。

（三） 按脱位的方向分类

按脱位的方向可分为前脱位、后脱位、上脱位、下脱位和中心性脱位等。

（四） 按脱位后的时间分类

在 2～3 周以内者为新鲜脱位，超过 2～3 周仍未复位者为陈旧性脱位，多次复发的关节脱位为习惯性脱位。

（五） 按脱位关节是否有创口与外界相通分类

按脱位关节是否有创口与外界相通可分为闭合性脱位和开放性脱位。

三、脱位的诊断

关节脱位的诊断，主要根据外伤史、临床一般症状、关节脱位特有体征，以及 X 线照片检查。

（一） 一般症状

1. 疼痛与压痛 关节脱位时，往往因为关节内、外软组织损伤，可引起疼痛，尤其在活动时为甚，关节周围有广泛的压痛。

2. 肿胀 关节内、外组织损伤，形成血肿，在短时间内可出现局部肿胀。

3. 功能障碍 脱位后关节正常结构破坏，关节周围肌肉又因疼痛发生痉挛，因而出现关节功能障碍或功能丧失。

（二） 特有体征

1. 畸形 脱位后，骨端关节面的位置改变，因而出现特殊的畸形。例如，肩关节前脱位出现方肩畸形；肘关节后脱位出现靴样畸形，肘三角正常关系改变；髋关节后脱位呈屈曲、缩短、内收、内旋畸形。

2. 关节盂空虚 原来位于关节盂的骨端脱出，致使关节盂空虚，关节头处于异常位置。如颞颌关节前脱位，在耳屏前方可触及一凹陷；肩关节前下脱位，肩峰下关节盂空虚，可在喙突下、盂下或锁骨下触及肱骨头。

3. 弹性固定 脱位后，关节周围的肌肉痉挛收缩，可将脱位后的骨端保持在特殊的位置上。对该关节进行被动活动时，仍可轻微活动，但有弹性阻力，被动活动停止后，脱位的骨端又恢复原来的特殊位置。这种现象，称为弹性固定。

四、脱位的并发症

（一） 骨折

骨折多发生于关节邻近关节面的骨端或关节盂的边缘，如肩关节前脱位并发肱骨大结节撕脱骨折、肘关节后脱位合并尺骨喙突骨折和髋关节脱位合并髋臼后上缘骨折等。大多数在脱位整复后，骨折片亦随之复位。

（二）血管损伤

由于遭受强大暴力，脱位骨端损伤血管，可导致肢体远端血运障碍，如肩关节前下脱位、肘关节后脱位分别可引起腋动脉、肱动脉挫伤，影响患肢血液循环；尤其是伴有动脉硬化症的老年患者，可因动脉挫伤导致血栓形成。

（三）神经损伤

神经损伤多为脱位骨端压迫或牵拉所致，如肩关节脱位时腋神经被肱骨头牵拉；髋关节脱位时坐骨神经被股骨头压迫或牵拉等。由于复位后解除了压迫牵拉因素，大多数神经挫伤可在3个月左右功能逐渐恢复，不必行手术治疗。

（四）骨的缺血性坏死

关节囊、韧带被撕裂，破坏了骨的血液供应，可发生骨的缺血性坏死。髋关节脱位可并发股骨头缺血性坏死。

（五）外伤性骨化性肌炎

脱位使关节囊附近的骨膜被掀起，并处于周围血肿之中，随着血肿机化而形成骨样组织；尤其在复位时关节被强烈牵伸活动时，更易引起骨膜下血肿扩散，形成广泛的骨化性肌炎。多见于肘关节脱位。

（六）创伤性关节炎

多在脱位时关节软骨面受损伤，造成关节面不平整，由于负重、活动，关节面不断遭受到磨压，引起退行性变与骨端边缘骨质增生，产生创伤性关节炎，常见于下肢负重的关节。

五、脱位的治疗

（一）新鲜外伤性脱位的治疗

1. 麻醉 可选用局部麻醉、臂丛神经阻滞麻醉、硬膜外麻醉，配合应用肌肉松弛剂，必要时行全身麻醉，以减轻疼痛和使痉挛收缩的肌肉松弛，避免因复位造成软组织损伤和骨折。

2. 复位 《圣济总录》说："凡坠堕颠扑，骨节闪脱，不得入臼，遂致蹉跌者，急须以手揣搦，复还枢纽，次用药调养，使骨正筋柔，营卫气血，不失常度，加以封裹膏摩，乃其法也。"指出了关节脱位的治疗原则，以及与之相应的固定、药物治疗等。关节脱位的早期，局部肿胀不严重，整复容易，功能恢复快而好。

复位手法要根据脱位关节的类型、关节脱位的病理部位和局部解剖，运用拔伸牵引、旋转屈伸、提按端托等手法，利用杠杆原理，将脱位的骨端轻轻地通过关节囊破裂口返回原位，并结合理筋手法，理顺筋络，从而达到解剖复位。儿童的关节脱位，复位时动作要特别轻柔，否则易造成骨骺分离。多数新鲜脱位可通过手法获得复位；复位不能成功时，应找出阻碍复位的原因。若当撕脱的骨片、关节囊或肌腱被夹在关节面之间阻碍复位时，使用暴力强行复位，会加重关节囊或肌腱的撕裂，甚至发生骨折或关节周围血管损伤等并发症。

手术复位的适应证：关节囊裂口与肌腱呈钮扣状，脱位关节骨端交锁；脱位并发骨折或韧带、肌腱断裂，复位后，还可能影响到日后关节不稳定者；脱位并发严重血管、神经损伤者；开放性脱位。

3. 固定 复位后应将伤肢固定于功能位或关节稳定的位置，以减少出血，并有利于破裂的关节囊及邻近受伤的软组织修复，防止发生再脱位或形成习惯性脱位。一般用胶布、绷带、托板或石膏固定 2 ~ 3 周即可。固定时间不宜过长，否则会出现关节僵硬，影响治疗效果。

4. 练功疗法 复位固定后，一切未固定的关节应开始做主动活动锻炼，受伤关节附近的肌肉也应做主动的收缩活动，以避免发生肌肉萎缩、骨质疏松和关节僵硬等并发症，并可增进气血运行，促进损伤组织的修复。功能锻炼应循序渐进，并可配合适当按摩，避免粗暴的被动活动，以促进关节功能恢复。

5. 药物治疗 复位后，初期宜活血祛瘀、消肿止痛，可内服舒筋活络汤、肢伤一方、云南白药或跌打丸等，外敷消肿散、消瘀退肿膏或双柏散等；中、后期宜舒筋活络、强壮筋骨，可内服壮筋养血汤或补肾壮筋汤等，外贴跌打膏药，选用骨科外洗一方、骨科外洗二方、上肢损伤洗方或下肢损伤洗方等煎汤熏洗。

（二） 陈旧性外伤性脱位的治疗

新鲜脱位未及时复位，日久由于关节内、外血肿机化，关节囊破裂口、关节囊与周围软组织之间产生瘢痕组织及粘连，关节周围的肌肉、韧带也出现不同程度的萎缩，造成整复的困难。近年来，采用中西医结合治疗，提高了整复率和疗效。

陈旧性关节脱位采用手法复位，应严格掌握适应证和禁忌证，脱位时间在 3 个月以内，无合并症的青壮年患者，关节周围粘连不严重者，可试用手法复位；脱位时间长，关节周围有明显骨化性肌炎、合并骨折且有大量骨痂、合并血管神经损伤、骨质普遍疏松或年老体弱者，均不宜采用手法复位。

手法复位步骤：复位前，应做全身和局部的详细检查，并根据 X 线照片仔细研究其病理变化，确定治疗方案及步骤，估计治疗中出现的问题及制订出防治措施。

1. 牵引 脱位时间长，关节活动范围较小，关节周围软组织挛缩较明显者，可先用皮肤牵引或骨牵引 1 周左右，并在局部配合手法按摩推拿，辅以舒筋活血的中草药煎汤熏洗，使挛缩的组织逐步延伸，直到脱位的骨端回到关节囊破裂口相对应的位置时为止；若脱位时间短，关节活动范围较大，则牵引时间可缩短或不牵引。

2. 松解 在麻醉下，由轻而重，由小到大，缓慢稳健有力地进行关节屈伸、收展和回旋等各方向运动，使关节周围的瘢痕组织和粘连逐步得到松解，并进一步克服肌肉挛缩。当关节粘连逐步被松解后，即可进行复位。这是复位成功的关键，须耐心操作。

3. 复位 经行上述手法后，再根据不同的关节，采用适当的手法进行复位。手法复位不能成功或陈旧脱位后关节强直在非功能位置者，可采用手术治疗，不要再强行手法，以免造成关节软骨面或血管、神经损伤，甚至发生骨折。

第二节 脱 位

一、颞颌关节脱位

颞颌关节脱位，亦称为下颌关节脱位。

颞颌关节由颞骨的一对颞颌关节窝和下颌骨的一对髁状突构成。颞颌关节脱位是临床常见脱位之一，按脱位的时间和复发次数，可分为新鲜性、陈旧性和习惯性三种；按一侧或两侧脱位，可分为单侧脱位和双侧脱位两种；按脱位后髁状突在颞颌关节窝的前方或后方，分为前脱位、后脱位两种。临床上以前脱位最多见。

（一）病因病理

颞颌关节前脱位，多因张口过大（如大笑、打呵欠、拔牙或进行全身麻醉时使用开口器用力过度等）或在张口时颏部受外力打击所致。因为髁状突和关节盘向前滑至关节结节的下方，处于不稳定的位置，若髁状突和关节盘继续向前滑动，越过关节结节最高点，更由于嚼肌痉挛和颞下颌韧带紧张，将髁状突交锁在关节结节前方颧弓下，关节盘被夹在髁状突和关节结节之间，形成双侧前脱位。若在单侧上下白齿之间咬食较大硬物，或下颌部遭受侧方暴力打击，造成双侧嚼肌和颞下颌韧带张力不平衡，使下颌骨向一方扭转，即形成单侧前脱位。年老体弱、嚼肌和颞颌下韧带过于松弛，或新鲜脱位复位后过早活动，往往会形成习惯性脱位。

（二）诊断要点

（1）患者有过度张口史，伤后疼痛，张口闭口均困难。

（2）体征：双侧脱位时，患者常呈半张口状，不能闭嘴，颏部突出于正前方，下齿列突于上齿列之前，言语含混不清，不能下咽，口涎外溢。咬肌痉挛呈块状突出，而面颊变成扁平状，在颧弓下可触及髁状突，在耳屏前下关穴处可触及一明显凹陷。一侧脱位时，颏部也向前突出但偏向健侧，在脱位侧的颧弓下可触及髁状突和在耳屏前方可触及一凹陷。

（三）治疗方法

1. 新鲜性颞颌关节脱位的治疗

（1）手法复位

1）口内复位法：患者坐在椅子上，术者立于患者之前。先将两拇指裹以消毒纱布数层后，伸入患者口腔，分别置于两侧下白齿的嚼面上，其余四指在两侧托住下颌体及下颌角。复位时先以两拇指向后下方按压，力量逐渐增大，当髁状突达到关节结节下方时，其余各指配合拇指紧紧地握住下颌体向下向后推送，使髁状突滑过关节结节达到下颌关节窝的前下方，其余各指把住下颌体向上端托，使髁状突滑入关节窝。当听到弹响声时，拇指迅速滑向白齿颊侧，以防咬伤，即表明复位成功，拇指随即退出口腔。若是单侧脱位，也可应用此法，只是在健侧的手不需用力，即可复位。若嚼肌痉挛不能缓解，复位困难时，可用1%普鲁卡因溶液数毫升注射到脱位局部，使嚼肌痉挛解除，1~2分钟后，前脱位的髁状突即自行复位，若未能自行复位，仍可用上法进行复位（图4-2-1）。

2）口外复位法：双侧脱位，用口腔内相同的手法，在口腔外进行复位。患者坐位。头倚于墙壁。术者立于患者前方，双手拇指分别置于两侧下颌骨下颌支的后上方，其余四指把住下颌骨体部，然后双手拇指由轻而重向下按压下颌支，并慢慢用力向后方推送，即可复位。

复位后患者即能张口、闭口活动，上、下牙齿咬合对齐。

（2）固定方法：复位后，托住颏部，维持于闭口位，再进行固定。其目的是保持复位的位置，使被拉长的关节囊得到良好的修复，以防再脱位或形成习惯性脱位。固定方法：将四头带兜住下颌部，其余四头分别在头顶打结。固定时间为2~3天。固定期间嘱患者不要用力张口，不要吃硬食。

（3）药物治疗：一般不用外敷药，内治以舒筋活血、补肾壮筋为主，可用壮筋养血汤或补肾壮筋汤。

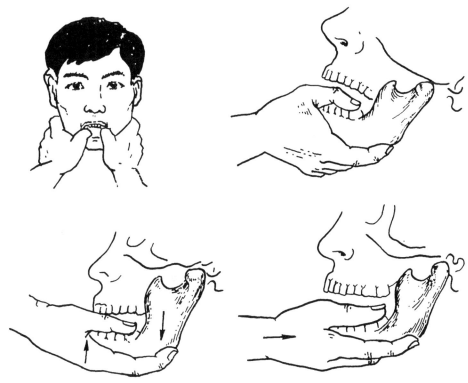

图 4-2-1 口内复位法

2. 习惯性颞颌关节脱位的治疗 习惯性颞颌关节脱位，多见于颞下颌韧带、嚼肌过于松弛的高年患者，或体质虚弱关节结节过低者，或新鲜性脱位复位后过早活动而造成者。其治疗方法如下。

（1）绷带法：用绷带固定下颌骨，限制张口活动，减少脱位发作次数。

（2）硬化剂关节腔内注射法：常规消毒关节区皮肤，分别在局部浸润麻醉下，于张口位，向两侧关节囊内注入5%鱼肝油酸钠0.5ml，经2～3次治疗，即可收到限制颞颌关节活动，减少脱位发作次数的效果。

（3）配合补肝肾、壮筋骨的药物治疗，可用补肾壮筋汤加减。

二、肩关节脱位

肩关节是一个典型的球窝关节，肱骨头大，呈半球状，关节盂小而浅，约为肱骨头关节面的1/3，关节囊和韧带薄弱松弛，形成了肩关节的灵活性和不稳定性。肩关节脱位较多见，好发于20～50岁的男性。多为间接暴力所致。

根据肩关节脱位后时间的长短和是否复发，可分为新鲜、陈旧和习惯性三种。根据脱位后肱骨头的位置又可分为前脱位、后脱位两大类。前脱位还可分为喙突下、盂下、锁骨下脱位三型（图4-2-2）。前脱位较为常见，其中又以喙突下脱位最多见。后脱位极少见，故予从略。

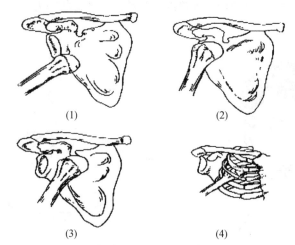

图 4-2-2　肩关节盂肱关节前脱位 4 种类型
（1）盂下脱位；（2）喙突下脱位；（3）锁骨下脱位；（4）胸腔内脱位

三、新鲜肩关节脱位

（一）病因病理

当肩关节处于外展外旋位跌倒时，手掌或肘部触地，外力沿肱骨纵轴向上传至肱骨头，肱骨头向肩胛下肌与大圆肌之间的薄弱部分冲击，顶破关节囊的前下部，进入喙突下间隙，形成喙突下脱位。若暴力较大，肱骨头可被推至锁骨下，而形成锁骨下脱位。若肱骨颈受到肩峰的阻挡，成为杠杆的支点，使肱骨头向下、向外移位，冲破紧张的关节囊下壁突入盂下间隙内，形成盂下前脱位。肱骨头有时因胸大肌和肩胛下肌的牵拉，滑至肩前部喙突下，可使盂下脱位转为喙突下脱位。极个别情况，由于暴力强大，肱骨头冲破肋间隙而进入胸腔，形成胸腔内脱位。

（二）诊断要点

（1）有明显外伤史，肩部疼痛、肿胀和功能障碍等一般损伤症状。

（2）体征：患者常用健手扶托伤肢前臂。伤肩失去圆而膨隆的外形，肩峰显著突出，形成"方肩"畸形，并弹性固定于肩外展 20°～30°位置，在喙突下或腋窝内或锁骨下可触及肱骨头。伤侧肘关节贴着胸前壁，伤肢手掌不能触摸健侧肩部，即搭肩试验（dugas sign，即杜加征）阳性的表现。盂下脱位时伤肢较健侧为长。合并肱骨大结节撕脱骨折者，局部肿胀明显，可有瘀斑及骨擦音。腋动脉栓塞者，上肢变冷，桡动脉消失。腋神经被肱骨头牵拉，可出现三角肌麻痹及肩后部感觉减退。X 线检查可明确诊断，肩关节脱位常合并肱骨大结节撕脱骨折。

（三）治疗方法

新鲜脱位应尽可能争取早期手法复位，整复操作要在麻醉无痛情况下进行，操作手法要轻柔准确，切忌暴力，以免发生合并伤。

1. 手法复位

（1）拔伸足蹬法（Hippocrates，即希波克拉底法）：患者仰卧。术者立于伤侧，用两手握住伤肢腕部，并以足（右侧脱位用右足，左侧脱位用左足）伸入腋窝内，在肩外旋、稍外展位置沿伤肢纵轴方向缓慢而有力地牵引，继而徐徐内收、内旋，利用足跟为支点的杠杆作用，将肱骨头挤入关节盂内，当有回纳感觉，复位即告完成。在足蹬时，不可用暴力，以免引起腋窝部血管、神经损伤。若经此法而肱骨头尚未复位，可能系肱二头肌长腱阻碍，可将伤肢进行内、外旋转，使肱骨头绕过肱二头肌长腱，然后再按上法进行复位（图4-2-3）。

（2）拔伸托入法：患者坐位，第一助手立于患者健肩后，两手斜形环抱（也可用布带套住）固定患者，第二助手一手握住患者肘部，另一手握住腕上部，由轻至重地向前外下方做拔伸牵引。在第一助手和第二助手作对抗拔伸牵引的同时，术者立于伤肩的外侧，以两手拇指压住其肩峰，其余四指插入（也可用布带套住）腋窝，将肱骨头向外上方钩托，第二助手逐渐向内收、内旋位继续拔伸，直至肱骨头有回纳感觉，复位即告完成（图4-2-4）。

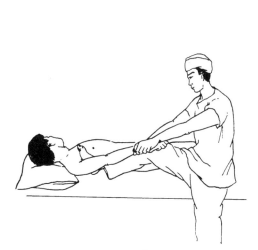

图4-2-3　拔伸足蹬法

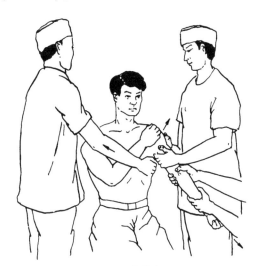

图4-2-4　拔伸托入法

（3）屈肘旋转法：患者坐位或仰卧位。术者立于伤侧。以右肩关节前脱位为例，术者右手握住伤肢腕部，左手握住肘部，在屈肘90°位沿肱骨纵轴牵引，逐渐将上臂外展外旋，使肱骨头转到关节盂的前缘，继而在牵引下逐步内收上臂，肘部与胸壁接触，肱骨头由关节盂前缘向外移，将关节囊的破口张开，然后，将上臂内旋并迅速向外上方推送，肱骨头即可通过张开的关节囊破口滑入关节盂。此法应力较大，故多在其他手法失败后应用，但操作需轻稳谨慎，因肱骨颈受到相当大的扭转力量，若用力过猛，可引起肱骨外科颈螺旋形骨折，尤其是骨质疏松的年老患者更应注意（图4-2-5）。

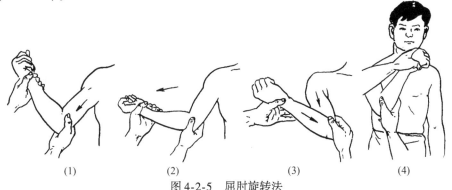

(1)　　　　　　(2)　　　　　　(3)　　　　　　(4)

图4-2-5　屈肘旋转法

(1) 纵向牵引；(2) 外展外旋；(3) 内收贴胸；(4) 内旋上推

（4）推按肩胛骨法：患者俯卧于诊床上，患侧上肢悬于床边，肩前垫一枕头，助手将患侧肘关节屈曲，一手握其腕部，另一手握肘部并向下按压。术者立于患者一侧，以双手扣住肩胛骨并将其向内（脊柱侧）、向上推按肩胛骨，助手同时将患肢上臂轻轻内旋，可听到关节入臼声，复位成功（图4-2-6）。

脱位整复后肩部隆起丰满，方肩变为圆肩，喙突下或肩胛盂下摸不到肱骨头，伤侧上臂紧贴胸壁时，其手掌可触及对侧肩部（Dugas征阴性），肩关节被动活动无功能障碍，X线照片检查肱骨头已复位正常。合并肱骨大结节撕脱骨折有移位者，当肩关节脱位获得复位时，往往亦同时得到复位，一般不必另行处理。

2. 固定方法 复位后必须进行固定，使受伤的软组织得以恢复，以防日后形成习惯性脱位。一般可用胸壁绷带固定法，即在伤侧腋窝垫一棉垫，此棉垫中穿一绷带并系在对侧肩上以做固定，外敷消肿散，上臂保持在内收、内旋位，肘关节屈曲60°～90°，将上臂用绷带包扎固定于胸壁，前臂用颈腕带或三角巾悬托于胸前。固定时间为2～3周（图4-2-7）。

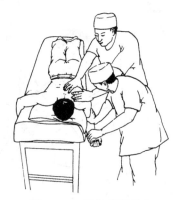 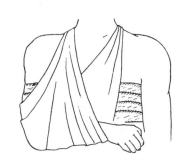

图4-2-6　推按肩胛骨法　　　　　图4-2-7　肩关节脱位整复后固定法

3. 练功活动 在固定期间，伤肢未固定的关节均应及时做主动活动锻炼。解除固定后应逐步做肩关节各方向主动活动锻炼，并做推拿按摩、针灸、理疗，以防肩关节软组织粘连。禁止做强力的被动牵伸活动，以防并发外伤性骨化性肌炎。

4. 药物治疗 早期疼痛肿胀明显，宜活血祛瘀、消肿止痛，可内服舒筋活血汤或肢伤一方加减，外敷消肿散、消瘀退肿药膏或双柏散等。肿痛减轻后，宜舒筋活血、强筋壮骨，可内服壮筋养血汤加菟丝子、补骨脂或左归丸，外洗药可选用骨科外洗一方、上肢损伤洗方煎汤熏洗。

四、陈旧性肩关节脱位

肩关节脱位超过2～3周以上未复位者，称为陈旧性肩关节脱位。

（一）病因病理

肩关节脱位后，关节囊内、外血肿机化，形成大量的瘢痕组织，关节囊破裂口因瘢痕组织逐渐形成而封闭，关节囊与关节盂、肩袖、三角肌粘连，三角肌与内旋肌群挛缩，使肱骨头被坚强的纤维组织固定在脱位的位置上。这些病理改变都是阻碍肱骨头复位的原因。此外，合并肱骨大结节撕脱骨折畸形愈合，产生多量骨痂，亦可阻碍复位。

（二）治疗方法

陈旧性肩关节前脱位手法复位疗效虽较好，但操作比较困难，处理不当，会造成严重的并发症如臂丛神经损伤、肱骨外科颈骨折等。手术切开整复则关节功能多严重受累，效果常不理想。因此，对陈旧性肩关节前脱位的治疗，应根据年龄、职业、局部病变、脱位时间和临床症状等不同情况，选择不同的治疗方法。

（1）年老体弱，脱位已超过 2～3 个月，无血管、神经压迫症状和局部疼痛，不需特殊治疗。

（2）成年体质强壮者而脱位已超过 2～3 个月，若关节功能尚可，上臂能外展 70°～90°，亦可听其自然，或采用药物熏洗与功能锻炼，以期进一步改善。

（3）年轻而脱位已超过 2～3 个月但局部病变严重，除关节脱位外，尚合并骨折及有大量瘢痕组织形成，X 线照片显示关节周围有大量钙化阴影者，不宜采用手法复位，可行手术切开整复。

（4）对其他病例，尤其是年轻患者，脱位时间不太久（3 个月以内），无并发骨折（肱骨大结节撕脱骨折、外科颈骨折）、外伤性骨化性肌炎、腋神经损伤等症状，肱骨头仍有一定活动范围者，可试行手法复位。手法复位失败，可采用手术治疗。手法复位步骤如下所述。

1）牵引：成年人可用尺骨鹰嘴骨骼牵引，儿童可做皮肤牵引，在肩外层位牵引 1 周左右。在牵引期间应逐步变动牵引方向，使关节周围挛缩的肌肉能逐渐松弛和延伸，使肱骨头尽可能拉至关节盂附近，牵引重量要适当。必要时可加用推拿按摩和舒筋活络的中草药煎汤熏洗。如脱位时间短，关节活动受限较轻，可缩短牵引时间或不做持续牵引。

2）松解：患者仰卧于手术台上，在全身麻醉下，助手固定两肩部，术者一手握其前臂，另一手握腕上部，做肩关节屈、伸、内收、外展、旋转等各方向被动运动，力量由轻而重，范围逐渐增大，缓慢而持续有力。通过手法，可以进一步松解这些肌群、韧带、关节囊瘢痕组织挛缩和粘连，但在操作时须耐心细致，切勿操之过急，否则容易造成骨折、血管神经损伤等并发症。有时操作可长达 1～2 小时左右。

3）复位：当肱骨头周围瘢痕组织与粘连已被松解，挛缩的软组织已进一步延伸，关节活动已有显著增加时，即可进行手法复位。复位时第一助手用宽布套住患者胸廓向健侧牵引，第二助手用一手扶住竖立于台旁的木棍，另一手固定健侧肩部。第三助手牵引患肢，外展到 120°左右。术者双手把握住肱骨头，三个助手同时用力，第三助手徐徐内收患臂，利用木棍为杠杆的支点迫使肱骨头复位。在复位的过程中各方用力要适当，动作要缓慢。复位后摄 X 线片检查。由于陈旧性脱位手法复位后关节组织创伤反应较重，肩部常有肿胀、疼痛，局部应敷贴祛瘀消肿类药膏，并应用舒筋活血的中草药熏洗，以利关节功能恢复（图 4-2-8）。

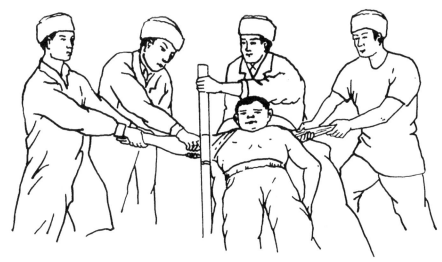

图 4-2-8　陈旧性肩关节脱位复位

若手法复位未能成功，应考虑切开复位；不能行手术者，仅进行主动活动锻炼，以争取恢复其部分功能。

五、习惯性肩关节脱位

习惯性肩关节脱位比较常见。患者年龄多在 20～40 岁。

（一）病因病理

多数习惯性肩关节脱位系因首次脱位后未经妥善固定，关节囊前壁破裂口、软骨盂唇及骨性盂缘破裂处、肱骨头凹陷性骨折未得到良好的修复，关节囊松弛，关节盂前缘缺损，肱骨头后侧塌陷所致。经多次脱位后，肩袖受损，尤其是肩胛下肌失去控制肌肉平衡的作用，肩关节一旦遭受外展外旋轻微外力时（如乘车攀扶手、穿衣时举手伸入衣袖、举臂挂衣或展臂擦背）即可脱位。

（二）诊断要点

有肩关节再次或反复多次发生脱位的病史，肩关节畸形，但肩部疼痛常不剧烈，局部肿胀常不明显，而肩关节活动功能障碍。久之，肩关节肌肉也有不同程度萎缩。X 线检查应摄肩部正位片和肩关节外旋 50°～70°的正位片以观察肱骨头位置和关节盂缺损情况。

（三）治疗方法

习惯性肩关节前脱位的手法复位一般并不困难，可不用麻醉，有些患者还有自行复位的经验。为防止再脱位，复位后用绷带固定 3 周，解除固定后，做轻微活动锻炼，同时配合内服大剂量补肝肾、壮筋骨药物及熏洗治疗。效果仍不满意时，考虑手术治疗。

六、肘关节脱位

肘关节由肱骨滑车、尺骨上端半月切迹、肱骨小头、桡骨头构成。肘部三点骨突标志是指肱骨内、外上髁及尺骨鹰嘴突。肘关节伸直时，这三点成一直线；屈肘时，这三点成一等腰三角形，因此又称为"肘三角"。肘关节脱位较为常见，多见于青壮年，儿童与老年人少见，多为间接暴力所致。按尺、桡骨上端关节面脱位的方向，可分为前脱位、后脱位两种。后脱位最为常见。前脱位甚少见，故从略。

七、肘关节后脱位

（一）病因病理

上肢处于外展过伸位跌倒时，手掌着地，鹰嘴突尖端撞击肱骨下端鹰嘴窝，在肱尺关节处形成杠杆作用，使止于喙突上的肱前肌腱及关节囊的前壁被撕裂，肱骨下端向前移位，桡骨头与尺骨喙突同时滑向后方，而形成肘关节后脱位。

由于环状韧带和骨间膜将尺、桡骨比较牢固地束缚在一起，所以脱位时尺、桡骨多同时向背侧移位。由于暴力作用不同，尺骨鹰嘴和桡骨头除向后移位外，有时还可向内侧或外侧移位，甚至形成分叉状移位。侧方移位时常合并尺、桡侧副韧带撕脱或断裂。喙突有时亦发生骨折。肘窝部和肱三头肌腱常因肱前肌腱被剥离，骨、韧带、关节囊的撕裂而产生血肿，该血肿容易骨化，成为整复的最大障碍。另外，肘关节脱位可合并肱骨内上髁骨折，有的还夹入关节腔内影响复位。移位严重时，可引起尺神经牵拉伤。

（二）诊断要点

（1）有典型的外伤史，肘部疼痛剧烈，肿胀明显，肘关节功能障碍。

（2）体征：常用健手托住伤侧前臂，肘关节弹性固定于120°~135°。半伸半屈位，可触及鹰嘴明显向后突出，在其上方可见一明显凹陷，肘窝可摸到肱骨下端，肘部前后径增宽。肘部三点骨性标志发生改变，这一点可与伸直型肱骨髁上骨折相鉴别。前臂缩短。此外，侧移位时还呈现肘内翻或肘外翻畸形。肘关节伸屈活动受限，而出现内收、外展的异常活动。X线检查可确诊并可看出有无并发骨折（图4-2-9）。

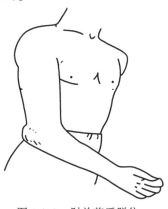

图4-2-9　肘关节后脱位

（三）治疗方法

1. 手法复位

可选用臂丛神经阻滞麻醉或血肿内麻醉进行复位。

（1）膝顶拔伸法：患者端坐位，术者立于伤侧前面，一手握住其上臂，另手握住腕部，同时以一足踏在椅面上，以膝顶在患肢肘窝内，沿前臂纵轴方向用力牵引，并逐渐屈肘（图4-2-10）。

（2）拔伸屈肘法：患者坐位，助手立于患者背后，以双手握其上臂，术者站在伤侧前面，以双手握住其腕部，置前臂于旋后位，两人同时做对抗牵引数分钟。然后术者以一手握腕部继续保持牵引，另一手拇指抵住肱骨下端向后推按，其余四指抵住鹰嘴向前端提，并慢慢将肘关节屈曲。或用卧位拔伸屈肘法，患者仰卧，伤肢靠床边，术者一手按压其上臂下段，另一手握住伤肢前臂顺势拔伸，有入臼声后屈曲肘关节（图4-2-11）。

采用上述两种方法复位，当最后徐徐屈肘时，往往会感到有复位弹响，且伤肢手部可触及同侧肩部，即表示复位成功。在一般情况下，合并肱骨内上髁骨折者，脱位复位后，骨折块亦随之复位。但有少数病例骨折块夹于关节腔内，手法复位不能成功者，可采用手术复位。

2. 固定方法

复位后，肘关节取屈曲90°位置，使用肘直角托板固定3周左右，并以三角巾悬吊伤肢于胸前。关节积血较多者，宜在无菌条件下穿刺抽出，可以减少关节粘连和骨化性肌炎的形成。

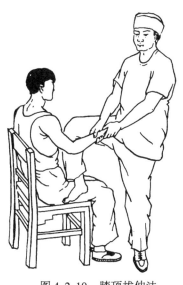

图4-2-10　膝顶拔伸法

3. 练功活动

去除固定后逐渐开始肘关节主动活动，但必须避免肘关节的强烈被动活动，以防发生外伤性骨化性肌炎。

4. 药物治疗

复位后，初期宜活血祛瘀、消肿止痛，可内服接骨紫金丹或续断紫金丹，外敷消瘀退肿膏药；中期宜活血祛瘀、舒筋活络，可内服生血补髓汤或肢伤二方，外敷跌打膏药；后期宜补益气血，可内服八珍汤或补中益气汤，外用上肢损伤洗方煎汤熏洗。

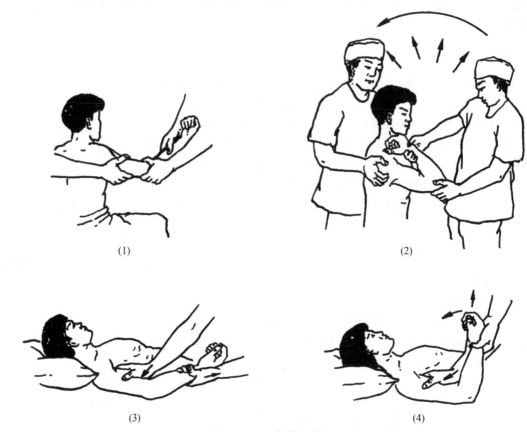

(1)   (2)

(3)   (4)

图 4-2-11　拔伸屈肘法

八、陈旧性肘关节脱位

肘关节脱位未行复位已超过 2～3 周，脱位关节的病理改变随时间而有所发展，由于血肿机化和瘢痕组织的形成，关节周围组织亦有不同程度的挛缩和粘连。

近年来采用中西医结合的方法，对部分不合并骨折、骨化性肌炎的单纯陈旧性肘关节后脱位，可以进行非手术治疗。

（一）手法复位

一般脱位时间不长，应先行手法整复。脱位时间越短，复位越容易成功。脱位时间越长，复位越困难。在复位前，应拍摄 X 线片，以确定是否适应手法复位。

1. 牵引　手法复位前可做尺骨鹰嘴骨牵引，时间为 1 周左右，结合推拿按摩及舒筋活血的中草药物煎汤熏洗局部，使关节挛缩组织逐渐延伸。

2. 松解　在臂丛麻醉下首先进行舒筋按摩，即在持续牵引下慢慢摇晃肘关节，并做屈伸、内外旋转、左右摇摆活动，互相交替，范围由小渐大，力量由轻而重，不可操之过急。随着活动范围增大，肘关节周围的纤维粘连和瘢痕组织逐渐松解，挛缩的肱二头肌亦伸展延长。待肘关节相当松动后，始可进行整复。

3. 复位　术者用两拇指紧紧顶住鹰嘴突，其他四指把住肱骨下端，一助手固定上臂，另一助手握住前臂和腕部，在两助手对抗牵引下，先稍过伸肘关节而后慢慢屈曲，此时术者顶住鹰嘴突的两拇指用力向前推，其余四指往后拉，并慢慢将肘关节屈曲到 90°。若鹰嘴向后突出的畸形消失，肘关节外形恢复正常，即表示脱位已复位。复位后，应及时行 X 线检查，特别注意鹰嘴是否骨折，如发现关节间隙较正常为宽，这是因为有组织充填所致，在日后活动中会逐渐恢复正常。

（二）复位后处理

复位后，用托板或石膏托将肘关节固定于屈曲 90°位，2 周后改用三角巾悬吊，患肢做握拳屈腕活动。解除固定后，练习关节伸屈、旋转活动，辨证使用中药内服和熏洗，并配合理疗及轻手法按摩。对于手法复位失败或不适合于手法复位的病例，可采用手术切开复位。

九、小儿桡骨头半脱位

小儿桡骨头半脱位多见于 4 岁以下的幼儿，其桡骨头发育尚不完全，头颈直径几乎相等，有时头甚至还小于颈，环状韧带松弛，故在外力作用下容易发生半脱位。

（一）病因病理

小儿桡骨头半脱位多为间接外力引起。当幼儿肘关节在伸直位受到牵拉，如穿衣或在练习步行中摔倒时，幼儿腕部被握住，关节腔容积增大，其内的负压将关节囊和环状韧带一起吸入肱桡关节间隙，桡骨头被环状韧带卡住，阻碍回复原位。

（二）诊断要点

患肢有被牵拉的外伤史，幼儿哭闹，不肯举动，常拒绝别人触动伤肢及拒绝检查，肘关节保持半屈曲、前臂旋前位，桡骨小头部位有明显压痛，肘关节不敢屈曲，被动屈肘时患儿疼痛哭闹，肘关节无明显的肿胀，无畸形。X 线检查常不能显示病变。

（三）治疗方法

手法复位：以伤肢右侧为例，家长抱患儿正坐，术者用右手握住其前臂，左手拇指放于桡骨头外侧处，并慢慢将前臂旋后，一般半脱位在旋后过程中常可复位，若不能复位，则右手稍加牵引至肘关节伸直旋后位，左手拇指加压于桡骨头处，然后屈曲肘关节，常可听到或感到有轻微的滑入声，便已复位。复位后，患儿肘部疼痛多能立即消失，且能屈肘自如，或上举取物。复位后，一般不需固定，可嘱家长在近期内避免牵拉患肢，以防发生再脱位（图 4-2-12）。

十、月骨脱位

腕骨中月骨易脱位，且以月骨向掌侧脱位最常见。在月骨前后为桡月前后韧带，其血运通过前后韧带进入月骨。月骨凸面与桡骨下面构成关节，其凹面与头状骨相接触。月骨的前面相当于腕管，为屈指肌腱和正中神经所通过。

（一）病因病理

该病多由传达暴力所致，跌倒时手掌先着地，手腕背伸时，月骨被桡骨下端和头状骨挤压而向掌侧脱位（前脱位）。由于暴力的大小不同，月骨脱位程度和预后也不同。

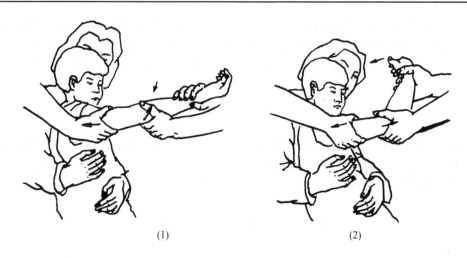

(1)　　　　　　　　　　　　(2)

图 4-2-12　小儿桡骨头半脱位复位法

（二）诊断要点

（1）有明显外伤史，伤后腕部掌侧疼痛、肿胀、隆起。

（2）体征：由于月骨脱位压迫屈指肌腱，使之张力加大，腕关节呈屈曲位，中指不能完全伸直，握拳时第三掌骨头有明显塌陷，叩击该掌骨头有明显疼痛，脱位的月骨还可能压迫正中神经，使正中神经支配区的桡侧三个手指麻木。X线正位片显示月骨由正常的四方形变成三角形，月骨凸面转向头状骨，头状骨轻度向近侧移位，侧位片可见月骨移位于腕关节掌侧，月骨的凹形向掌侧倾斜，凸面向背侧（图4-2-13）。

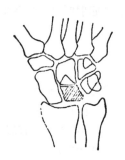 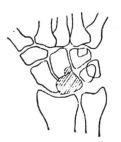 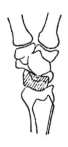 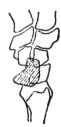

图 4-2-13　月骨脱位 X 线示意图

（三）治疗方法

1. 手法复位　患者行臂丛阻滞麻醉后，肘关节屈曲90°，两助手分别握住肘部和手指对抗牵拉，在拔伸牵引下前臂旋后，腕关节背伸，使桡骨和头状骨的关节间隙加宽，术者两手握住患者腕部，两拇指用力推压月骨凹面的远端，迫使月骨进入桡骨和头状骨的间隙，然后逐渐使腕掌屈，当月骨有滑动感，中指可以伸直时，多数表明已经复位（图4-2-14）。但因月骨较小，拇指压力较平均，有时不易将其推压复位，可用20号注射针头或克氏钢针，在无菌操作及X线透视下，自掌侧把针刺入月骨凹面的远端，在对抗牵引下，向背侧压迫，协助复位。复位后即在X线下复查，若月骨凹形关节面已与头状骨构成关节，其形成又恢复为四边形，即表示复位良好（图4-2-15）。

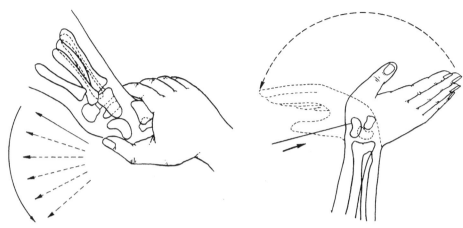

图 4-2-14　月骨脱位手法复位法　　　　　图 4-2-15　月骨脱位钢针整复法

2. 复位后处理　复位后，用塑形夹板将腕关节固定于掌屈 30°位，1 周后改为中立位，固定期间手指应经常做功能活动，2 周后做腕关节活动，辨证使用中药内服和熏洗。

十一、掌指关节及指间关节脱位

（一）掌指关节脱位

掌指关节脱位以向掌侧者最多，其中尤以拇指和食指最多见。

1. 病因病理　手指扭伤、手指强力背屈等可引起掌指关节脱位，多见于拇指及食指。掌侧关节囊被撕裂，掌骨头穿过关节囊的裂口，又经屈肌腱的一侧滑向掌侧皮下，指骨基底移位于掌骨头背侧。如关节囊裂口较小，掌骨头往往如钮扣状被交锁其中，造成整复困难。

2. 诊断要点　患处疼痛、肿胀、畸形明显，掌侧面隆起，在远侧掌横纹皮下可摸到脱位的掌骨头，手指缩短，掌指关节弹性固定于过伸位，功能丧失，指间关节呈屈曲位。X 线摄片可清楚地显示移位的掌骨头和指骨基底部。

3. 治疗方法

（1）手法复位：可在局麻下，助手一人固定前臂腕上部，术者用一手拇指与食指握住脱位手指，呈过伸位，顺畸形方向做持续牵引，同时用另一手握住患侧腕关节以拇指抵于患指基底部推向远端，使脱位的指骨基底与掌骨头相对，然后轻度屈曲患指，即可复位（图 4-2-16）。如手法不成功应即行手术复位。

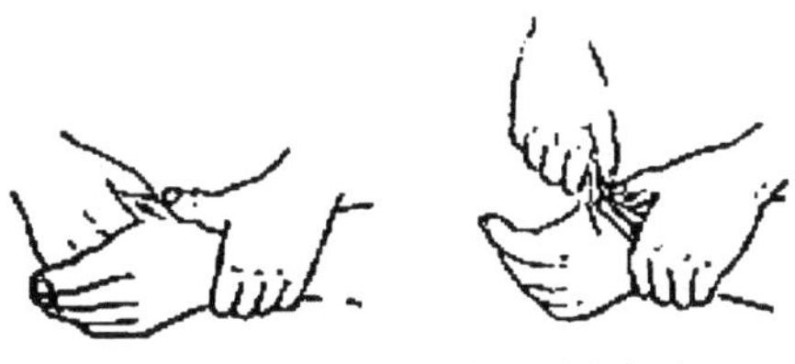

（2）固定方法：用金属压舌板压弯或用绷带卷垫于掌指关节掌侧，使掌指关节固定于半屈曲位 3 周。

图 4-2-16　拇指掌指关节脱位复位法

（3）药物治疗：在固定期间，内服跌打散，外敷消瘀退肿药膏。去除固定后，内服正骨紫金丹，外贴跌打膏药。

（二）指间关节脱位

指间关节脱位（图 4-2-17）颇为多见，各手指的近侧或远侧指间关节都可发生。

1. 病因病理　过伸、旋转或侧向暴力可使指间关节脱位及侧副韧带断裂，关节囊撕裂或撕脱（图 4-2-18），产生关节脱位，甚至伴有指骨基底小骨片撕脱。脱位的方向大多是远段指节向背侧及侧方移位。

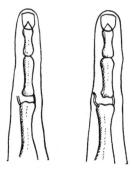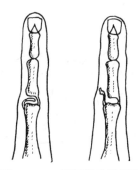

图 4-2-17　指间关节脱位　　　　图 4-2-18　指间关节囊撕脱

2. 诊断要点　伤后关节局部肿胀、疼痛、活动受限、弹性固定、畸形、压痛，被动活动时疼痛加重。若侧副韧带已断，则出现明显侧方活动。X 线照片可确定是否并发指骨基底撕脱性骨折。

3. 治疗方法

（1）手法复位：术者一手固定伤肢掌部，另一手握住伤指顺势拔伸牵引，同时用拇指将脱出的指骨基底部推向前方，并轻度屈曲手指，即可复位。

（2）复位后处理：整复后，外敷消瘀退肿药膏或用胶布固定 2～3 周，使损伤的关节及副韧带得到愈合。解除固定后，用中草药熏洗患指，并开始主动活动锻炼。

十二、髋关节脱位

髋关节为一典型的杵臼关节，它有较深的髋臼，能容纳整个股骨头。股骨头和股骨颈通过坚固的关节囊和圆韧带与髋臼相连，前面有强大的髂股韧带，后面有耻骨和坐骨囊状韧带附着。股骨颈的大部分被包在关节囊内，只有后面中下 1/3 露于关节囊外，关节外还有强大的肌群包围，这构成了髋关节的稳定性，因此，髋关节一般不易发生脱位，只有在强大暴力作用下才可能发生。患者多为活动力强的青壮年男性。

根据髋关节脱位后股骨头移位的情况，可分成前脱位、后脱位、中心性脱位三种。股骨头停留在髂前上棘与坐骨结节联线的前方者为前脱位；停留在该线的后方者为后脱位；股骨头冲破髋臼底而纳入盆腔者，为中心性脱位。临床上以后脱位最为常见，前脱位少见，中心性脱位更少见。

十三、髋关节后脱位

（一）病因病理

该病多因间接暴力引起，髋关节是一个结构比较稳定的关节，但当髋关节处于屈曲内收位时，股骨头顶于髋臼的后上侧并使关节囊紧张，若暴力沿股骨干纵轴冲击髋关节，股骨颈被髋臼前内缘挡住，形成杠杆的支点，可使股骨头突破关节囊的后上方而脱出。例如，弯腰跪地时，下腰部被重物挤压打击，或坐位时发生车祸，膝前部撞于前方的固定物，均可引起髋关节后脱位。有时还合并髋臼后缘骨折、股骨头骨折或坐骨神经受到移位的股骨头压迫、牵拉而被损伤。

（二）诊断要点

（1）有明显的外伤史，在伤后即不能行动，髋部疼痛，尤其在移动患肢时为甚。

（2）体征：髋关节呈屈曲、内收、内旋、缩短畸形，膝关节亦轻度屈曲，并搭于健侧膝上（称为粘膝征）。正如《普济方·折伤门》所说："如粘膝不能开，便是出向外。"患侧臀部膨隆，股骨大粗隆上移凸出，在髂前上棘与坐骨结节联线（Nelaton，即内拉通线）后上方可触及股骨头（图4-2-19）。X线照片可确定诊断，并可观察有无并发骨折。

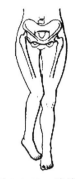

图4-2-19　髋关节
后脱位

（三）治疗方法

1. 手法复位

（1）屈髋拔伸法（Allis，即阿里斯法）：一般不需麻醉，如整复困难亦可选用腰麻或全身麻醉，患者仰卧于低平板床上或地上，助手用两手按压髂部固定骨盆，术者面向患者，骑跨于屈髋屈膝各90°的伤肢小腿上，用前臂肘窝部套在伤肢的腘窝部，逐渐拔伸使股骨头接近关节囊破裂口，在向上牵拉的同时，徐徐内外旋转髋关节，促使股骨头滑入髋臼，感到入臼响声后，再将伤肢慢慢伸直（图4-2-20）。

（2）俯卧下垂法：患者俯卧于床缘，双下肢完全置于床外，健侧下肢由助手扶持，保持在伸直水平位，伤肢下垂，助手用双手固定骨盆，术者一手握其踝关节上部，使膝关节屈曲90°，利用伤肢的重量向下牵引，术者还可轻旋大腿，用另一手在靠近腘窝处向下加压，增加牵引力，使其复位（图4-2-21）。此法临床上较少采用。

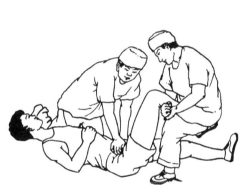
图4-2-20　髋关节后脱位屈髋拔伸法

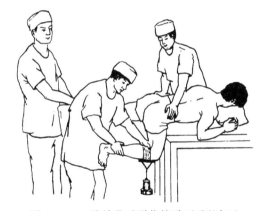
图4-2-21　髋关节后脱位俯卧下垂整复法

（3）回旋法：亦称"？"复位法。麻醉后，患者仰卧，助手以两手固定骨盆，术者立于伤侧，用一手握住伤肢踝部，另一手以肘窝提托其腘窝部，在屈髋屈膝90°位牵引，内收、内旋髋关节，使股骨头与髋臼上缘分离，然后继续屈髋屈膝，使股骨头向前下方滑移，再外展外旋髋关节，利用髂股韧带为支点，依靠杠杆作用使股骨头滑移至髋臼下缘，最后伸直大腿，使股骨头向上滑入髋臼（图4-2-22）。

复位后，若畸形消失，两下肢等长，髋关节的各种被动活动无障碍，即表明复位成功。

2. 固定方法　一般用皮肤牵引或沙袋制动，维持髋部在轻度外展中立位3～4周，使其损伤的软组织得到良好的愈合机会。合并髋臼后上缘骨折者，在复位后骨折块多数随之复位，经摄X片检查证实。

骨折片复位良好者即须固定，固定时间也相应延长。

3. 练功活动　在牵引期间，应进行股四头肌及踝关节功能锻炼。解除牵引后，可扶拐不负重行走，3个月以后逐步负重锻炼，以防止发生股骨头缺血性坏死。

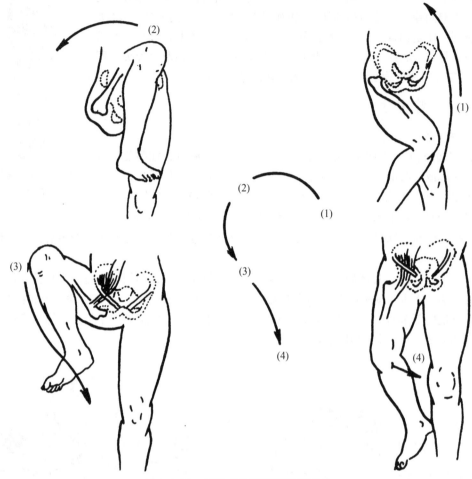

图 4-2-22　髋关节后脱位回旋整复法

4. 药物治疗　初期以活血祛瘀为主，可内服活血止痛汤，外敷消瘀退肿药膏；中期和后期则着重补益气血、强壮筋骨，可内服生血补髓汤、健步虎潜丸等，外贴跌打膏药。

5. 陈旧性后脱位的治疗　近年来采用中西医结合非手术治疗，可使部分陈旧性后脱位获得整复。方法是先行胫骨结节骨牵引1周左右，克服肌肉、关节囊、韧带和其他软组织的挛缩，待股骨头逐渐拉至髋臼平面后，在麻醉下先行髋关节各方向的摇转、扳拉等，手法要稳健，由轻到重，活动范围由小到大，反复操作，以松解股骨头与周围组织所形成的瘢痕与粘连，然后按新鲜髋关节脱位的整复方法予以复位。复位后处理与新鲜脱位同。若伴有髋臼骨折、坐骨神经损伤或骨化性肌炎，病程在1年以上，局部疼痛，畸形明显，髋关节周围软组织严重挛缩，功能明显障碍，以及关节面破坏，髋关节不稳定的青壮年，可考虑手术治疗。

十四、髋关节前脱位

（一）病因病理

当髋关节因外力急骤过度外展时，大粗隆顶端与髋臼上缘接触，股骨头受杠杆作用而被顶出髋臼，突破关节囊的前下方，移位于耻骨或闭孔部位，而形成前脱位。如股骨头停留在耻骨横支平面，有时可引起股动、静脉受压而导致血循环障碍，如股骨头移位于闭孔前方，则可能压迫闭孔神经。

（二）诊断要点

（1）伤后髋部肿痛、功能障碍。

（2）患肢增长，呈外展外旋屈曲畸形，在腹股沟处可触及股骨头，如《仙授理伤续断秘方》所云："如胯骨从裆内出。"此应与髋关节后脱位鉴别（图4-2-23）。X线髋关节正位片可看到股骨头移位至耻骨横支附近或闭孔前方，轴位片可见股骨头向前下方移位。

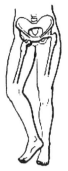

图 4-2-23　髋关节前
脱位畸形外观

（三）治疗方法

1. 手法复位

（1）屈髋拔伸法：麻醉下，患者仰卧于地上，一助手按住双侧髂嵴固定骨盆，另一助手屈曲其膝关节并握住伤肢小腿，在髋外展、外旋位渐渐向上拔伸牵引至屈髋90°位，与此同时，术者用双手环抱大腿根部，将大腿根部向后外方按压，股骨头即可纳入髋臼。

（2）反回旋法：其操作步骤与后脱位相反，先将髋关节外展、外旋，然后屈髋屈膝，再内收、内旋伸直下肢（图4-2-24）。

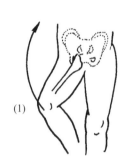
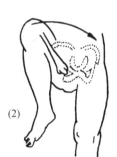
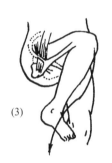
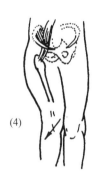

(1)　　　　　(2)　　　　　(3)　　　　　(4)

图 4-2-24　髋关节前脱位反回旋整复法

2. 复位后处理　大致与后脱位相同，但在皮肤牵引和石膏固定时，必须维持在内收、内旋、伸直位，避免患肢外展。

十五、髋关节中心性脱位

（一）病因病理

由传达暴力造成，当暴力作用于股骨大粗隆外侧或髋关节轻度外展位时，暴力沿股骨纵轴上传，股骨头撞击髋臼底部，引起股骨头冲破髋臼底连同骨折片部分或全部突入盆腔而发生中心性脱位。

（二）诊断要点

股骨头移位不多者，往往只有局部疼痛、肿胀及轻度髋关节障碍，无特殊体位畸形；股骨头移位严重者，除有上述症状和体征外，还可见患肢缩短、大粗隆内移。若骨盆骨折血肿形成，患侧下腹部有压痛，肛门指检常在伤侧有触痛和触到包块。X线髋关节正位片可显示髋臼底骨折与突入盆腔的股骨头。

（三）治疗方法

中心性脱位宜采用持续骨牵引，移位的骨碎块可能与脱位的股骨头一并复位。牵引时间一般为6～8周，在牵引过程中应及早行股四头肌和髋关节主动活动锻炼。解除牵引后，开始做不负重的活动和步行，但不宜过早负重，以防止发生创伤性关节炎。

十六、膝关节脱位

膝关节由股骨下端、胫骨上端和髌骨组成。关节周围和关节内有较坚强的韧带和肌肉保护，结构比较坚固，故膝关节脱位极为罕见，只有在受到强大暴力时才会发生。

（一）病因病理

该病多因直接暴力冲击胫骨上端或间接暴力使膝关节受旋转或过伸性损伤，致使胫骨上端向后、向前或两侧脱位，其中以向前和内侧脱位较多。完全脱位时，不但关节囊破裂，关节内十字韧带及内、外侧副韧带亦撕裂，有时还合并胫骨棘、胫骨结节撕脱性骨折、半月板撕裂，腘窝内的神经、血管也可能被压迫或撕断。脱位后撕破的关节囊有时随着脱位嵌入关节，影响整复。

（二）诊断要点

（1）伤后膝关节剧烈疼痛、肿胀，明显压痛，功能丧失。

（2）多有不同程度的畸形，然而，胫骨平台与股骨髁之间不易交锁，脱位后常可自行复位而没有畸形。膝关节脱位多合并严重的软组织损伤，关节腔及其周围积血较多，合并十字韧带断裂时、抽屉试验阳性，合并内、外侧副韧带的断裂时，侧向试验阳性，同时还应注意有无并发血管、神经损伤。

（三）治疗方法

1. 手法复位　患者仰卧，一助手用双手固定患肢大腿，另一助手握住伤肢踝部及小腿保持膝关节半屈半伸位置做对抗牵引，术者用两手按脱位的相反方向推挤或提托胫骨上端，如有入臼感，畸形消失，即表明已复位。复位过程中，应注意保护腘窝的神经、血管，禁止暴力牵拉。复位完成后，宜行轻度的伸、屈、内收、外展活动以矫正移位的半月板或卷缩的关节囊，然后用注射器抽尽关节内的积液和积血。

2. 固定方法　无血循环障碍者，可采用长腿石膏管型固定膝关节于150°～165°位置6～8周；有血循环障碍征象者，采用小重量牵引，暴露患肢以便观察，直至血运稳定才行夹板固定；伤后经6～8小时观察，血循环情况仍无改善者，应及时探查血管，并做相应的处理。

3. 练功活动　在固定期间要充分做股四头肌、髋关节、踝关节主动活动，6周后在保持固定下做扶拐不负重步行锻炼。解除固定后，练习关节屈伸活动，待股四头肌肌力恢复后及在膝关节屈伸活动较稳定的情况下，才能负重行走。若膝关节不稳定，过早负重行走，滑膜易被损伤，常可发生创伤性关节炎。其防治方法是加强股四头肌活动，并装备护膝或支架保护伤肢。

4. 药物治疗　初期宜加强活血祛瘀、舒筋活络，以促进关节内积血积液的吸收，可用桃仁四物汤加减，中、后期治疗与其他关节脱位基本相同。

十七、髌骨脱位

髌骨脱位是指髌骨完全脱出股骨髁间沟之外，髌骨体一般滑移到股骨外髁的外侧。髌骨的稳定性依靠内、外侧力量的动力性平衡。当外伤或先天、后天性疾患使平衡受到破坏时，髌骨可偏离正常位置，发生脱位或半脱位。

髌骨脱位根据病因可分为新鲜外伤性与习惯性脱位。新鲜外伤性脱位治疗不当时，可以转变为习惯性脱位，而习惯性脱位亦多有外伤史。根据移位的方向可分为外侧、内侧及向下脱位。临床上以外侧脱位为主，内侧脱位极为罕见。

（一）病因病理

髌骨新鲜外伤性脱位多由于直接暴力引起，当暴力直接作用于髌骨的一侧，或用力踢东西突然猛力伸膝，由于股四头肌强力收缩，可将股四头肌内侧扩张部撕裂引起髌骨外侧脱位，临床较多见；股四头肌外侧扩张部撕裂引起髌骨内侧脱位较少见；股四头肌断裂则引起髌骨向下脱位，亦少见。

习惯性脱位临床上较常见，多发生于女青年，主要为外侧脱位，多为单侧病变，亦有双侧发病者。外伤为致病因素之一，但多有膝关节的结构不正常，如股骨外髁发育不良，髌骨比正常人变小，膝外翻畸形，关节囊松弛，股外侧肌的止点异常，髂胫束短缩或在髂骨外缘有异常附着等，均为造成习惯性脱位的因素。

（二）诊断要点

（1）髌骨新鲜外伤性脱位均有明确的外伤史。膝内侧疼痛、肿胀，损伤重时可有关节血肿，皮肤瘀斑，活动受限。

（2）体征：膝关节呈微屈曲位，膝前方凹陷，股骨下端的外侧或内侧可触及移位的髌骨，股四头肌和髌腱被拉紧。如《伤科补要》说："若膝盖骨离位，向外侧者，则内筋肿胀；向内侧者，则筋直腘肿。"X线照片可明确诊断，必要时可拍摄轴位X线片。须注意股骨外髁的发育是否正常。

（三）治疗方法

新鲜外伤性脱位可施行手法整复。

1. 手法复位　手法整复，一般不需麻醉，患者平卧，术者立于患侧，一手握其足踝上方，一手拇指按于髌骨外下方，余四指托于腘下，使患膝在微屈曲状态轻轻做屈伸活动，在伸直动作的同时，拇指向内前方推按髌骨，使其复位，然后使患膝伸直。内侧脱位则手法相反。

2. 固定方法　用夹板绷带包扎或石膏托固定膝关节于伸直位3～4周。

3. 练功活动　固定后将患肢稍抬高，可练习趾踝关节活动，解除固定后逐渐锻炼膝关节屈伸功能，注意不能过早负重、用力伸膝或下蹲，以防发生再脱位。

4. 药物治疗　早期应活血祛瘀，内服舒筋活血汤，外用消肿散或消瘀膏；中、后期以续筋壮骨为主，内服补肾壮筋汤或健步虎潜丸，外用下肢损伤洗方熏洗。

髌骨习惯性脱位则可考虑手术治疗，根据髌骨脱位的原因而采取相应的手术方法。

十八、跖趾关节及趾间关节脱位

因跖骨头与近节趾骨构成的关节发生分离者，称跖趾关节脱位，脱位多发生在踇趾；因趾骨与趾骨之间的关节发生分离者，称趾间关节脱位，好发于踇趾与小趾。

（一）病因病理

跖趾关节与趾间关节脱位，多因高处下落，足趾踢碰硬物或重物直接砸压所致。其他使足趾过伸的暴力，如由高堕下、跳高、跳远时足趾先着地，也可发生。由于第一跖骨较长，前足踢碰时常先着力，外伤直接砸压亦易损伤，故第一跖趾关节脱位较常见，多因外力迫使跖趾关节过伸，近节趾骨移位于跖骨的背侧。趾间关节脱位的方向亦多见远节趾骨向背侧移位，若侧副韧带撕裂，则可向侧方移位。

（二）诊断要点

1. 跖趾关节脱位

（1）明显的踢碰、压砸等外伤史。局部疼痛、肿胀、活动功能障碍。

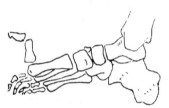

图 4-2-25　第一跖趾关节脱位

（2）体征：足趾短缩，跖趾关节过伸、趾间关节屈曲畸形，严重时跖趾骨相垂直（图 4-2-25）。足底可触及脱位的跖骨头，跖趾关节呈弹性固定。X 线照片可明确诊断，并观察是否伴有骨折。

2. 趾间关节脱位

（1）有明显外伤史，一般表现为局部疼痛、肿胀和功能障碍。

（2）体征：趾间关节畸形、弹性固定。X 线检查可明确诊断并发现有无撕脱骨折存在。

3. 治疗方法

（1）手法复位：一般不需麻醉，助手握住小腿下段并固定。整复跖趾关节脱位时，术者一手拇指捏住患趾（或用绷带套住足趾）顺近节趾骨的纵轴方向顺势拔伸牵引，并将患趾过伸，另一手拇指顶住趾骨基底部，向足尖方向推按，示中指扣住跖骨远端向背侧端提，牵引与推提手法配合运用，逐渐将跖趾关节屈曲，如有入白感，即已复位（图 4-2-26）。

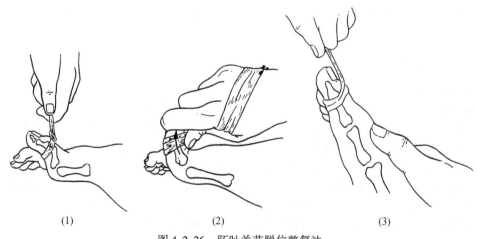

(1)　　　　　　　　　(2)　　　　　　　　　(3)

图 4-2-26　跖趾关节脱位整复法

趾间关节脱位整复较容易，同样可采用上述拔伸牵引与推提手法，然后屈曲足趾，即可复位。

（2）固定方法：跖趾关节脱位整复后，先用绷带缠绕患部数层，再用瓦形硬纸壳、小铝板或小木板固定，外加绷带包扎（图 4-2-27）。趾间关节脱位整复后，可用邻趾胶布固定，固定时间 3 周左右。

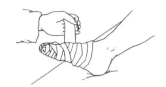

图 4-2-27　跖趾关节脱位纸壳固定法

（3）练功活动：早期可做踝关节屈伸活动，1 周后若肿痛减轻，可扶拐用足跟行走。解除固定后，可开始锻炼跖趾关节的功能。4～6 周后可弃拐练习负重行走。

（4）药物治疗：早期应活血祛瘀、消肿止痛，内服舒筋活血汤，外敷消瘀膏或消肿散；中、后期应强筋壮骨，可内服补肾壮筋汤或健步虎潜丸，外用八仙逍遥汤或下肢损伤洗方熏洗。

第五章 筋 伤

掌握筋伤的病因病机、临床分类、治疗,掌握落枕的病因病机、诊断及治疗,掌握颈椎病的病因病机、诊断及治疗,落枕的病因病机、诊断及治疗,掌握肩关节周围炎的病因病机、临床分类、治疗,掌握肱骨外上髁炎的病因病机、诊断及治疗,掌握桡骨茎突狭窄性腱鞘炎的病因病机、诊断及治疗,掌握膝关节侧副韧带损伤、半月板损伤、交叉韧带的病因病机、诊断及治疗,掌握腰部扭挫伤的病因病机、临床分类、治疗,掌握腰椎间盘突出症的病因病机及诊断,掌握腰椎管狭窄的病因病机、诊断及治疗。

第一节 筋 伤 概 论

筋伤是中医骨伤科学的重要组成部分,各种暴力或慢性劳损等原因所造成的筋的损伤,统称为筋伤。祖国医学对于"筋"的解剖、生理、病理及"筋伤疾病"的发生、治疗很早就有所认识,纵观历代文献记载颇丰,结合现代医学解剖知识,筋的范围是比较广泛的,主要是指筋膜、肌腱、韧带,还包括皮下组织、部分肌肉、关节囊、关节软骨等组织。因此在四肢及腰背部位,除了坚硬的骨骼外,各种软组织都属筋的范畴。故筋的主要功能为联系诸骨,组成关节,络缀形体及主司关节运动。

筋伤是伤科常见的疾患。"骨碎筋伤"指出骨碎和筋伤是不同的病变,需要区别处理。"筋伤动骨"说明筋伤会影响骨骼,两者关系密切。加强研究筋损伤的病因病理、辨证诊断、治疗和预防,意义重大。

一、筋伤的病因病机

(一)病因

1. 外因

(1)外力伤害:是指急骤的外来暴力所致的损伤,如跌扑闪挫、强力扭转、挤压牵拉、坠落撞击等。依外力致伤的性质又分为两类。

1)直接暴力:是指暴力直接作用于人体部位而引起筋的损伤,多为钝性挫伤。

2)间接暴力:是指筋伤发生于远离暴力作用的部位而因暴力的传导所致,多为撕裂伤。

(2)劳损伤害:是指人体多动关节周围筋肉及负重部位因长时间的反复多次累积性损伤。故与职业有关,为慢性筋伤。

(3)风寒湿邪侵袭:此点虽不是致伤的重要因素,却是发病的直接诱因;临床所见多是因为外力、劳损后又复感风寒湿邪侵袭而引起的筋伤。

2. 内因

（1）年龄：不同的年龄，其筋伤的好发部位和发生率不一样。如小儿髋关节一过性滑膜炎、中老年人的颈椎病、肩周炎。

（2）体质：体质强弱与损伤的发生及其愈后有密切的关系，多成正比例关系。

（3）解剖结构：须正确理解解剖结构的正常与否对筋伤的影响、人体解剖结构本身的强弱对筋伤的影响，用以判断各部位损伤机会及其发病率。

（4）职业工种：从某种意义上讲，它虽然不属于人体本身的内在因素，但它对内因的影响及与筋伤的关系较密切。

外来暴力猛烈撞击，重物挫压，不慎跌仆，强力扭转等均可引起急性筋伤。受伤后，筋肉或损或断，络脉随之受伤，气血互阻，血肿形成，引起疼痛和功能障碍。

急性筋伤患者如果不进行及时和有效的治疗，迁延日久，则瘀血凝结，局部组织可有肥厚、粘连，以致伤处气血滞涩、血不荣筋，导致筋肉挛缩、疼痛、活动受限，变为慢性筋伤。此外也可慢性积劳成伤，又称慢性劳损。劳损性疾患好发于多动关节及负重部位，例如，肩部、肘部、手部在日常频繁的劳动中，局部活动过度，可致肌筋疲劳与磨损，气血不畅，动作乏力、疼痛。又如腰部、膝部等处亦为劳损之好发部位，特别是某些长期、单侧、反复的动作，容易发生劳损筋伤。

筋伤的病因除直接暴力、间接暴力和慢性劳损外，体质的强弱也是重要的因素。此外，筋伤之后，局部气血击搏，血运滞涩，风、寒、湿邪必然乘虚侵袭。如《医宗金鉴·正骨心法要旨》说："若素受风寒湿气，再遇跌打损伤，瘀血凝结，肿硬筋翻。"说明伤瘀挟痹，经络失于温煦。瘀血难化，筋肉则愈见僵凝柔弱，使筋伤恢复缓慢，病程较长，转为慢性而不易好转。

（二）病机

1. 筋伤引起的全身病机变化 人体是由脏腑、经络、皮肉、筋骨、气血等共同组成的一个有机整体，局部的损伤必然会引起机体全身的病理变化，明代薛己著《正体类要·序》中就提出"肢体损于外，则气血伤于内，营卫有所不贯，脏腑由之不和"的论点，阐明并强调了筋伤的局部与整体、外伤与内损的辨证关系。因此在诊治过程中，既要重视局部的病理变化，又要重视全身可能出现的病理反应。

首先表现在气血方面的病理现象主要是气滞血瘀和气血两虚两类。前者之气血损伤多同时并见，但也常有所偏胜，气滞的特点为外无肿形，胀闷疼痛，范围较广，痛无定处，体表无明显压痛点；血瘀的特点为外有肿形，痛如针刺，痛有定处，伤部多青紫瘀斑。后者在临床症候上表现为面色不华或萎黄，疲倦乏力，头晕目眩，语声低微，心悸气短，失眠多汗，脉细无力及手足麻木，筋挛僵硬，关节活动不利，伤处难愈等。其因有二，或素体气血不足，又复损伤加重；或血瘀形成，瘀血不去，新血不生。

其次，筋伤引起骨与关节的病理改变为凡跌打损伤，筋每首当其冲，筋伤后若未治、失治或延治，常出现筋的挛缩和粘连，继而关节活动不利，行走困难等，故在诊疗中要坚持筋骨并重这个原则。

再者筋伤引起脏腑经络的病理改变主要累及肝肾二脏与其所关联的经络，因肝主筋司运动，主藏血；肾主骨，主生髓。故肝肾亏虚临床上可见手足拘挛，肢体麻木，屈伸不利，腰背酸痛，活动不便，腿足痿软，行走受限等症。治疗时多用调养肝肾，续筋壮骨之法。

2. 筋伤引起的局部病机变化 不论是急性筋伤还是慢性筋伤，其引起肢体局部的病理变化均为疼痛、肿胀和功能障碍，且贯穿于筋伤的全过程。疼痛多由于创伤血肿或炎症反应造成气血瘀滞、脉络不通所致。肿胀形成的原因在早期是局部脉络受损，血溢脉外而出现血肿；在后期是局部气血运化失常，水湿瘀聚而出现水肿。功能障碍的出现，在急性筋伤时因软组织损伤引起痉挛性疼痛反应而为，或因神经损伤时在其所支配的区域出现感觉和运动障碍，或肌肉、肌腱、韧带的不全断裂、完全断裂，或关节软骨面损伤破裂致伸屈活动受限；在慢性筋伤时多因受伤组织修复不良，出现粘连、纤维化而致。

3. 骨错缝的病机变化 骨错缝这一名称在祖国医学典籍中多有论述，已为现代医学所公认。系指人体可动关节和微动关节在外力的作用下引起微细的离位，而产生临床症状，影响生理功能。其与关节脱位的发生机理是相同的，只是外力大小不同而引起的关节错位的程度不同而已，故在X线片上阳性率不高。骨错缝与筋伤两者之间互为影响、密切关连，骨错缝必然导致筋伤，而筋伤如发生在关节部位也可以引起骨错缝，这在治疗时也往往如此。如腰椎小关节紊乱症、环枢关节半脱位等，所以必须在临床上加以重视。

二、筋伤的分类

清代已把筋伤病变分作"筋强、筋柔、筋歪、筋正、筋断、筋走、筋粗、筋翻、筋寒、筋热"可见分类已相当精细。目前常用的分类方式主要有三种。

1. 根据不同形式的暴力 可将筋伤分作扭伤、挫伤两类。

（1）扭伤：系指由于扭转、牵拉或肌肉猛烈而不协调的收缩等间接暴力，使关节周围的软组织超越其正常的生理活动范围，引起撕裂、断裂、错位及关节错缝。其特点是外力远离损伤部，伤位多在关节周围。

（2）挫伤：系指直接暴力打击或挤压撞击肢体局部而引起该处的闭合性损伤。其特点是以外力直接作用的局部皮下或深部组织损伤为主，且因伤力、伤位的不同而损伤程度有异。

2. 根据筋伤的病理变化 可分作瘀血凝滞、筋位异常、筋断裂等类型。

（1）瘀血凝滞：指筋膜、肌肉的络脉受伤，但无筋膜、肌肉、韧带的断裂，或虽有微小的筋膜撕裂，但不致引起严重功能障碍者。

（2）筋位异常：即筋歪、筋翻、错缝等，局部或可有瘀肿，仔细地触摸可发现肌腱、韧带位置有改变；筋断裂包括肌肉、肌腱、韧带的断裂，伤后正常功能丧失，或出现异常活动等。

（3）筋断裂：机理与撕裂伤相同，只因外力大小有别，而造成筋的完全断裂损伤，常有不同程度的功能障碍，甚则畸形。

3. 从病程而言 筋伤又可分为急性筋伤及慢性筋伤。

（1）急性筋伤：又称新伤，指患者体质素健，猝然遭受外来暴力致伤，一般不超过2周的新伤。

（2）慢性筋伤：又称旧伤，指新伤未得到及时治疗或治疗不彻底，伤后超过两周以上未愈者，或老弱患者，或职业性劳损，日久可出现肌肉僵凝，或肌力柔弱，或局部苍白浮肿等慢性筋伤症状。

三、筋伤的诊断

筋伤的主要症状是疼痛、瘀肿和功能障碍。一般急性筋伤发病突然，有明确的外伤史，症状明显，比较容易诊断；而慢性筋伤的外伤史不明显，起病缓慢，症状逐渐出现，往往容易漏诊或与其他疾病混淆。

早期疼痛剧烈，局部迅速肿胀，在2~3天内瘀聚凝结，功能障碍。

中期受伤3~4天后，瘀血渐化，肿胀开始消退．瘀斑转为青紫，皮肤温热，疼痛渐减；至伤后 10~14 天，筋伤轻者，可获复康；筋伤重者，肿胀消退亦较显著，疼痛明显减轻，功能部分恢复。

后期重症筋伤 2 周以后，瘀肿大部分消退，瘀斑转为黄褐色，疼痛渐不明显，功能轻度障碍，此种残余症状，经 3~5 周，症状全部消失，功能亦可恢复。少数患者恢复期长，或余肿残存，或硬结如块、疼痛隐约、动作欠利，迁延更多时日，最后可成为慢性筋伤。

慢性筋伤的症状则缺乏典型的演变过程。因患病部位不同，劳损的组织结构不同，可有各不相同的症状。或隐痛、或酸楚、或肿胀、或功能障碍，症状常因劳累或受凉而加重。必须根据不同部位的特殊症状进行辨证分析。

无论急性或慢性筋伤患者，要仔细确定主要的压痛点，压痛部位往往就是病灶所在，在慢性筋伤患者尤为重要。同时要注意检查关节活动功能情况及关节有无异常活动，例如，膝内侧副韧带完全断裂时，膝外翻的角度必然增大等。对于严重筋伤患者，必要时可做 X 线检查，以排除骨折可能。

急性筋伤尚须与风湿肿痛、湿热流注等相区别。风湿肿痛多无明显的外伤史，局部红肿而不青紫、全身发热等；湿热流注则有较重的全身症状，如发热、汗出而热不解、神疲纳呆等。局部应注意有无波动感，结合实验室检查等，可明确诊断。

慢性筋伤还要与骨痨、骨肿瘤等相区别。虽然通过 X 线片可观察到骨痨、骨肿瘤所引起的骨骼破坏，但某些关节结核起自滑膜，病程进展缓慢，微肿疼痛，骨骼尚未明显破坏，往往难于早期明确诊断；某些良性或恶性程度较低的骨肿瘤，由于症状轻，骨骼变化不显著，也不易早期确诊。应对全身情况、局部症状及实验室检查等全面考虑，争取早期明确诊断。

四、筋伤的并发症

（一）小骨片撕脱

该病多数由间接暴力造成，使附着于关节骨突的肌腱骤然强烈收缩，而发生骨质撕脱骨折。

（二）神经损伤

根据肢体运动、感觉功能丧失范围，肌肉有无明显萎缩等，可大约判定神经损伤部位和程度。

（三）损伤性骨化

该病多因关节部扭挫伤严重，加之手法整复粗暴、固定不良等，致使血肿吸收差，渗入损伤周围的软组织中，经过机化、钙化、骨化的病理过程，软组织中出现骨化现象，引起疼痛及关节功能障碍，X 线片显示不均匀的钙化影。

（四）关节内游离体

游离体亦称"关节鼠"。筋伤时兼有关节部的软骨损伤，在后期演变为小骨块，脱落而成游离体，常随关节的伸屈活动而发生位置改变。多发生于膝关节。

（五）骨性关节炎

关节部位的筋伤，处理不当，后期易出现骨刺及关节软骨面的炎症。承重部位失衡，出现关节疼痛等症。

五、筋伤的治疗

筋伤的治疗方法包括推拿按摩等理筋手法，内、外用药及针灸、拔火罐、练功活动等，可以根据筋伤不同的类型、病程、部位，分别选择应用。

（一）理筋手法

《医宗金鉴·正骨心法要旨》一书中曾述及按摩法和推拿法是治疗筋伤的主要手法。历代医家对理筋手法积累了丰富的经验，现在理筋手法又有很大的发展。理筋手法一般以按、摩、推、拿四法为主，并辅以揉、捏、擦、滚等手法，同时根据不同的情况还可选用拔伸牵引、屈曲按压、颤抖摇晃、旋转斜搬等手法，可有活血化淤、消肿止痛、舒筋活络、松解粘连、软化瘢痕等作用。对感染性疾病（骨髓炎、骨结核等）、恶性肿瘤、妊娠期、传染性皮肤病等。均不宜做按摩手法。

在治疗筋伤的具体操作时要掌握如下几点。

（1）新伤手法操作宜轻，陈伤手法操作宜较重。手法轻时不宜虚浮，手法重时切忌粗暴，要求稳准有力，达到治疗目的。

（2）对骨节间微有错落不合缝或筋走、筋翻、肿痛、强直者，可将受伤关节做一次或二次伸屈、旋转活动，其活动范围大致相当于该关节的生理活动限度，这样有利于筋络骨节的舒顺，又不致引起新的损伤。治疗后，患者即感觉疼痛减轻。

（3）新伤局部血脉损伤，皮下出血、肿胀较重者，可用两拇指的螺纹部或掌根部做按法，即可使肿胀消散，且有压迫止血作用。

（4）四肢关节重症筋伤及邻近关节的骨折等，剧烈肿痛势必阻碍局部关节的活动。当肿痛渐消，骨折渐愈之时，可用理筋手法协助患者将关节徐徐伸屈并旋转，操作时应以不加重局部疼痛为宜，切忌猛烈屈伸，加重局部损伤和影响恢复。

（二）药物治疗

急性筋伤的初期及中期，如瘀聚未化，肿痛较重，治宜活血化瘀、消肿止痛；急性筋伤的后期及慢性筋伤，因筋络不和，疼痛乏力，治宜养血和络、温经止痛为主，同时须结合患者具体情况辨证施治。

1. 外用药物 筋伤初期及中期，宜消瘀退肿、理气止痛，常用药膏有三色敷药、消瘀止痛药膏等。如红热较明显者，宜消瘀清热、解毒退肿，可敷四黄散、清营退肿膏等。症状较轻者，可用万花油、茴香酒等搽擦局部，以舒筋活血。

筋伤后期及慢性筋伤，疼痛持续不愈，活动功能欠利者，以活血止痛为主，用宝珍膏、万应膏等。如患处苍白不温，肌筋肿硬拘挛，可用熏洗方煎汤熏洗患肢，有温经止痛、滑利关节的作用。常用的熏洗方有四肢损伤洗方、八仙逍遥汤、海桐皮汤等。陈伤隐痛及风寒痹痛可用蒸熟的药物在患处做腾熨，有温经散寒、祛风止痛作用，常用方如腾药、熨风散等。

2. 内服药物 急性筋伤后，气血瘀阻，瘀肿胀剧痛者宜散瘀生新、理气活血，风寒夹滞者宜兼顾宣痹和络，肌筋萎弱者又须补益肝肾，佐以健脾。分期用药原则是：筋伤初期肿痛剧烈时，宜散瘀止痛，可服云南白药、七厘散等；筋伤中期患部肿痛初步消退，治宜舒筋活血，可服舒筋汤或舒筋活血汤等，亦可服补筋丸或加减补筋丸等丸药；筋伤后期及慢性劳损患者，常兼夹风寒外邪，局部疼痛乏力，活动功能障碍，阴雨天则症状加重，或有肌肉萎缩，或见浮肿，治宜养血和络、祛风宣痹；对老年体弱者须补肝肾、祛风湿，常用方药如小活络丹、活血酒、大活络丹、健步虎潜丸、补肾壮筋汤等。

（三）针灸治疗

筋伤的初期可做针刺治疗，取阿是穴或邻近部位取穴，以泻法为主。留针 6~10 分钟，可起舒筋止痛作用。

急性筋伤的后期及慢性筋伤的患者，针灸治疗也有较好的效果，以痛为腧与循经取穴相结合，手法以补法为主。可结合艾灸，以温经止痛。

（四）水针疗法

水针疗法是针灸疗法的一种发展，可以将注射药液直接注入病变部位及邻近俞穴。药物的作用直接、迅速，同时又起到了针刺穴位的作用。所以对筋伤后期及某些慢性筋伤患者具有较好的效果，但应注意无菌操作，以免感染。

（1）水针部位的确定以压痛点为主，结合局部解剖避开血管神经，确定进针的深度，如疼痛部位较广泛，可一次注射 2~3 个点。

（2）注射药液常用的有当归注射液、红花当归川芎注射液、5% 葡萄糖注射液和 1% 普鲁卡因加泼尼松龙混悬液等注射于局部病灶。

（五）固定和练功活动

筋伤患者既要适当限制受伤局部的活动，以免加重损伤，又要督促患者做有益的活动，以促进血液的流通，加速功能的恢复。早在唐代，《仙授理伤续断秘方》已载："凡曲转，如手腕脚凹手指之类，要转动，用药贴，将绢片包之，后时时运动。"叙述了对关节部位的损伤，既要用绢片包扎，做相对的固定，又要或屈或伸，时时运动的治疗方法。因此，筋伤患者在治疗过程中。也必须贯串动静结合的原则。在治疗期间，可参照练功疗法章节中所介绍的练功姿势，或太极拳、广播操等进行练习，以消除后遗症，增强体质。

（六）物理疗法

应用各种物理因素作用于人体，以防治疾病的方法，称为物理疗法，简称理疗。骨伤科常用的理疗方法有：电疗法、磁疗法、光疗法、超声疗法、传导热疗法五大类，其临床概括地讲具有消炎作用、镇痛作用、兴奋作用、缓解痉挛作用、松解粘连软化瘢痕作用等。临床应用时需依患者的病情、病位、病程等具体情况有针对性地选择有效的理疗方法。

（七）手术治疗

临床上，绝大多数筋伤经过保守治疗都可获得治愈，只有极少数筋伤病症需要手术治疗。如肌腱、韧带完全断裂者，经非手术治疗无效者，合并神经、血管损伤者，关节内游离体影响肢体活动者，可采取手术治疗。

第二节 颈部筋伤

颈项部是活动较频繁、活动方向与范围较大的部位，能做前屈、后伸、左右侧屈、左右旋转等活动，因此发生损伤的机会也较多。颈部筋络既是运动的动力，又有保护和稳定颈部的作用，如遭受强大外力或持久外力超越筋络本身的应力时，便可筋伤，严重时可造成骨折脱位等损伤。《医宗金鉴·正骨心法要旨》把颈骨受伤分作"从高坠下、打伤、坠伤、扑伤"四种，指出"面仰头不能垂，或筋长骨错，或筋聚，或筋强骨随头低"，记述了颈部骨伤、错位、筋伤等情况。

一、颈部扭挫伤

各种暴力引起的颈部扭挫伤，除筋伤外，可能兼有骨折或脱位，严重者祸及颈髓，临证时须仔细加以区别，以免误诊。

（一）病因病理

日常生活中，颈部可因突然扭转或前屈、后伸而受伤。如在高速车上突然减速或突然停止时，头部猛烈前冲，打篮球投篮时头部突然后仰，嬉闹扭斗时颈部过度扭转或头部受到暴力冲击时，均可引起颈项部扭挫伤。钝器直接打击颈部引起的挫伤较扭伤少见。

（二）诊断要点

首先明确损伤史，以便于诊断。扭伤者可呈现颈部一侧疼痛，头多偏向患侧，颈项部活动受限，在痛处摸到肌肉痉挛；挫伤者局部有轻度肿胀、压痛。检查时要注意有无手臂麻痛等神经损伤症状，必要时拍摄 X 线照片排除颈椎骨折及脱位。临床常与落枕、颈椎病、脑震荡等相鉴别。

（三）治疗方法

1. 理筋手法 有消散瘀血，松解肌肉痉挛，减轻疼痛的作用。

患者正坐，术者立于背后。左手扶住患者额部，右手以拇、中指轮换点压痛点及天柱、风池等穴。继用右手拇指、示指在患侧做由上而下的按摩，重复进行几次。对扭伤者在压痛点周围可加拿法，以拇指、示指、中指对握痉挛的颈肌，做拿捏手法（图 5-2-1）。

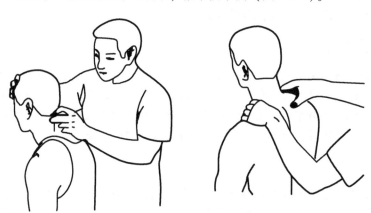

图 5-2-1　颈项筋伤理筋手法

2. 筋伤后颈部偏歪者 可做带牵引或手法牵引。

3. 药物治疗 以祛瘀生新为主，兼有头痛头晕者可酌用疏散风邪药物，内服可用防风芎归汤加减，症状好转时可服小活络丸。外治药以祛瘀止痛为主，局部肿胀者外敷祛瘀止痛类药膏，不肿胀者可外贴伤湿止痛膏。

4. 针灸治疗 常用穴有风池、大椎、合谷、昆仑等，对侧或双侧进针，用泻法，不留针。

5. 练功活动 应向患者说明必须有意识地松弛颈部肌肉，尽量保持头部于正常位置。若头颈偏于异常位置，将使治疗增加困难。并练习头颈的仰俯动作、旋转动作。

二、失 枕

失枕又称落枕，20 岁以后的成人发病较多，冬春两季多发。

（一）病因病理

睡眠时枕头过高过低或过硬，或睡眠时姿势不息，头颈过度偏转，均可使局部肌肉处于过度紧张状态，发生静力性损伤。

颈背部遭受风寒侵袭也是常见因素，如严冬受寒、盛夏贪凉，风寒外邪使颈背部某些肌肉气血凝滞、经络痹阻，僵凝疼痛，功能障碍。

（二）诊断要点

睡眠后颈部出现疼痛，头常歪向患侧，活动欠利，不能自由旋转后顾，如向后看时，须整个躯干向后转动。颈项部肌肉痉挛压痛，触之如条索状、块状，斜方肌及大小菱形肌部位亦常有压痛。

风寒外束，颈痛项强者，可有渐渐恶风、身有微热、头痛等表症。往往起病较快，病程较短，二三天内即能缓解，一周内多能痊愈。如痊愈不彻底，易于复发。若久延不愈，应注意与其他疾病引起之颈背痛相鉴别。

（三）治疗方法

按摩、推拿等手法治疗，对失枕有很好的效果，往往经治疗一次后，症状即减轻大半，如配合药物、针灸等治疗，多可迅速治愈。

1. 理筋手法 同颈部扭挫伤所用点按、拿捏手法，手法部位可扩展至上背部痛点。或可加用牵引手法：患者坐在低凳上，术者一手托住患者下颌，一手托住枕部，两手同时用力向上提，此时患者的躯干部重量起了反牵引的作用。如颈部肌肉痉挛，则有提不动的感觉，应嘱患者尽量放松颈部肌肉，然后在向上提的同时，边提边摇晃头部，以理顺筋络，活动关节。最后将头部缓缓向左右、前后摆动与旋转 2～3 次后，慢慢放松提拉。此种牵引手法可重复 4～5 次，常可收到较好效果（图 5-2-2）。

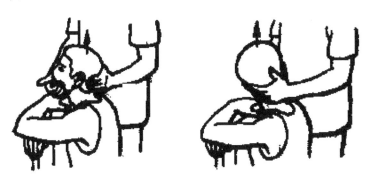

图 5-2-2 落枕牵引法

2. 药物治疗 治宜疏风祛寒、宣痹通络。可用葛根汤、桂枝汤，或服独活寄生丸。每次 5克，一日两次。有头痛形寒等表证者，可用羌活胜湿汤加减。外贴伤湿止痛膏。

3. 针灸治疗 选风池、大椎、风门、外关、阿是等穴，针患侧，用泻法，留针 5～10 分钟。

4. 练功活动 可做头颈的俯仰、旋转动作，如哪吒探海、犀牛望月、望后瞧等，以舒筋和络。

三、颈 椎 病

由于颈项部日常活动频繁，因而中年以后，颈部常发生劳损，包括颈椎骨质增生，颈项韧带钙化，颈椎间盘萎缩退化等改变，当此类劳损性改变影响到颈部神经根，或颈部脊髓，或颈部主要血管时，即可发生痹痛型、痿痪型、眩晕型等病证，临床上统称为颈椎病。现介绍其中最为多见的痹痛型，它是以肩臂疼痛麻木为主要症状的一组证候群，是一种常见病。

（一）病因病理

该病多见于四十岁以上中壮年患者，常因长期低头工作，如誊写、缝纫、刺绣等职业者，较易发生。或由于年高肝肾不足，筋骨懈惰，引起颈部韧带肥厚钙化，椎间盘退化，骨赘增生等病变影响到椎间孔变窄、神经根受压时，即逐渐出现颈椎病的各种症状。第5~6颈椎及第6~7颈椎之间关节活动度较大，因而发病率较其余颈椎关节为高。

（二）诊断要点

颈椎病的证型很多，一般分为局部型、神经根型、脊髓型、椎动脉型、交感神经型、混合型及食管受压型。其中以神经根型最为多见。

多数无明显外伤史，但少数因外伤而诱发。很多患者渐渐感到一侧肩、臂、手的麻木疼痛，或以麻木为主，或以疼痛为主，颈部后伸、咳嗽，甚至增加腹压时疼痛可加重。部分患者可有头晕、耳鸣、耳痛、握力减弱及肌肉萎缩，此类患者的颈部常无疼痛感觉。

检查时，下段颈椎棘突或患侧肩胛骨内上角部常有压痛点，部分患者可摸到条索状硬结，颈部活动受限、僵硬。以麻木为主者，可有疼痛减退区或握力减弱。当颈5~6椎间病变时，刺激颈6神经根引起患侧拇指或拇、示指感觉减退；当颈6~7椎间病变时，则刺激颈7神经根而引起示、中指感觉减退。可做左右对比检查。

牵拉试验：检查者一手扶患者头的患侧，另一手握患侧上肢，将其外展90°，两手做反方向牵拉，若有放射痛或麻木则为牵拉试验阳性。

压头试验：患者坐位，颈后伸、偏向患侧，检查者以左手托其下颌，右手从头顶逐渐下压，若出现颈部痛或放射性痛则为压头试验阳性。

必要时拍摄正侧位或侧位过伸、过屈位X线照片，以观察病变部位。

对肩部疼痛明显的患者，可做肩关节外展、上举试验，如外展明显受限，应考虑为肩关节周围炎或颈椎病合并肩周炎。

（三）治疗方法

理筋手法是治疗颈椎病的主要治法，能使部分患者较快缓解症状，再配合药物等疗法，可进一步提高疗效。

1. 理筋手法

（1）治疗手法：即颈项旋扳法，患者取稍低坐位，术者站于患者的侧后，以同侧肘弯托住患者下颌，另一手托其后枕部，嘱患者颈部放松，术者将患者头部向头顶方向牵引，尔后向本侧旋转，当接近限度时，再以适当的力量使其继续旋转5°~10°，可闻及轻微的关节弹响声，之后再行另一侧旋扳。在施治中，需注意患者的颈部肌肉必须放松，在旋转过程中始终保持头部的上提力量，最后旋转5°~10°时不可用力，切忌粗暴，旋转手法若使用不当有一定危险，故宜慎用。

（2）枕颌牵引法：可做坐位牵引或卧位牵引（图5-2-3）。牵引姿势以头部略向前倾为宜，牵引重量2~5千克，每次牵引时间约30分钟，每日1~2次。枕颌牵引可以缓解肌肉痉挛，扩大椎间隙，流畅气血，缓解症状，且很少有不适。牵引重量的大小、时间的长短等，可以根据患者的反应而灵活掌握。

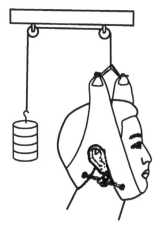

图5-2-3 坐位枕颌布托牵引

2. 药物治疗 治宜补肝肾、祛风寒、活络止痛为主，可内服补肾壮筋汤或补肾壮筋丸、骨刺丸等；急性发作，颈臂痛较重者，治宜活血舒筋，可内服舒筋汤；麻木明显者，可内服全蝎粉，早晚各服1.5克，开水调服。

第三节 肩 部 筋 伤

肩关节是人体活动范围最大的关节，扭捩跌仆易于引起肩部扭挫伤。筋伤可单独发生，也可并发于脱位或骨折。临床诊治筋伤须鉴别有无骨折或脱位，在治疗骨折或脱位时也要考虑筋伤。如患者素有风寒湿痹，复遭扭捩跌仆，则诸邪合而为病，日久气血不畅而致肩痹。

一、肩部扭挫伤

（一）病因病理

肩关节过度扭转，可引起关节囊、筋膜的损伤或撕裂。重物打击肩部，可引起肌肉或脉络的损伤或撕裂，致使瘀肿疼痛，功能障碍。当上肢突然外展或已外展的上肢受外力使之突然下降，都可使冈上肌腱部分或全部断裂。如筋伤严重，筋膜大片受伤，肿痛剧烈，往往导致瘀肿难以消除，疼痛不易全消，可形成慢性过程，继发漏肩风等。

（二）诊断要点

有明显外伤史，局部肿胀、疼痛、活动功能障碍，如肩部肿痛范围较大者，要查出肿痛的中心点，根据压痛最敏感的部位，判定受伤的准确位置。

冈上肌断裂时，会出现典型的肌力消失，无力外展上臂。如果帮助患肢外展至60°以上后，就能自动抬举上臂。

应仔细触摸肩前部有无骨性隆突或骨擦音，有无间接压痛，以排除肱骨外科颈嵌入性骨折或大结节撕脱性骨折。还要注意与肩关节脱位及肩锁关节分离相鉴别。如外伤暴力不大，但引起严重肿痛者，要问清患肩受伤前有无疼痛等症状，以排除骨囊肿、骨结核等病变。必要时拍摄 X 线照片，可进一步明确诊断。

（三）治疗方法

1. 理筋手法 患者正坐，术者立于患侧，嘱尽量放松上肢肌肉，一手捏住患侧手腕，一手以虎口贴患肩，并徐徐自肩部向下抚摩至肘部（图5-3-1），重复五六次。接着术者一手托患肘，一手握患腕，将患肢缓缓向上提升，又缓缓下降，可重复数次。最后术者双手握患侧手腕，肩外展60°，肘关节伸直做连续不断地抖动半分钟至1分钟，可使伤处有轻快感。

部分患者精神过度紧张，不愿接受手法治疗时，可先用物治疗，待肿痛稍减在做理筋手法。

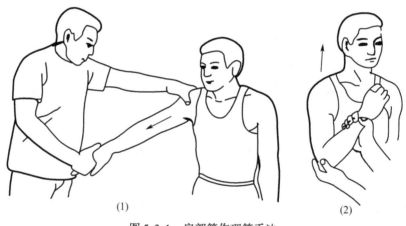

(1)　　　　　　　　　　　　　　　　　　(2)

图 5-3-1　肩部筋伤理筋手法

2. 药物治疗 初期及中期以散瘀消肿、生新止痛为主，内服舒筋活血汤，痛重难忍时加服云南白药，外敷三色敷药或双柏散；后期以活血舒筋为主，可内服舒筋丸，并配合熏洗。

3. 固定和练功活动 由于肩部急性筋伤易于迁延成慢性筋伤，因此在治疗过程自始至终要注意动静结合，制动时间不宜太长，要早期练功，争取及早恢复功能，尽量预防转变为慢性筋伤。

筋伤较重者，伤后用肩"人"字绷带包扎，再用三角巾将患肢屈肘90°悬挂胸前，以限制患肩活动。2～3周后肿痛减轻，应做肩关节外展、外旋、内旋、前屈、后伸及自动耸肩等锻炼，使尽早恢复活动功能。

二、肩关节周围炎

肩关节周围炎的病名较多。例如，因睡眠时肩部受凉引起而称"漏肩风"或"露肩风"；因肩部活动明显受限，形同冻结而称"冻结肩"；因该病多发于50岁以上患者而称"五十肩"。此外，还称"肩凝风"、"肩凝症"等。因此，它是一种多因素的病变。

（一）病因病理

五旬之人，肾气不足，气血渐亏，加之长期劳累又因肩部露卧受凉，寒凝筋膜而引起该症。故风寒湿邪侵袭、劳损为其外因，气血虚弱、血不荣筋为其内因。

少数患者可因外伤而诱发，如肱骨外科颈骨折、肩关节脱位、上肢骨折若固定时间太长或在固定期间不注意肩关节功能锻炼亦可发生。

（二）诊断要点

无外伤史患者，初时肩周微有疼痛，常不引起注意，1～2周后。疼痛渐增，肩关节外展、外旋功能开始受跟。外伤而诱发者，外伤后肩关节外展功能迟迟不恢复，且肩周疼痛持续不愈，甚至转见加重。患者不能卧于患侧，穿衣、梳头时疼痛加剧。昼轻夜重，难以入眠。

检查肩部并不肿胀，肩前、后、外侧均可有压痛，外展功能受限，被动继续外展时，肩部随之高耸。此时一手触摸住肩胛骨下角，一手将患肩继续外展时，可感到肩胛骨随之向外上转动，说明肩关节已有粘连（图5-3-2）。

重型患者肩臂肌肉萎缩，尤以三角肌为明显，疼痛较重，夜间尤甚，外展及内旋、外旋均有严重限制。病程一般在一年以内，较长者可达1～2年。

部分肩周炎患者可自行痊愈，但时间长、痛苦大，功能恢复不全，积极地治疗可缩短病程，加速痊愈。要注意与颈椎病相区别。颈椎病虽有肩臂放射痛，但在肩臂部往往无明显压痛点，有颈部疼痛和活动障碍，但肩部活动尚可，必要时还可加摄X线照片鉴别。

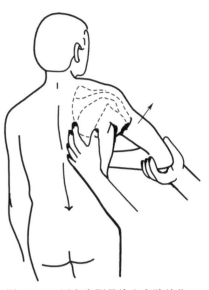

图5-3-2 固定肩胛骨检查肩肱关节

（三）治疗方法

因肩关节周围炎病程长、疗效慢，因此要鼓励患者树立信心，配合治疗，加强练功活动，增进疗效。

1. 理筋手法 患者正坐，术者用右手的拇、食、中三指对握三角肌束，做垂直于肌纤维走行方向的拨动5～6次，再拨动痛点附近的冈上肌、胸肌各5～6次，然后按摩肩前、肩后及肩外侧。继之，术者左手扶住肩部，右手握患手，做牵拉、抖动和旋转活动（图5-3-3）。最后帮助患肢做外展、内收、前屈、后伸等动作。

施行以上手法时（除按摩外），会引起不同程度的疼痛，要注意用力适度，以患者能忍受为宜。隔日治疗一次，10次为一个疗程。

2. 药物治疗 治宜补气血、益肝肾、温经络、祛风湿为主，可内服独活寄生汤或三痹汤等。体弱血亏较重者，可用当归鸡血藤汤加减。急性期疼痛特重，肩关节触痛敏感，肩关节活动障碍者，可外敷宝珍膏、伤湿止痛膏等。

3. 针灸治疗 取穴有肩髃、肩髎、肩外俞、巨骨、臑俞、曲池等，并可以痛点为腧，即阿是穴，用泻法，结合艾灸，每日或隔日一次。

4. 练功活动 鼓励患者做肩外展、前屈、后伸、旋后等动作。由于锻炼时会引起患部疼痛，

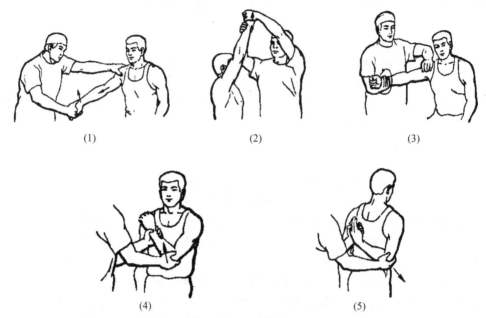

(1)   (2)   (3)

(4)   (5)

图 5-3-3　肩关节周围炎理筋手法

因此须消除患者顾虑，说明练功疗法的重要性，要每日早、晚多加锻炼。如做"手拉滑车"、"蝎子爬墙"等动作，当手指达到所能摸到的高度后，在墙上做好标记，每日循序渐进，一周对照一次，可以衡量肩外展的进展情况，增强患者练功的信心。

三、冈上肌腱炎

冈上肌起于肩胛冈上窝，由肩峰下通过，止于肱骨大结节的外上方。肩峰与冈上肌腱之间有肩峰下滑囊相隔，以减轻两者之间的摩擦。肱二头肌长头肌腱位于肱骨大结节、小结节之间的骨性沟内。在不同的姿势下可扭伤不同的肌腱，但瘀血肿胀时也会影响相邻组织，如发生挫伤，就更难截然分开，临床上以冈上肌腱炎较常见。

（一）病因病理

当肩外展至90°时，肩峰下滑囊完全缩进肩峰下面，冈上肌腱很容易受到摩擦（图5-3-4），日久形成劳损。中年以后冈上肌退行性变更易劳损，呈慢性炎症变。即冈上肌腱炎，临床比较多见。少数患者的冈上肌腱渐趋粗糙，甚至钙化，或冈上肌腱的部分断裂。肩部急性筋伤，特别是中年以上患者，将加重冈上肌腱的退变，转变为冈上肌腱炎。

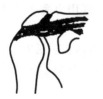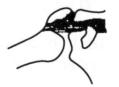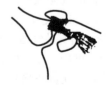

图 5-3-4　冈上肌腱解剖图

（二）诊断要点

多数缓慢发病，肩部渐起疼痛，用力外展时疼痛较明显，动作稍快时，肩部肌筋"咿轧"作响。当自动外展至60°左右时，因疼痛不能继续外展及上举，但可被动外展及上举，此点与肩关节周围炎是不同的。压痛点在肱骨大结节部或肩后冈上部。

所谓"疼痛弧"是指患肩外展未到60°时疼痛较轻，被动外展至60°～120°时，疼痛较重，当上举超过120°时，疼痛又减轻，且可自动继续上举。因而对60°～120°这个范围称为"疼痛弧"（图5-3-5）。冈上肌腱钙化时，X线片可见局部有钙化影。

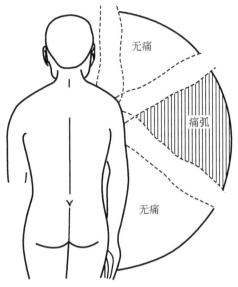

图5-3-5　冈上肌腱病变引起的肩外展疼痛弧

肩峰下滑囊炎主要表现为肩峰下疼痛、压痛，并可放射至三角肌，严重者有微肿。病程久时可引起局部肌肉萎缩，肩关节不能做外展、外旋等动作。肱二头肌长头腱鞘炎起病缓慢，逐渐加重，疼痛、压痛以肱骨结节间沟为主，肱二头肌抗阻力屈肘时疼痛加重，久则亦有功能障碍及肌肉萎缩。根据临床表现，冈上肌腱炎可与肩峰下滑囊炎、肱二头肌长头腱鞘炎相鉴别。

冈上肌腱断裂时，会出现典型肩外展肌力消失，无力外展上臂，如果帮助患肢外展至60°以上后，就能自动抬举上臂。

（三）治疗方法

1. 理筋手法　急性期以轻手法为主，慢性期手法宜稍重。施行手法时，先用拿法，拿捏冈上部、肩部、上臂部，自上而下，疏松筋络。然后以冈上及肩部为重点，自上而下揉摩。以舒筋活血。再拨动并点按冈上及肩部筋络，以理顺粗糙、肿胀或扭转的筋络。最后术者左手扶住肩部，右手托住肘部，将肩部摇转并尽量外展，先向前摆4～5周，再向后摇4～5周，在摇转过程中，将患肩尽量外展90°～120°（轻度上举）。

2. 药物治疗　急性期内服药宜舒筋活血、清热止痛为主，用舒筋活血汤加减，慢性期可服舒筋丸，每次服一丸，每日服二次。局部疼痛畏寒者可服小活络丸或活血酒。体弱血虚者可内服当归鸡血藤汤。急性期肿痛较重时，外敷消瘀止痛膏或三色敷药。后期外贴宝珍膏或伤湿止痛膏，亦可用熏洗或腾药热熨患处。

3. 针灸治疗　取穴如天宗、肩髃、肩髎、臂臑、曲池等，用泻法，提插捻转，以肩臂酸麻胀为度，留针20分钟。可加做艾灸，亦可用当归注射液做痛点注射。

4. 固定和练功活动　急性期肿痛难忍者可用三角巾悬吊，做短期制动。肿痛缓解后进行功能锻炼，如肩外展、前屈、外旋等，以舒筋和络，恢复肩臂活动功能。

第四节　肘部筋伤

肘关节是屈戌关节，伸屈在0°～140°，颇为稳定。前臂的旋转功能由上、下尺桡关节完成，环状韧带使上尺桡关节稳定。肘关节还有内、外侧韧带及伸肌群、屈肌群的肌肉、肌腱所包裹附着。由于肘关节是活动较多的关节，所以筋伤较多见。

一、肘部扭挫伤

（一）病因病理

直接暴力的打击可造成肘关节挫伤；跌仆、失足滑倒，手掌着地，肘关节处于过度外展、伸直位置，可致肘关节扭伤。临床以关节囊、侧副韧带和肌腱等损伤，多见局部充血、水肿，严重者关节内出血、渗出，致肘关节活动严重受限。治疗不及时或治疗不当，容易遗留关节强直。

（二）诊断要点

有明显外伤史。肘关节处于半屈伸位，弥漫性肿胀、疼痛、功能障碍，有的出现瘀斑。压痛点往往在肘关节的内后方和内侧副韧带附着部。严重的扭挫伤要注意与骨折相区别，环状韧带的断裂常使桡骨头脱位并尺骨上段骨折。在成人，通过 X 线摄片易确定有无合并骨折，在儿童骨骺损伤时较难区别，可与健侧同时拍片以检查对比，可以减少漏诊。部分严重的肘部扭挫伤，有可能是肘关节错缝后已自动复位，只有关节明显肿胀，已无脱位征，易误认为单纯扭伤。在后期可出现血肿钙化，并影响肘关节的伸屈功能。

（三）治疗方法

《医宗金鉴·正骨心法要旨》在论述肘部损伤时指出："其斜弯之筋，以手推摩，令其平复，虽即时能垂能举，仍当以养息为妙。"所谓养息，是调养休息之意。说明肘部损伤后功能恢复是不能操之过急的。

1. 理筋手法　伤后即来就诊者，宜将肘关节做一次 0～140° 的被动屈伸，这对于微细的关节错位可起到整复的作用。若肘伸直受限，可做肘关节的前臂旋后摇法，即在相对牵引拔伸下，边摇边将肘关节趋向伸直。若肘屈曲受限，可做肘关节的捻法治疗，即在相对拔伸下，边揉捻肌筋边被动屈曲肘关节。上述手法不宜反复做，更不能强力屈伸，否则虽能拉开粘连，但同时又引起血肿，以后粘连更加严重，甚至引起血肿的钙化。

2. 药物治疗　早期治宜散瘀消肿，可内服三七粉或七厘散，外敷三色敷药或清营退肿膏、取柏散。后期治宜消肿和络，可以服补筋丸或活血酒，并配合熏洗。

3. 固定和练功活动　早期患肢用三角巾悬吊，肘关节置于屈曲 90° 的功能位，以限制肘关节的伸屈活动，并督促患者多做手指伸屈握拳活动，以利消肿。两周后肿痛减轻。可逐步练习肘关节的伸屈功能，使粘连机化逐步松解以恢复正常。如做被动伸屈活动，必须是轻柔的，不引起明显疼痛的活动，禁止做被动粗暴的伸屈活动。

二、肱骨外上髁炎

肱骨外上髁炎亦称肱桡关节滑囊炎、肱骨外髁骨膜炎，因网球运动员较常见，故又称网球肘。

（一）病因病理

肱骨外上髁炎多因长期劳累，伸腕肌起点反复受到牵拉刺激，引起部分撕裂和慢性炎症或局部的滑膜增厚、滑囊炎等变化。多见于特殊工种，如砖瓦工、木工、网球运动员等。局部筋膜劳损、体质较弱，气血虚亏，血不养筋为其内因。

（二）诊断要点

起病缓慢，初起时在劳累后偶感肘外侧疼痛，延久则有加重，如提热水瓶、扭毛巾，甚至扫地等动作均感疼痛乏力，疼痛甚至可向上臂及前臂放散，致影响肢体活动，但在静息时多无症状。

检查肱骨外上髁部多不红肿，较重时局部可有微热，压痛明显，病程长者偶有肌萎缩。肘关节伸屈旋转功能虽正常，但做抗阻力的腕关节背伸和前臂旋后动作可引起患处的疼痛，说明病变在伸腕肌的起点。若病变发生在肱骨内上髁，则为肱骨内上髁炎，肿痛和压痛在肘内侧，抗阻力屈腕时疼痛较明显。

若病变发生在尺骨鹰嘴，则为鹰嘴滑囊炎，肿痛和压痛在肘后侧，伸屈轻度受限。

（三）治疗方法

1. 理筋手法

（1）患者正坐，医生面对患者，一手拿住其腕，自肱骨中部用推法、摩法过肘部向下理顺筋络三次。

（2）一手托住肱骨下端，另一手拿住其腕，是患肘屈曲，将其里外翻转（旋前旋后）数次，然后使患肘屈伸数次（图5-4-1）。

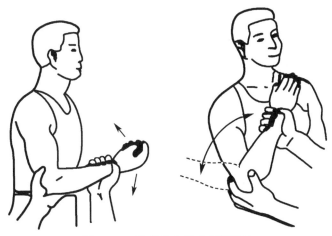

图5-4-1　肱骨外上髁炎理筋手法

（3）再将患肘摇滚数圈，自左到右，再自右到左，两侧次数相等，摇的度数及范围，根据损伤情况而定，不可引起肘部剧痛。

（4）以拇指点按患侧曲池、尺泽、手三里、少海、小海等穴，再用拿捏法向下理顺筋络。

2. 药物治疗　治宜养血荣筋、舒筋活络，内服舒筋汤，外敷定痛膏或用海桐皮汤熏洗。

3. 封闭治疗　泼尼松龙12.5mg加1%普鲁卡因2ml做痛点注射，每周1次，连续3~4次，如无效，则应放弃此疗法。或用当归注射液2ml做痛点注射。

4. 小针刀疗法　局部麻醉，患者伸肘位，医生左手拇指在桡骨粗隆处将肱桡肌拨向外侧，小针刀沿肱桡肌内侧缘刺入，直达桡肱关节滑囊和骨面，切开剥离2~3针刀即可出针，无菌纱布覆盖针孔，患侧屈伸数下即告结束。

5. 手术治疗　适用于保守治疗无效者，常用手术方式有伸肌总腱附着点松解术、环状韧带部分切除术、皮下神经血管束切除术。

第五节 腕 部 筋 伤

一、腕关节扭挫伤

腕关节是一个多关节复合体，由桡尺骨下端、远近两排腕骨及各掌骨组成，被腕部韧带、副韧带固定覆盖，加强稳定。腕关节附近又有众多之肌腱附着，关节周围无肌肉组织。腕关节扭挫伤是指外力作用造成的腕关节部的韧带、筋膜等软组织的损伤。

（一）病因病理

由于跌仆时手掌或手背着地，或用力过猛，迫使腕部过度背伸、掌屈及旋转活动，超过腕关节正常活动度，造成相应之软组织损伤，甚至骨折脱位。受伤轻重与否取决于力的方向、大小和持续的时间。

（二）诊断要点

患者有明显的外伤史，由于受力的部位与方向的不同，可在相应或相反的部位发生肿胀、疼痛、酸软无力，腕指部呈现一定的特殊位置，局部有压痛，活动时疼痛加重，功能受限。桡腕背侧韧带损伤者，腕部掌屈时有疼痛；反之，为桡腕掌侧韧带损伤。若伤情严重，腕部各个方向活动均有疼痛及功能障碍时，可能为韧带肌腱之复合伤或有骨折及半脱位存在，宜详细检查，常规拍摄腕部正、侧、斜位 X 线片。

（三）治疗方法

1. 理筋手法
（1）拇指揉按腕部，以活血舒筋。
（2）医者用两拇指按着腕背，余指在腕部掌侧做缓缓的旋转，如搅风车状。
（3）拇指点按手三里穴，并沿经络循行往下揉按。
（4）一手握住患者手指，指端不动；另一手拇指按住腕背阳池穴，中指按于对侧，将腕部摇动。

2. 药物治疗 初期治宜祛瘀止痛消肿，可内服七厘散、和营止痛汤，外敷三色敷药、双柏散等。后期治宜消肿和络，外用上肢熏洗药方。

3. 固定治疗 损伤较重者，敷药后用纱布绷带包扎或配戴弹力护腕，以三角巾做颈臂悬吊胸前 2 周，去除固定后，仍需避免腕关节的过度旋转活动，防止复发。

二、桡侧伸腕肌腱周围炎

前臂桡侧伸肌群主要有桡侧伸腕长肌、桡侧伸腕短肌、外展拇长肌和伸拇短肌。在前臂背侧中下 1/3 处外展拇长肌和伸拇短肌从桡侧伸腕长肌、桡侧伸腕短肌之上面斜行跨过，该处没有腱鞘，仅有一层疏松的腱膜覆盖。由于伸腕肌活动频繁，又无腱鞘保护，故容易引起肌腱及其周围的劳损。

（一）病因病理

在桡侧伸腕长、短肌将腕关节固定于背伸位的情况下用力握物或提重物，因与外展拇长肌腱、伸拇短肌腱运动方向不一而互相摩擦，引起肌腱及其周围筋膜的损伤。多见于木工、砖瓦工等。较长时间的超乎耐力的劳动也是引起伸腕肌腱周围炎的原因。例如，原为文职人员，突然改变工种从事紧张的伸肘腕的劳动，也可发生该病。如及时治疗，经1~2周即可恢复，如不痊愈，易反复发作。

（二）诊断要点

起病较快，前臂中下段之背桡侧肿胀、疼痛、灼热、压痛。腕部活动受限，检查时用拇指按住肿痛处，嘱患者握拳并做腕关节伸屈时。即可感觉到捻发感。症状轻者，不易检查出。

（三）治疗方法

1. 理筋手法　急性期一般不适宜行理筋手法，肿胀稍退后可做轻拿捏和理顺手法。

2. 药物治疗　治宜祛瘀消肿、舒筋止痛，内服舒筋丸，局部贴宝珍膏，肿痛减轻时可用海桐皮汤熏洗。

3. 固定　用硬纸板或夹板两块固定腕关节1~2周，待捻发感消失后去除外固定，逐步恢复工作。

三、腕三角软骨损伤

腕三角软骨为纤维软骨组织。软骨基底部附着于桡骨远端关节面的尺侧缘，软骨尖端附着于尺骨茎突基底部，软骨的掌侧缘与背侧缘均与腕关节囊相连，因而把腕关节腔与尺桡下关节腔隔开。

（一）病因病理

腕三角软骨具有限制前臂过度旋转的功能，因此当腕关节遭受突然的过度旋转暴力时，可引起三角软骨的损伤或破裂。

腕三角软骨损伤可并发于桡骨远端骨折或腕部的其他损伤，因此腕三角软骨损伤的早期症状常被其他严重损伤所掩盖。

（二）诊断要点

多数有明显外伤史。初期肿胀、疼痛局限于腕关节之尺侧，活动功能障碍，腕伸屈旋转动作时因挤压软骨盘可引起疼痛。后期肿胀基本消退，但尺骨小头部仍有微肿及压痛，酸楚乏力，将腕关节尺偏。并做纵向挤压，可引起局部的疼痛。做较快的伸屈旋转动作时可发出弹响声。部分患者可并发下尺桡关节韧带的松弛或断裂，临床检查见尺骨小头移动度增大。月骨无菌性坏死同样有外伤史，但压痛点在腕正中部，可与该病相鉴别。

（三）治疗方法

1. 理筋手法　先行相对拔伸，并将腕部环转摇晃6~7次，然后再在桡骨远端和尺骨小头的侧方互相挤压以复位，最后痛点按压。

2. 药物治疗　初期治宜祛瘀消肿，内服七厘散，每次 1.5g，一日两次；外敷三色敷药或消瘀止痛膏。后期以温经止痛为主，内服加减补筋丸，每次 5 克，一日两次；外用海桐皮汤煎水熏洗。

3. 水针治疗　可选用当归注射液 2ml、泼尼松龙 12.5mg 加 1% 普鲁卡因 2ml，注射至尺骨茎突内侧做痛点封闭，5~7 天 1 次，连续 3~4 次。

4. 固定和练功活动　损伤初期要注意固定制动，用两块夹板将腕关节固定于功能位 4~6 周，然后在无痛的情况下，逐步进行功能活动。慢性期症状加重时，也可做短期的固定制动。

四、腱鞘囊肿

腱鞘囊肿是发生于关节或腱鞘内的囊性肿物，内含有无色透明或微呈白色、淡黄色的浓稠黏液。古称"腕筋结"、"腕筋瘤"、"筋聚"、"筋结"等，腱鞘囊肿实际上不是肿瘤。

（一）病因病理

该病多为劳累所致，或为外伤所致。患者往往在没有明显外伤史的情况下发现囊性的肿块。因此，劳损是发病的较常见因素。

（二）诊断要点

腱鞘囊肿患者以青壮年和中年多见，女多于男。囊肿常发生于腕背部，偶有发生于前臂、手腕的掌侧、踝前、足背等处，表面光滑皮色不变，与皮肤不相连，局部温度正常，肿块基底固定或推之可动，橡皮样硬或有囊性感，压痛轻微或无压痛。发生于腘窝内者，直膝时可如鸡蛋大，屈膝时则在深处不易摸清楚。部分腱鞘囊肿可自消，但时间较长。

（三）治疗方法

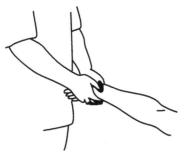

图 5-5-1　腱鞘囊肿按压法

1. 理筋手法　对囊壁薄者，可做指压法。如囊肿在腕背部，将手腕尽量掌屈，使囊肿更为高突和固定，术者用拇指压住囊肿，并加大压力压破之（图 5-5-1）。此时囊肿内黏液破囊壁而出，散入皮下，囊肿即不明显。再用按摩手法散肿活血，局部并用绷带加压包扎 1~2 天。

2. 药物治疗　囊壁已破，囊肿变小，局部仍较肥厚者，可搽擦茴香酒或展筋丹，也可贴万应膏，使肿块进一步消散。

3. 针灸治疗　对囊壁厚，囊内容物张力不太，压不破者，可加针刺治疗。用三棱针刺入肿块，起针后在肿块四周加以挤压，可使囊肿内容物挤入皮下，部分胶状黏液可从针孔中挤出，然后用消毒敷料加压包扎，可减少复发。

五、桡骨茎突腱鞘炎

桡骨茎突部有外展拇长肌腱和伸拇短肌腱的共同腱鞘。在日常的劳动中，拇指的对掌和伸屈动作较多，使拇指的外展肌和伸肌不断收缩，以致造成该部位发生狭窄性腱鞘炎。与之相比，尺骨茎突部发生狭窄性腱鞘炎者则十分罕见。

（一）病因病理

手腕部过度劳累可导致该病的发生。如家庭妇女、轻工业工人、誊写员等工作，使外展拇长肌及伸拇短肌的肌腱在共同的腱鞘中过多地来回磨动，日久劳损，即可使腱鞘发生损伤性炎症，造成纤维管的充血、水肿、肥厚、管腔变窄，肌腱在管内滑动困难而产生相应的症状。

体弱血虚，血不荣筋者更易发生该病，如局部病变迁延日久，腱鞘纤维化和挛缩，腱鞘腔越变狭窄，将使症状更为顽固。

（二）诊断要点

多数缓慢发病，偶有因特殊劳累而起病稍快者。自觉腕部桡侧疼痛，提物乏力，尤其不能做提热水瓶倒水等动作。患侧桡骨茎突处有隆起，或可有结节，在桡骨茎突及第一掌骨基底部之间有压痛。部分患者局部有微红、微肿、微热，疼痛可放射至手及前臂。检查时将拇指尽量屈曲握于掌心。同时将腕关节尺倾，可引起患处剧痛（图5-5-2）。

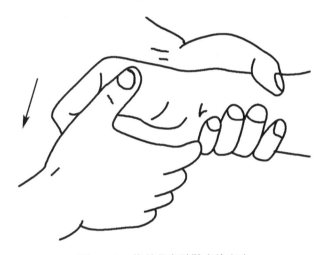

图 5-5-2　桡骨茎突腱鞘炎检查法

（三）治疗方法

1. 理筋手法　术者一手托住患手，另一手于腕部桡侧痛处及其周围做上下来回的按摩及揉捏，然后按压手三里、阳溪、合谷等穴，并弹拨肌腱4～5次。再用左手固定患肢前臂，右手握住患手，在轻度拔伸下将患手缓缓旋转及伸屈。最后用右手拇、示二指捏住患手拇指末节，向远心端突然拉伸，可引起弹响，起舒筋作用。结束前再按摩患处一次。理筋手法每日或隔日一次。

2. 药物治疗　治宜调养气血、舒筋活络为主，可用桂枝汤加当归、何首乌、威灵仙等，外用海桐皮汤熏洗。

3. 针灸治疗　取阳溪为主穴，配合谷、曲池、手三里、列缺、外关等，得气后留针15分钟，隔日一次。

4. 水针疗法　可选用当归注射液2ml、泼尼松龙12.5mg加1%普鲁卡因1ml做局部注射。以药液注入腱鞘内为佳。

5. 固定　疼痛严重时，可用胶布、塑料夹板或硬纸板一块包扎固定腕关节于桡倾，拇指伸展位3～4周，以限制活动，可缓解症状。

6. 腱鞘松解术　用1mm直径的骨圆针，长约6cm，尖端磨成斜坡刀口2～3mm，消毒皮肤，在局麻下刺入皮内，抵达腱鞘，顺肌腱方向切开腱鞘，起针后用消毒纱布包扎，或可考虑切开腱鞘，作肌腱松解术。

六、腕管综合征

腕管系指掌侧的腕横韧带与腕骨所构成的骨-韧带隧道。腕管中有正中神经，拇长屈肌腱和4个手指的指屈深、指屈浅肌腱（图5-5-3）。

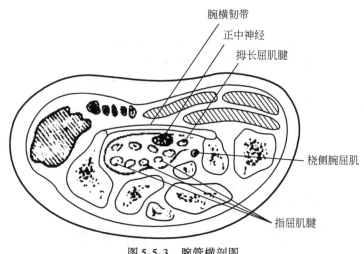

图5-5-3　腕管横剖图

腕管综合征是由于正中神经在腕管中受压，而引起以手指麻痛乏力为主的证候群。近二十年来证实在切断松解腕横韧带后，可使症状缓解或消失，说明腕管综合征系腕管狭窄所引起，故又名"腕管狭窄症"。

（一）病因病理

腕部外伤，包括骨折、脱位、扭挫伤等，引起腕横韧带的增厚；或腕管内各肌腱周围组织的水肿、增厚等引起腕管内容物增大；或腕管内有脂肪瘤、腱鞘囊肿等而引起腕管内容物增多，均可导致腕管的相对狭窄，使正中神经受压，发生腕管综合征。部分患者无外伤史，可为慢性劳损等因素所引起。

（二）诊断要点

主要症状是第1~4四个手指的麻木和刺痛，或呈烧灼样痛，患手握力减弱，握物端物时，偶有突然失手的情况。劳动后、入睡前、局部温度增高时，症状可加重。寒冷季节患指可有发冷、紫绀等改变。检查时，按压腕横韧带部或尽量背伸腕关节时，可使症状明显。病程长者可有大鱼际肌的萎缩。

临床上应注意与其他疾病鉴别。例如，颈椎病和颈椎间盘突出症引起神经根受压时，则麻木区不单在手指，往往前臂同时也有痛觉减退区，并且运动、腱反射也出现某一神经根受压的变化。脊髓肿瘤压迫第六七神经根时，神经根受压的症状进行性加重。多发性神经炎症状常为双侧性，并不局限在正中神经，桡尺神经也受累，呈手套状感觉麻木区。

（三）治疗方法

1. 理筋手法　用茴香酒等外搽局部后，按压、揉摩外关、阳溪、鱼际、合谷、劳宫及痛点等穴，然后将患手在轻度拔伸下，缓缓旋转、屈伸腕关节。术者左手握住腕上，右手拇、示二指捏住患手拇指末节，向远心端迅速拔伸，以发生弹响为佳。依次拔伸第2~4指，以上手法可每日做一次。

2. 药物治疗　治宜祛风通络，内服大活络丹，外贴宝珍膏或万应膏，并用八仙逍遥汤熏洗患手。

3. 针灸治疗　取阳溪、外关、台各、劳宫等穴，得气后留针15分钟，每日或隔日一次。

4. 水针疗法　选用当归注射液2ml、泼尼松龙12.5mg与1%普鲁卡因混合液注射，以药液注入腕横韧带内为宜。

5. 症状严重患者经治疗无效时　可考虑切断腕横韧带以缓解压迫。

第六节　手　指　筋　伤

人类的体力劳动必须通过手指的活动来进行，故手指筋伤很常见。特别在球类运动、劳动生产等过程中，受伤的机会较多。

一、指间关节扭挫伤

（一）病因病理

指间关节扭挫伤多见于青壮年。当手指受到撞击压轧，或间接暴力而过度背伸、掌屈和扭转等均可引发。例如，球类运动中，当某一个指尖受到猛烈冲撞时，即可引起关节面软骨的损伤。如指间关节突然侧向弯曲，则可引起关节囊及对侧副韧带的损伤，甚至脱位等。

（二）诊断要点

指间关节扭挫伤可发生于各手指的远侧指间关节，也可发生于近侧指间关节，而以远侧较多见。受伤后，指间关节剧烈疼痛，并迅速肿胀，常强直于几乎伸直位置，严重者手指不能伸屈，病程往往较长。少数可伴有关节边缘的撕脱骨折。并发脱位，明显畸形患者，多在当时自行复位。发生半脱位者，因常伴有软骨面的塌陷，并有轻度偏歪成角现象，不易完全矫正。

检查患指关节有明显压痛，做被动侧方活动时疼痛加重。如侧副韧带断裂，则指关节不稳，有侧向异常活动。

（三）治疗方法

1. 理筋手法　术者左手托住患手，右手拇指及食指握住患指末节向远端牵引，使关节间隙拉宽，将弯曲的筋膜舒顺，继续将患节轻轻伸屈，微微旋转，以滑利关节。再在局部做推揉按摩，以局部舒适轻松为度，每日或隔日做一次。

2. 药物治疗　初期治宜活血祛瘀、消肿止痛，内服七厘散。后期用海桐皮汤煎水熏洗。

3. 固定和练功活动　有侧弯畸形者，初期可用铝板、塑料夹板或硬纸板固定于功能位2~3周，3周后去除固定，进行练功活动，亦可在练功前先热敷，禁止做被动的猛烈伸屈活动。

二、伸指、屈指肌腱断裂

（一）病因病理

手部的肌腱由于所在部位不同，功能不同，构造也各有特点。伸指肌腱抵止于末节指骨的基底部背面，该肌腱在近侧指间关节的背面分成中央束和两侧束。并有骨间肌和蚓状肌的肌腱加入侧束，形成腱帽。屈指深肌腱止于末节指骨基底部之掌侧面，屈指浅肌腱止于中节指骨干的掌侧面。锐器切割伤或伸，屈肌腱强烈收缩，可造成伸指肌腱或屈指肌腱断裂，伸指肌腱断裂时，常将其止点所附着的骨骼撕脱。

（二）诊断要点

若伸指肌腱在掌指关节近侧断裂时，掌指关节不能伸直，而指间关节因蚓状肌及骨间肌牵拉仍可伸直；若中央束断裂。则近侧指间关节不能伸直，而远侧指间关节反被侧腱束拉成过伸畸形。若伤后远侧指间关节肿胀、疼痛，末节手指下垂屈曲畸形，不能自动伸直者，为伸指肌腱已经断裂。X线摄片常可见末节指骨基底部之背侧有小骨片被撕脱，临床上又称之为"锤状指"。

检查屈指肌腱损伤时，固定患指中节，让患者屈远侧指间关节，如不能活动，则为屈指深肌腱断裂。若固定除患指外的其他3个手指于伸直位，让患者屈患指近侧指间关节，如不活动，则为屈指浅肌腱断裂。若两种方法检查手指关节均不能屈，则是深、浅屈肌均断裂。

（三）治疗方法

带有撕脱小骨片者，可用铝板或铁丝夹，将患指近侧指间关节尽量屈曲，远侧指间关节过伸位固定4~6局，当骨片愈合时，末节指骨无力背伸的症状即可消失。此时可做按摩、熏洗及功能锻炼。

若伸指肌腱断裂，可行手术缝台。如屈指肌腱断裂，可根据具体情况行手术治疗。

三、屈指肌腱腱鞘炎

屈指肌腱腱鞘炎又称"弹响指"、"扳机指"。多发于拇指，亦有单发于第二三指，少数患者为多个手指同时发病。

（一）病因病理

掌骨颈和掌指关节掌侧的浅沟，与鞘状韧带组成骨性纤维管，屈拇长肌腱，屈指深、浅肌腱分别从各相应的管内通过。当局部过劳，血不荣筋，或受凉时，引起气血凝滞，不能濡养经筋而发病。手指经常屈伸，使屈肌腱与骨性纤维管反复摩擦，或长期用力握持硬物，使骨性纤维管受硬物与掌骨头的挤压而发生局部充血、水肿，继之纤维管变性，使管腔狭窄，屈指肌腱受压而变细，两端膨大呈葫芦状。屈指时，肌腱膨大部分通过狭窄的纤维管，便出现手指的弹跳动作。

（二）诊断要点

初起为患指不能伸屈，用力伸屈时疼痛，并出现弹跳动作，以晨起和劳动后症状较重，活动后或热敷后症状减轻。检查时压痛点在掌骨头的掌侧面，并可摸到米粒大的结节，压住此结节，再嘱患者做充分的屈伸活动时，有明显疼痛，并感到弹响由此发出。由于伸屈受限，对工作和生活带来不便，严重者患指屈曲后因痛不能自行伸直，须健手帮助伸直。

（三）治疗方法

1. 理筋手法 术者左手托住患手腕，右拇指在结节部做按压、横向推动、纵向推按等动作，最后握住患指末节向远端迅速拉开，如有弹响声则效果较好。每日或隔日做一次。

2. 针灸治疗 取结节部及周围痛点针刺。隔日一次。

3. 水针疗法 可用泼尼松龙 12.5mg 加 1% 普鲁卡因 1ml，做鞘管内注射，5～7 天一次，注射 4 次。

4. 挑割治疗（腱鞘松解术） 以米粒状结节为中心，局麻后，用眼科小手术刀或三棱针以平行于肌腱方向刺入结节部。沿肌腱走行方向做上下挑割，不要向两侧偏斜，否则可损伤肌腱、神经和血管。如弹响已消失，手指活动恢复正常，则表示已切开腱鞘。术后创口较大者缝合一针，创口小者可不缝合，以无菌纱布加压包扎。

第七节 髋部筋伤

髋关节周围的肌肉和韧带比较坚实稳固，筋伤的发生率较低。

（一）病因病理

该病多因摔跌或高处坠下时，髋关节过度展、收、屈、伸所致。其周围肌肉和韧带，关节囊可能有撕伤或断裂、水肿等现象。

（二）诊断要点

受伤后局部疼痛、肿胀、功能障碍。患肢呈保护性姿态，如跛行、拖拉步态、骨盆倾斜等。患侧腹股沟部有明显压痛及轻度肿胀，在股骨大转子后方亦有压痛，髋关节各方向运动时均可出现疼痛加剧。偶有患肢外观变长，但X线照片检查却无异常发现。该病预后较好，往往2～3周后可痊愈。若经久不愈，髋关节功能进行性障碍，或伴有低热，则应注意与股骨头骨骺炎、髋关节结核等病相鉴别。

（三）治疗方法

1. 理筋手法 患者取俯卧位，术者在髋部痛点做按压揉摩，然后改仰卧位，将患肢轻柔地做伸屈、转播动作，以舒顺肌筋。

2. 药物治疗 治宜活血祛瘀、舒筋通络，内服舒筋丸，成人早晚各服1丸，外贴宝珍膏。

3. 固定 不须严格的固定，但患者应卧床休息，或患肢不负重，以利早日恢复。

第八节 膝部筋伤

膝关节是个负重较大的关节，由一个比较平坦的胫骨平台和两个弧形的股骨髁部相抵接。除骨骼外，还有关节周围的肌肉、韧带、关节囊的支持，使膝关节稳定。如前方有股四头肌，后方有腘肌、肌二头肌，外侧有髂胫束，内、外侧各有一条侧副韧带，关节内有交叉韧带等以稳定膝关节，所以古代有"膝为筋之府"之称。膝部筋伤临床上较多见。

一、膝关节侧副韧带损伤

（一）病因病理

膝关节的内侧及外侧各有坚强的副韧带所附着，是膝关节组织的主要支柱。内侧副韧带起于股骨内髁结节，上窄下宽呈扇状，与内侧半月板相连，下止于胫骨内髁的侧面，防止膝外翻；外侧副韧带起于股骨外髁结节，呈条索状，下止于腓骨小头，防止膝内翻。屈膝时侧副韧带较松弛，使膝关节有轻度的内收、外展活动，伸膝时侧副韧带较紧张，膝关节无侧向运动。膝伸直时，膝或腿部外侧受到暴力打击或重物压迫，迫使膝关节做过度的外翻动作时，可以发生内侧副韧带的损伤或断裂。在少见的情况下，外力迫使膝关节过度内翻，可发生外侧副韧带的损伤或断裂。单纯的侧副韧带损伤较少见，多与膝关节囊、交叉韧带或半月板同时损伤。

（二）诊断要点

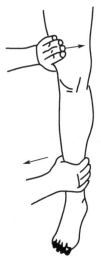

图 5-8-1　检查膝关节内侧筋伤手法

多有明显外伤史，局部肿胀、疼痛、有瘀斑，压痛明显，膝关节屈伸功能障碍。内侧副韧带损伤时，压痛点在股骨内上髁，外侧副韧带损伤时，压痛点在腓骨小头或股骨外上髁。检查侧向试验有重要的临床意义，内侧副韧带断裂时，在膝伸直位小腿可做被动的外展活动，若该韧带部分撕裂时，则小腿不能做被动的外展活动，但膝内侧疼痛可加剧（图 5-8-1）；外侧副韧带完全断裂时，小腿可做被动内收活动。若韧带部分撕裂时，则小腿不能做被动内收而膝关节外侧疼痛加剧。若有半月板损伤，常发生关节血肿。患膝的内侧（或外侧）在局麻后置双膝关节于外翻（或内翻）位做 X 线正位摄片检查，可发现韧带损伤处关节间隙增宽，有助于诊断，并注意有无骨折。

（三）治疗方法

1. 理筋手法　侧副韧带部分撕裂者，初诊时应予伸屈一次膝关节，以恢复轻微之错位，并可以舒顺卷曲的筋膜。这种手法不宜多做，否则有可能加重损伤，在后期可做局部按摩。

2. 药物治疗　早期治宜祛瘀消肿为主，内服三七粉，每次 1.5g，一日两次，或服舒筋丸，每次服一丸，一日两次。局部可敷三色敷药或消瘀止痛膏。

后期以温经活血、壮筋活络为主，内服小活络丹，每次 5g，一日两次，或服健步虎潜丸，每次 5g，一日两次。局部可用四肢损伤洗方或海桐皮汤熏洗患处，熏洗后贴宝珍膏。

3. 固定和练功活动　侧副韧带有部分断裂者，应固定膝关节屈曲 20°～30°的功能位 3～4 周，并做股四头肌舒缩锻炼，解除固定后练习膝关节的屈曲活动。外侧副韧带完全断裂，多用非手术治疗；若内侧副韧带完全断裂，应尽早行修补术。

二、半月板损伤

半月板为位于股骨髁与胫骨平台之间的纤维软骨，附着于胫骨内外髁的边缘，因边周较厚而中央部较薄，故能加深胫骨髁的凹度，以适应股骨髁的凸度，使膝关节稳定。半月板可分为内侧半月板与外侧半月板两部分，内侧较大，弯如新月形，前后长，左右窄，其后半部与内侧副韧带相连，故后半部固定；外侧半月板稍小，似"O"形，前后角距离较近，不与外侧副韧带相连，故外侧半月板的活动度比内侧大。外侧半月板常有先天性盘状畸形,称先天性盘状半月板。半月板具有缓冲作用和稳定膝关节的功能。

(一) 病因病理

半月板损伤多见于球类运动员、矿工、搬运工等。当膝关节完全伸直时,内外侧副韧带紧张,关节稳定,半月板损伤的机会少。当膝关节处于半屈曲位时,半月板向后方移位,此时半月板容易损伤。引起半月板破裂的外力因素有撕裂性外力和研磨性外力两种。撕裂性外力发生在膝关节半屈曲状态下的旋转动作,股骨牵动侧副韧带,韧带牵动半月板的边缘部而发生撕裂,研磨性外力多发生在外侧半月板,因正常膝关节有3°~5°外翻,外侧半月板负重较大,若为先天性盘状半月板,长期受关节面的研磨(如长期下蹲位工作),可产生外侧半月板慢性损伤,常见为分层破裂。

(二) 诊断要点

多数患者有膝关节扭伤史。伤后膝关节立即发生剧烈的疼痛,关节肿胀,屈伸功能障碍,早期由于剧痛,难于做详细的检查,故早期确诊比较困难。

慢性期或无明显外伤史的患者,病程漫长,持续不愈,主要症状是膝关节活动痛,以行走和上下坡时明显,部分患者可出现跛行。伸屈膝关节时,膝部有弹响,约有四分之一的患者出现"交锁征",即在行走的情况下突发剧痛,膝关节不能伸屈,状如交锁,将患膝稍做晃动,或按摩2~3分钟,即可缓解并恢复行走。检查时见患膝不肿或稍肿,股四头肌较健侧萎缩。膝关节不能过伸和屈曲,关节间隙处的压痛点常为诊断半月板破裂的重要依据。对半月板损伤,还可结合其他检查。如患者仰卧,充分屈髋屈膝,检查者一手握住足,一手置于膝部,先使小腿内旋内收,然后外展伸直,再使小腿外旋外展,然后内收伸直(图5-8-2)。如有疼痛或弹响者为回旋挤压试验阳性,半月板可能有损伤;患者俯卧位,患膝屈曲90°。检查者在足踝部用力下压并做旋转研磨,如半月板破裂者可引起疼痛,则为研磨试验阳性(图5-8-3)。必要时做关节空气造影、碘溶液造影或关节镜检查。

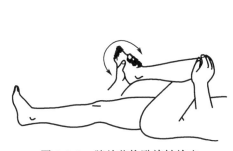

图5-8-2 膝关节仰卧旋转检查

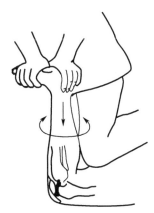

图5-8-3 俯卧屈膝旋转检查

(三) 治疗方法

1. 理筋手法 急性损伤者,可做一次被动的伸屈活动。嘱患者仰卧,放松患肢,术者左拇指按摩痛点,右手握踝部,徐徐屈曲膝关节并内外旋转小腿,然后伸直患膝,可使局部疼痛减轻。

进入慢性期，每日或隔日做一次局部推拿，先用拇指按压关节边缘的痛点，继在痛点周围做推揉拿捏，可促进局部气血流通，使疼痛减轻。

2. 药物治疗 早期治宜消肿止痛，内服桃红四物汤或舒筋活血汤，外敷三色敷药。局部红热较明显者。可敷清营退肿膏。后期治宜温经通络止痛，内服健步虎潜丸或补肾壮筋汤，并可用四肢损伤洗方或海桐皮汤熏洗患处。

3. 固定和练功活动 急性损伤期用夹板置患肢屈膝10°位，以限制膝部活动，并禁止下床负重。4～5日后，肿痛稍减，应鼓励患者进行股四头肌的舒缩锻炼，防止肌肉萎缩。三周后解除固定，除加强股四头肌锻炼外，还可练习膝关节的伸屈活动和步行锻炼。因半月板之边缘部血运较好，所以损伤在边缘部分者，通过上述治疗，多能获得治愈。对于其他类型的半月板损伤，如迁延不见好转者，可考虑手术治疗，以防止继发创伤性关节炎。

三、膝交叉韧带损伤

交叉韧带位于膝关节之中，有前后两条，交叉如"十"字，又名十字韧带。前交叉韧带起于股骨髁间窝的外后部，向前内止于胫骨髁间隆突的前部，能限制胫骨向前移位。后交叉韧带起于股骨髁间窝的内前部，向后外止于胫骨髁间隆突的后部，能限制胫骨向后移位，因此交叉韧带对膝关节的稳定有重要作用。

（一）病因病理

膝交叉韧带位置深在，非严重的暴力不易引起交叉韧带的损伤或断裂。一般单纯的膝交叉韧带损伤少见，多伴有其他损伤，如膝关节脱位、侧副韧带断裂等。当暴力撞击小腿上端的后方时；可使胫骨向前移位，造成前交叉韧带损伤，有时伴有胫骨隆突撕脱骨折、内侧副韧带和内侧半月板损伤；当暴力撞击小腿上端的前方时，使胫骨向后移位，造成后交叉韧带损伤；可伴有膝后关节囊破裂、胫骨隆突撕脱骨折、外侧半月板损伤。

（二）诊断要点

伤后膝关节有严重肿胀及疼痛，不能伸屈，功能丧失，后期关节松弛，肌力弱。抽屉试验是诊断交叉韧带损伤的重要方法。抽屉试验又称推拉试验：检查时患者仰卧，屈膝90°，足平放床上，检查者以一肘压住患足背做固定，两手环握小腿上段做向前拉及后推的动作，正常情况胫骨平台前后滑动仅0.5cm左右。当前交叉韧带断裂或松弛时，患膝向前移动度明显增大，当后交叉韧带断裂或松弛时，患膝向后移动度明显增大（图5-8-4）。

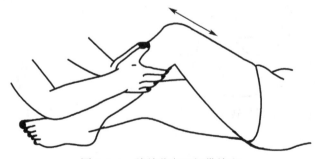

图5-8-4 膝关节交叉韧带检查

（三）治疗方法

无移位的交叉韧带损伤，可抽尽血肿后夹板固定。对有移位的交叉韧带损伤和伴有侧副韧带、半月板损伤，可考虑手术治疗。

1. 理筋手法 适用于后期。以膝部为中心按摩推拿，并可帮助做屈伸膝关节锻炼。

2. 药物治疗 早期治宜活血祛瘀、消肿止痛，内服舒筋活血汤，外敷消瘀止痛膏或清营退肿膏。后期治宜补养肝肾、舒筋活络，内服补筋丸或活血酒，肌力软弱者可服健步虎潜丸或补肾壮筋汤外贴宝珍膏。

3. 固定和练功活动 胫骨隆突骨折轻度移位者，可将患膝用夹板固定于屈膝10°～15°位6周，并及早进行股四头肌舒缩锻炼，防止肌肉萎缩。解除固定后，可练习膝关节屈曲，并逐步练习扶拐行走。

四、膝关节外伤性滑膜炎

膝关节滑膜面积广泛，构成多个滑囊，并有滑液分泌，以滑利关节。正常情况下各滑囊无明显积液，但在外伤、炎症、风湿等各种病理情况下，可形成滑膜炎，产生积液。现介绍较常见的外伤性滑膜炎。

（一）病因病理

膝关节骨折、脱位，韧带断裂，软骨损伤等，都可使膝关节滑膜同时损伤。伤后迅速积瘀积液，湿热相搏，使膝关节发热胀痛，热灼筋肉而拘挛，致关节不能伸屈，称为急性滑膜炎。如受伤较轻，或多次轻伤，加上寒湿侵袭而致膝部渐肿，病程较长者，称为慢性滑膜炎。

（二）诊断要点

膝关节外伤性滑膜炎可以单独发病，但多在膝部其他损伤的情况下并发，如膝关节脱位、髌骨骨折、侧副韧带断裂等，都可伴有滑膜损伤而产生外伤性滑膜炎。单发的膝关节外伤性滑膜炎，关节肿胀，轻度胀痛不适，伸屈功能受到限制等。如为髌前滑囊炎，肿胀范围在膝部髌骨前方（图5-8-5）；如为髌下滑囊炎，则髌韧带两侧的正常凹陷消失；如为髌上滑囊炎，因囊腔大且与关节腔相通，故肿胀范围广，浮髌明显。浮髌试验：检查者。手放在髌骨近侧，并轻压，将髌上囊中的液体挤入关节腔，另一手的示、中二指急迫按压髌骨，如感到髌骨碰击股骨浮髌，则试验阳性（图5-8-6）。

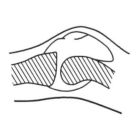 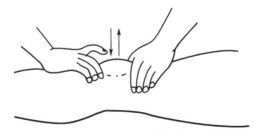

图5-8-5 膝关节囊积液造成浮髌　　　图5-8-6 浮髌试验

慢性滑囊炎较多见，见肿胀持续不退，休息后减轻，过劳后加重，虽无明显疼痛，但胀满不适，皮肤温度正常，股四头肌可有轻度萎缩。病程久则滑膜囊壁增厚，摸之可有韧厚感。对于积液多、浮髌感明显者，可在无菌操作下，抽出关节积液，对诊断其性质有一定意义。

（三）治疗方法

1. 理筋手法　外伤当天，应将膝关节伸屈一次。先伸直膝关节，然后充分屈曲，再自然伸直，可使局限的血肿消散，疼痛减轻。慢性期可在肿胀处及其周围做按压、揉摩、拿捏等手法，以疏通气血、温煦筋膜、消散肿胀。

2. 药物治疗　急性期滑膜损伤，瘀血积滞，治宜散瘀生新为主，内服桃红四物汤加三七末3克，外敷消瘀止痛膏。

慢性期水湿稽留，肌筋弛弱，治宜祛风燥湿、强壮肌筋，内服羌活胜湿汤加减或服健步虎潜丸，外贴万应膏，或用熨风散做热敷。

3. 水针疗法　对膝关节积液较多者，穿刺抽除积液后，注入泼尼松龙25mg加1%普鲁卡因2ml，然后用弹性绷带加压包扎，可促进消肿。

4. 固定和练功活动　早期应卧床休息，抬高患肢，并禁止负重；治疗期间可做股四头肌锻炼，后期加强膝关节的屈伸锻炼。

五、胫骨结节骨骺炎

（一）病因病理

胫骨上端骨骺在其前部有向下延续约2厘米长的舌状骨骺，称为胫骨结节骨骺，在11～18岁出现，是髌韧带的附着处。青少年筋骨未坚，骨骺未愈合，在剧烈运动如跳跃、奔跑、球类运动时，股四头肌强力收缩，通过髌韧带而牵拉胫骨结节骨骺，引起局部慢性损伤，血运障碍，引起缺血性坏死。

（二）诊断要点

该病多数起病缓慢。胫骨结节部疼痛、肿胀、压痛，无全身不适，活动多或上下楼梯时可使疼痛加剧，休息时疼痛减轻或消失，病程较久者胫骨结节肥大突起。若患者不注意减少活动量，会使病情延久不愈，可长达1～2年，甚至到骨骺愈合后症状才消失。X线侧位照片早期常无明显异常发现，病程较久者，可见胫骨结节骨骺呈轻度分离或有碎裂现象。

（三）治疗方法

1. 药物治疗　治宜强壮筋骨、和络止痛，内服补肾壮筋丸，每次5克，一日两次，外贴万应膏。

2. 水针疗法　当归红花注射液或泼尼松龙12.5mg加1%普鲁卡因做痛点注射，有一定疗效。

3. 固定　应限制下肢的运动。根据症状的轻重，分别采取制动或不制动。轻者禁止奔跑跳跃等剧烈运动和长途跋涉，中等程度者卧床休息，严重者可石膏固定等。待症状完全消失后，再逐渐恢复活动。

六、髌骨劳损

髌骨劳损又称髌骨软骨软化症、髌骨软骨病，是一种较常见的膝关节疾患。

（一）病因病理

髌骨的后侧面大部分为软骨结构，与股骨两髁和髁间窝形成髌股关节。当膝伸直而股四头肌松弛时，髌下部与股骨髁间窝轻轻接触；当膝屈至 90°时，髌上部与髁间窝接触；当膝全屈时，整个髌骨的关节面紧贴髁间窝。膝关节在长期伸屈中，髌股之间反复摩擦、互相撞击，致使软骨面被磨损而致该病。如田径、登山运动员，舞蹈演员膝部的过度伸屈活动，使髌股之间长期猛烈摩擦而引起劳损。与此同时，关节滑膜及髌韧带也可有一定程度的充血、渗出增加等变化。

（二）诊断要点

该病起病缓慢，最初感膝部隐痛、乏力，以后髌后疼痛，劳累后加重，上下楼梯困难，严重者影响步行。检查膝部无明显肿胀，髌骨两侧之偏后部有压痛。患膝伸直，用拇、示二指将髌骨向远端推压，嘱患者用力收缩股四头肌，此时会引起髌骨部疼痛者为阳性。此项伸膝位抗阻试验称"挺髌试验"，髌骨劳损者多为阳性。

X 线检查早期没有明显的改变，后期的侧位及切线位片可见到髌骨边缘骨质增生，髌骨关节面粗糙不平、软骨下骨硬化、髌股关节间隙变窄等改变。

（三）治疗方法

1. 药物治疗 治宜活血温经止痛，内服小活络丹，每日早晚各服 5 克，外用熨风散做局部热熨。

2. 固定和练功活动 减轻劳动强度或减少运动量，对影响工作者宜休息。

第九节　足踝部筋伤

一、踝关节扭挫伤

踝关节周围主要的韧带有内侧副韧带、外侧副韧带和下胫腓韧带。内侧副韧带又称三角韧带，起于内踝，自下呈扁形附于跗舟状骨、距骨前内侧、下跟舟韧带和跟骨的载距突。是一条坚强的韧带，不易损伤；外侧副韧带起自外踝，止于距骨前外侧的为腓距前韧带，止于跟骨外侧的为腓跟韧带，止于距骨后外侧的为腓距后韧带；下胫腓韧带又称胫腓联合韧带，为胫骨与腓骨下端之间的骨间韧带，是保持踝关节稳定的重要韧带。

踝关节扭挫伤甚为常见，可发生于任何年龄，但以青壮年较多。

（一）病因病理

在劳动及运动中，行走不平道路，上、下楼时不慎，或骑车跌倒时，如踝关节处于跖屈时，因距骨可向两侧轻微活动而使踝关节不稳定，可引起损伤。临床上分内翻扭伤和外翻扭伤两类，以前者多见。跖屈内翻时，容易损伤外侧的腓距前韧带；单纯内翻损伤时，容易损伤外侧的腓跟韧带，外翻姿势时，由于三角韧带比较坚强，较少发生损伤，但可引起下胫腓韧带撕裂。直接的外力打击，除韧带损伤外，多合并骨折和脱位。另外，经常站立，因劳累脱力而受伤，也可导致踝关节扭挫伤。

（二）诊断要点

受伤后踝部立即出现肿胀疼痛，不能走路或尚可勉强走路，伤后二三日局部可出现瘀斑。内翻扭伤时，在外踝前下方肿胀、压痛明显，若将足部做内翻动作时，则外踝前下方发生剧痛；外翻扭伤时,在内踝前下方肿胀、压痛明显,若将足部做外翻动作时,则内踝前下方发生剧痛。严重扭伤疑有韧带断裂或合并骨折脱位者,应做与受伤姿势相同的内翻或外翻位 X 线摄片检查。一侧韧带撕裂往往显示患侧关节间隙增宽,下胫腓韧带断裂,可显示内外踝间距增宽。

(三) 治疗方法

1. 理筋手法 对单纯韧带扭伤或韧带部分撕裂者,可进行理筋。瘀肿严重者,则不宜重手法。患者平卧,术者一手托住足跟,一手握住足尖,缓缓做踝关节的背伸、跖屈及内翻、外翻动作,然后用两掌心对握内外踝,轻轻用力按压,有散肿止痛作用。并由下而上理顺筋络,反复进行数遍. 再在商丘、解溪、丘墟、昆仑、太溪、足三里等穴按摩 (图5-9-1)。

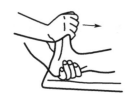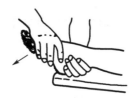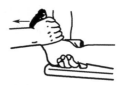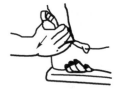

图5-9-1 踝关节筋伤理筋手法

2. 药物治疗 早期治宜活血祛瘀、消肿止痛,内服七厘散及舒筋丸,外敷五黄散或三色敷药。后期宜舒筋活络、温经止痛,内服活血酒或小活络丹,并可用四肢损伤洗方熏洗。

3. 固定和练功活动 早期敷药后用绷带包扎,保持踝关节于受伤韧带松弛的位置,并暂时限制走路。根据损伤程度不同而选用绷带、胶布或夹板固定踝关节于中立位置,内翻扭伤采用外翻固定,外翻扭伤采用内翻固定,并抬高患肢,以利消肿。一般固定3周左右,固定期间做足趾屈伸活动。若韧带完全断裂者,固定4~6周。解除固定后,开始锻炼踝关节的伸屈功能,并逐步练习走路。

二、跟腱损伤

小腿的腓肠肌与比目鱼肌腱联合组成跟腱,止于跟骨结节,能使踝关节做跖屈运动。在行走、奔跑或跳跃等活动中,跟腱承受很大的拉力。

(一) 病因病理

跟腱损伤常发生于活动量较大的青壮年,可因间接暴力或直接暴力所致。间接暴力损伤多见于运动员、演员或搬运工人等,在剧烈运动或劳动时,由于小腿三头肌的突然收缩,使跟腱受到强力牵拉,而引起跟腱部分撕裂或完全断裂,此种撕裂伤的断面参差不齐,其主要断面多在跟腱附着点上方3~4cm处,少数有断于跟腱附着部或近于肌腹部。直接暴力多见于锐器割裂伤,因此多为开放性损伤,在肌腱处于紧张状态时,被踢伤或器械击伤亦可发生断裂,多为横断。跟腱断裂后,近端由于小腿三头肌的收缩而向上回缩。

(二) 诊断要点

有明显外伤史。跟腱断裂时,可有断裂声、跟腱部疼痛、肿胀、压痛、有瘀癍。足跖屈无力,活动受限,跛行,但由于足趾的屈肌和胫后肌腱的代偿,跖屈功能不一定丧失。如系完全断裂,断裂处可摸到凹陷空虚感;如系陈旧伤,因跟腱撕裂时腱鞘多数仍完整,腱鞘内积血机化时,空虚感可不明显。跟腱部分撕裂者,各项症状均较轻。开放性跟腱断裂者,在检查创口时要注意回缩的跟腱。

（三）治疗方法

对跟腱部分撕裂者，可用非手术治疗。

1. 理筋手法 将患足跖屈，在肿痛部位做较轻的按压、揉摩，并在小腿三头肌肌腹处做揉摩，使肌肉松弛以减轻近段跟腱回缩。

2. 药物治疗 治宜活血祛瘀止痛，内服加减补筋丸或补肾壮筋丸，外贴宝珍膏，后期用海桐皮汤熏洗。

3. 固定和练功活动 在理筋手法后，用夹板或胶布将踝关节保持完全跖屈位，并抬高患肢以利消肿，严禁做踝关节背伸活动。3~4周后逐步练习踝关节的伸屈活动及行走。

若跟腱完全断裂，应做早期缝合。

三、跟部滑囊炎

（一）病因病理

跟腱止点的前、后部和前下部，各有微小的滑囊。若小腿三头肌过多的收缩，如长途跋涉和奔跑、过度跳跃，使跟腱周围受到反复的牵拉和摩擦，引起跟部某个滑囊及其周围的损伤、积瘀等，而引起跟部滑囊炎。

（二）诊断要点

该病多有慢性损伤史，多为一侧足跟痛，在行走过多，站立过久或剧烈运动之后，足跟部疼痛加剧。局部轻度肿胀，跟腱止点部压痛明显，有时可摸到捻发音。检查时应与跟骨骨骺炎、跖腱膜炎等疾患的压痛点相鉴别。

X线摄片检查多无异常发现，部分患者踝关节侧位片上可见在后方的透亮三角区模糊或消失。病程久而影响行走者，可有局部脱钙、骨质稀疏表现。

（三）治疗方法

1. 理筋手法 以温运气血为主，在痛点及其周围做按摩、推揉手法，使气血流通，局部温热以减轻疼痛。

2. 药物治疗 早期治宜祛瘀舒筋止痛，内服舒筋活血汤，外用四肢损伤洗方或八仙逍遥汤熏洗，每日晨、晚各一次。或可选用泼尼松龙12.5mg加1%普鲁卡因3ml做痛点局封。

3. 固定和练功活动 急性期宜休息，并抬高患肢，症状好转后应避免长途步行，鞋子以宽松为宜，勿使鞋帮压迫跟腱部。

四、跟 痛 症

跟痛症主要是指跟骨底面由于慢性损伤所引起的疼痛，常伴有跟骨结节部的前缘骨刺。

（一）病因病理

跟痛症多发生于40~60岁的中年和老年人，老人气血衰少，活动减少，可以没有显著症状。跖腱膜自跟骨跖面结节起，向前伸展，止于五个足趾近侧趾节的骨膜上，如果长期、持续的牵拉，可在跖腱膜的跟骨结节附着处发生慢性损伤，引起局部疼痛。

(二) 诊断要点

该病起病缓慢，多为一侧发病，可有数月或几年的病史。早晨起床后站立时疼痛较重，行走片刻后疼痛减轻，但行走过久疼痛又加重。局部检查不红不肿，在跟骨跖面的跟骨结节处压痛，如跟骨刺较大时，可触及骨性隆起。

X线摄片可帮助诊断，但临床表现与X线征象不符，有骨刺者可无症状，有症状者可无骨刺。

该病应与足跟部软组织化脓感染和骨结核鉴别。足跟部软组织化脓感染虽有跟痛症状，但局部有红、肿、热、痛，严重者有全身症状；跟骨结核多发于青少年，局部微热，肿痛范围大。

(三) 治疗方法

1. 药物治疗 治宜养血舒筋、温经止痛，内服当归鸡血藤汤，外用八仙逍遥汤熏洗患足，或用熨风散做热熨。

2. 针灸治疗 取昆仑、仆参、太溪等穴，用补法，隔日一次。亦可选用泼尼松龙12.5mg，普鲁卡因，从侧面进针，做痛点封闭，药液最好注射至腱膜或骨的表面。

3. 固定和练功活动 急性期宜休息，症状好转后仍宜减少步行，并在患足鞋内放置海绵垫。

五、跖管综合征

跖管综合征是指胫后神经在踝部屈肌支持带深面的跖管中被压而引起的一组综合征。

(一) 病因病理

跖管位于足内踝之后下角，由后上向前下走行。跖管为内踝之后下方与距、跟骨和屈肌支持带所构成的一个缺乏弹性的骨纤维管。管内有肌腱、神经和血管通过，由前向后排列着胫后肌腱、屈趾长肌腱，胫后神经和胫后动、静脉，屈𧿹长肌腱等。若踝部扭伤、劳损、骨折畸形愈合，或发生腱鞘炎等，尤其是屈𧿹长肌腱受到反复牵扯，引起腱鞘充血、水肿、鞘壁增厚，使管腔相对变窄，压迫管内胫后神经而产生跖管综合征。

(二) 诊断要点

该病主要症状为足底和足跟内侧疼痛、麻木，劳累后明显，休息后减轻。若病程较长可出现足底灼痛，夜间或行走后更为严重。部分患者局部可有皮肤干燥。汗毛脱落，无汗，严重者胫后神经所支配的足部内在肌萎缩。压迫或叩击跖管部，踝过度背伸或足外翻时可使疼痛增加肌电图检查有助诊断。

(三) 治疗方法

1. 理筋手法 早期可在内踝后部做推揉摩擦，并教给患者可自行做推揉摩擦，有活血通络止痛的作用。

2. 药物治疗 治宜祛风和络，内服大活络丸，每日一个。外贴宝珍膏或万应膏，并用腾药熏洗或热熨患足，每日1~2次。

3. 水针疗法 可进用当归红花注射液2ml或泼尼松龙12.5mg加1%普鲁卡因3ml，做跖管内注射。

4. 若症状严重经治疗无效时 可考虑做屈肌支持带切断，胫后神经松解术。

六、踇 外 翻

踇外翻是一种常见的踇趾外倾，第一跖骨内收的前足畸形。

（一）病因病理

长期站立工作、步行过多或经常穿紧小的尖头鞋均可引起踇外翻。极大多数的踇外翻是平足的并发症，单纯踇外翻较少见。由于第一楔骨、第一跖骨与其他楔骨、跖骨连结较松，在不适当负重下，第一楔骨和第一跖骨向内移位，引起纵弓和横弓的塌陷，踇趾因受踇收肌和踇长伸肌的牵拉向外移位。畸形形成后，踇趾的跖趾关节呈半脱位，内侧关节囊附着处因受牵拉，可有骨赘增生。跖趾关节突出部因受鞋帮的摩擦而产生滑囊，甚至红肿热痛而产生踇囊炎（图5-9-2）。

踇外翻畸形较普遍，但大部分无症状，只有少数患者有疼痛及功能障碍。踇跖趾的跖趾关节软骨劳损、萎缩及滑囊受挤压等因素是产生症状的直接原因。

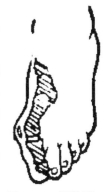

图5-9-2 踇外翻

（二）诊断要点

踇外翻的主要症状是行走时疼痛，疼痛多在踇趾的跖趾关节处。检查时可见踇趾外翻、第一跖骨内收畸形，第二趾呈锤状趾，局部肿胀、压痛。并发踇囊炎时，患处可有红肿及灼热感。踇外翻可能长期存在，但不引起任何不适，而且疼痛的程度与畸形的轻重常不一致。很多严重踇外翻，踇趾已驾叠于第二三趾之上，或被压于第二趾之下，可以无症状，说明是长期适应的结果。只有部分患者踇趾关节部软骨及滑囊损伤时，可引起疼痛。

（三）治疗方法

1. 理筋手法 较轻的早期患者，可将踇趾做内收拔伸。以逐步矫正至正常位置。这种简单的手法可教给患者自己经常做。

2. 药物治疗 可用八仙逍遥汤熏洗患足。并发踇囊炎时，可外敷双柏散。

3. 固定和练功活动 做内收拔伸后，可用棉花垫于一二趾间，外用胶布将踇趾固定于内收位。并换穿合适的鞋子。局部红肿热痛者宜休息。

4. 严重踇外翻 可考虑作手术治疗。

七、平 足 症

平足症是指足弓扁平、弹性消失引起的足痛。平足又称平底足、扁平足，包括先天性平足和后天性平足。

（一）病因病理

足是人负重、行走和吸收震荡的结构。为了行走和吸收震荡，足形成了内、外两个纵弓和一个横弓，足弓由足骨、韧带及肌肉维持。疲劳或慢性劳损可以造成后天性平足，患者多为发育尚末完全的青少年，如长期站立、负重过多、过于肥胖或久病卧床在起床时行走过多等，可引起足部韧带的劳损，足内、外在肌萎缩，继之使内侧纵弓降落（图5-9-3）。最常见的是内侧

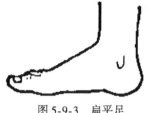

图5-9-3　扁平足

三角韧带和跟舟韧带劳损，若过度牵拉后可以变长，使跟骨之载距突与舟骨间的距离变宽，导致距骨头下降，足内缘凸起。由于改变了足的正常结构，因此引起足部疼痛等症状。此外，足部骨折畸形愈合（如跟骨及跗骨），胫前肌、胫后肌麻痹，鞋跟过高等都可以引起平足症。

足骨、韧带或肌肉先天性发育异常可造成先天性平足，而引起足痛等症状。

（二）诊断要点

初期部分患者可无疼痛或不适，但多数患者常感足部酸痛、疲乏，负重时明显，休息后减轻，若病情发展，足弓发生塌陷。检查患足时可发现足纵弓低平，足跟外翻，前足外展，舟骨结节处向内侧凸出并有压痛，第一跖骨头及跟内缘可能有胖胀，患者鞋跟内侧磨损较多，用石膏粉印足底时可见足底完全着地（图5-9-4）。病程久者，足强直于外展位，甚至呈外翻位，同时骨骼和关节也继发适应性的变化，几乎不能做被动内翻动作。

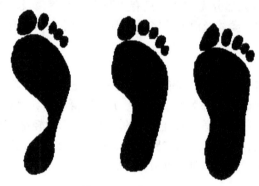

图5-9-4　印足迹法

（三）治疗方法

1. 理筋手法　主要恢复距舟关节的正常位置，对畸形明显的平足，可用手法予以矫正。患者平卧，先在踝前部及小腿下部做按摩及轻轻摇晃踝关节，然后术者左手握住足跟部，右手握住足前部，为便于用力，可将患足跟部顶于术者大腿作支点，尽力将患足内翻，当患足内翻时，可闻细微的软组织撕裂声，局部有疼痛。此时，术者两手仍需握住跟部及足前部，尽量保持内翻位。同时用硬纸板绷带或石膏将患足固定于内翻位。由于长期处于畸形位置，患足仍有继续外翻的趋势，可以教给患者经常用手将足内翻。术后3日可再做一次手法矫形。在治疗期间，要严格禁止患足行走，3周后畸形若有改善，可穿矫形鞋逐步恢复行走。

轻型平足不需手法治疗，要避免负重过多或站立过久，症状轻微者可用平足鞋垫，以有利于维持正常的足弓。症状较重者可长期穿用平足矫形鞋，矫形鞋内置平足鞋垫。合适的矫形鞋可以使跟骨略呈内翻位，使足的负重力线比较正常。

2. 药物治疗　可较长期服用健步虎潜丸等强壮筋骨药。酸痛者局部用海桐皮汤或八仙逍遥汤熏洗。

3. 对治疗效果不佳者　可考虑手术治疗。

第十节 腰部筋伤

腰部筋伤又称损伤性腰痛，发病率较高，是伤科的常见病之一。腰椎是脊柱负重量较大，活动又较灵活的部位，支持人体上半身的重量。能做前屈、背伸、侧屈、旋转等各个方向的活动。它在身体各部运动时起枢纽作用，成为日常生活和劳动中活动最多的部位之一。因此，腰部的肌肉、筋膜、韧带、小关节突、椎间盘等易于受损，产生一系列腰部筋伤的症状。

中医对腰部筋伤早有认识，从淳于意写第一个腰痛医案起，已有两千多年的历史。《内经》指出"腰为肾之府"，同时认为腰痛的病因是外伤劳损、外感风寒湿热，并与脏腑经络有密切关系。隋代以后，提出了"肾主腰脚"的论点，认识到腰痛可牵涉到下肢痛，并与肾有密切关系。《诸病源候论》说："夫劳伤之人，肾气虚损，而肾主腰脚，其经贯肾络脊，风邪乘虚，卒入肾经，故卒然而患腰痛，"同时又指出："凡腰痛病有五。一曰少阴，少阴肾也，十月万物阳气伤，是以腰痛。二曰风痹，风寒著腰，是以痛。三曰肾虚，役用伤肾，是以痛。四曰臀腰，坠堕伤腰，是以痛。五曰寝卧湿地，是以痛。"说明腰部筋伤有多种病因，除可因不同程度外力而引起外，并与肾虚、外感风寒湿热也有密切关系。在辨证施治时应重视气血损伤、风寒湿邪和肾气内虚三方面。

一、腰部扭挫伤

腰部扭挫伤是常见的腰部筋伤疾患，多发于青壮年。

(一) 病因病理

腰部扭挫伤可分为扭伤与挫伤两大类，扭伤较多见，一般均为突然遭受间接暴力所致，如搬运重物用力过度或体位不正而引起腰部筋肉瘀血郁滞，气机不通，或筋膜扭闪，或骨节错缝等。

扭伤多发生于腰骶关节、骶髂关节、椎间关节或两侧骶棘肌等部位。腰骶关节是脊柱的枢纽，骶髂关节是躯干与下肢的桥梁，体重的压力和外来的冲击力多集中在这些部位。故受伤机会较多。当脊柱屈曲时，两旁的伸脊肌（特别是骶棘肌）收缩，以抵抗体重和维持躯干的位置，这时如负重过大，易使肌纤维撕裂；当脊柱完全屈曲时，主要靠韧带（尤其是棘上、棘间、髂腰等韧带）来维持躯干的位置，这时如负重过大，易造成韧带损伤。腰部活动范围过大，椎间小关节受过度牵拉或扭转，可致骨节错缝或滑膜嵌顿。

腰部挫伤多为直接暴力所致，如车辆撞击、高处坠跌、重物挫压等，致使肌肉挫伤。血脉破损，筋膜损伤，引起瘀血肿胀、疼痛、活动受限等，严重者还可合并肾脏损伤。

(二) 诊断要点

伤后腰部立即出现剧烈疼痛，疼痛为持续性，休息后减轻但不消除，咳嗽、喷嚏、用力大便时可使疼痛加剧，腰不能挺直，行走不利，患者用两手撑腰，借以防止因活动而发生更剧烈的疼痛。严重者卧床难起，辗转困难。检查时，可发现腰部僵硬，俯仰和转侧活动受限。腰肌损伤时，腰部各方向活动均受限制。并引起疼痛加剧，在棘突旁骶棘肌处、腰椎横突或髂嵴后部压痛。韧带损伤时，在脊柱弯曲受牵拉时才疼痛加剧，如棘上韧带、棘间韧带损伤，在脊柱屈曲时剧痛，且压痛多在棘突或棘突间。椎间小关节损伤时，腰部被动旋转活动受限并使疼痛加剧，脊柱可有侧弯，有的棘突可偏歪，棘突两侧较深处有压痛。若挫伤合并肾脏损伤时，可出现血尿等症状。

腰部扭挫伤一般无下肢痛，但有时可出现下肢反射性疼痛，多为屈髋时臀大肌痉挛，骨盆有后仰活动，牵动腰部的肌肉、韧带所致。所以，直腿抬高试验阳性，但加强试验为阴性，可与神经受压的下肢痛相鉴别。

（三）治疗方法

腰部扭伤患者除用药物治疗外，还可结合用理筋手法和针灸治疗。腰部挫伤患者则以药物治疗为主。

1. 理筋手法 患者俯卧，医生用两手从胸椎至腰骶部的两侧，自上而下地轻轻揉按［图5-9-1（1）］，做4~5分钟，以松解腰肌的紧张。接着按压揉摩腰阳关、次髎等部位，再拿捏痛侧肾俞、环跳周围，以缓解疼痛。最后术者用左手压住腰部痛点用右手托住患侧大腿，向背侧提腿扳动，摇晃拔伸数次［图5-10-1（2）］，如腰两侧俱痛者，可两腿同时扳动。在整个推拿过程中，痛点应作为手法重点区，急性期症状严重者可每日推拿一次，轻者隔日一次。

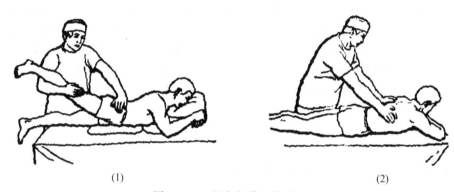

(1)　　　　　　　　　　　　(2)

图5-10-1　腰部扭伤理筋手法

对椎间小关节骨节错缝或滑膜嵌顿者，适于用坐位脊柱旋转法。患者端坐方凳上，两足分开与肩等宽，以右侧痛为例，术者坐或立于患者之后右侧，右手经患者右腋下至患者颈后，用手掌压住颈后，拇指向下，余四指扶持左颈部，同时嘱患者双足踏地，臀部正坐不要移动，术者左拇指推住偏歪的腰椎棘突之右侧压痛处。一助手面对患者站立，两腿夹住并用双手协助固定患者左大腿，使患者在复位时能维持正坐姿势［图5-10-2（1）］。然后术者右手压患者颈部，使上半身前屈60°~90°，再继续向右侧弯（尽量大于45°），在最大侧弯时使患者躯干向后内侧旋转，同时左拇指向左顶推棘突，此时可感到指下椎体轻微错动，有"喀啦"响声［图5-10-2（2）］。最后使患者恢复正坐，术者用拇食指自上而下理顺棘上韧带及腰肌。

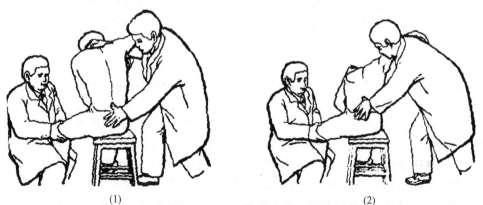

(1)　　　　　　　　　　　　(2)

图5-10-2　坐位脊柱旋转法

2. 药物治疗 治宜活血化瘀、行气止痛，挫伤者侧重于活血化瘀，可用桃红四物汤加土鳖虫、血竭等；扭伤者侧重于行气止痛，可用舒筋汤加枳壳、香附、木香等。兼便秘腹胀者，如体质壮实，可通里攻下，加番泻叶 10 ~ 15 克焗服，外贴宝珍膏或敷双柏散。后期宜舒筋活络、补益肝肾，内服疏风养血汤、腰伤二方或补肾壮筋汤，外贴跌打风湿类膏药，亦可配合热熨或熏洗。

3. 针灸治疗 常用穴有人中、委中、昆仑等，强刺激，并可在腰部、骶部、环跳等痛点针刺加拔火罐。

4. 固定和功能锻炼 伤后宜卧硬板床休息，以减轻疼痛，缓解肌肉痉挛，防止继续损伤。后期宜做腰部的各种功能锻炼，以促进气血循行，防止粘连，增强肌力。

二、腰 部 劳 损

腰部劳损是指腰部肌肉、筋膜与韧带软组织慢性损伤，这是腰腿痛中最为常见的疾病之一。

（一）病因病理

引起腰部劳损的病因较多。《素问·宣明五气篇》说："久视伤血，久卧伤气，久坐伤肉，久立伤骨，久行筋伤，是谓五劳所伤。"这指出了劳逸不当，气血筋骨活动失调，可造成组织劳损。若长期腰部姿势不良，或长期从事腰部持力及弯腰活动等工作，可引起腰背筋膜肌肉劳损，或者筋膜松弛，或有瘀血凝滞，或有细微损裂，以致腰痛难愈；腰部急性外伤之后，如腰椎骨折或腰部扭挫伤等，未能获得及时而有效的治疗，迁延成慢性腰痛；若汗出当风，露卧贪凉，寒湿侵袭，痹阻督带，久而不散，肌筋转趋弛弱，而患者劳作如故，则弛弱之肌筋易引起损伤，使劳损与寒湿并病；《素问·上古天真论》指出："七八，肝气衰，筋不能动，天癸竭，精少，肾藏衰，形体皆极。"五旬以上老年人，肝肾亏虚，骨髓不足，气血运行失调，督带俱虚，筋骨懈惰，脊柱可出现退行性改变，引起腰痛，有的则可发生老年性骨质疏松症，腰背痛较重，且可并发圆背畸形；又如腰骶部骨骼的先天性结构异常，常为腰部慢性劳损的内在因素，如腰椎骶化、骶椎腰化、骶椎隐裂、游离棘突等。由于骨骼的异常，使肌肉的起止点随之发生异常或该部活动不平衡而易致劳损。

（二）诊断要点

腰部劳损主要表现为腰痛，但疼痛程度和性质往往有差别。因此，要注意发病的经过、症状特点，结合各种检查，尽可能明确诊断。

腰部劳损患者多有不同程度外伤史。疼痛多为隐痛，时轻时重，经常反复发作，休息后减轻，弯腰工作困难，若勉强弯腰则腰痛加剧，常喜用双手捶腰，以减轻疼痛，少数患者有臀部和大腿后上部胀痛。检查脊柱外形一般正常，俯仰活动多无障碍。腰肌或筋膜劳损时，骶棘肌处、髂骨嵴后部或骶骨后面腰背肌止点处有压痛，棘上韧带或棘间韧带劳损时，压痛点多在棘突上或棘突间。腰部劳损与寒湿并病者，阴雨天腰痛加重，重着乏力、喜暖畏寒，受凉或劳累后可加重发作，腰痛如折，姿势微伛，不能直立，活动欠利，脉形濡细，苔多白滑。五旬以上老人，如产生退行性变而致腰者，往往腰痛持续不愈，晨起俯仰欠利，稍作活动后腰部转见灵活，X 线照片可见椎体边缘有骨质增生。老年骨质疏松症者，腰痛较重，行走乏力，寒冷季节，尤见困苦，年复一年，可有或轻或重的圆背畸形，X 线照片可见骨质普遍稀疏，椎体可出现鱼尾样双凹形，椎间隙增宽，受累椎体多发、散在。若有腰骶部骨骼先天性结构缺陷引起的腰痛，症状与单纯劳损相似。

（三）治疗方法

治疗方法包括对症治疗及病因治疗两个方面。对多种因素引起的腰部慢性劳损，治疗时要分清主次，以取得较好疗效。

1. 理筋手法 大致与治疗腰部扭挫伤的揉接、拿捏、提腿扳动等手法相同。对于寒湿为主或老年腰痛，则宜在痛点周围做揉摩按压和弹拨拿捏。不宜做提腿扳动等较重的手法。以免引起不良反应。手法治疗隔日一次，十次为一个疗程，治疗期间不宜劳累，并避免受凉。

2. 药物治疗 治宜舒筋活络止痛。内服小活络丹及活血酒，局部贴宝珍膏。对寒湿偏胜者，治宜宣痹温经通络，可用羌活胜湿汤或独活寄生汤。对体质虚弱者，治宜养气血、补肝肾、壮筋骨，可选服当归鸡血藤汤或健步虎潜丸，亦可选用当归注射液 2ml，每日或隔日做痛点、穴位注射。兼患脊柱骨质增生者，可配合服骨质增生丸、骨刺丸。

3. 针灸治疗 取阿是穴并在其邻近部位取穴，如肾俞、志室、气海俞、命门、腰阳关等，针刺后可加拔火罐，以散瘀温经止痛，隔日一次，十次为一个疗程。耳针刺腰骶区为主，也可取神门、肾区等，可稍做捻转，两耳同刺，留针十分钟，隔日一次，可连做 2~3 次。

4. 练功活动 对腰部慢性劳损应加强腰背肌锻炼，以促进气血流通，增强腰部筋肉的力量，并可结合广播操、太极拳等。

三、腰椎间盘突出症

腰椎间盘突出症是常见的腰腿痛疾患，好发于 20~50 岁的青壮年，男多于女。

（一）病因病理

相邻两个椎体之间有椎间盘连接，构成脊椎骨的负重关节，为脊柱活动的枢纽。每个椎间盘由纤维环、髓核、软骨板三个部分组成，有稳定脊柱、缓冲震荡等作用。随着年龄的增长及不断遭受挤压、牵引和扭转等外力作用，使椎间盘逐渐发生退化，髓核含水量逐渐减少，而失去弹性，继之使椎间隙变窄，周围韧带松弛，或产生裂隙，这是造成腰椎间盘突出症的内因。在外力的作用下，如弯腰提取重物时，椎间盘后部压力增加，容易发生纤维环破裂和髓核向后外侧突出。少数患者腰部着凉后，引起肌肉张力增高，导致椎间盘内压升高，而促使已有退行性变的椎间盘突出。《诸病源候论·腰脚疼痛候》说："肾气不足，受风邪之所为也，劳伤则肾虚，虚则受于风冷，风冷与正气交争，故腰脚痛。"可见外伤及风寒湿邪是导致椎间盘突出的外因。椎间盘突出症之所以易于发生在腰部，是由于腰椎的负重量及活动度较胸椎为大，尤以腰4~5及腰5~骶1之间，是全身应力的中点，负重及活动度更大，故最易引起腰椎间盘突出症。突向椎管内的髓核或纤维环裂片，若未压迫神经根时，只有后纵韧带受刺激，而以腰痛为主。若突破后纵韧带而压迫神经根时，则以腿痛为主。

该病多数患者可因腰扭伤或劳累而发病，少数既无明显外伤史，亦无劳累而发病，多为纤维环过于薄弱所致。

（二）诊断要点

该病多有不同程度的腰部外伤史。主要症状是腰部疼痛及下肢放射性疼痛。腰痛常在腰骶部附近，在腰椎下段棘突旁和棘突间有深压痛，并沿患侧的大腿后侧向下放射至小腿外侧、足跟部或足背外侧，多为单侧下肢痛，若椎间盘突出较大或位于椎管中央时，可为双侧疼痛。咳嗽、喷嚏、用力排便时，均可使神经根更加紧张而加重症状，步行、弯腰、伸膝起坐等牵拉神经根的动作也使疼痛加剧，屈髋、屈膝卧床休息时疼痛减轻。病程较长者，其下肢放射痛部位感觉麻木。

检查时有不同程度的脊柱侧弯，多数突向患侧［图 5-10-3（1）］，腰生理前突减少或消失，这是一种保护性反应，可以缓解神经根压迫。约 90% 的患者腰部屈伸和左右侧弯呈不对称性受限，骶棘肌、髂腰肌、大腿后方肌群和梨状肌可有痉挛，触之硬韧，直腿抬高试验为阳性。腰椎间盘突出症患侧直腿抬高可有不同程度的障碍，甚至有腘绳肌痉挛，抬腿至 20°～30°就牵动受压神经根，而出现坐骨神经痛［图 5-10-3（2）］。压痛点的位置有定位意义。若在某腰椎间隙棘突旁有深在压痛，并引起或加剧下肢放射痛，即证明该椎间隙是腰椎间盘突出的部位。

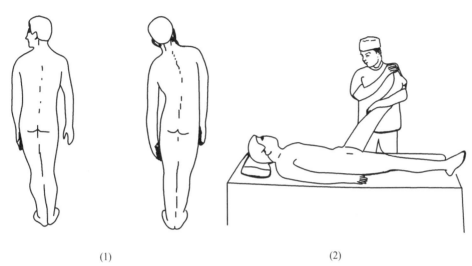

(1)　　　　　　　　　　　　　(2)

图 5-10-3　腰椎间盘突出症的检查

(1) 柱侧弯；(2) 直腿抬高

皮肤感觉异常对椎间盘突出定位亦有意义。在小腿下端如以胫骨为界，胫骨前皮肤感觉过敏、迟钝或痛觉丧失表明腰椎 4～5 椎间盘突出压迫第五腰神经根；胫骨后的皮肤感觉障碍则是腰骶椎间盘突出压迫第一骶神经根。双侧跟腱反射的对比检查也有利于定位诊断。跟腱反射减弱或消失者多是腰骶椎间盘出，不仅压迫第五腰神经根，也影响跟腱反射。肌力测定也有助于定位诊断。足背伸肌和伸蹬肌肌力减弱是腰椎 4～5 椎间盘突出，跖屈和立位单腿翘足跟力减弱为腰骶椎间盘突出。测定两大腿同一部位的周径能了解大腿废用的程度，症状重、病程长者，多有肌萎缩。轻度坐骨神经痛而不影响走路者，可能没有肌萎缩。有坐骨神经痛的患者，常需摄腰椎 X 线照片做辅助诊断。如果发现椎间隙变窄并有增生现象，这说明椎间盘有退行性变存在。但必须与临床体检定位相符合才有意义。至于发现椎间隙前窄后宽，左右不等宽都与保护性姿势有关，不能作为诊断的肯定性依据，所以腰椎的 X 线照片在诊断上多是在排除骨病上起作用。因为碘油遗留在蛛网膜内或多或少要引起一些症状，故脊髓的碘油造影不宜对所有患者普查。应该尽量以临床体检为主要诊断方法，只有对不典型的坐骨神经痛或定位诊断非常困难、比较明确属于椎管内病变者进行脊髓造影。最近还有硬膜外碘水造影的方法比较实用（表 5-10-1）。

表 5-10-1　腰腿痛的鉴别诊断

疾病	症状	体征	X 线照片
腰椎间盘突出症	腰痛和放射性腿痛，大便、咳嗽时可加剧，休息时减轻	脊柱侧突，腰椎前突消失，直腿抬高试验阳性、伴有下肢神经系统症状	脊柱侧弯，腰椎前途消失，椎间隙变窄左右不对称
腰部挫伤	疼痛剧烈，腰部活动障碍，疼痛可放射到臀部和下肢	骶棘肌痉挛，脊柱运动受限，局限性压痛	

续表

疾病	症状	体征	X 线照片
慢性腰肌劳损	钝痛、劳累后疼痛加剧	压痛区广泛,可有骶棘肌痉挛和脊柱运动受限	
腰椎结核	疼痛,有时晚上痛醒,活动时加重。全身乏力、体重减轻、低热,盗汗	腰肌板样痉挛,脊柱活动受限,可有后突畸形和寒性脓肿	椎间隙变窄,椎体边缘模糊不清,有骨质破坏。有寒性脓肿时,可见腰肌影增宽
增强性脊柱炎	钝痛,劳累或阴天时加重;晨间起床时腰僵硬	脊柱伸屈不受限	多数锥体边缘唇状增生,椎间隙稍变窄
类风湿关节炎(中枢型)	疲痛,疼痛不因休息减轻,脊柱僵硬不灵活	脊柱各方向运动均受限,直至强直,可见出现驼背畸形	早期骶髂关节和小关节模糊,后期记住可呈竹节状
先天变异(隐性脊柱裂、腰椎骶化和骶椎腰化)	不一定有症状;或隐隐钝痛,活动后加剧,轻微外力会引起急性扭伤		隐裂,常见于腰椎 5 或骶椎 1 椎板部分缺损,或棘突缺如。骶化,是指腰椎 5 的一侧或两侧横突肥大,与髂骨或骶骨接触,甚至形成关节。腰化,是指骶椎 1 未和其他骶椎融合
老年性骨质疏松症	钝痛或剧痛	脊柱运动受限,可出现原背肌畸形	骨质疏松,椎体变为楔型或腰椎呈双凹形
脊椎转移性肿瘤	疼痛剧烈,夜间尤甚	根据转移的情况体征各异	椎体破坏压扁,椎间隙上完整
妇科疾病(如子宫移位、痛经)	腰底部疼痛,常与下腹部疼痛同时存在,并于月经起有明显关系	一般无明显腰部体征	
泌尿系统疾患(如肾盂炎、肾下垂)	腰痛、伴有尿频、尿急、尿血、脓尿或发热	肾区有叩击痛	

(三)治疗方法

腰椎间盘突出症的治疗方法较多,症状轻者可做理筋、药物、针灸等治疗,症状重者可做麻醉推拿、骨盆牵引等治疗。

1. 理筋手法 俯卧推拿法对症状较轻,脊柱侧弯不重,直腿抬高可达50°者,适宜推拿手法。患者俯卧,术者在腰腿痛处依次做按压、揉摩、拿捏、提腿扳动等手法。

(1)斜搬伸腿法:适于个别症状严重,不能起坐患者。患者侧卧,术者一手按其髂骨后外缘,一手推其肩前,两手同时向相反方向用力斜搬,这时可在腰骶部闻及弹响声(图5-10-4)。然后伸直下肢做腰髋过伸动作各3次,术毕换体位做另一侧。

(2)麻醉推拿:以硬膜外麻醉较为安全。麻醉后,施行推拿手法。

第一步:患者仰卧,术者及助手2~3人分别拉患者两足踝部及两侧腋窝部,做对抗拔伸(图

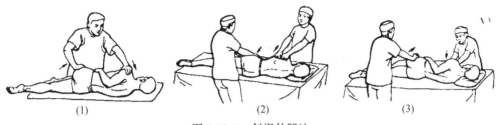

(1)   (2)   (3)

图 5-10-4　斜搬伸腿法

5-10-5）。然后将患肢屈髋屈膝，做顺时针旋转髋关节 3～4 圈后，再将患肢做直腿抬高，并在最高位置时用力将踝关节背伸，共做 3 次，健侧也做 3 次（图 5-10-6）。

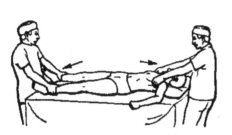

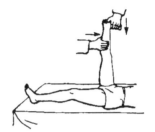

图 5-10-5　仰卧对抗拔伸　　　　　图 5-10-6　直腿抬高

　　第二步：患者侧卧，患侧在上，术者站于患者背后，以一侧手臂托起患侧之大腿，另一手压住患侧腰部，先转动髋关节 2～3 圈，再将髋关节在外展 30°下做向后过伸两次，即"扳腿"（图 5-10-7）。换体位作另一侧。

　　第三步：用斜搬伸腿法。该法亦可两人操作。

　　第四步：患者俯卧，术者将两下肢摇动 2～3 圈（此时腰部随之摇动），然后做腰过伸，共做两次（图 5-10-8）。

　　第五步：患者俯卧，助手 2～3 人再做一次腰部拔伸。同时术者用掌根按压第 4～5 腰椎棘突部，共做 3 次，每次约一分钟（图 5-10-9）。

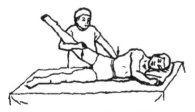

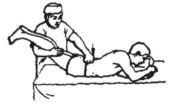

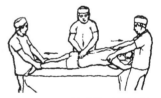

图 5-10-7　侧卧位搬腿　　　　　图 5-10-8　俯卧位运腰　　　　　图 5-10-9　俯卧位对抗拔伸

麻醉推拿术中要注意麻醉反应。术后当天可有腰痛、腹胀等反应，第 2 日起腰腿痛即逐渐减轻。对个别严重患者，两周后可进行第 2 次麻醉推拿。

　　2. 药物治疗　初期治宜活血舒筋，可用舒筋活血汤等。常用药物如泽兰、牛膝、当归、续断、红花、乳香、没药等，成药如云南白药、活血酒等；病程久者，体质多虚，治宜补养肝肾、宣痹活络，内服补肾壮筋汤等，常用药物如杜仲、熟地、山茱萸、当归、白芍、五加皮等，成药如大活络丹等。

　　3. 针灸治疗　取阿是穴、环跳、殷门、阳陵泉、承山、悬钟等，用泻法，隔日一次。冬日可用温针灸法。亦可选用 10% 葡萄糖注射液 10ml 或当归红花川芎注射液 10ml，在骶髂关节、臀部痛点、承山穴周围等疼痛明显处注射，每周 1～2 次。

4. 骨盆牵引 对初次发作或反复发作的急性期患者，在腰骶部缚好骨盆牵引器后，仰卧床上，每侧各用 10 千克重量作牵引，并抬高足跟一侧的床架作对抗牵引，每日牵引一次、每次大约 30 分钟。牵引重量及牵引时间可结合患者感受而调节。

5. 固定和功能锻炼 急性期患者应严格卧床 3 周。按摩推拿前后亦应卧床休息，推拿后一般卧床 2 周，使损伤组织修复。症状基本消失后，可在腰围保护下起床活动。疼痛减轻后，应开始锻炼腰背肌，以巩固疗效。

经上述治疗无效者，可考虑手术治疗。

四、梨状肌综合征

由于梨状肌刺激或压迫坐骨神经引起臀腿痛，称为梨状肌综合征。梨状肌起始于骶椎 2 ~ 4 的前面骶前孔外侧和骶结节韧带，肌纤维穿出坐骨大孔后，抵止于股骨大转子。梨状肌是股骨外旋肌，受骶丛神经支配。梨状肌把坐骨大孔分成上、下两部分，称为梨状肌上孔、梨状肌下孔，坐骨神经大多从梨状肌下孔穿过。梨状肌的体表投影，为尾骨尖至髂后上棘做连线，此线中点向股骨大转子顶点做连线，此直线刚好为梨状肌下缘。

（一）病因病理

髋部扭闪时，髋关节急剧外旋，梨状肌猛烈收缩；或髋关节突然内收、内旋，使梨状肌受到牵拉，均可使梨状肌遭受损伤。损伤后，瘀血、水肿、痉挛、肥厚的梨状肌刺激或压迫坐骨神经引起臀腿痛。

（二）诊断要点

该病主要症状是臀痛和下肢沿坐骨神经分布区放射性疼痛，可因劳累或感受风寒湿邪而加重。严重者自觉臀部有"刀割样"或"烧灼样"疼痛，不能入睡，影响日常生活，甚至走路跛行。

检查患者腰部无明显压痛和畸形，活动不受限。梨状肌部位有压痛和放射痛，局部能触及条索状隆起，有钝厚感，或者肌腹呈弥漫性肿胀，肌束变硬、坚韧，弹性减低。沿坐骨神经可有压痛，直腿抬高试验多为阳性。

（三）治疗方法

1. 理筋手法 患者俯卧位，术者先按摩臀部、腰部痛点，使局部有温暖舒适感，然后术者以双拇指相重叠，触摸清楚梨状肌，用弹拨法来回拨动该肌，弹拨方向应与肌纤维相垂直。弹拨 10 ~ 20 次后，再在痛点做按压，约一分钟，最后由外侧向内侧顺梨状肌纤维走行方向做推按舒顺。可隔日做一次。

2. 药物治疗 急性期筋膜扭伤，气滞血瘀，疼痛剧烈，动作困难，治宜化瘀生新、活络止痛，可用桃红四物汤加牛膝、乳香、没药、制香附、青皮等；慢性期病久体亏，经络不通，痛点固定，臀肌萎缩，治宜补养气血、舒筋止痛，可用当归鸡血藤汤加黄芪、白术、牛膝、五加皮等。

3. 针灸治疗 取患侧阿是穴、环跳、殷门、承山、阳陵泉、足三里等穴，用泻法，以有酸麻感向远端放散为宜。针感不明显者，可加强捻转。急性期每日针一次，好转后隔日一次。

4. 水针疗法 取 2% 普鲁卡因 4ml，加泼尼松龙 12.5mg 或 5% 葡萄糖 10ml，用 7 号腰穿针缓慢刺入梨状肌部位，回抽无血液时，缓慢注入药液，6 ~ 7 日一次。

五、腰椎椎管狭窄症

腰椎椎管狭窄症是指腰椎椎管、神经根管及椎间孔变形或狭窄并引起相应的临床症状、又称腰椎椎管狭窄综合征。多发于 40 岁以上的中年人。

（一）病因病理

由于先天发育性椎管较为狭小，中年以后腰椎退行性变。如骨质增生、黄韧带及椎板肥厚、小关节突肥大、椎间盘退变等使椎管容积进一步狭小。陈旧性腰椎间盘突出、脊椎滑脱、腰椎骨折脱位复位不良、脊柱融合术后或椎板切除术后等也可引起腰椎管狭窄。由于椎管容积狭小，因而压迫马尾与神经根而发病。如有外伤炎症，静脉瘀血等因素可使症状加重。

（二）诊断要点

该病主要症状为长期反复的腰腿痛和间歇性跛行。疼痛性质为酸痛、刺痛或灼痛，有的可放射到大腿外侧或前方等处。多为双侧，可左、右交替出现。当站立和行走时，出现腰腿痛或麻木无力，疼痛和跛行逐渐加重，甚至不能继续行走，休息后好转，骑自行车无妨碍。病情严重者，可引起尿急或排尿困难。部分患者可出现下肢肌肉萎缩，以胫前肌及伸蹈肌最明显，肢体痛觉减退，膝或跟腱反射迟钝，直腿抬高试验阳性。但部分患者可没有任何阳性体征。

拍摄腰椎正、侧位、斜位 X 线片，有助于诊断，常在腰 4~5、腰 5~骶 1 之间可见椎同隙狭窄、骨质增生、椎体滑脱、腰骶角增大、小关节突肥大等改变。脊髓造影有较重要的诊断意义。

（三）治疗方法

1. 理筋手法 急性期可做轻手法，如在腰臀部按摩、点压等，以活血舒筋、疏散瘀滞。

2. 药物治疗 治宜温通经络、强壮筋骨，可用补肾壮筋汤加减，常用药如熟地、炮姜、杜仲、牛膝、制狗脊、续断等。气虚血亏者加黄芪、党参、当归、白芍。腰腿冷痛者加鸡血藤、独活、桂枝、淫羊藿。

3. 水针疗法 可用当归注射液做痛点注射，或用泼尼松龙做硬膜外封闭。

经上述治疗效果不显者，可考虑手术治疗。

第六章 内 伤

　　了解伤科学的内伤不同于内科学的内伤。掌握人体各部位受到外力作用后引起内在损伤的病因病理，以及其治疗方法。

第一节 概 论

　　损伤又称内损，骨伤科损伤学是研究防治人体内部气血、经络、脏腑等损伤的一门科学，既包括伤后的外在表现，也包括一切严重外伤引起的全身证候。内伤一般可分为伤气、伤血、气血俱伤三类。

　　伤科学所指的内伤，与内科学所指的七情内伤不同，前者必有外力损伤的因素，引起内伤时的外力常见下列几种形式：①外力突然侵犯人体，如跌打、坠堕、压扎、拳击及各种机械撞击等，多会造成内伤的伤血症。②由于举重、负重用力过度或呼吸不调，进气或旋转扭挫等，多造成内伤的伤气症。③由于外伤后治疗不当，气血未复，原有患处疼痛发作，而变为旧伤，而致气血俱伤。

　　历代文献对损伤均有论述。《素问·缪刺论》云："人有所堕坠，恶血留内，腹中满胀，不得前后，先饮利药。"隋·巢元方《诸病源候论·金疮病诸候》记载了伤后的二十三种证候。明·薛己《正体类要》论述了损伤十余证。清·吴谦《医宗金鉴》记载损伤二十二条。清·胡廷光《伤科汇纂》集前人经验，共载损伤三十条，并对其病因、病理、临床表现及辨证治疗做了比较详细的阐述。

　　损伤虽由外伤造成，但必然引起气血、脏腑、经络的病变，使机体功能紊乱。因此，在治疗损伤时必须从整体观念出发，进行辨证论治。明·薛己《正体类要·序》曰："肢体损于外，则气血伤于内，营卫有所不贯，脏腑由之不和，岂可纯任手法，而不求之脉理，审其虚实，以施补泻哉。"指出了局部与整体互相作用、相互影响，指出片面强调手法外治而不重视药物内治的错误观点。

　　损伤的治疗，以气血为中心，兼顾所伤脏腑、经络进行辨证论治。临床上除辨表里、寒热、虚实外，还要分早、中、晚三期。损伤早期多以气滞血瘀为主，治以行、活、攻、破法。中期气血虽治而未顺，脏腑虽调而未和，经络虽通而未舒，治以调、和、消、散为主。后期损伤渐趋愈合或已愈合，但气血亏耗、脏腑亏虚、经络失畅，治当补、温、通、和。除此之外，有时也需采用必要的外治法，如按摩、导引、敷药、理疗、练功、手术等。

　　由于外伤引起的症状错综复杂、相互交叉，因此就要抓住当时的主症进行辨证论治，只有这样才能取得较好的治疗效果。

第二节 损 伤 出 血

　　血液自脉内溢出脉外者称为出血。肢体受到外力损伤后，脉络破损，血溢脉外。离经之血或溢于体外，或停于体内，称为损伤出血。出血量大者，常危及患者生命，应特别注意。

常见的损伤出血分类可有以下几种。

（1）按出血的来源分为动脉（阳络）、静脉（阴络）、毛细血管（细络）和内脏（多为肝、脾、肾等实质性脏器）出血。

（2）按出血的部位可分为外出血和内出血。外出血可见血液自伤口向外流出，内出血指血液流入体腔，停积于颅腔、胸腔、髓腔之中或停积于筋肉之间形成血肿，而在身体表面却看不到出血。向上出于眼、耳、口、鼻，向下出于二阴者，称为九窍出血，按其出血部位不同又称为目衄、耳衄、脑衄等。

（3）按出血时间可分为原发性出血和继发性出血。原发性出血是受伤当时出血，继发性出血是伤后一段时间内所发生的出血，多因堵塞血管破口的血凝块被冲开或伤口感染所引起。

（4）按出血的多少可以分为小量、中量和大量出血。小量出血不引起明显的全身证候，中量出血将引起明显的全身证候，如治疗及时，大多可得救；大量出血是危重证候，如抢救不及时，可迅速死亡。正如清·唐容川《血证论·卷一》所云："如血流不止者，恐其血泻尽，则气散而死。去血过多，心神不附，则烦躁而死。"

一、病 因 病 理

直接暴力或间接暴力作用于人体，均可导致经脉破损，血溢脉外，引起出血。常见的如下所述。

（一）钝器损伤

《灵枢·邪气脏腑病形》曰："有所堕坠，恶血留内。"由于钝器打击、重物挤压、车轮压轧、高处堕坠、跌仆等原因，常可使经脉受损，脉络破裂，血液自脉内外流，或停积于筋肉、肌肤之间或溢出体外，导致血液丧失。出血分为开放性和闭合性两种。有时外观出血较轻，但是内在出血却甚重，这种潜在的危险，应引起警惕。

（二）利器损伤

因刀剑、玻璃、弹片等锐利器械割伤肌肤，损伤血管而导致的出血，常在损伤后发生，多为开放性损伤。如伤及主要血管，出血势猛、量多，危害性甚大，需立即止血。

（三）血热妄行

外力损伤，恶血内停，瘀久化热，血热妄行，不循常道导致的出血，如尿血、便血等，一般在伤后日久才发生。

二、辨 证 论 治

临床根据出血的情况可分为以下内容。

（一）局部症状

动脉血，色鲜红，势凶猛，呈喷射状，血量随心脏的搏动而增强，多发生于血管断裂的近端。静脉血，色暗红，势稍缓，持续溢出，多发生于血管断裂的远端。毛细血管出血，色虽鲜红，但来势较缓，多从伤口组织中缓慢渗出。若出血而表皮未破裂，可形成血肿，局部出现肿胀、疼痛、瘀斑。头皮血肿的中央，扪之可有波动感而周围硬实。在肢体内大动脉出血形成的血肿可呈搏动性，若大动脉断裂则可使肢体远端急性缺血或坏死。头部损伤、颅骨骨折可致眼、耳、鼻等出血；胸部损伤常可见咯血；上腹部损伤常可见吐血；腹内损伤常可见便血；伤及肾、膀胱，常可见尿中带血。

（二）全身症状

全身症状的轻重与出血量和出血速度有关。慢性少量出血可有面色苍白、头晕目眩、心悸气短、舌质淡白、脉微细数。若大量出血，早期头晕眼花，面色苍白，脉细数或芤。随着出血量的增多，患者血压下降，四肢厥冷，唇甲青紫，表情淡漠，尿量减少。继而意识模糊，神志不清，目合口张，手撒遗尿，舌质淡白，脉微欲绝，是危候。

（三）治法

1. 局部急救止血 局部急救止血的原则是立即压迫止血，堵住出血的伤口，根据不同的情况选择相应的止血方法。用手指压迫伤口近侧的动脉干，或直接压迫伤口出血处，是最方便和快捷的止血法，但不能持久，随后应以敷料覆盖伤口，再用绷带加压包扎。四肢大出血最有效的止血方法是采用止血带，但需要定时放松，以防肢体坏死。急救止血后，对大血管出血需争取时间尽早结扎或修补断裂的血管，以彻底止血。

2. 药物止血 主要用于各部位损伤出血，或作为创伤急救止血法的补充。对大出血的危候，需补血与生血并用，除用独参汤、参附汤或当归补血汤外，还需输血输液，以补充血容量，并选用止血药，如仙鹤草、大蓟、小蓟、白及、白茅根、地榆等。

《血证论·卷七》云："心为君火，化生血液"，"火升故血升，火降即血降也"。对积瘀生热、血热妄行之出血，宜凉血止血。上部诸窍出血，可用犀角地黄汤，吐血咯血可用四生丸，尿血可用小蓟饮子，便血可用槐花散。对长期少量出血所致的气血亏虚可用四物汤加味，气虚者加黄芪、党参、白术，阴虚者加阿胶、龟板、鳖甲等。

血喜温而恶寒，喜润而恶燥，故止血药物不宜过于寒凉或干燥，同时根据出血部位不同分别选择不同的药物，注意配伍活血药，以免寒凝瘀留。

总之，对于各种损伤出血，均应及时采取有效措施予以止血，必要时可外用止血药如十灰散、云南白药、止血粉等。

第三节 损 伤 瘀 血

损伤瘀血又称蓄血、留血、恶血、败血，是指外力损伤经脉，血液滞留于脏腑、腔道，流注于皮内、肌肤之间，未能流出皮外者。正如《灵枢·邪气脏腑病形》所说："有所堕坠，恶血留内。"瘀血可分为三个阶段：①留血；②瘀血；③结血。留血为前期，瘀血为中期，结血为后期。一般通称为瘀血。这种分期诊治法，在临证时有重要的意义。

一、病 因 病 理

（一） 颅脑瘀血

颅脑瘀血多因头部受暴力打击、碰撞、挤压等直接暴力损伤所致，也可因高处堕坠或"挥鞭式"间接暴力引起。

（二） 胸胁瘀血

胸胁瘀血常因暴力撞击挤压或用力负重所致胸胁部损伤所致。

（三） 腹部瘀血

腹部瘀血常因腹部受直接暴力引起，如撞击、足踢等，亦可因脊柱或骨盆损伤出血所致。

（四） 肌肤瘀血

肌肤瘀血因挫轧、挤压等外力直接作用于人体，使血脉受损，血溢脉外，停留于肌肤。

（五） 外邪侵袭

寒性收引，寒邪入侵，使血脉不畅，血流停滞而致瘀。

（六） 正气虚弱

伤后正气亏损，气虚行血无权，无力推动残瘀。

综上所述，损伤瘀血有虚实之分，外力损伤、外邪入侵常为实证，伤后正气亏损常为虚证，正气虚弱复感外邪者则为虚实夹杂之证。

二、辨 证 论 治

（一） 颅脑瘀血

主症：头昏头痛，昏迷时短即醒，或清醒后再度昏厥，恶心呕吐，烦躁不安，睡卧不宁，甚则昏不识人，此为危重之象。

治法：活血化瘀，开窍通闭。

方药：苏合香丸灌服，后用通窍活血汤，颅脑瘀血严重者，常需配合手术治疗。

（二） 胸胁瘀血

主症：气急，气促，不能平卧，胸部刺痛，压痛明显，呼吸加剧，局部饱胀，叩诊浊音或实音，呼吸音减低，语颤减弱，可有发热，纳差，舌紫暗，脉弦或弦涩。

治法：活血化瘀，疏肝理气。

方药：血府逐瘀汤。

（三） 腹部瘀血

主症：腹胀、腹痛、腹硬压痛、叩击痛及反跳痛，恶心、呕吐，便血，大汗淋漓，面色苍白，舌黯苔薄腻，脉弦涩或虚数无力。

治法：活血祛瘀，行气通利。

方药：膈下瘀血者，膈下逐瘀汤，少腹瘀血者，桃仁承气汤。

（四）肌肤瘀血

主症：局部肿痛、刺痛，青紫瘀斑，压痛点明显，范围局限，部位固定，患部功能障碍，舌紫黯，脉沉涩。

治法：行气活血，通络止痛。

方药：活络效灵丹加减。

（五）外邪侵袭

主症：寒邪入侵，局部青紫，肤色紫暗，疼痛固定，得温痛减，遇寒痛甚，舌紫暗，脉迟涩。

治法：温中散寒，活血止痛。

方药：当归四物汤合失笑散。

（六）气血两虚

主症：局部肿痛，青紫不消，伴有面色苍白，头晕目眩，神疲乏力，少气懒言，舌淡苔白，脉细弱。

治法：益气养血。

方药：八珍汤加减。

总之，实证者宜行气活血、祛邪通络，虚证者宜益气养血、通络止痛，虚实夹杂者则宜攻补并用。

第四节　损伤血虚

伤后出血过多或久病气血亏耗，脏腑虚衰引起的血虚，称为损伤血虚。《灵枢·决气》篇曰："中焦受气取汁，变化而赤，是胃血。"血为水谷之精微变化而成，其生化于脾，受藏于肝，总统于心，输布于肺，疏泄于肾，气血相互作用，循环不息。损伤血虚除因出血过多、久病血虚外，与脾、肝、肾的功能不足也有密切关系。

一、病因病理

（一）出血过多

伤后大出血或出血时间较长，或内出血未能及时发现，及时补充时可出现血虚。

（二）伤久血虚

损伤较重，久病不愈，伤血耗气，加之瘀血发热，热灼津液，津液枯竭，血随津枯而成血虚。

（三）肝肾不足

损伤之后，多易伤及肝肾，肝气不舒，气血失调，血不归肝，肾气不足，精髓亏虚，肾火衰弱，气化无权而成血虚。

（四）脾不生血

脾胃为后天之本，气血生化之源。伤后脾胃受扰，运化失常，气血生化无力，导致血虚。

二、辨 证 论 治

（一）气虚血脱

主症：损伤较重，大出血及持续内出血，心慌，心悸，气短，肢冷汗出，或口张手撒，二便失禁，神志昏迷，脉微细或浮大无根。

治法：益气固脱。

方药：独参汤合生脉散，及时局部急救止血非常关键。

（二）气血两虚

主症：头昏目眩，视物模糊，心悸气短，少气懒言，面色苍白，或有微热，喜静少动，倦卧嗜睡，舌淡白无华，脉缓小。

治法：补气养血。

方药：八珍汤。

（三）肝肾不足

主症：胁肋隐痛，腰膝酸软，面红目赤，耳鸣，日晡发热，或骨蒸潮热、盗汗，舌偏红，脉细数。

治法：补肾益肝。

方药：大补阴丸。

（四）脾不生血

主症：胃纳不佳，饮食减少，便溏，面色萎黄，四肢疲乏，肌肉消瘦，舌淡苔薄，脉缓小。

治法：补脾生血。

方药：归脾汤或补中益气汤。

第五节　损 伤 疼 痛

损伤疼痛是损伤最常见的症状之一。疼痛的发生虽有不同的原因和类型，但其基本病机均是气血失调，不通则痛。《素问·举痛论》较详细地说明了不同痛证的病因病机及治疗方法。疼痛一般可分为虚实两类，实者是伤后气血瘀滞或复受外邪，郁结不畅所致；虚者乃气血不足，筋脉失养而成。

一、病 因 病 理

（一）气滞血瘀

伤气则气滞，伤血则血凝，血瘀气滞则痹阻不通，两者均可引起疼痛。由于气血关系密切，气滞血凝，血凝气阻，所以损伤波及气血引起疼痛，但疼痛程度不同。

（二）感受外邪

伤后正气受损，若兼久居湿地，或感受风寒外邪，则可导致气机不得宣通而疼痛反复发作。

（三）热毒内蕴

开放性损伤或伤后积瘀，郁久化热成痛，邪毒深蕴于内，气血凝滞，阻塞经络，引起疼痛。

（四）瘀阻挟痰

因瘀阻气血失和，痰湿凝聚，痰瘀交阻，闭塞脉络而致疼痛。

（五）气血两亏

因金创破伤，亡血过多，或积劳耗伤阳气，气血两亏不能运行，以致瘀积不散而致疼痛。

二、辨 证 论 治

必须详细询问病史，仔细辨别疼痛的部位、性质。损伤早期，气血两伤，多肿痛并见，无移位的骨折与筋伤的疼痛也容易混淆，必须注意辨认。

（一）气滞疼痛

主症：常有外伤史，如闪伤、岔气，屏气等。表现为胀痛不适，痛多走窜，痛无定处，范围广泛，甚者不能俯仰转侧，睡卧翻身困难，咳吐、大便等屏气时疼痛加剧。

治法：理气止痛。

方药：用复原通气散或柴胡疏肝散加减。若痛在胸胁部者可用金铃子散加独圣散，痛在胸腹腰部者，可用逍遥散等。

（二）瘀血疼痛

主症：常由跌打、碰撞、压轧等损伤引起，表现为持续疼痛，固定不移，刺痛拒按，局部多有青紫瘀斑或瘀血肿块，舌质紫黯，脉细而涩。

治法：活血祛瘀止痛。

方药：可选用四物止痛汤、和营止痛汤等。若头部血瘀用柴胡细辛汤。瘀积腹中用桃仁承气汤。骨断筋伤，肢体伤痛用新伤续断汤。

（三）挟风寒湿

主治：常有伤后居住湿地或感受风寒病史，起病缓慢，病程较长，反复发作，局部酸痛重着，固定不移，屈伸不利或肌肤麻木不仁，遇阴雨天发作或加重，喜热畏冷，得热痛减，舌淡苔白腻。

治法：祛风散寒除湿，佐以活血化瘀。

方药：羌活胜湿汤、逐痹汤或独活寄生汤加减，配合针灸按摩。

（四）热毒内蕴

主症：起病较急，多在伤后 3～5 日出现，局部疼痛逐渐增剧，多为跳痛，呈持续性，并可见高热、恶寒、倦怠，病变部红肿，皮肤灼热，舌质红，苔黄，脉滑数。

治法：清热解毒，活血化瘀。

方药：五味消毒饮合桃红四物汤。脓成者需手术切开排脓泄毒，并用托里消毒散，托毒外出。若脓溃后反痛，则属气血两虚，宜服十全大补汤。

（五）瘀阻挟痰

主症：损伤不严重，疼痛逐渐增加并伴骨关节漫肿，牵掣痛，或有身热、纳呆，舌质黯，苔滑腻，脉弦滑。

治法：活血通络，化痰止痛。

方药：牛蒡子汤加减。

（六）气血两亏

主症：出血过多或素体虚弱，患部隐痛，故面色苍白，头汗眩晕，短气无力，舌淡脉细。

治法：益气养血。

方药：八珍汤，外敷温经膏。兼有肝肾不足者，合用六味地黄丸；阴虚及阳者，合用左归丸。

气滞者常伴有瘀血，瘀血者常伴有气滞，风寒湿邪外侵也可伴有气滞、血瘀。因此，在具体治疗时应全面辨证，灵活应用，对症下药。

第六节 损伤发热

损伤发热又称伤后发热，指受伤积瘀或感受邪毒而生热，体温超过正常范围，或仅自觉发热，五心烦热，手足心热和骨蒸潮热，而体温不升高者，都属于发热范畴。本节所讨论的是因伤后脏腑功能紊乱，瘀久化热，或感受邪毒而引起的以发热为主的疾患。各种骨折后发热，开放性损伤感染，各种挫伤、挤压伤所致的血肿感染发热等，均属于此范围。

一、病 因 病 理

因瘀血内停、郁而发热，或邪毒外侵、热盛肉腐而发热者，属实证。而失血过多、气血内损引起的血虚发热，属虚证。

（一）瘀血发热

肢体外伤，血脉受损，血离经脉，离经之血滞于体腔、管道、皮下、肌腠之中，壅遏积聚，郁久化热。《灵枢·痈疽》篇曰："营卫稽留于经脉之中，则血泣而不行，不行则卫气从之而不通，壅遏而不得行，故热。"

（二）邪毒发热

皮肤破损后，创口污染，邪毒外侵，浸淫入内，加之失治或处理不当，肌肉溃烂而发热，或因伤后气滞血瘀，郁久化热。如创伤感染、开放性骨折感染、血肿感染等引起的发热，以及破伤风、气性坏疽等的发热，均属此范围。

（三）血虚发热

各种严重的创伤，血脉破损，失血过多，血分亏虚。阴血亏虚，阴不制阳，阳浮于外而发热。

《证治汇补·发热》篇指出："血虚不能化阳，阳元（浮）发热者，治宜养血"。《素问·逆调论》曰："阴气少而阳气胜，故热而烦满也。"

（四）肝郁发热

伤后气滞血瘀，败血归肝，肝气不能条达，郁而化火而引起发热。

二、辨 证 论 治

发热应采取相应的益气补血、活血化瘀、清热解毒等治法，使用发汗或清凉之剂时应注意不可苦寒辛散太过，损伤脾胃，甚者化燥伤阴，不仅不能退热，反而加重病情。

（一）瘀血发热

主症：多为头、胸、腹损伤或挤压伤等较重损伤引起，发热多于伤后 24 小时出现。体温在 38～39℃，无恶寒，痛有定处或肿块、口干舌燥不欲饮、心烦、夜寐不宁、不思饮食、口苦，甚则肌肤甲错，面色暗黑，唇舌青紫或瘀斑，舌红有瘀斑，苔白厚或黄腻，脉多弦数、浮数或滑数。

发热特点：夜热早凉，发热程度和时间与损伤轻重成正比。损伤轻者热度低，持续时间 1 周左右；损伤重者发热高，一般可持续 2～3 周。此外，脉证不一致，有时可出现自觉发热而体温不高的现象。

治法：活血化瘀。

方药：血府逐瘀汤加减。

头部损伤者可用通窍活血汤，腹部受损者可用膈下逐瘀汤，少腹受损者可用少腹逐瘀汤，四肢损伤者可用身痛逐瘀汤。若新伤瘀血发热，局部肿胀、疼痛者，可选用丹皮、栀子；伤后积瘀发热，热邪迫血妄行而咯血、衄血、尿血者，宜清热凉血，可选用犀角地黄汤、小蓟饮子等；阳明腑实证，胸腹满痛、大便秘结者，宜攻下逐瘀泻热，可选用桃仁承气汤；对凉血积于胸胁者，宜祛瘀活血、疏肝清热，用丹栀逍遥散。

（二）邪毒发热

主症：初起发热，恶寒，头痛，全身不适，苔白微黄，脉浮数。病势进一步发展，邪毒壅于肌肤积瘀成脓者，症见局部赤红、肿胀、灼热、疼痛。若脓肿破溃，则流出黄白色稠脓，伴有全身发热、畏寒、头痛、周身不适等症。若热入营血，则出现高热，可超过 39℃，甚至 40℃以上，夜间尤甚，烦躁不安，夜寐不宁，神昏谵语，斑疹，舌质红绛或紫黯，脉细数或滑数。

治法：邪毒初入者，宜疏风清热解毒。热毒蕴盛者，宜解毒消肿溃坚。溃脓者，宜透脓解毒。热入营血者，宜清营凉血、清热开窍。

方药：邪毒初入者，银翘散加减；热毒蕴盛者，仙方活命饮加减；溃脓者，透脓散加黄芪；热入营血者，犀角地黄汤。

若伤部疼痛日益加剧，体温较高，伴口渴、大汗、烦躁、苔黄脉洪大者，宜清热解毒泻火，用黄连解毒汤或五味消毒饮；若大便秘结，可用内疏黄连汤或栀子金花丸；若身热滞留，全身重痛，口渴不欲饮，胸腹满闷，呕恶便溏，苔黄腻，脉滑数或濡数，用龙胆泻肝汤。

（三）血虚发热

主症：一般有大量出血的病史，出血量在 500～1000 毫升即可出现症状，体温或高或低，面色无华，头晕目眩，视物模糊，眼发黑或眼冒金星，食少便溏，气短懒言，肢体麻木，倦怠喜卧，脉虚细或芤等。

治法：补气养血。

方药：加味四物汤或当归补血汤。若血虚阳浮，精髓亏耗而发热者，可滋阴潜阳，用大补阴丸。

主症：身热心烦，胸胁闷胀，或寒热往来，口苦咽干，舌苔黄，脉弦或数。

治法：疏肝清热。

方药：丹栀逍遥散加味。口干便秘者，加黄芩、龙胆草、生地；胁痛明显者，加郁金、川楝子、延胡索之类。

损伤发热除上述四种主要证型外，还有瘀血兼血虚证，或虚实夹杂证等。因此，在治疗时，应根据具体证情，灵活应用，不可过于拘泥呆板。

第七节　损伤昏厥

损伤昏厥是指因损伤引起的意识障碍或意识丧失，又称昏愦、晕厥、昏迷、血晕、迷闷、昏死等。以昏沉不省人事为特点，但大多能逐渐苏醒，可伴有四肢寒冷、昏厥。大多伤后立即出现，但一部分初时无昏厥，但由于某些原因继发昏厥，如出血不止、剧烈疼痛等。损伤昏厥多见于脑振荡、脑挫伤、脑受压、脂肪栓塞综合征、出血过多等，为损伤的危重证，应及时处理。

一、病因病理

该病以突然发生、症状较重、昏不知人为主要表现的危重证候。正如《内经·厥逆》曰："厥者，逆也，气逆则乱，故忽为眩仆脱绝，是名为厥……轻则渐苏，重则即死，最为急候。"

（一）气闭昏厥

从高处坠下或受外力打击，骤然受伤，气机逆乱，上壅心脑，闭塞心窍，猝然昏倒。

（二）瘀滞昏厥

头部损伤或其他部位损伤之危重患者，伤后颅内积瘀致昏厥或肢体损伤，瘀血内留，上攻于心，使清窍闭塞或神明受扰，则昏无所知。若瘀血乘肺，肺气受阻，升降失司，清气不入，浊气不出，宗气不能生成，亦可发为昏厥。

（三）气血双亡

亡血过多，血虚不能上承，气无所依而脱，以致昏厥。有时损伤之初并未昏厥，终因持续出血，亡血过多，血不养心，心神失养，神魂散失而昏厥。

（四）气血亏虚

素体虚损，虽无大量出血，但因其体弱也易昏厥。

（五）伤痛昏厥

因痛甚而作，痛伤气血，阴血耗损，阳火炽盛，制金不能平木，木旺生风而致昏厥。

（六）瘀阻清窍

伤后脏腑不调，三焦水道不通，脾运失常，肺失清肃，水湿停积胸肺，积而成痰，痰湿壅盛，阻遏气机，蒙蔽清窍，可成昏厥。

二、辨 证 论 治

（一）气闭昏厥

主症：伤后即出现暂时昏迷，不省人事，呼吸气粗，但昏厥时间不长，约在半小时以内苏醒，醒后常有头晕头痛、恶心呕吐诸症，但不再昏厥。

治法：开窍通闭。

方药：苏合香丸或苏气汤，配合醋熏热气蒸口鼻，针刺人中、十宣、合谷等。

（二）瘀滞昏厥

主症：神昏谵语，或昏迷不醒，肢体瘫痪，烦躁扰动，头痛呕吐，有些患者偶可清醒，但片刻后可再昏迷。甚则呼吸浅促，二便失禁，瞳孔散大，舌质红绛，或有瘀点，苔黄腻，脉弦涩。若瘀血乘肺，急者在伤后数小时，慢者在伤后一周，可有呼吸急促、神志不清、昏睡、昏迷、发热、二便失禁、偏瘫、瞳孔大小不等，脉弦数等。

治法：逐瘀开窍。

方药：黎洞丸。

（三）气血双脱

主症：伤后失血过多又未能及时补充而突然出现昏厥，目闭口张，二便失禁，冷汗淋漓，四肢厥冷，面色爪甲苍白，呼吸气微，舌淡唇干，脉细数。

治法：补气固脱回阳。

方药：急用独参汤灌之，并可用参附汤合生脉散加当归、黄芪、牡蛎等回阳救逆。如能及时输液输血，同时寻找出血部位做出相应处理，则更为有效。

（四）气血亏虚

主症：平素体虚，伤后见头晕目眩，神疲懒言，面色无华，心悸少寐，饮食减少，搬动肢体或稍有刺激则昏厥，舌淡脉细。

治法：补气行血，开窍通闭。

方药：十全大补汤合苏合香丸。

（五）伤痛昏厥

主症：损伤之初并无昏厥，后因痛剧昏厥，并伴头身出汗，内热口渴，短气烦躁，舌红苔薄黄，脉弦或弦数。

治法：清肝凉血，祛瘀止痛。

方药：小柴胡汤加栀子、三七等。同时，损伤部位制动。

（六）痰阻清窍

主症：喘急痰鸣，气紧气促，呼吸困难，昏愦迷蒙，或呕吐痰涎，舌苔白腻，脉多沉滑。

治法：涤痰开窍。

方药：导痰汤加味。

总之，昏厥之证有虚实之分，实则气壅息粗，牙关紧闭，四肢僵直，脉沉实，治宜开窍回苏为先，虚则气息微弱，汗出而热，脉细弱，治宜固脱回阳。昏厥经急救治疗后苏醒，但损伤并未痊愈，尚需依其诊断和病情演变继续治疗。

第八节　损　伤　眩　晕

眩乃目视昏花，晕乃天旋地转。眩与晕，往往同时并见，轻者闭目即止，重者如坐舟车，旋转不定，以致不能站立，更重者可伴恶心、呕吐、出汗、突然仆倒等。常见于颅脑损伤、损伤后贫血、颈椎病等。

一、病　因　病　理

（一）瘀阻清窍

头为诸阳之会，清气上升交会之所，头部损伤后瘀血内留，则清气不升，浊阴不降，蒙闭清窍发为眩晕。

（二）肝阳上亢

头部损伤之早、中期，瘀血停积，败血归肝，瘀滞化火，使肝阴暗耗，风阳升动，上扰清窍，出现眩晕。正如《临证指南医案·眩晕门》曰："诸风掉眩，皆属于肝，头为诸阳之首，耳目口鼻皆系清空之窍，所患眩晕者，非外来之邪，乃肝胆之风上冒耳。"

（三）络脉阻遏

多见于损伤日久，或慢性累积损伤，或中年之后，气血渐亏，平素积劳，气血失和，阴血留滞积瘀，兼挟痰浊，积瘀痰浊交阻，则络脉被阻，清浊升降失司，以致眩晕。

（四）气血虚亏

《伤科汇纂·眩晕》指出："若仆打即时晕倒在地，此气逆血晕也。"说明损伤眩晕与气血有关。若伤后耗伤气血或失血之后，虚而不复，以致气血两虚，气虚清阳不展，血虚则脑失所养，眩晕随之而生。

（五）肾精不足

肾为先天之本，藏精生髓，若先天不足，复感外邪即可发病。慢性腰腿痛、骨髓炎、骨结核等，亏耗肾精，化髓不足，而脑为髓之海，髓海不足，上下俱虚，则发为眩晕。

二、辨　证　论　治

根据不同病因，可有以下几种类型。

（一）瘀阻清窍

主症：头晕目眩，耳鸣有声，饮食难进，恶心呕吐，颈项强直，四肢无力，或头痛频发，头面伤处青紫肿胀，舌黯苔薄，脉弦细或涩。

治法：祛瘀清上。

方药：柴胡细辛汤合八厘散。

（二）肝阳上亢

主症：晕痛并见，每因烦劳、恼怒而增剧，面色潮红，急躁易怒，少寐多梦，泛泛欲吐，纳呆口苦，舌红苔黄，脉弦数。

治法：平肝潜阳，祛痰清火。

方药：天麻钩藤饮加减。

（三）络脉阻遏

主症：起病缓慢，颈项转动时往往眩晕加重，或有心悸泛恶，或兼肩臂麻痹疼痛，舌淡苔腻，脉细或涩。

治法：益气活血，化痰通络。

方药：补阳还五汤合半夏白术天麻汤加减。

（四）气血虚亏

主症：头晕眼花，动则加剧，面色苍白，唇甲无华，心悸失眠，神疲倦怠，纳差，舌质淡，脉细弱。

治法：补气养血。

方药：八珍汤加减。

（五）肾精不足

主症：眩晕健忘，神疲乏力，腰膝酸软，遗精耳鸣。肾阳虚者四肢不温，形寒肢冷，舌质淡，脉沉细，肾阴虚者则可见五心烦热，舌质红，脉细。

治法：补肾填精。

方药：肾阳虚可用右归丸，肾阴虚可用左归丸。

总之，眩晕一证有虚实之分。一般来说，损伤之初多实，损伤后期多虚，但有时虚实并见，故临床上必须详审细察，辨证论治，方可获得良好疗效。

第九节　损伤不寐

损伤不寐是指伤后不能正常睡眠。轻者入眠艰难，或睡眠不稳，时寐时醒，严重者可彻夜不眠。

一、病因病理

（一）瘀扰神明

肢体外伤，络脉破损，瘀血内停，经脉阻滞，血运不畅，心神失养，神不守舍而成不寐。

（二）痰瘀内热

瘀血内留，积瘀酿痰，痰瘀化热，上扰神明，以致不得安卧。

（三）心血不足

伤后出血过多或久病体虚，致气血两亏。若心失血养，心神不安，神不守舍，夜难成眠。

（四）阴虚火旺

素体虚弱，或久病之人，如骨结核、骨肿瘤等患者，肝肾两亏，精血虚损，导致阴虚火旺，或因损伤日久，阴津亏损，肾水亏虚，水不济火，则心火独亢，神志不宁而失眠。

二、辨 证 论 治

（一）瘀扰神明

主症：心烦不安，难以入睡，甚则通宵达旦不寐。患处肿胀、刺痛、瘀斑，甚则肌肤甲错，指（趾）青紫，舌质紫暗、瘀斑，脉涩。
治法：活血祛瘀。
方药：血府逐瘀汤加减。

（二）痰瘀内热

主症：夜寐不安，胸闷头重，目眩口苦，患处肿痛，舌黯苔腻而黄，脉滑数。
治法：祛瘀化痰清热。
方药：温胆汤加黄连、山栀、当归、桃仁。

（三）心血不足

主症：多梦易醒，心悸健忘，头晕目眩，面色无华，倦怠无力，舌淡苔薄，脉细弱。
治法：补养心血，益气安神。
方药：归脾汤。若脉结代，气虚血少者，用炙甘草汤。心阴亏损者，可用生脉饮。

（四）阴虚火旺

主症：心烦不寐，头晕目眩，手足心热，口干津少，耳鸣腰酸，或有梦遗，舌质红，脉细数。
治法：滋阴清火，养心安神。
方药：天王补心丹。若五心烦热，阴虚相火妄动者，用知柏八味丸。若心火偏旺者，可用黄连上清丸。

总之，不寐为伤后常见的病症，由于夜寐不安常可影响食欲，不利创伤的愈合，因此应引起重视，及时治疗。

第十节 损伤痹证

痹证是指气血闭阻、壅塞不通所引起的疾病。《素问·痹论》篇曰："所谓痹者，各以其时重感于风寒湿之气也。"机体遭到损伤，正气虚弱，风寒湿邪乘虚而入，气血痹阻，出现皮肤、肌肉、关节等处的疼痛、肿胀、重着、麻木，关节屈伸不利，行走不便，握物无力等病证。

痹证有多种类型，按证的性质分为寒痹、热痹、行痹，着痹；按病因分为风痹、寒痹、湿痹；按病位分为皮痹、肌痹、脉痹、筋痹，骨痹；按脏腑分为肝痹、心痹、脾痹、肾痹、肠痹、肺痹等。本节着重讨论骨伤科痹证。

一、病因病理

（一）外力损伤

肢体外伤，经脉破损，血溢脉外，停于肌肤经络之中，瘀血凝滞，气血紊乱，血运不畅，经脉不通则痛。亦可因治疗时用寒凉之品过多，寒则血凝，血液凝滞不通成为痹痛。

（二）瘀热内蕴

伤后失治、误治，离经之瘀血郁久蕴热，流注经络、关节，经脉不通，则局部可有红、肿、热、痛之症。

（三）正不胜邪

机体受损，正气虚弱，或长期居处阴湿之地，或在潮湿、寒冷环境中工作，或经常遭外邪侵袭，损伤正气，日积月累，以致寒湿之邪累积愈盛，使气血闭阻而发生痹证。

综上所述，可见损伤痹证或为风寒湿邪外侵，或为瘀血痹阻，经脉阻滞，气血不和所致。现代医学中的颈椎病、肩周炎、腰椎间盘突出症等均属此范畴。

二、辨证论治

根据痹证的不同临床表现，一般分为下列几型。

（一）行痹

主症：肢体肌肉关节疼痛，游走不定，可有恶寒，发热，关节屈伸不利，苔薄白，脉浮。
治法：祛风通络，散寒除湿。
方药：防风汤加减。

（二）痛痹

主症：肢体关节疼痛较剧，痛有定处，关节屈伸不利，遇寒痛甚，得温痛减，舌苔薄白、脉弦紧。
治法：散寒止痛，祛风除湿。
方药：乌头汤加减。

（三）着痹

主症：肢体关节重着疼痛或肿胀，痛有定处，活动不利，头身困重，肌肤不仁，苔白腻，脉濡缓。
治法：除湿通络，祛风散寒。

方药：薏苡仁汤加减。

（四）热痹

主症：肢体关节疼痛，灼热红肿，屈伸不得，得寒痛减，遇热痛增，兼有发热、恶风、口渴、心烦、小便黄热、舌干苔黄、脉滑数。

治法：清热通络，疏风胜湿。

方药：白虎加桂枝汤。红肿痛甚者，可加黄芩、连翘、黄柏、生地、赤芍、丹皮等。如局部青紫，肿痛日久，舌青紫，脉沉涩，可加桃仁、红花、乳香、没药等，并可加全蝎、地鳖虫、穿山甲等搜风通络之剂。

（五）陈伤痹痛

主症：伤后肢体关节疼痛，肢体痿软，不仁不用，关节屈伸不利或挛缩强直，遇寒凉、阴雨或疲劳可加重，舌淡苔薄边有紫点，脉虚细。

治法：通经活络，散寒祛瘀。

方药：独活寄生汤加减。

总之，痹证以筋骨肌肉关节疼痛、肿胀、活动不利为特征。其治疗一般应根据风、寒、湿、热之偏胜不同，分别采用祛风、散寒、燥湿、清热之法为主治疗。痹证亦可合而为病，如风寒、风湿、风热、湿热等，其治法有祛风通络、温络散寒、祛风除湿、清热通络等法之异。此外，应注意配合应用活血行血、扶正祛邪之法，临床须辨证分析，分证论治，灵活变通。

第十一节　损伤痿软

痿软是指筋骨痿废失用、肌肉瘦削无力，运动功能障碍。麻木是指肢体触觉、痛觉、温觉障碍。《杂病源流犀烛·麻木源流》说："麻木，风虚病亦兼寒湿痰血病也。麻非痒非痛，肌肉之内，如千万小虫乱行，或遍身淫淫如虫行有声之吷，按之不止，搔之愈甚，有如麻之状。木不痒不痛，自己肌肉如人肌肉，按之不知，掐之不觉，有如木之厚。"

一、病 因 病 理

（一）经脉瘀阻

多由经脉遭受震荡或伤后积瘀，或陈伤残留，瘀血未散，停滞凝结，闭阻经脉，或骨折、脱位移位压迫、阻滞经脉，导致经脉功能障碍，产生痿软麻木。如肱骨中下 1/3 骨折后，桡神经挫伤或受压，伸直型肱骨髁上骨折合并神经、血管的受挫、受压，都可引起前臂及手部的麻木痿软。

（二）气血虚亏

气有温煦、熏肤、充身、泽毛的作用，血有营养、滋润、灌溉一身的作用。若损伤出血过多，耗血损气；或长期卧床，久卧则伤气；或脾胃素虚，致元气不足，影响温煦、熏肤、濡养、灌溉的作用，而发生麻。《素问·逆调论》说："荣气虚则不仁，卫气虚则不用，荣卫俱虚则不仁，且不用，肉如故也。"《景岳全书·非风》又说："气虚则麻，血虚则木。"可见气血虚可造成麻木，甚则兼见肢体痿软无力。气血虚后，风、寒、湿邪可乘虚而入，致气血涩滞，壅滞经络而产生慢性腰腿痛，引起麻木。

（三）筋骨不用

筋骨关节，以刚为正，以柔为顺，以用为常，若损伤后，患肢固定时间过长，或卧床过久，或缺乏功能锻炼，久之则肌肉萎缩，肌腱挛缩、关节强直，产生痿软麻木。

（四）脊髓神经损伤

若脊柱骨折、脱位而伤及脊髓神经系统或脊髓断裂时，则损伤平面以下肢体痿软麻木，或称截瘫；若周围神经断裂后，其所支配的肢体范围可发生感觉、运动障碍，不仁、不用、痿软麻木。

二、辨 证 论 治

（一）经脉瘀阻

主症：患肢麻木不仁，新伤多伴有局部疼痛、肿胀、瘀斑，陈伤多伴疼痛、麻木固定。

治法：治宜逐瘀通络。

方药：对颈肩上肢麻木者，用舒筋丸；对腰臀下肢麻木者，用活络效灵丹加减；若神经、血管受压、受挫引起之痿软麻木，宜结合其病因辨证论治。

（二）气血虚亏

主症：多见于颈椎病、慢性腰腿痛。临床表现为四肢不知痛痒，或如虫蚁行走，重则痿软、拘挛，若经脉受累，则阳经行走区域可出现麻木或放射痛，并见少气懒言，乏力自汗，面色苍白或萎黄，舌淡而嫩，脉细弱等。

治法：治宜补气血、通经脉。

方药：用人参养荣汤加减。若兼风寒湿邪之痿软麻木，可佐以驱风、散寒、祛湿之品。

（三）筋骨不用

主证：表现为肌肉萎缩，肌筋挛缩，关节活动受限，病程久者，可出现畸形。

治法：治宜加强功能锻炼，并配合按摩、针灸、药物熏洗等。

（四）脊髓神经损伤

主症：若脊髓断裂后，损伤平面以下肢体运动，感觉完全消失，按之不知，掐之不觉，腹胀，体温升高，大便秘结，小便癃闭。

治法：治宜活血祛瘀、疏通督脉。

方药：用活血祛瘀汤加减。后期脾肾阳虚者，宜补脾肾、温经络，用补肾壮阳汤。

第十二节　损伤头痛

损伤头痛是指头部外伤或肢体外伤所致的各种头痛，是临床上常见的证候之一，可出现于各种疾病之中。

一、病因病理

头为"诸阳之会""清阳之府"，又为"髓海之地"，水谷之精微经脾胃的运化，布其精华上注于头。为此，清气得升，浊气得降，髓海充盈，思维敏捷。损伤后，瘀血内停或气血两虚，或肾精不足，或风寒湿邪乘虚而入，阻遏清阳，清气不升，浊气不降，气血逆乱，髓海空虚则发为头痛。

（一）瘀血停积

外伤头部，血脉受损，恶血留内，瘀阻经脉，气血不畅，气机逆乱，脑失所养，发为头痛。

（二）外邪侵袭

素体阴虚，或伤后气血亏虚，风湿寒邪乘虚而入，上犯巅顶，清明之气受阻，气血凝滞，阻遏络道，蒙闭清窍，而致头痛。

（三）气血亏虚

伤后出血过多，气血不足，精血同源，血虚则精亦亏，精枯则髓无所生，髓海不足，脑络失养，发为头痛。

（四）肾精亏损

长期劳累，或伤后误治、失治，或久病精血亏损，肾精不足，不能上荣于脑，脑海空虚，则致头痛。

二、辨证论治

头痛一证，其因虽多，但临床常见以下几种证型。

（一）瘀血头痛

主症：伤后头痛，痛处固定，痛如锥刺，或伴有头部青紫、血肿，舌质紫暗，脉细涩。
治法：活血化瘀。
方药：通窍活血汤加减。如瘀痛甚者可加全蝎、蜈蚣、乌梢蛇、地鳖虫等虫类搜风之品。

（二）外邪侵袭

主症：头痛发病较急，痛势较剧，如风寒外袭头痛连项背，伴恶风畏寒，遇寒更剧，口不渴，舌苔薄白，脉弦紧。若风热侵袭，则症见头痛而胀，甚则头痛如裂，伴发热恶风，面红目赤，口渴欲饮，大便干燥，舌质红苔黄，脉浮数。若风湿所致，则头痛如裹，肢体困重，纳呆，胸闷，大便秘结，苔白腻，脉濡。
治法：风寒者，疏风散寒。风热者，疏风清热。风湿者，祛风胜湿。
方药：风寒者，川芎茶调散加减。风热者，芎芷石膏汤加减。风湿者，羌活胜湿汤加减。

（三）气血亏虚

主症：头痛头晕，遇劳更甚，神疲乏力，心悸怔忡，纳呆，面色㿠白，舌质淡白，脉细弱。

治法：补养气血。

方药：八珍汤加减。

（四）肾虚头痛

主症：头部空痛，伴眩晕，腰膝酸软，遗精，神疲乏力，耳鸣耳聋，夜寐不宁，舌红少苔，脉细无力。

治法：养阴补肾。

方药：大补阴丸加减。

此外，根据头痛的不同部位，按经络循行可选用相应的引经药。如太阳头痛，选羌活、蔓荆子、川芎，阳明头痛，选葛根、白芷；少阳头痛，选用黄芩、柴胡、川芎；厥阴头痛，选用吴茱萸、藁本。

综上所述，可见损伤头痛有虚实之分，或虚中夹实，错综复杂。因此，必须详加辨证，分清标本主次，随症施治。

第十三节　损伤胸痛

胸部内伤是指整个胸廓及其内脏受到外力打击或用力屏气而致内部气血、经络或内脏损伤。内脏受伤属于重伤，胸廓受伤属于轻伤。胸部内伤往往引起气血失和而致胸胁疼痛、胀满，咳逆甚而咯血等证。《医宗金鉴·正骨心法要旨》云："伤损胁肋胀痛之证，如大便通和，喘咳吐痰者，肝火侮肺也……若胸腹胀痛，大便不通，喘咳吐血者名，乃瘀血停滞也。"《金匮翼·卷二》云："劳伤吐血者，经所谓用力太，则络脉伤是也，盖络脉之血，随经上下，往来不休，若络脉有伤损之处，其血因得渗漏而出矣。"以上说明胸部伤损有轻重之别，轻则气血内损，气滞血瘀，引起胸胁胀痛，甚则脉络破损，导致血蕴于肺，引起咯血气逆，重则脏器破裂流血不止，气随血脱而亡。

一、病因病理

（一）间接外力

因过度屏气用力而引起的损伤，俗称屏伤。体位不正时用力，动作不协调而突然闪挫或强力扭捩所引起的损伤，称为扭伤。屏伤和扭伤以伤气为主，引起气机不利，气失调达，故可产生气滞血瘀之症。

（二）直接外力

外来暴力直接作用于胸部，如跌打、碰撞、堕坠、打击、压轧、刀刃、爆炸气浪的冲击及各种机械的冲撞等，以伤血为主。轻则脉络破损，营血溢于胸壁肌肤之间，或阻于经络内外，出现肿胀疼痛，重则肺部震荡导致气机闭塞，昏迷不省人事，更严重的是肺实质破裂出血，气贯胸膈或血溢胸膈，形成气胸或血胸等危重之症。

二、临床表现与诊断

（一）气血损伤

胸部气血损伤在临床上极为常见。单纯伤气者，以胸胁疼痛、闷胀、痛点走窜而不固定为特征，伴有深呼吸、说话或咳嗽时牵掣作痛，甚至不能平卧、气急，严重时可出现昏厥之症。单纯伤血者，以胸胁肿胀、疼痛、痛点固定不移为特征，伴有不思饮食、大便秘结，甚则胸满气促、咳血吐血，严重时可出现神志昏迷、汗出肢冷、四肢厥逆、口唇发青等凶险之症。

（二）脏器损伤

胸部脏器损伤在临床上较少见，一旦出现，则可对生命造成严重的威胁，如心包破裂致使患者立即死亡。又如心包络破损，可使患者伤后立即出现昏厥、面色苍白、心脚紧痛、胁下痛满、咳呛气促、咯血口渴等危重之症。再如肺叶破损，即可产生气胸或血胸等凶险之症。

三、治疗方法

（一）内治法

关于胸胁损伤的内治法，以调理肝经为主。胸胁为肝胆二经循行之路，虽胸部除肝经外尚有肺经与心经等经脉，然胸胁损伤之症，恶血留内，则不分何经，皆以肝为主，因肝主血，故败血凝滞，从其所属，必归于肝。其治疗原则应以疏肝理气、活血化瘀为主。正如《正体类要·正体主治大法》所云："跳跃捶胸闪挫，举重劳役恚怒，而胸腹痛闷，喜手摸者，肝火伤脾也，用四君、柴胡、山栀。畏手摸者，肝经血滞也，用四物、柴胡、山栀、桃仁、红花。若胸胁作痛，饮食少思，脾胃气伤也，用四君子汤。若胸腹不利，食少无寐，脾气郁结也，用加味归脾汤。若痰气不利，脾肺气滞也，用二陈、白术、川芎、当归、栀子、青皮。若咬牙发搐，肝旺脾虚也，用小柴胡汤、川芎、山栀、天麻、钩藤。……若胸胁作痛，发热哺热，肝经血伤也，用加味逍遥散。"

1. 伤气 依据"滞者导之"、"闭者启之"、"结者散之"、"虚者补而养之"、"浮越者镇坠之"等立法原则，采用启闭通窍法、调气散郁法、下气降逆法、破气散滞法、补气益损法等。

（1）启闭通窍法：胸部损伤后气道闭塞，关窍不通，以致昏厥欲绝者，治宜通关开窍醒神。临床常用苏合香丸、至宝丹等。

（2）调气散郁法：胸胁伤后气聚不得发越，气化失调，以致情志不舒或出现厥逆之症，治宜调气散郁、疏发其气。临床常用调经散、柴胡疏肝散等。

（3）下气降逆法：胸部损伤之后，气机升降失和，有升无降，宜降其升腾之气，临床上常用苏子降气汤、乌药顺气散等。

（4）破气散滞法：胸部损伤之后，气机壅聚不散，胸胁满闷胀痛而属实证者，治宜破气散滞。临床上常用复元通气散、和营通气散。

（5）补气益损法：胸部损伤后期，身体虚弱，元气亏损者，宜补益其气。临床常用四君子汤、补中益气汤、益气养荣汤等。

2. 伤血 依据"留者攻之"、"瘀者行之"、"逆者顺之"、"枯者滋之"等立法原则，胸部伤血采用攻下逐瘀法、活血消瘀法、凉血止血法、和营止痛法与补血益损法等。

（1）攻下逐瘀法：早期，胸腹胀痛，大便不通，舌红苔黄、脉数的体实患者，宜及时应用攻下逐瘀法。临床常用清上瘀血汤、活血舒肝汤或大成汤加减。由于方中多采用苦寒泻下之品，破血逐瘀之功相当峻猛，故年老体衰，气血虚弱，损伤重症，失血过多，慢性劳损，妇女妊娠，月经期间，产后荣血不足者均应忌用。

（2）活血消瘀法：胸部损伤之后，气滞血瘀，局部肿胀疼痛而无里热实证者，或宿伤瘀血内结，或有某种禁忌而不能猛攻急下者，则宜用该法。临床常用复元活血汤、活血止痛汤、橘术四物汤、膈下逐瘀汤等。活血方剂一般并不峻猛，如需逐瘀，可与攻下配合。禀赋虚弱或妊娠、月经期间不能使用破散者，可参照"虚人不宜下者，宜四物汤加山甲"而用之。

（3）凉血止血法：出血不止，或伤后血热错经妄行者，宜急用凉血止血之法。临床常用以清热凉血为主的清心汤、凉血地黄汤；以止血为主的十灰散、四生丸；以凉血止血并重的止血宁痛汤。应用该法应注意防止寒凉太过，故一般出血不多的损伤常与消瘀和营之药同用。若出血太多，则需辅以补气摄血之法。

（4）和营止痛法：胸部损伤，虽经消下等法但气滞、血瘀未尽，若再用攻下之法又恐伤正，宜用该法。临床上常用和营止痛汤、橘术四物汤、定痛和血汤等。

（5）补血益损法：失血过多或损伤迁延日久而致血亏者，则宜补血益损，以助损伤之恢复。临床上常用当归补血汤、四物汤、养血汤、人参养荣汤等。

（二）外治法

1. 外用药物　脑部损伤而局部出现疼痛者，宜消瘀退肿、行气止痛，常用活血止痛膏、消瘀止痛药膏等。如局部出现红肿热痛者，宜消瘀清热、解毒退肿，可敷四黄散、伤药膏或清营退肿膏等。宿伤隐痛及风寒痹痛者，常用腾药、熨风散等。

2. 手法　若胸胁损伤而产生气闭欲绝者，可急用手法开锁通关，以使患者迅速复苏。由于胸部为清阳汇聚之所，故开锁通关能使阳气散布全身，从而达到回阳之效。人体中的八锁是指金、银、铜、铁各二把，左右对称，分捏锁部（筋络），使之开锁行气，通关回阳。

3. 针灸　取阿是穴或循经取穴，一般以泻法为主，留针 5～10 分钟，有行气止痛的作用。

4. 手术　胸部开放性损伤或内脏破裂，或较大血管出血不止者，则应根据损伤的情况而选用各种不同的手术进行治疗。

第十四节　损伤腹痛

腹部损伤指腹壁及腹腔脏器的闭合性损伤。腹部体表面积较大，受伤机会较多，尤其是肝、脾两脏较脆弱，容易因外伤而发生破裂。

胸下部的外伤，除损伤胸部器官外，腹上部的器官可同时遭受损伤；反之，腹上部的外伤亦可引起胸下部器官损伤的可能。因此，对胸下部及腹上部的外伤，应考虑胸腹联合伤之可能。为了便于描述腹部损伤的部位，通常将腹部分区。上水平线为经过两侧肋弓下缘最低点（相当于第10肋）的连线，下水平线为经过两侧髂棘最高点的连线；两条垂直线分别为左、右锁骨中点与腹股沟韧带中点的连线。这样将腹部分为三区九部：腹上区为中间的腹上部和左、右季肋部；腹中区为中间的脐部和左、右腰部；腹下区为中间的腹下部和左、右腹股沟部。

成年人的腹腔主要脏器的体表投影大致如下。

右季肋部：右半肝大部分、胆囊一部分、结肠肝曲、右肾上极。

腹上部：右半肝小部分及左半肝大部分、胆囊、胃幽门部及胃体一部分、十二指肠、胰、腹主动脉及下腔静脉。

左季肋部：左半肝小部分、胃贲门、胃底及胃体一部分、脾、胰尾、结肠脾曲、肾一部分。

右腰部：升结肠、部分回肠、右肾下部、右输尿管。

脐部：胃大弯、横结肠、大网膜、十二指肠小部分、部分空肠与回肠、腹主动脉、下腔静脉。

左腰部：降结肠、部分空肠、左肾下部、左输尿管。

右腹股沟部：盲肠、阑尾、回肠末端。

腹下部：部分回肠、膀胱、子宫（女性）、乙状结肠小部分。

左腹股沟部：大部分乙状结肠及部分回肠。

一、病因病理

（一）病因

腹部损伤常因撞击、挤压等直接外力或由冲击作用等间接外力所造成。

1. 直接外力 殴打、踢踩、棍棒打击、车祸、房屋或坑道倒塌、高处坠地腹部撞击坚硬物体（如木头、石块等）。

2. 间接外力 劳动或体育运动时，骤然用力过猛可致屏伤；高处坠地时冲击作用或爆炸物引起的空气或水的冲击波，可引起腹部脏器损伤，后者又称为爆震伤。

在饱食、膀胱胀满、腹肌松弛未做防御性收缩及腹腔脏器原有病变（如肝、脾肿大）等情况下，腹部损伤更易发生。

（二）病理

腹部遭受外力作用后，内部气血、经络、脏腑受伤，轻则气机阻滞，络脉破损，血溢于肌肤之间，亦可损及脏腑，甚至引起内脏破裂，危及生命。腹腔实质性脏器（如肝、脾、胰等）破裂后，往往造成内出血或腹膜血肿，临床以血脱（出血性休克）为主；空腔脏器（如胃、肠、胆囊、膀胱等）破裂后，内容物流入腹腔，造成腹膜腔污染，表现为腹膜炎与厥证（中毒性休克）为主。

（三）分类

（1）根据病因可分为挫伤、屏伤、挤压伤、打击伤、冲击伤、爆震伤等。

（2）根据有无腹腔内脏损伤可分为单纯腹壁伤、腹膜后血肿、腹腔内脏损伤等。

（3）根据腹腔内脏的特点可分为实质性脏器（肝、脾、胰、肠系膜、大网膜等）损伤与空腔脏器（胃、肠、胆囊、膀胱等）损伤。

（4）根据腹腔内脏器损伤的多少可分为单脏器伤与多脏器伤。

（5）根据有无合并其他部位损伤可分为腹部伤与腹部合并伤。常见的合并损伤有：脑外伤、胸外伤、脊柱骨折、骨盆骨折及四肢骨折等。

二、诊断要点

（一）全身情况

腹部损伤后，患者常处于精神紧张状态，但一般无意识障碍，严重者，面色苍白，出冷汗，皮肤发凉。呼吸多浅表而急促，且以胸式呼吸为主，腹式呼吸减弱或消失（系因腹膜受刺激所致），呼吸困难多见于合并胸部损伤者。若无内脏损伤，早期由于剧烈疼痛刺激可出现脉搏加快、血压升高，但经休息后可逐渐恢复正常。若伴有肝、脾等实质性脏器破裂出血，随着出血量的增加，脉搏逐渐加快、变弱，血压也逐渐下降，最后发生休克。胃、肠等空腔脏器破裂，由于腹膜受到强烈刺激，早期出现脉搏快、血压下降、全身出冷汗等休克表现，但短时间内可暂时好转，随后因细菌性腹膜炎而再度恶化，导致中毒性休克。

（二）局部症状

1. 腹痛 腹痛是腹部损伤首要表现，疼痛的部位、性质和范围与受伤的部位、作用力的大小和伤情的严重程度有关。多数情况下，患者的最痛处，往往与损伤组织、脏器的解剖部位相一致。腹壁损伤，仅在受伤部位有疼痛、压痛及肌紧张，且症状逐渐减轻、局限或消失，空腔脏器破裂，由于胆汁、胃肠道内容等对腹膜的刺激，腹痛剧烈并遍及全腹。实质性脏器破裂，腹痛相对较轻，而以失血性休克为主要表现。

2. 恶心、呕吐 腹部损伤后，因腹膜受刺激，引起反射性恶心、呕吐。外来暴力作用于腹部时，偶尔可使胃肠道变位、扭转而引起肠梗阻，或使膈肌破裂引起膈疝，从而引起剧烈呕吐，吐出物多为胃内容物及胆汁。空腔脏器破裂引起细菌性腹膜炎时，因肠麻痹而频发呕吐。

3. 腹胀 常在腹部损伤晚期出现，多因腹膜感染引起肠麻痹所致。腹腔内出血或腹膜后出血，亦可引起腹胀。

4. 胃肠道出血 呕血常见于胃、十二指肠损伤，往往伤后即出现。便血新鲜，说明结肠或直肠损伤；伤后数小时排出柏油样血便，说明出血位于上消化道。若伴有右上腹疼痛而出现呕血或便血，可能肝、胆管损伤。

5. 血尿 系泌尿系（肾、输尿管、膀胱、尿道）损伤所致。如腹部创伤经过一段时间观察后仍无尿，膀胱部叩诊无实音区，可能为膀胱破裂。

6. 肩部疼痛 肝、脾损伤后，刺激膈肌可发生放射性疼痛。左肩疼痛表示可能脾脏损伤；右肩疼痛表示可能肝脏损伤。

7. 右侧大腿放射性疼痛 腹膜后十二指肠损伤，十二指肠液流入腹膜后间隙，刺激右侧腰神经，可引起右侧大腿放射性疼痛。

（三）体征

1. 腹膜刺激征 表现为腹肌紧张、压痛及反跳痛，是空腔脏器破裂而致急性腹膜炎的典型表现。腹膜刺激征在腹内出血时亦可出现，但较轻。

2. 肝浊音界缩小或消失 胃肠道破裂后，消化道内气体进入腹腔，游移于膈下，可造成肝浊音界缩小或消失，X线透视可见膈下游离气体。

3. 移动性浊音 若腹腔内出血、渗液量超过500ml，当患者体征由平卧转为侧卧时，可在腹部查出移动性浊音。

4. 肠鸣音减弱或消失 因腹腔脏器破裂，腹膜受刺激所致。晚期由于腹膜炎造成肠麻痹引起。

三、诊　断

（一）详细询问病史

凡腹部损伤的患者，应问清受伤时间、部位、致伤物的种类及暴力的大小，伤后病情变化，有无腹痛、恶心、呕吐、便血、血尿等。

（二）认真进行体检

患者就医时，应认真细致地进行全面的体格检查。首先必须测量体温、脉搏、呼吸、血压，同时注意腹部情况，了解有无肌紧张、压痛及反跳痛，肝浊音界是否消失，移动性浊音征是否阳性等，以便判明受伤脏器的部位及损伤的性质、程度等。此外，还必须注意有无合并其他部位的损伤，如脑外伤、胸外伤、肋骨、骨盆、脊柱及四肢骨折等。

（三）诊断性腹腔穿刺检查

凡腹部损伤者，依靠病史、症状、体征等资料尚不能确定诊断，同时高度怀疑有腹内脏器伤时，应进行腹腔穿刺术，以便明确诊断。

1. 穿刺部位　①上腹在肋弓下腹直肌外缘；②下腹在脐与髂前上棘连线的中、外1/3交界处（即麦氏点）；③侧腹在脐水平线与腋前线交叉处。

2. 穿刺方法　穿刺针应选用较粗、较钝的针头（如8～9号注射针头，16～20号腰穿针、腹腔穿刺针等），在局部麻醉下，与腹壁成垂直方向穿刺。当穿刺针穿过腹膜进入腹腔时针有落空感。进入腹腔后再徐徐推进少许回吸，如腹内液体较多，即可获得阳性结果。在腹内液体较少时，一次抽吸不一定有阳性结果，这时应活动穿刺针，改变抽吸方向或穿刺部位。

3. 注意事项　①穿刺前排尿，以免刺伤膀胱；②安置好体位，尽量使腔内液体向穿刺处聚积；③避免在腹壁血肿、手术瘢痕、搏动性包块处穿刺；④腹胀严重者应尽量避免穿刺；⑤上腹穿刺时，必须首先确定无明显肝脾肿大；⑥如为孕妇，应远离子宫穿刺。

4. 结果分析　腹腔穿刺抽出血液、胃肠内容、胆汁、尿液时，只有在排除误刺后，方可认为阳性。

（1）血液：多为肝、脾等实质性脏器破裂。因此穿刺抽出血液后，应放置5～10分钟，观察是否凝结。凝结者为误刺，应视为阴性，抽得血量在0.1ml以上且不凝固者，为阳性。

（2）胃肠内容：胃肠道破裂后，其内容物外溢进入腹腔，一般6小时后腹腔发生严重化脓性感染，故其抽出物镜检时，有大量脓细胞。若抽出胃肠内容，镜检未见脓细胞，则为阴性。

（3）胆汁样液体：多为胆囊、胆道系统和十二指肠破裂、穿孔，可送化验室做胆汁鉴定。

（4）尿液：系因泌尿系破裂所致，可做尿液鉴定，并注意与误刺膀胱鉴别。后者多在膀胱胀满，尿液未排空的情况下发生。

（5）脓液：多为消化道损伤后期，腹内形成腹膜炎后造成。

四、治　疗

（一）一般紧急处理

腹部损伤常合并其他部位的损伤，因此紧急处理时既要全面，又要有重点。

（1）首先迅速处理威胁生命的紧急情况，如开放性气胸、颅内血肿、明显的外出血等。

（2）维持呼吸道通畅，有咽喉部、上呼吸道受压或阻塞时，应优先处理，必要时需气管切开。

（3）立即用粗针头做静脉穿刺或静脉切开，以保证静脉输液通畅，同时查血型做输血准备。

（4）四肢骨折应作初步固定。

（5）腹部脏器损伤排除前不能使用哌替啶等止痛药物，同时禁食、禁饮。

（6）严密观察病情变化。患者情况初步改善后，进一步全面体格检查并做必要的辅助检查，以期尽早做出明确诊断，采取相应的措施。

（二）休克的处理

腹部损伤早期主要为创伤性休克和出血性休克，晚期则可能发生中毒性休克。处理休克时应根据不同类型采取适当的处理措施。

1. 一般处理　患者平卧位，下肢抬高30°，或头部及上下肢均抬高30°，或将上半身与下肢轮换抬高、平卧。对烦躁不安的患者可适当给予镇静剂，一般给予鲁米钠0.1g肌内注射或10%水合氯醛15ml灌肠。伴有骨折等合并伤，疼痛剧烈者可考虑给予哌替啶等止痛剂，但腹部损伤疑有内脏破裂者忌用。此外，应给氧并注意保暖，因为缺氧与寒冷可加重休克。

2. 补充血容量　补充血容量以恢复组织器官的灌流量至关重要。应静脉快速滴注乳酸钠、复方氯化钠溶液（平衡盐液）、羟乙基淀粉40或右旋糖酐500~1000ml，出血性休克者还应输入一定量的血液。

3. 安放鼻饲管及留置导尿管　腹腔内脏损伤未排除前应插入鼻饲管，持续胃肠减压，同时留置导尿管，记录每小时尿量，必要时做中心静脉压测量。

4. 中药治疗　若能排除腹腔内脏破裂，可内服中药治疗。出血性休克可煎服参附汤（党参15克，熟附子9g）或当归补血汤（黄芪30g，当归6g），创伤性休克可煎服独参汤或参芪汤（人参9g，生黄芪30g，炙甘草9g）。中毒性休g可煎服生脉散（人参9g，麦冬15g，五味子3g）。

5. 针灸治疗　常用穴位有内关、涌泉、合谷、足三里、人中、中冲、素髎等，耳针可取升压点、肾上腺、皮质下、心、内分泌、神门。采用中、强刺激持续捻转，或接通有感应电流输出的电针机（电压14~15V，频率106~120次/分为宜）。必要时可配合应用艾灸，选用百会、脐中、气海，关元，不计壮数，至脉回汗止为度。

（三）非手术治疗

伤后患者一般情况良好，无明显内脏损伤症状，或原有的腹膜炎已有局限趋势者，可在严密观察下先采用非手术治疗。主要治疗措施除输血、输液、维持水电解质平衡外，需应用有效的抗生素控制感染，预防和治疗呼吸道、泌尿系统的并发症，并注意体外引流，以促进炎症早日局限、吸收。

中药治疗适用于无胃肠道严重损伤者，同时根据病情辨证施治。

1. 伤气型　伤后脘腹胀满，疼痛范围大，走窜不定，但腹部柔软且喜按，无固定性压痛点，脉浮弦。治宜行气散滞，方用复元通气散、乌药顺气散、理气止痛汤及和营通气散等。

2. 伤血型　伤处肿胀，可出现青紫瘀斑，脘腹部胀满，疼痛位置固定，腹肌坚硬而拒按，伴有发热、大便秘结或有便血尿血，脉沉涩。治宜破血行瘀，方用膈下逐瘀汤、复元活血汤、消下破血汤、活血止痛汤、橘术四物汤及腹部逐瘀汤等。

3. 气血两伤型　腹中气血阻滞成块，按之则痛，腹胀不舒，小便不利，大便秘结，脉多细涩。治宜行气化瘀，方用行气活血汤及当归导滞散等。

孕妇腹部受伤时，不可妄用祛病攻下之法，以防堕胎，只宜在安胎和营汤中稍加祛瘀生新之品，使气血调和。

（四）手术治疗

手术指征如下：

（1）明显内出血者，应在积极纠正出血性休克时，及时手术止血。

（2）有明显内脏损伤征象者，应立即剖腹探查。空腔脏器破裂或肝脏、胰腺较小损伤，可予以修补，脾破裂应施行脾切除术，肝脏或胰腺较大破裂则需部分切除。

（3）在非手术治疗过程中，原有病情加重，有继续出血倾向，或有腹膜炎扩散趋势者，亦应手术探查。

第七章 骨 病

第一节 骨关节痹证

一、类风湿性关节炎

类风湿性关节炎是一种以侵蚀性关节炎为主要表现的全身性自身免疫病。本病以女性多发。男女患病比例约1:3。类风湿关节炎可发生于任何年龄，以30~50岁为发病的高峰。我国大陆地区的类风湿关节炎患病率为0.2%~0.4%。本病表现为以双手和腕关节等小关节受累为主的对称性、持续性多关节炎。病理表现为关节滑膜的慢性炎症、血管翳形成，并出现关节的软骨和骨破坏，最终可导致关节畸形和功能丧失。此外，患者尚可有发热及疲乏等全身表现。血清中可出现类风湿因子（RF）及抗环瓜氨酸多肽（CCP）抗体等多种自身抗体。

（一）病因病理

祖国医学认为，类风湿性关节炎系因正气不足，复感风寒湿邪所致。明·秦景明《症因脉治·痹证》论其病因曰："营气不足，卫外之阳不固，皮毛宣疏，腠理不充，感冒雨冲寒，露卧当风，则寒邪袭之而成。"李中梓《医宗必读·痹证》描述本病后期可出现"在骨则重不能举，尻以代踵，脊以代头"的严重畸形与功能障碍。

1. 正气不足 平素体弱，先天禀赋不足，或后天失于调养、外伤、产后，均可导致肝肾亏虚，气血失和，腠理开泄，卫外功能下降，六淫邪气乘虚而入，留滞关节而成痹证。

2. 风寒湿邪相搏 居地潮湿，外宿夜露，或涉水冒雨，风寒湿热诸邪气，直入筋脉关节，气血痹阻，关节出现疼痛、肿胀、活动受限；日久，使正气更加耗伤，关节僵直、变形、肌肉萎缩，少数患者可出现严重残废；如病变严重破坏颈椎并造成病理性半脱位和高位截瘫，或病变累及重要脏器的血管，可危及患者的生命。

3. 脏腑衰弱 风寒湿三邪虽为痹证致病的外部因素，但其内在因素是脏腑功能失调，正气虚衰。正如《素问·百病始生》所云："风雨寒热不得虚，邪不能独伤人，卒然逢疾风暴雨而不病者，盖无虚，故邪不能独伤人，此必因虚邪之风，与其身形，两虚相得，乃客其形。"五脏各有所主，肝主筋，心主血脉，脾主肌肉，肺主皮毛，肾主骨。肝血虚则筋骨不荣；心血虚则血行不畅；脾虚则肌肉不实，四肢失养；肺虚则腠理失密，卫外不固；肾虚则骨空髓少，骨质不坚。五脏内伤，导致血脉不畅，营卫失调，风寒湿邪乘虚而入，发为痹证。

尽管内分泌学、酶学、组织化学，特别是免疫病理学的进展，为进一步探讨类风湿性关节炎的病因和发病机理创造了比较好的条件，但是迄今本病的病因仍然不明。作为病因，与以下几方面可能有关：感染、过敏、内分泌失调、家族遗传、免疫反应或其他因素（营养不良、疲劳、寒冷、潮湿、外伤、精神创伤等）。

类风湿性关节炎的病理变化主要在关节，关节滑膜炎为该病的原发病变，滑液、软骨、软骨下骨质、关节囊、韧带和肌腱的病变都是继发病变，是类风湿肉芽由关节内向关节周围蔓延、腐蚀的结果。这些病变可以造成关节脱位、畸形或强直，使受害关节完全丧失功能；重症患者，也常出现关节之外的病理改变，如皮下结节、心脏、肺脏和眼等脏器及血管、神经组织的病变。因此，目前有倾向称其为类风湿病。

(二) 诊断要点

1. 临床表现　多数类风湿性关节炎患者起病缓慢而隐渐，进行性关节受累，同时累及多个关节。炎症关节最敏感的体征是关节肿胀与压痛，多数活动性炎症关节最终出现滑膜增厚。主要的症状和体征如下。

（1）关节疼痛与肿胀：最先出现关节疼痛，开始为酸痛，随着关节肿胀逐渐明显，疼痛也趋于明显。关节局部积液，温度增高，反复发作后患肢肌肉萎缩，关节呈梭型肿胀。关节压痛程度常与病变严重程度有关。

（2）晨僵现象：晨起时病变关节僵硬、伸屈不利，起床活动一段时间后症状即缓解或消失，多超过30分钟，与其他关节病的晨僵现象的区别在于类风湿性关节炎的晨僵是典型、经常而持久的。

（3）多个关节受累：常由掌指关节或指间关节发病，其次则为膝关节。受累关节常为对称性。发病时受累关节常为1~3个，以后受累关节可发展到3个以上。第一次发病1~3个月后可出现另一些关节肿胀疼痛，以后反复交替发作与缓解。

（4）关节活动受限或畸形：晚期关节活动受限并呈现不同程度的畸形，手指及掌指关节常呈现梭型肿胀、纽孔畸形、鹅颈畸形（图7-1-1），腕关节掌屈或尺偏畸形，足部呈外翻畸形（图7-1-2），行走速度减慢等。

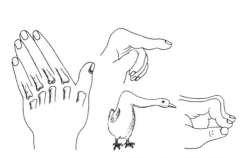
图 7-1-1　类风湿性关节炎常见手部畸形

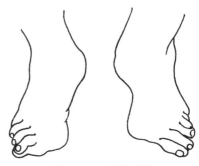
图 7-1-2　足部畸形

（5）关节外表现：腕管综合征可能是由于腕关节滑膜炎所致，腘窝囊中破裂似深静脉血栓形成，10%~30%的患者有类风湿性结节，通常发生在皮下易摩擦部位。

2. 实验室检查　可见血红蛋白减少，白细胞计数正常或降低，淋巴细胞计数增加。血沉加快，但久病者可正常。约70%的患者类风湿因子阳性。自身抗体如抗角质蛋白抗体、抗核周因子和抗环瓜氨酸多肽对类风湿性关节炎的诊断有较高的特异性，但敏感性仅在30%。滑液较混浊，黏稠度降低，黏蛋白凝力差，滑液的含糖量降低。

3. X线检查　早期可见关节周围软组织肿胀；骨质疏松，严重骨质疏松者的骨骼呈炭画样轮廓。关节间隙早期因积液而增宽；以后软骨面边缘骨质腐蚀，关节软骨下有囊腔形成，手足小骨及尺、桡骨远端可见到骨膜反应性新生骨形成，关节间隙因软骨面破坏而变狭窄。但手足小关节、肩锁关节等，因关节的破坏、骨端骨质被吸收，可见关节间隙增宽。骨盆和椎体的重度骨质疏松，可见到变形性改变，如三角形骨盆、髋臼内陷、椎体压缩和双凹样（鱼尾形）椎体。由于关节严重破坏和肌肉痉挛，可见关节脱位、半脱位和各种畸形（如腕下垂，膝屈曲挛缩，掌指关节尺偏，手指的鹅颈、扣眼及前足的拇外翻、爪形趾等）。晚期，关节软骨面完全破坏、消失后，关节即纤维或骨性强直于畸形位置。

类风湿性关节炎需与下列疾病鉴别：如强直性脊柱炎、风湿热、牛皮癣性关节炎、瑞特（Reiter）综合征、肠炎性关节炎、细菌感染性关节炎、关节结核、病毒性关节炎、痛风及假性痛风、骨性关节炎、创伤性关节炎、滑膜软骨瘤病等，都应一一与类风湿性关节炎鉴别，才不至于误诊或漏诊。

（三）治疗方法

对类风湿性关节炎进行治疗前，必须让患者了解本病的性质和病程，鼓励患者与疾病作斗争，主动作好功能锻炼，与医生密切配合，坚持治疗。通过坚持不懈的治疗，大多数患者可取得减轻疼痛、推迟或制止关节破坏、预防和矫正关节畸形、改善或重建关节功能等较好疗效。总的治疗原则是：早期积极治疗，中期控制发展，后期改善症状。其具体治疗包括以下几个方面。

1. 支持疗法 多食富含蛋白质及维生素的饮食，补充铁剂、维生素 D 和钙剂。鼓励患者多晒太阳，配合服用强壮筋骨的药物。适当休息，改善工作环境，避免遭受寒湿、过劳。疼痛和肿胀严重时，短暂（1~2 个月）和间断地（如白天定时取下 2~3 次）使用支架式夹板固定受累关节于功能位，既利于消肿止痛，又可避免引起关节强直。慢性期患者，可选用物理疗法或中药外敷，亦可配合按摩、练功、体操等治疗。

2. 内治法

（1）辨证治疗

1）风寒湿阻：关节肿胀、疼痛，痛有定处，晨僵，屈伸不利，遇寒则痛剧，局部畏寒、怕冷。舌苔薄白，脉浮紧或沉紧。

治则：祛风散寒，除湿通络。

方药：桂枝芍药知母汤、麻桂温经汤或乌头汤加减。

2）风湿热郁：关节红肿疼痛如火燎，晨僵，活动受限。兼有恶风发热，有汗不解，心烦口渴，便干尿赤。舌红，苔黄或燥，脉滑数。

治则：清热通络，疏风胜湿。

方药：白虎加桂枝汤或当归拈痛汤加减。

3）痰瘀互结：关节漫肿日久，僵硬变形，屈伸受限，疼痛固定，痛如锥刺，昼轻夜重，口干不欲饮。舌质紫暗，苔白腻或黄腻，脉细涩或细滑。

治则：祛瘀化痰，搜风通络。

方药：小活络丹、身痛逐瘀汤加减；或用桃红饮加穿山甲、地龙、地鳖虫、白芥子、胆南星、全蝎、乌梢蛇等。

4）肾虚寒凝：关节疼痛肿胀，晨僵，活动不利，畏寒怕冷，神倦懒动，腰背酸痛，俯仰不利，天气寒冷时诸症加重。舌淡胖苔白滑，脉沉细。

治则：补肾祛寒，通经活络。

方药：补肾祛寒治旺汤或桂枝汤、真武汤加减。

5）肝肾阴虚：病久关节肿胀畸形，局部关节灼热疼痛，屈伸不利，形羸消瘦，腰膝酸软。伴有头晕耳鸣，盗汗，失眠。舌红，少苔，脉细数。

治则：滋补肝肾，活血通络。

方药：健步虎潜丸、独活寄生汤加减；或用三痹汤、蠲痹汤加减。

6）气血亏虚：关节疼痛，肿胀僵硬，麻木不仁，行动艰难，面色淡白，心悸自汗，神疲乏力。舌淡，苔薄白，脉细弱。

治则：补益气血，温经通络。

方药：八珍汤、归脾汤、大防风汤或人参养荣汤加减。

（2）中成药治疗

1）雷公藤制剂：长期使用西药一线药物，疗效有限或不能控制病变发展的重症，以及较重的早、中期患者；或长期服用皮质类固醇，疗效不佳或已发生不良反应，停药有困难者，可服用。如雷公藤片或雷公藤多甙片，每次 1～2 片，每日 2～3 次。亦可取雷公藤干根的木质部，每日 15g，水煎服。雷公藤的不良反应较多，孕妇、肝肾功能不佳、心脏病、高血压、较重贫血（血红蛋白在 80g/L 以下）、溃疡病、过敏体质等患者应禁用雷公藤制剂。青年女患者服用雷公藤制剂，有导致闭经的副作用，亦应慎用或不用。

2）昆明山海棠：每次 2～3 片，每日 3 次，饭后服。可连服 3～6 个月。

3）青藤碱：每次 1～4 片，每日 3 次饭前口服，常见不良反应有皮肤瘙痒、皮疹等，少数患者出现白细胞减少。

（3）西药：水杨酸制剂、吲哚美辛（消炎痛）、布洛芬、双氯芬酸（扶他林）等非甾体消炎止痛药，作为对症治疗临床应用最广，为治疗本病的首选药物，又称为一线药物。金制剂、抗疟药等可缓和症状，仅适用于长期使用一线药物不能控制病情发展的患者，故又称为二线药物。免疫抑制药一般都是在一、二线药物不能控制病情发展时才考虑使用，故又称其为三线药物。每种药物全量服用 2 周仍不满意，再试用其他药物；最后可选用两种合适的药物，继续服用。但必须注意掌握各类药物的药理、适应证、不良反应、用法和用量，参照有关资料酌情使用。

肾上腺皮质类固醇和垂体促肾上腺皮质素消炎止痛作用迅速、完全，但不能根治，也不能抑制病变的发展，停药后症状常迅速复发并加剧。长期大量服用后，不良反应颇多，而且停药困难，所以临床使用时应慎重。

3. 外治法

（1）中药：可选用狗皮膏、宝珍膏等膏药，烊化后温贴；或采用麝香镇痛膏、伤湿止痛膏等敷贴。此外，还可应用骨科腾洗药、风伤洗剂熏洗，祛风水、活络水等外擦。

（2）针灸治疗：一般采用皮肤针弹刺。其治疗原则是：按病取经，经穴相配，循经弹刺，远近结合，以及中、弹刺激结合，以皮肤充血为度。每日 1 次，15 次为 1 个疗程。

（3）理筋手法：局部肿痛者可选用点穴镇痛及舒筋手法；关节活动不利、功能障碍者，可选用活节展筋手法。

（4）物理疗法：急性期采用热疗等治疗，可能会加剧肿痛症状，须先用药物解除急性炎症后再进行。可选用 1% 雷公藤或 2% 乌头直流电离子导入，中、短波电疗，超声波疗法，放射线及同位素疗法，激光疗法，石蜡疗法，热水浴和泥疗法等。

4. 手术疗法 早期为防止软骨继续破坏，四肢关节病变，应用上述综合治疗 18 个月以上，关节肿痛仍无明显改善者，可行滑膜切除术。病变已静止者，可根据病变关节功能、畸形和破坏程度，选行截骨矫形术、关节融合术、关节成形术、人工关节置换术；足趾严重畸形，影响穿鞋、行走者可行跖趾关节切除术。

二、强直性脊柱炎

强直性脊柱炎是一种以累及中轴关节和肌腱韧带骨附着点的慢性炎症为主的全身性疾病，以炎性腰痛、外周关节炎、肌腱端炎等关节症状和前葡萄膜炎、虹膜炎、心血管、肺部等内脏表现及骨质疏松等关节外症状为特点。目前公认本病属结缔组织血清阴性疾病，其特征是从骶髂关节开始的，逐渐上行蔓延至脊柱关节，造成骨性强直畸形；偶有从髋关节开始者，但很少波及四肢小关节。从发病年龄、性别、患疾部位、类风湿因子和组织相容抗原（HLA-B27）及对治疗的反应等各方面来分析，强直性脊柱炎与类风湿性关节炎不相同，是两个完全不同的疾病。它的发病率比类风湿性关节炎低，约占全人口的0.1%~0.3%。多见于男性青年，男女之比大约为10:1。多发于15~30岁，其中又以16~25岁发病率最高。家族遗传的阳性率为23.7%，比类风湿性关节炎家族遗传阳性率更高；10%以下的患者类风湿因子阳性。除心脏合并症、肾淀粉样变性及颈椎病变导致骨折、脱位外，本病对患者的寿命无明显影响。

（一）病因病理

本病的病因，祖国医学认为与机体肾虚督空、感受风寒湿等六淫邪气、跌仆损伤致气滞血瘀等有关。

1. 肾虚督空 肾为先天之本，先天禀赋不足，素体阳虚，兼后天失于调养，或房事不节及病后失养导致相火妄动，损及肾精，则外邪乘虚而入。肾藏精，主骨生髓，全身骨骼的生长均有赖于肾精的充盈。若肾精充盈，则骨髓充足，骨骼坚固有力，邪不能犯；若肾精不足，肾气亏虚，骨髓不能充盈，骨骼得不到充分的滋养，易致外邪侵入，正不胜邪，邪胜正衰，则出现骨痛、骨骼酸软无力等症状。

《素问·骨空论》曰："督脉者，起于少腹，与少阴上股内后廉，贯脊属肾。"《难经·二十九难》云："督脉为病，脊强而厥"。督脉的循行部位为腰脊，而本病的病变部位主要在腰脊。因此，督脉失养在本病中也起重要作用。督脉总督一身之阳经，督脉空虚，阳气不足，脊柱失于阳气之濡养，则外邪乘虚侵袭督脉腰脊，致出现脊柱酸痛、僵直等表现。

2. 淫邪阻闭 六淫邪气侵袭机体，风性善行数变，寒性收引，热性燔灼，湿性黏着，滞留于经络、关节，导致气血运行不畅，津液不能布达，筋骨失于濡养，而致关节僵硬，活动不利，久则关节畸形。即"不通则痛"、"不荣则痛"。《素问·痹论》曰："风寒湿三气杂至，合而为痹，其风气胜者为行痹，寒气胜者为痛痹，湿气胜者为着痹也。"此外，跌仆损伤，导致气滞血瘀，脉络不通，亦可作为诱因，如《灵枢》云："若有所坠堕，恶血在内不去……血气凝结……则为寒痹。"风寒湿诸邪入侵机体，凝滞于筋骨关节，阻闭气血，致使肢节失去濡养，萎废变形。

3. 瘀血阻络 素体肾精亏虚，六淫邪气侵犯机体，导致脏腑功能失调，经脉不通，气血运行不畅而成瘀血，痹阻于经络、筋骨、关节而致病。

现代医学对本病病因、发病机制的认识，尚未完全明确。但目前认为，强直性脊柱炎是在遗传基础上，兼受损伤、感染、某些炎症致病菌的侵害，导致异常的免疫反应而发。另外甲状旁腺疾病、铅中毒、局部化脓性感染、内分泌及代谢缺陷、过敏等，都可能是本病的诱发因素。

强直性脊柱炎早期病理变化，与类风湿性关节炎很相似，两者都是以增殖性肉芽组织为特点的非特异性滑膜炎。不同于类风湿性关节炎的是：本病病变多始于骶髂关节，逐渐上犯腰、胸、颈椎的椎间盘、关节突间关节。肩、髋、肋椎、胸骨柄体等关节，大转子、坐骨结节、跟骨结节、耻骨联合也常被累及。约有25%的患者同时累及膝、踝等周围关节。在晚期，与类风湿性关节炎不同，强直性脊柱炎的滑膜肥厚和关节软骨面的腐蚀破坏较轻，很少发生骨质吸收和关节脱位，病变倾向于侵及韧带的附着处，致使骨质明显增生，关节囊和韧带的骨化突出，加之关节软骨面的钙化和骨化，极易发生关节骨性强直。

（二）诊断要点

1. 临床表现 本病约有80%的患者发病隐渐；20%的患者急骤发病，并有较高体温及明显的全身症状。

（1）疼痛与腰僵：初起，患者下腰、臀、髋部疼痛及活动不便（腰僵），阴雨天或劳累后加重，休息或遇热减轻。随后，由于病变的进展，出现持续性的腰僵和深部钝痛或刺痛，疼痛严重者可影响睡眠，有疲劳感。部分患者因骶髂关节病变刺激，出现反射性坐骨神经的症状。数月之后，疼痛和活动受限，症状逐渐上行到胸椎、颈椎；少数女患者呈下行性发展。病变扩展到胸椎时，患者出现胸痛、胸部有束带样紧缩感，呼吸运动减弱或消失，有的患者出现肋间神经痛。发展到颈椎时，头颈转动出现困难，整个脊柱完全僵硬。

（2）畸形：在病变发展过程中，椎旁肌肉明显痉挛，由于屈肌较伸肌强和患者为了减轻疼痛而被迫处于脊柱前屈位，日久整个脊柱形成驼背畸形。早期此畸形久坐加重，平卧减轻；后期，由于脊柱周围韧带、纤维环、关节突间关节骨化，即使平卧畸形也不减轻。当脊柱及髋、膝关节强直于畸形位，患者常卧床不起，生活难以自理；若强直于功能位，患者可以直立，利用身体转动、踝关节的活动而缓慢行走（图7-1-3）。

另外，本病患者遭受外伤，易造成颈椎骨折、脱位，导致四肢瘫痪，甚则危及生命。约有20%的患者，出现眼痛、视力减退等复发性虹膜炎。少数患者还出现膝、踝等处肿痛等。

（3）常见体征

1）脊柱僵硬：早期可见平腰（腰前凸减小或消失）及腰部后伸活动受限；晚期可见腰椎后凸，各方向活动受限。当整个脊柱纤维性或骨性强直时，脊背呈板状，活动完全丧失；严重驼背畸形患者，站立时脸向地面，不能向前向上看，常需别人牵手引路，才敢行走。

2）呼吸运动改变：胸椎受到病变侵犯时，胸廓扩张活动受限，甚至消失，导致患者呼吸运动减弱或困难。一般认为，胸部周径扩张度少于3cm者为阳性，提示胸廓扩张受限。

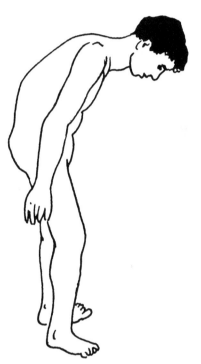

图7-1-3　严重驼背畸形

3）骶髂关节炎体征：骶髂关节炎是诊断本病的主要依据。骨盆分离试验、骨盆挤压试验和床边试验阳性，是骶髂关节炎的可靠体征。

2. 实验室检查　强直性脊柱炎实验室检查多无特异性。早期病变活动时，80%的患者血沉增快，半数以上的患者血清C-反应蛋白增快，40%的患者有轻度低色素性贫血。因此，临床表现、X线检查不足以诊断本病时，血沉增快有一定的诊断参考价值。90%以上患者的人类白细胞抗原-B27（HLA-B27）阳性。

3. X线检查

（1）骶髂关节改变：本病早期骶髂关节的X线片改变比腰椎更具有特点，更容易识别，这是诊断本病的主要依据之一。一般根据改变分5级：0级为正常；Ⅰ级为可疑骶髂关节炎；Ⅱ级为骶髂关节边缘模糊，略有硬化和微小侵蚀改变，关节间隙轻度变窄；Ⅲ级为骶髂关节双侧硬化，关节边缘模糊不清，有侵蚀病变伴关节间隙消失；Ⅳ级为关节完全融合，呈强直状态，伴有或无残存的硬化。早期X线征还可有骶髂关节边缘骨皮质断裂，关节间隙略增宽，关节轮廓模糊，以后关节边缘呈现锯齿状，参差不齐，关节间隙变窄，关节区域浓淡不均。骶髂关节逐渐有骨小梁相互延伸，最后关节完全融合，关节腔消失。

（2）脊柱改变：病变发展到中晚期，X 线检查可见如下表现。

1）韧带骨赘（即椎间盘纤维环骨化）形成，甚至呈竹节状脊柱融合；

2）方椎畸形；

3）普遍骨质疏松；

4）关节突关节腐蚀、狭窄、骨性强直；

5）椎旁韧带骨化，以黄韧带、棘间韧带和椎间纤维环的骨化最常见；

6）脊柱畸形，包括腰椎及颈椎前凸消失，甚至后凸；胸椎生理后凸加大。驼背畸形多发生在腰段及上胸段；

7）椎弓和椎体的疲劳骨折及环枢椎半脱位。

（3）髋、膝关节等改变：早期可见关节囊膨大、闭孔缩小及骨质疏松；中期可见关节间隙狭窄、关节面腐蚀破坏、髋臼外上缘和股骨头边缘骨质明显增生、髋臼内陷及骨盆变形；晚期可见关节间隙消失，骨小梁通过，骨性强直于各种畸形位。

在罗马（1963 年）和纽约（1968 年）会议上，分别确定过本病的诊断标准。两个诊断标准都强调腰痛、腰椎活动受限，胸痛、胸廓活动受限和骶髂关节炎在诊断上的重要性。因此，掌握上述要点，本病是不难诊断的。

临床上，本病应与下列病变鉴别：骶髂关节结核、脊柱结核、化脓性骶髂关节炎、化脓性脊柱骨髓炎、类风湿性关节炎、青年性驼背、椎间盘脱出症等。

（三）治疗方法

本病目前无根治良方。为了减轻疼痛、缩短病程、预防畸形、改善功能，应取得患者的积极配合，采用妥善的综合疗法。

1. 支持疗法 应食用富含蛋白质及维生素的饮食。骨质疏松者应加服钙剂。保持良好的身体姿势，卧硬板床，低枕或不用枕，经常采用俯卧睡姿。注意劳逸适当，避免风寒湿邪的侵袭和长期弯腰的工作。积极参加深呼吸操、太极拳、扩胸运动、脊柱和髋关节伸肌的锻炼和温水中游泳等运动，长期坚持每日锻炼，直至病变静止，可防止畸形强直、肌萎缩和挛缩。

2. 内治法 参照类风湿性关节炎。

（1）辨证治疗

1）肾虚督空：背脊酸痛，伴见胸胁疼痛，呼吸欠畅，周身酸困乏力，俯仰不利，腰脊强直如板，或背俯伛偻，活动受限。舌质淡胖，苔薄白，脉沉细。

治则：温肾补髓，舒筋通络。

方药：三痹汤、健步虎潜丸、补肾祛寒治旺汤加减。如加巴戟天、仙灵脾、山萸肉等。

2）淫邪阻闭：腰骶部疼痛，背脊僵硬，伸屈不利，阴天、劳累加剧，得温熨则舒缓、痛减。舌淡，苔薄腻，脉沉弦。

治则：祛风除湿，温经散寒。

方药：麻桂温经汤、乌头汤、蠲痹汤等加减。如痛重者加威灵仙、乳香、没药；风胜者加秦艽、防风、川芎；寒胜者加附子、肉桂、干姜；湿胜者加防己、泽泻、薏苡仁；骨质疏松者加龟板、鹿角胶。

（2）西药

1）非甾体类抗炎药：这类药物通过抑制还氧化酶的活性阻止前列腺素的合成，进而产生抗炎的效应，迅速缓解疼痛症状，改善患者生活质量，这类药物的不良反应主要是胃肠道不适，严重时可危及生命。

2）改善病情药物：由于非甾体类抗炎药并不能组织疾病的进展，因而改善病情药物在确诊后应尽早应用。

a. 柳氮磺吡啶：为首选药物，推荐剂量为每日 2g，起效缓慢，通常为 4~6 周，常见不良反应为胃肠道不适、皮疹、血液系统损害等。对磺胺类过敏者禁用。

b. 甲氨蝶呤：多采用小剂量，每周 7.5~15mg，常见不良反应为胃肠道不适、肝功损害、肺间质纤维化、血细胞减少及脱发。

c. 沙利度胺：常见不良反应为肝损害、血细胞减少、外周神经炎及脱发。

3. 外治法 深部 X 线照射可以减轻疼痛，缓解肌肉痉挛；由于其副作用多而顽固，目前只选择性地应用于各种常规疗法无效的病例。

间断使用各种支架，对预防和矫正各种畸形有一定作用。

当关节畸形未发展到骨性强直时，给予适当的牵引措施，对于防治脊柱及关节畸形都有一定效果。牵引重量：髋关节 4~6kg，膝关节 2~4kg；对脊柱可用胸带、骨盆带作上下对抗牵引，总的牵引重量为 20~30kg。牵引时间：每日 2 次，每次 2 小时。

中药外用、针灸、理疗、拔火罐可参照类风湿性关节炎。按摩及手法有助于保持关节的功能，但必须取得患者主动配合，才能取得较好效果。

4. 手术治疗 对经过积极的药物等治疗无效的患者，为挽救和改善关节功能，可行手术治疗。

三、痛风性关节炎

痛风是嘌呤代谢紊乱和血尿酸升高引起的一组综合征。痛风性关节炎是以关节急性剧痛和红肿反复发作、血尿酸增高、痛风石形成为主要特征的痛风病的一种病症。祖国医学文献中对于"痛风"病因病理的阐述、临床症状的描述，包括了现代医学所说的痛风性关节炎，认为本病系因湿浊瘀阻，留滞关节经络，气血不畅所致。如《医学入门·痛风》认为痛风多因"血气疲劳不营养关节腠理"所发，并指出痛风后期有"痛入骨髓，不移其处"的临床表现。

（一）病因病理

1. 湿浊瘀阻 湿热诸邪，乘虚内窜，阻闭经络，凝聚关节；外伤恶血留内不去，蕴久化热，瘀热流注关节；或形体肥胖，嗜食肥甘，气化失调，痰浊内生，阻滞经脉肢节而发病。

2. 脏气虚衰 人至中年，诸脏渐衰，尤其是脾气虚弱，肾精亏耗；脾虚运化失常，升清降浊无权；肾亏气化乏力，分别清浊失司，清浊代谢失调而发病。

现代医学认为，痛风系因嘌呤代谢紊乱，引起尿酸盐沉积在组织内所引发的病变，可分为原发性和继发性两类。原发者与家族遗传有关，有阳性家族史者约占所有病例的 50%~80%；继发者可由肾脏病、血液病、恶性肿瘤等多种原因引起。近年来，有人报告痛风患者有过敏质的表现，如某些患者进食某种食物，可同时引发痛风和其他（如哮喘、荨麻疹等）过敏症状。此外，外伤、过劳、饮酒、进食过量多蛋白饮食、急性感染和外科手术等，都能诱发痛风。对于尿酸盐类因何由血中析出而沉淀于组织之中，目前解释有以下三种学说：血清碱性减低学说、同质异性物学说、外伤和局部坏死学说。

（二）诊断要点

1. 临床表现 本病是一种忽发忽愈、有急性肿痛症状的慢性无菌性关节炎。多有家族史，好发于 30~50 岁的男性，男女之比约为 20∶1。60%~70% 始发于拇趾的跖趾关节，其次为踝、手、腕关节，其他关节、肌腱、腱鞘和滑囊亦可受累。约有 1/3 的患者可见肾脏损害的表现。

（1）急性关节炎期：起病急骤，有时甚至呈暴发性，发作多在夜间，常因跖趾关节剧烈疼痛而惊醒，局部红肿，表皮干燥发亮，稍活动或轻触患处，即可引发难以忍受的疼痛。天亮后，疼痛大多可自行缓解。如即时给予适当治疗，症状可在 12 ~ 24 小时内完全消失。发作时，常伴有发热（38 ~ 39℃）、多汗、头痛、心悸等症状。这种日轻夜重的疼痛等症状，如不治疗，1 ~ 3 周后亦渐减轻或自愈。

（2）间歇期：可无自觉症状。间隔数月或数年后，症状可再次发作，多次发作后关节可变形、僵直。部分患者在耳轮、耳垂、耳软骨处或关节周围、骨骼附近的皮下组织中，出现玉米大小的珠白色结节（称痛风石），其质地较软，可逐渐增大，溃破后常流牙膏状物。

痛风的晚期并发症是肾脏内的尿酸盐沉积，10% ~ 20% 的患者出现尿酸盐结石，引起血尿、肾绞痛；晚期还可出现肾炎、高血压病和心血管病等病症。

2. 实验室检查 急性发作期绝大多数患者血尿酸增高，一般认为采用尿酸酶测定，男性超过 416μmol/L（7mg/dl），女性超过 357μmol/L（6mg/dl）对本病的诊断有意义；但单纯血尿酸增高，无关节或肾脏病变时，临床意义则不大。尿尿酸测定，在无嘌呤饮食及服用影响尿酸排泄药物的情况下，尿尿酸>750mg/24h，提示尿酸产生过多，尤其是非肾源性继发性痛风，血尿酸升高，尿尿酸亦同时明显升高。急性发作期，白细胞计数可增高，血沉增快。痛风石镜检可见针状结晶；痛风石尿酸盐试验可呈阳性反应（痛风石末加稀硝酸五滴，加热蒸发干燥后，再加氨溶液，呈紫红色为阳性）。

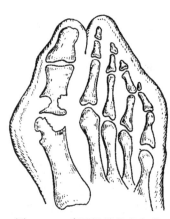
图 7-1-4　痛风性关节炎穿凿状破坏缺损区

3. X 线检查 痛风性关节炎患者多在发病数年或数次发作后才出现骨关节病变，故早期 X 线多无异常。早期痛风性关节炎时仅表现为受累关节周围软组织肿胀，反复发作时可在软组织内出现不规则团块状致密影，称为痛风结节，在痛风结节内可有钙化影，称为痛风石。关节被尿酸盐破坏后，关节边缘稍致密，附近骨质有边缘清晰的穿凿状破坏缺损区，缺损区附近骨质结构正常（图 7-1-4）。这种缺损区常最先出现拇趾近侧趾骨或第一跖骨远端的边缘。晚期，关节间隙狭窄，关节面不规则，关节边缘有骨赘形成等退行性关节炎样改变。

（三）治疗方法

治疗本病，必须分清标本缓急，分型论治。

1. 一般治疗

（1）低嘌呤饮食：虽然外源性嘌呤不是痛风发作的主要原因，但低嘌呤饮食 7 天后也会使血尿酸值降低，高嘌呤饮食可使血尿酸暂时增加，可诱发关节炎急性发作。

（2）严格忌酒：乙醇在体内产生乳酸，可降低尿酸的排出。

（3）多食碱性食物：如白菜、油菜、胡萝卜等，此类黄绿色蔬菜呈碱性，可使尿 pH 升高，促进尿液中尿酸溶解，增加尿酸排出量，防止形成尿酸性结石。

（4）休息：在痛风性关节炎急性期应注意休息，直至症状缓解或消失。

（5）避免使用抑尿酸排泄的药物：如呋塞米、阿司匹林、维生素 B_1 及维生素 B_{12}。

（6）积极治疗与痛风相关的疾病：如高血脂、高血压、冠心病及糖尿病，防止过度肥胖。

2. 内治法

（1）辨证治疗

1）湿热蕴结：足部小关节卒然红肿热痛、拒按，触之局部灼热，得凉则舒。伴发热，口渴，心烦不安，溲黄。舌红，苔黄腻，脉象滑数。

治则：清热利湿，祛风通络。

方药：宣痹汤去栀子、半夏，加萆薢、白花蛇舌草和牛膝、地龙等。

2）瘀热阻滞：关节刺痛，红肿变形，屈伸不利，肤色紫暗，按之稍硬，病灶周围或有硬结。舌质紫黯或有瘀斑，苔薄黄，脉细涩或沉弦。

治则：活血化瘀，祛热通痹。

方药：化瘀通痹汤加萆薢、败酱草、薏苡仁、生地、黄柏、牛膝等。

3）痰浊阻滞：关节酸麻疼痛，周围漫肿，或见块瘰硬结，肤色不红。伴有面浮，目眩胸脘痞闷，足肿。舌胖质黯，苔白腻，脉缓或弦滑。

治则：祛瘀通络，化痰泄浊。

方药：桃红饮加穿山甲、地龙、白芥子、胆南星、全蝎、乌梢蛇等。

4）肝肾阴虚：病久屡发，关节痛如被杖，局部关节变形，昼轻夜重，肌肤麻木不仁，步履艰难，筋脉拘紧，屈伸不利。伴头晕耳鸣，颧红口干。舌红少苔，脉弦细或细数。

治则：滋补肝肾，通经活络。

方药：补肾壮阳汤、虎潜丸或独活寄生汤加减。

（2）西药治疗

1）控制急性发作期症状：秋水仙碱0.5mg，每小时1次，一般连服4~6mg，至症状控制或出现恶心、腹泻等胃肠反应，改服维持量，每次0.5mg，每日2~3次。非甾体抗炎药，如舒林酸0.2g，日2次，口服；双氯芬酸25~50mg，日3次，饭前口服等。

2）降低血尿酸水平的药物：此类药物分为两类，一类是促进尿酸排泄的药物，另一类是抑制尿酸生成的药物，此两类药物需在关节炎急性发作后服用，否则在急性发作期血尿酸降低，促进关节内痛风石表面溶解，形成不容性结晶而加重炎症反映。

a. 增加尿酸排泄：丙磺舒每日服0.5g，分2次服，逐渐增至每日1~2g，直至症状消失。此药使尿内尿酸排出量大量增加，故对泌尿道结石和肾功能不全的患者不宜使用。

泌尿道结石和肾功能不全的患者，可服别嘌醇，每日200~600mg，分3次口服。此药可降低血尿酸量，使痛风石缩小、肾脏损害进程停止，但其副作用较大，服用期间要定期检查血象和肝功能。

b. 抑制尿酸生成类药物：别嘌醇0.1g/d，分2次口服，以后每2周增加0.1g，直至0.3g/d，分3次口服。

3）可酌情选用保泰松、吲哚美辛（消炎痛）、皮质类固醇和垂体促肾上腺皮质素，后两者不宜常规和长期使用。

3. 外治法

（1）外用药：可选用如意金黄散、四黄散、金黄散、双柏膏等外敷；或用舒筋活络、止痛消炎药水外擦。

（2）其他：可配合针刺、理筋手法。亦可用山慈菇、生南星各10g加75%乙醇浸泡，作疼痛区离子导入治疗。

4. 手术治疗 局部痛风石巨大，影响关节功能或破溃经久不愈，可手术摘除。若关节面已有严重破坏，可行关节融合术。手术必须在间歇期内进行；术前3日和术后1周内，应服用秋水仙碱（每日服0.5mg）；同时长期服用丙磺舒维持量。

5. 预防与护理 高血尿酸症虽非本病的直接病因，但它的存在可引起复发。所以，设法减少体内尿酸的产生、沉积和促使尿酸排泄，是预防痛风发作的中心环节。其具体措施如下。

（1）节制饮食：控制食量，适当限制动物脂肪的摄入，禁食富含嘌呤和核酸的食物（如豆类，鱼子，蟹黄，动物的肝、脑、肾等），避免精神刺激、受凉或过劳等。忌饮酒（尤其是啤酒、甜酒）和咖啡，可喝碱性饮料，促进尿酸转化。当血尿酸>475μmol/L 或尿液 pH 6 时，应限制酸性食物、醋等。

（2）急性发作时，应卧床休息，局部固定、冷敷，并鼓励患者大量饮水。

（3）为防止复发，可长期服用小剂量秋水仙碱，也可服用小剂量丙磺舒。

（4）应妥善治疗高血压、肾炎、泌尿道结石等合并症。局部破溃者，按一般外科处理方法给予治疗。

（5）有阳性家族史的男性，应经常检查血尿酸；如有可疑，即可予以预防性治疗。

四、神经性关节炎

神经性关节炎是继发于中枢神经或周围神经深感觉神经损害而引起的关节病变。本病于 1868 年由 Charcot 首先描述，故又称 Charcot 关节，临床上较少见。其特征是关节出现进行性严重骨质破坏和大量新骨形成，形成无痛性、有异常活动的关节；属祖国医学"痿证"范畴。

（一）病因病理

祖国医学认为本病系因脾胃虚弱、肝肾亏虚，肢体失去气血津液滋养而发病。

现代医学认为，由于脊髓痨、脊髓空洞症、脊髓膜膨出、糖尿病性神经炎、脊髓炎、截瘫和麻风等中枢或周围神经病变，使关节的本体感觉和痛觉丧失，关节失去正常的防御反应，容易受到严重或积累损伤，软骨及骨质广泛破坏，关节囊、韧带松弛；加上神经营养障碍，失去修复能力，关节破坏逐渐加重而引发本病。

（二）诊断要点

本病多发于 40～60 岁。男性多见，男女之比约为 3：1。多为单发（70%），80%的患者与脊髓痨有关。

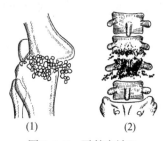

图 7-1-5　夏科病神经性关节炎

（1）膝夏科病；（2）脊柱夏科病

本病起病多隐渐，常有外伤诱因。常见有原发神经系统疾病的表现，如脊髓痨患者可出现瞳孔改变（即对光反应消失而调节反应仍存在，又称 Argyll-Robertson 瞳孔）和共济失调，约半数患者血清和脑脊液华—康氏反应呈阳性。脊髓空洞症患者有感觉分离体征，即痛、温觉消失，但触觉存在。

受累关节进行性肿胀、积液、乏力，随后出现动摇不稳，活动范围异常增大，并有半脱位、脱位及各种畸形。尽管关节破坏严重，但无疼痛或有轻微疼痛，亦无局部压痛及发热。由于原发神经疾病的不同，好发部位各异：脊髓痨常见于下肢大关节和脊柱，特别是跖趾关节；脊髓空洞症多累及上肢各关节；糖尿病患者多见于跖趾关节和跗骨间关节。总之，神经性关节炎病变以四肢大关节多见。

X 线检查早期与创伤性关节炎相似。晚期则出现关节明显肿胀，软组织阴影的密度增高，关节间隙增宽，关节内有大小不等的骨碎块，关节缘骨赘形成，关节脱位或半脱位等典型表现（图 7-1-5）。

（三）治疗方法

1. 内治法

1）脾胃虚弱：面色少华，肢体倦怠，关节痿软乏力，形体消瘦，食少便溏，少气懒言，自汗。舌淡苔白，脉细缓。

治则：益气健脾，和胃渗湿。

方药：六君子汤或参苓白术散加减。

2）瘀阻脉络：四肢痿软，麻木不仁，肌肤甲错，时有拘挛疼痛感。舌质紫暗，苔薄白，脉细涩。

治则：活血化瘀，通经舒络。

方药：身痛逐瘀汤、化瘀通痹汤加减；或四物汤加桃仁、红花、姜汁、竹沥等。

3）肝肾亏虚：病久肢体痿软不用，肌肉萎缩，形瘦骨立，腰膝酸软，头晕耳鸣或二便失禁。舌红绛少苔，脉细数。

治则：益精补肾，滋阴养肝。

方药：虎潜丸、六味地黄汤加减。

2. 外治法

1）外用药：用回阳玉龙膏、舒筋活络膏外敷；风伤洗剂、旧伤洗剂熏洗或风伤药水、麝香正骨水外擦。亦可用坎离砂热熨。

2）针灸治疗：可采用体针、电针，配合拔火罐治疗。

3）物理疗法：可采用直流电醋离子导入、超短波、电疗、泥疗、蜡疗等，每日1次，每次20~30分钟，20次为1个疗程。

4）理筋手法：选用点穴、舒筋等手法。

3. 手术治疗 严格掌握手术适应证，可选行加压关节融合术或其他术式。

4. 预防与其他

（1）积极治疗原发疾病，如脊髓痨、脊髓空洞症等。

（2）保护病变关节：上肢应尽量少用患侧手工作；下肢病变应尽量少站立、行走，行走时可使用拐杖。破坏稍重、明显不稳定的关节，可用支架保护，以防止畸形和骨破坏发展。

（3）对各种关节疼痛的治疗，应严格掌握关节内注射泼尼松龙等药物的指征，以免发生神经性关节炎。关节积液过多时可行穿刺抽液术。

五、创伤性关节炎

因创伤造成关节面不平整或承重失衡，关节软骨发生退行性改变，出现关节疼痛、功能障碍者，通称为创伤性关节炎。其临床症状及病理改变与退行性骨关节病极为相似。所不同者，患者均有明显创伤史，并可见于任何年龄组，但多见于运动量大的青壮年，好发于膝、踝及髋关节；退行性关节炎多见于中、老年人，好发于颈、腰椎、手指、跟骨、髋和膝关节。

（一）病因病理

1. 劳损伤骨 外伤、感染或其他的病变，造成关节面严重损伤；关节内骨折，关节面光滑平整性遭到破坏；先、后天畸形或骨干骨折畸形愈合，关节面承重失衡；截肢术后和职业要求，单肢负重过多；或劳作过度，皆可导致筋骨损伤、气滞血瘀，肢节失养。日久，疼痛诸症并现。

2. 体虚失荣 年高肾亏，久病伤肾，肾精衰减，气血不足；或先天禀赋不足，后天疏于调养，脾失健运，化源不足，肢节得不到充足的气血津液的温煦、濡养，劳损不能得到修复而发病。

现代医学认为，关节内骨折整复不良，破坏了关节面的光滑平整性，加速了关节面的磨损。骨干骨折畸形愈合，破坏了关节负重力线，导致关节面承压状况不平衡，长期承压负重处的关节面势必过早地出现骨软骨面的退变或破坏，如膝内外翻、髋内翻、先天性髋关节脱位、脊柱先后天畸形、足部先后天畸形、骨折畸形愈合等，都是导致关节负重力线异常的原因。其基本病理变化是关节软骨的退行性改变和继发的软骨增生、骨化。

（二）诊断要点

创伤性关节炎的患者多系活动力旺盛的青壮年，多有明显外伤史。特别是负重较大，活动频繁的关节最易发病，如髋关节、膝关节、踝关节、肘关节、腕关节、第一跖趾关节、跗骨间关节、腰骶关节等都较常见。其中以下肢关节发病最多，症状最明显。该病临床症状颇似退行性骨关节病，主要表现为关节疼痛及功能活动受限。过度运动后疼痛往往加重，休息后可减轻，严重者肢体肌肉萎缩，关节肿大，滑膜丰富者可出现关节积液

X线检查早期可无明显改变，或只有关节间隙狭窄；继而逐渐可见关节间隙进一步变窄，关节边缘有骨刺形成，负重处骨质增生、硬化，骨端松质骨内因囊性变而呈现密度减低影。

（三）治疗方法

1. 内治法

1）损骨血凝：病变关节肿痛，动则加剧，活动不利，身倦乏力，少气懒言，自汗。舌质黯或有瘀斑，脉涩。

治则：活血搜损，通络止痛。

方药：风伤丸或搜损寻痛丸加减。

2）体虚劳损：关节隐痛酸重，甚者关节畸形，劳累后疼痛加重，面色苍白，头晕目眩，乏力，自汗。舌质淡，苔薄白，脉虚。

治则：补虚续损，通脉止痛。

方药：八珍汤加鹿衔草、怀牛膝、制乳没等。

3）阳虚寒滞：形寒肢冷，关节剧痛，遇寒痛增，不能屈伸，腰膝酸冷。舌淡，苔白，脉沉细无力。

治则：补肾壮阳，祛寒镇痛。

方药：增生汤或乌头汤加减。

此外，可选用壮骨伸筋胶囊、骨刺丸，以及吲哚美辛（消炎痛）、布洛芬（芬必得）、双氯芬酸（扶他林）等西药。

2. 外治法

1）外用药：可选用回阳玉龙膏、舒筋活络膏外敷；亦可用麝香正骨水等外搽或中药熏洗。

2）其他：针灸、理筋手法、物理疗法等对本病均有一定的疗效。可参见退行性关节炎的治疗，选择应用。受累关节应注意休息。

3. 手术疗法　关节面破坏严重，关节疼痛剧烈，影响工作、生活自理能力者，可行关节融合术或人工关节置换术。

4. 预防　本病重在预防，具体措施如下。

（1）关节内骨折或波及关节面骨折，应及时予以解剖复位；严重粉碎关节内骨折，可行关节融合术。骨干骨折应争取达到解剖复位，最起码亦要达到功能复位的标准。

（2）髋、膝、踝等负重关节内骨折，应尽可能推迟负重时间；避免过多负重或超限活动。

（3）尽可能尽早地矫正关节先、后天畸形。

六、退行性关节炎

退行性关节炎是一种常见的慢性关节疾病，又称骨关节炎、骨关节病，它的主要病变是关节

软骨原发性或继发性退行性变和骨质增生。本病属祖国医学"痹证"、颈肩腰腿痛范畴。

(一) 病因病机

祖国医学认为退行性关节炎是由于年老体衰、劳伤瘀滞或外邪痹阻，骨失滋养而人到中、老年，肝血肾精不足，骨髓失充，络脉空虚，筋肉、骨骼、关节营养乏源而发病。

1. 肝肾亏损 肝藏血，血养筋，故肝之合筋也。肾主储藏精气，骨髓生于精气，故肾之合骨也。诸筋者，皆属于节，筋能约束骨节。由于中年以后肝肾亏损，肝虚则血不养筋，筋不能维持骨节之张弛，关节失滑利，肾虚而髓减，致使筋骨均失所养。

2. 慢性劳损 过度劳累，日积月累，筋骨受损，营卫失调，气血受阻，经脉凝滞，筋骨失养，致生本病。

现代医学认为，由于局部损伤、炎症或慢性劳损，导致关节软骨变性、软化和裂碎，逐渐脱落；软骨消失后，裸露的骨面继发硬化、增生；晚期滑膜增生、肥厚，同时绒毛也变得异常肥大。根据发病情况，本病可分为继发性和原发性两种。继发者常继发于关节的先天或后天畸形、损伤或机械磨损、关节不稳、继发于其他疾病等；原发者多见于老年人，其发生往往与遗传、体质有关。

(二) 病理

1. 关节软骨退变 关节软骨退变是最早也是最重要的病理变化，表现为关节软骨软化，失去正常弹性，软骨表面变淡黄且粗糙，软骨深层出现裂隙，进一步出现软骨纤维化、剥脱乃至缺失。

2. 软骨下骨 在承受压力和摩擦力最大的负重区，软骨下骨密度增加，呈象牙样硬化，而非负重区软骨下骨萎缩、骨质增生或囊性变。软骨下骨随着生物应力的变化不断在塑形，导致关节畸形。

3. 滑膜与关节囊 剥脱的软骨漂浮于滑液内或黏附于滑膜上，刺激滑膜炎症充血水肿，更多的富含黏蛋白的滑液渗出，使滑液变得浑浊、黏稠。同时，关节囊产生纤维变性和增生，进一步阻碍关节活动。

4. 肌肉 病变关节周围的肌肉因疼痛而长期处于保护性痉挛状态，使肌肉逐渐挛缩，关节活动减少及受限，导致关节纤维性僵直畸形。

(三) 诊断要点

原发性退行性关节炎的发病年龄多在50岁以上；女性稍多于男性；受累关节常为多个关节，多见于颈、腰椎和髋、膝、踝、第一跖趾关节，以及肘、第一腕掌关节和远侧指间关节。继发性退行性关节炎的发病年龄平均在40岁左右；除继发于多发关节畸形患者外，受累常为单个关节，以膝、腰椎、肘、髋、踝等关节最为常见。

1. 临床表现 发病缓慢，初起关节疼痛，且有运动后加重、休息后减轻的特点；或为持续性钝痛；或为活动时突然刺痛，并伴有腿软欲跌的感觉。随后，受累关节出现"胶着现象"，即间隔较长时间后变动体位时，开始有关节僵硬、疼痛的感觉，活动稍多后症状缓解；随着活动增多或较久时，疼痛、僵硬又复加重。关节周围有压痛。部位表浅的关节可见骨性粗大，偶可触知滑膜肿胀。滑膜丰富的关节可出现关节积液。关节功能轻度或中度受限，但极少发生骨性或纤维性强直。主动或被动活动受累关节时，常可听到或触摸到捻发声、捻发感或碎裂样摩擦声。

在发病早期，上述症状、体征常因轻微外伤、劳损或寒冷而发作。每次发作历时较短而间隔时间较长，有的1~2年才发作一次。间歇期一般无明显症状。多次发作后，间歇期逐渐缩短而发作的症状持续时间延长。后期，症状可持续、加重。

2. 实验室检查 一般无阳性发现。少数患者血沉增快，但很少见到超过 30mm/h。关节液检查偶见红细胞、软骨碎片和原纤维碎片。

3. X 线检查 早期无任何病理变化显示。随着病情的进展，逐渐可见关节间隙变狭窄，软骨下骨质致密，关节边缘有唇样骨质增生。在邻近关节面的骨端松质骨内可见散在囊样透亮区，其直径一般都在 1cm 之内。后期骨端变形，有的可见到关节内游离体。

CT、MRI 检查有助于脊柱病变的诊断，可更明确地了解骨质增生、黄韧带肥厚等病变程度，以及它们与脊髓、神经根之间的关系。

关节镜检查可见滑膜绒毛明显增生、肿胀、充血，错呈细长形羽毛状，绒毛端分支紊乱，有薄膜状物，并混杂有黄色脂肪或白色纤维化绒毛，关节软骨发黄、粗糙、糜烂、缺失，可有骨质裸露，骨赘形成，半月板不同程度的破坏。

4. 不同部位的退行性关节炎的临床特征

（1）膝关节：继发者较常见。多见于女性。多继发于膝部内、外翻畸形，半月板破裂，剥脱性骨软骨炎，髌骨习惯性脱位或关节内骨折和韧带损伤之后。受累膝关节常有"胶着现象"，可触及到摩擦感，有时浮髌试验阳性。

（2）髋关节：继发性多见，常继发于髋臼发育不良，股骨头坏死，髋部炎症和骨折、脱位之后。多为单侧关节。X 线片上在髋臼上缘，或在股骨头内常见较大的囊样透亮区，关节间隙狭窄、半脱位。

（3）指间关节：多属原发性。常见于远侧指间关节，偶见于近侧指间关节；常见多个关节受累。可见骨性粗大和 Heberden 结节。多见于老年妇女。

（4）肘关节：继发性多见。常与慢性劳损有关，木工，矿工，体操运动员，杂技演员及关节内骨折、脱位患者发病率高。若骨折发生于骨骺闭合之前的儿童时期，常见桡骨头增大。

（5）脊柱：颈椎的钩椎关节、脊椎的后关节突、椎间盘都可发生退行性关节炎。常见于活动多、承重大的颈椎下段和腰椎下段。可伴有脊髓或神经根受压症状。病变在颈椎更多见神经或附近交感神经受累症状。X 线检查可见椎体上下缘骨质增生，甚者可见骨桥；椎间隙及关节突间隙变窄，椎管狭小。

临床上，退行性关节炎应与创伤性关节炎、类风湿性关节炎、神经性关节炎、腰椎间盘突出症、慢性腰肌劳损等病患鉴别。

（四）治疗方法

1. 内治法

（1）辨证治疗

1）肾虚髓亏：关节隐隐作痛，腰膝酸软，腰腿俯仰转侧活动不利。伴有头晕，耳鸣，耳聋，目眩。舌淡红，苔薄白，脉细。

治则：滋补肾阴，养精益髓。

方药：六味地黄汤或知柏地黄丸加减。如加龟板、首乌、玄参、枸杞、怀牛膝、麦冬、女贞子等。

2）阳虚寒凝：肢体关节疼痛、重著，屈伸不利，天气变化加重，昼轻夜重，遇寒痛增，得热稍减。舌淡，苔白，脉沉细缓。

治则：温补肾阳，通络散寒。

方药：金匮肾气丸加枸杞、杜仲、仙茅、巴戟天、桑寄生等。

3）瘀血阻滞：关节刺痛，痛处固定，关节畸形，活动不利，或腰弯背驼，面色晦暗。唇舌紫暗，脉沉或细涩。

治则:，活血化瘀，理气止痛。

方药：补肾活血汤加当归、鸡血藤等；或风伤丸、身痛逐瘀汤加减。

（2）中成药治疗：可选用壮骨伸筋胶囊、骨刺丸等中成药。

临床上，还可选用吲哚美辛（消炎痛）、布洛芬、双氯芬酸（扶他林）或水杨酸制剂。激素的使用必须慎重，不宜长期服用。关节内激素注射可使症状明显减轻，虽对全身影响小，但有可能促使病变进展，仅限于疼痛比较严重或关节内有积液、且便于注射的关节。一般每周1次，注射3~4次，症状缓解即停止。

2. 外治法

（1）外用药：可用骨刺膏局部敷贴；或风伤洗剂加黄酒熏洗、旧伤洗剂加陈醋熏洗；或用麝香正骨水等药外擦。

（2）针灸治疗：能缓解疼痛，改善症状。

（3）理筋手法：根据病情，可选用点穴、弹筋、拨筋、活节展筋手法。

（4）牵引疗法：有神经根刺激症状患者可行牵引疗法，如颌枕带牵引、骨盆牵引。

（5）物理疗法：理疗可促进炎症吸收、消除肿胀，有镇痛、缓解症状的作用。通常可选用直流电醋离子导入或20%乌头离子导入法、超短波电疗法、超声波疗法或磁疗、激光等。

3. 手术疗法 关节边缘骨刺巨大，影响关节活动，关节内有游离体者，可行关节清理术。疼痛重，但关节面破坏较轻，关节活动尚好者，可行神经关节支切除术。此外，根据患者年龄、病情等不同，可选行关节成形术、关节融合术或人工关节置换术。

4. 预防与其他

（1）避免外伤或劳损。若发病与职业有关，应适当减轻受累关节的负重，必要时可作短期休养或改变工种。参加体育活动要注意方法。

（2）及早地矫正畸形，避免发生创伤性关节炎。

（3）身体过胖者，应当减轻体重。

（4）要避免长期或滥用肾上腺皮质激素，应注意调节饮食、休息与活动的关系，以防止发生骨质疏松和继发退行性关节炎。

第二节　先后天骨关节畸形

一、肌性斜颈

斜颈是儿童的常见颈部畸形，有原发、继发之分，又有肌性和骨性之别。原发者多见于婴幼儿，其原因常为胸锁乳突肌挛缩、先天颈椎骨畸形、颈椎半脱位、高肩胛症等；继发者常为颈椎外伤、颈椎结核、类风湿性关节炎等所致。本节主要介绍先天性肌性斜颈。

（一）病因病理

先天性肌性斜颈的确切病因目前尚不十分清楚，对一些推断性说法也存在不同的争议。现介绍几种主要的说法。

1. 胚胎发育异常 认为胎儿头部在子宫内受到异常压迫所致。对此有两种推断：一是认为胸锁乳突肌受到过伸损伤而致挛缩；二是认为该肌长期处于短缩状态而致挛缩。

2. 产伤 此说是1983年Stromeyer提出的，认为分娩时由于难产、臀位产等，使胸锁乳突肌发生撕裂，肌肉出现血肿、机化、变性、增生、纤维化而最终导致挛缩。

3. 遗传 据统计有19%的病例有家族史，有些患儿同时患有其他畸形。1972年Hummer和Macerwen统计先天性肌性斜颈有20%同时患先天性髋脱位。

（二）诊断要点

出生后1~4周，一侧颈部即可能触及有硬结，硬结逐渐缩小，数月内消失，头颈畸形则逐渐显现。

头颈向患侧倾斜并稍向后仰，下颌偏向健侧，患侧胸锁乳突肌紧张，如条索状。

五官不对称，如双眼不在同一水平线或双眼不等大，患侧面部短而窄，扁而平，健颈椎凸向健侧，胸椎代偿性侧弯，双肩不等高，并随年龄的增长而畸形逐渐加重。

（三）鉴别诊断

1. 先天性骨性斜颈 此为颈椎骨发育异常如半椎体、蝶形椎等，X线照片可鉴别。

2. 颈椎感染性疾患 如颈椎结核、颈椎关节感染、颈淋巴结炎等，均有明显的感染史和炎性特征。

3. 颈部外伤 有明显的外伤史。

4. 痉挛性斜颈 主要见于成年人，为中枢神经受刺激的表现，颈肌呈痉挛性收缩。

（四）治疗方法

1. 外治法 适用于早期，挛缩较轻者。

（1）手法治疗：医生采用柔和的手法，对痉挛的胸锁乳突肌做捻、散边将头逐渐搬向健侧，每次15分钟，每日2~3次，可指导家长做此手法，边做边局部热敷，可选用活血化瘀、舒筋解痉之中药煎汤热敷颈部，有明显疗效。

（2）睡觉时用砂袋依靠在患侧，使头偏向健侧。

（3）家长可将玩具、奶瓶等放在健侧，吸引患儿将头向相反方向转动。

2. 手术治疗 适用于1岁以上畸形严重，保守治疗无效者。手术方法是切断胸锁乳突肌的胸骨头和锁骨头。术后将头固定于相反方向6周。

手术治疗应注意：术中注意不要损伤深部血管和神经；术后固定应矫往过正；解除外固定之后要做局部理疗，按摩，功能练习；10岁以上因畸形重而固定，术后效果不佳，故超过10岁不宜再做手术矫正。

二、脊 椎 裂

脊椎后方的两侧椎弓未能融合连接而造成的缺损称为脊椎裂，也称脊柱裂、椎弓裂、椎板裂等。最常发生于腰骶部，其次为颈椎或胸椎。

（一）病因病理

本病是因先天性胚胎发育不全所产生的脊柱畸形。

其主要病理表现为脊椎后方发育缺欠，椎弓两侧未能连接融合，甚者椎后弓缺如。其未连处有增生的软组织，或者囊性肿物向外膨出。

（二）诊断要点

根据椎板缺如程度，以及局部有无囊性肿物膨出，临床上分隐性与显性脊椎裂两种类型，其临床表现特征各有不同。

1. 隐性脊椎裂 常见于成年人，多无症状，局部也没有异常表现。有的可因扭撞伤，受寒着凉，过度劳累等诱发慢性腰骶痛。少数患者可见腰骶部有稀疏的短毛，或丛生的长毛，或色素沉着斑，或局部脂肪瘤，或皮肤凹陷等。也可有个别患者出现神经压迫症状，其原因是脊椎裂与神经根之间发生粘连，或椎管内血管瘤、脂肪瘤压迫所致。表现为病变节段水平以下感觉运动障碍，皮温低，发绀，足部或臀部溃疡，以及足畸形、遗尿、尿失禁、尿潴留，大便困难等括约肌功能失调的相应表现。

X 线表现为一节或多节椎板闭合不全，椎板之间可见有裂隙，棘突畸形，游离棘突或无棘突。

2. 显性脊椎裂 显性脊椎裂，也称囊性脊椎裂，因在局部有一囊性肿物膨出而得名。其内只含脊膜组织者称脊膜膨出；若含有脊髓或神经者，称脊髓脊膜膨出。

一般在生后即见到脊部中线上有一囊性肿物，随年龄而逐渐增大。当哭笑或用力时肿物增大，如吹气球样。压迫肿物时前囟门可随之波动，透光试验阳性。若脊髓脊膜膨出时，常有肢体感觉、运动或括约肌功能障碍。少数病例可合并脑积水，唇裂，腭裂，手足畸形等。

X 线除有脊椎裂隙，椎板部分缺如及畸形外还可见到软组织块影。

（三）鉴别诊断

1. 背部脂肪瘤 质软，边界清楚，呈分叶状，按压时囟门无波动，穿刺无脑脊液，若脊髓脊膜膨出合并脂肪瘤时，常有神经压迫症状。

2. 腰骶部畸胎瘤 肿物硬度不一致，形状不规则，按压肿物时囟门无波动。X 线片中常见肿物内有骨组织。

（四）治疗方法

1. 隐性脊椎裂

（1）无症状或仅有局部皮肤异常者，不需治疗。若诱发腰骶痛者，可做相应的对症治疗及休息。

（2）有轻微神经刺激症状者，可行针灸、理疗、中药、神经营养药和血管扩张药对症治疗。

（3）神经压迫重者，可做椎板切除、瘢痕切除、松解粘连、神经松解拨离等手术治疗。

2. 显性脊椎裂

（1）一般多采用手术治疗，主要是切除囊壁，松解神经并将其还纳于椎管内。然后修补软组织缺损，避免膨出部破裂和继发感染而导致脑膜炎。因此，手术宜早不宜迟。

（2）对合并有下肢畸形者，可酌情做矫形手术。

（3）对于下肢完全瘫痪，有脑积水和括约肌障碍者不宜手术；对缺损过大，无法修补者，不可勉强手术修补，因为效果不好。

三、椎弓峡部裂与脊椎滑脱

椎弓峡部裂是指先天性椎弓峡部发育缺损，是引起脊椎滑脱的潜在因素。当在内在因素或外在因素的作用下，可诱发椎体向前方移位，即脊椎滑脱。临床分真性和假性两种，真性滑脱即指椎弓峡部裂引起的椎体前移；假性滑脱是指退行性变，炎症使小关节增生，关节囊韧带松弛所致的椎体前移。

（一）病因病理

1. 先天性因素 椎弓峡部骨发育不良，骨化过程障碍，致使椎弓峡部不连续，并有明显的家族遗传史。

2. 外伤性因素 当腰部外伤，特别是过伸位受伤，应力可使正常椎板断裂并滑脱，更能使先天椎弓不连者发生滑脱。

其主要病理改变为脊椎关节间软骨发育不良，多发生在第五腰椎，其次为第四腰椎。

分裂的间隙中有纤维组织连接。

本病多见于 30～40 岁的成年人，女多于男。

（二）临床表现

1. 症状 儿童时期一般无症状，中年以后，随着体重的增加，退行性改变日趋明显，即可出现腰骶部酸痛，呈持续性或间歇性，劳累后加重，休息减轻。当出现滑脱时，可伴有坐骨神经痛。

2. 体征 患者臀部肥胖，下腰部有一横线，腹部前挺，臀部后翘，季肋部与髂骨嵴距离缩小甚至相接触，棘突间有"台阶"。局部肌肉痉挛，腰功能受限。

3. X 线检查 正位片：可见环形的椎弓根阴影下有一密度减低的裂隙，约有 2mm 宽，可为单侧或双侧。侧位片：可见到裂隙、滑脱的程度，多采用骶椎四分法，即 1°～4°（图 7-2-1）。双斜位片：此为诊断椎弓峡部裂的最佳位置。取 35°～45°拍摄，成片后便呈现出一狗形（图 7-2-2）。其头为同侧横突，耳为上关节突，眼为椎弓根，颈为峡部，身为椎体，腰为下关节突，尾为对侧横突。当椎弓峡部有裂隙时，即呈"狗脖子戴项链"。

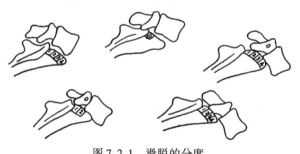
图 7-2-1　滑脱的分度

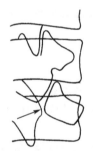
图 7-2-2　腰椎峡部裂

（三）治疗方法

1. 外治法 主要用于发病时间短，年龄小，症状轻者。可试行手法按摩，牵引治疗，以求椎体复位。复位后用屈膝屈髋位双人字石膏固定。

2. 手术治疗 用于症状重，而且有明显的脊髓和神经根压迫症状，或出现下肢瘫痪，二便功能障碍者。手术方法：轻者做椎体融合，重者做椎板减压。

四、先天性脊柱侧弯

人体站立时，脊柱有四个前后方向的生理性弯曲，即颈椎、腰椎向前凸，胸椎、骶椎向后凸，而绝无左右侧方弯曲。如果某种原因使部分椎体偏离中线，脊柱出现向侧方弯曲呈弧形，或呈"S"形，即为脊柱侧弯。所有侧弯都属于病理性的，同时常伴有旋转畸形。

（一）病因病理

脊柱侧弯是疾病的一种外在表现，并不代表某一种疾病。其病因多种多样，可归纳为三大类。

1. 先天性脊柱侧弯 此类与遗传有直接关系，确切病因尚不清楚，其主要病理改变是先天性脊椎发育不良。如半椎体、蝶形椎、楔形椎、梯形椎、椎体一侧融合、肋骨融合等（图7-2-3）。

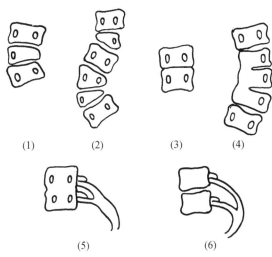

(1)　　　　(2)　　　　(3)　　　　(4)

(5)　　　　　　(6)

图 7-2-3　不同类型的先天性脊柱侧突

（1）梯形椎体；（2）完全性分段缺欠；（3）椎体未分段；（4）单侧或部分未分段；
（5）椎体未分段伴有邻近肋；（6）肋骨在远端有融合

2. 后天性脊柱侧弯

（1）姿势性：儿童坐、站姿势长期不正所致。

（2）瘢痕性：如烧伤所致的瘢痕挛缩。

（3）胸源性：如化脓性、结核性胸膜炎，致使胸膜增厚挛缩。

（4）神经性：脊髓灰质炎，脊髓空洞症，大脑性瘫痪等所致脊柱侧弯。

（5）营养不良性：如维生素 D 缺乏所致的佝偻病，使脊柱或四肢出现弯曲畸形。

（6）保护性：如腰椎间盘突出症、侧弯可减轻突出物对神经根的刺激，从而减轻疼痛，故亦称代偿性侧弯。

3. 原发性脊柱侧弯 原发性脊柱侧弯、也称特发性脊柱侧弯。青春期脊柱侧弯等。属于发育畸形，真正病因不明，侧弯畸形的发展与儿童生长发育大致成正比。所以，在青春期发展最快，此型是脊柱侧弯中最常见的一种，约占脊柱侧弯总数的80%。

本节主要介绍先天性脊柱侧弯。

（二）诊断要点

1. 脊柱侧弯 棘突偏离中线，双肩不等高，胸廓不对称。早期侧弯程度轻，体征表现不明显，常被忽视，故应仔细检查，以求早期发现，及时治疗。

2. 伴随畸形 侧弯畸形严重时，可同时具有驼背、剃刀背样畸形，脊柱扭转明显。

3. 自觉症状 本病无自觉症状，晚期可能有腰背不适、易疲的感觉。当畸形严重时，可以出现内脏受压或移位的相应症状，如胸腔变形，压迫心肺，出现心悸、气短；腹腔受压可出现腹痛、腰痛，消化不良等。

4. X 线检查 拍摄脊柱全长 X 线正位片，包括立位和卧位各一张。从 X 线片中要观察和测量如下几项内容。

（1）确定中立位椎体：脊柱侧弯的椎间隙是不等宽的，即凸侧间隙宽，凹侧间隙窄。如果凸侧间隙由宽变窄，凹侧间隙由窄变宽，此椎即为中立位椎体，在弧度的两端各有一个（图7-2-4）。

（2）测量侧弯角度（cobb法）：在下位中立位椎体的下缘，上位中立位椎体的上缘各画一条关节面的平行线，再于这两条线各画一条垂直线，两线相交的角度即是侧弯的角度（图7-2-5）。

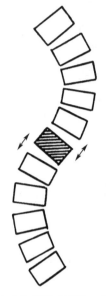

图 7-2-4 中立位椎体表现为一侧椎间隙宽，对角侧椎间隙由窄变宽

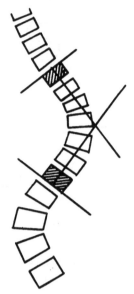

图 7-2-5 侧弯度数测量（Cobb-Lippman 测量法）

（3）脊柱旋转的角度：将椎体宽度纵行分成6等份，观察棘突偏离正中线的程度。如偏离中线1/6为轻度旋转；偏离2/6为严重旋转；偏离3/6为极度旋转（图7-2-6）。

（4）椎体楔变程度：将椎体厚度横行分成6等份，若消失1/6以内为（+），1/3以内为（++），1/2以内为（+++），1/2以上为（++++）（图7-2-7）。

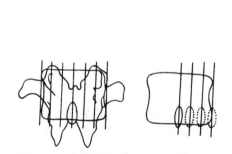

图 7-2-6 脊椎旋转的测量（棘突法）

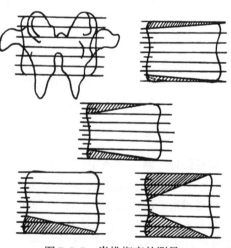

图 7-2-7 脊椎楔变的测量

（5）确立原始弧与代偿弧：侧弯角度最大者为原始弧，在其上下两端各有一个向相反方向的弧为代偿弧。

两个代偿弧的角度之和等于原始弧的角度。

（6）测量允许矫正的度数：站立时与平卧时原始弧的度数之差的 3 倍，即为可矫正度数。

可矫度数 ＝（站立弧度 − 乎卧弧度）×3

（三）治疗方法

对先天性脊柱侧弯的治疗无论用何种方法，均属对症治疗。目的是减轻或消除畸形，恢复功能，改善症状。治疗的方法很多，主要有两个方面。

1. 外治法 外治法力争一个早字，做到早发现，早诊断，早治疗，否则很难取得疗效。一般婴儿即开始，可应用脊柱侧弯治疗架，以三点挤压的原理进行矫正，儿童时期可用 Risser 的定位石膏加用拧动螺丝杆矫正（图7-2-8），每 2~3 个月换一次。也可用胸背支架（Mil waukee 支架）矫正（图7-2-9）。特点是适用于长时间矫正，也适用于高胸椎或颈胸段的侧弯。

对较大懂事的儿童可采用牵引和脊柱功能锻炼治疗。牵引以 Cotrel 牵引较好（图7-2-10），它既可进行脊柱锻炼，协助矫正侧弯，又能防止肌肉萎缩和骨质疏松。

此外，还可选用电热针灸、手法按摩，选择性地增加脊柱肌肉的力量，以求矫正畸形。

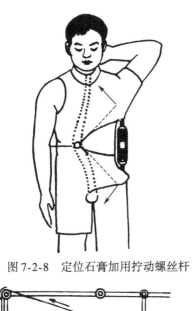
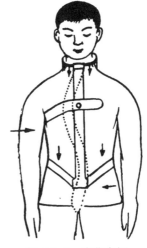

图 7-2-8 定位石膏加用拧动螺丝杆　　　图 7-2-9 胸背支架

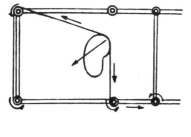
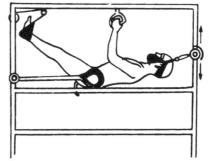

图 7-2-10 Cotrel 牵引

2. 手术治疗 手术治疗主要用于保守治疗无效或疗效不佳者，患者侧弯畸形严重，成年人有明显的神经压迫症状和内脏功能障碍者。其主要术式有以下几种。

（1）半椎体切除术：手术切除半椎体后，不仅有效地矫正了侧弯，而且又起到了明显的减压作用，使被牵张或被压迫的神经得以松弛，消除了神经压迫症状。手术同时做脊椎融合固定。

（2）脊椎融合术：术前先用 Risser 定位石膏矫正，然后在石膏的开窗处切开进入做融合。术后卧床 6 个月，再拆除石膏下床活动。

（3）椎体单侧截骨融合术：手术应先将对侧先天性融合的肋骨切除，然后再做椎骨楔形截骨融合，截骨后可用晕轮—股骨或晕轮—骨盆牵引器作牵引固定，在凸侧加用吊带压迫（图 7-2-11）。

（4）哈氏棒（Harrington）矫正术：在侧弯的凹侧安装撑开棒（图 7-2-12），畸形矫正后再于凸侧安装一根压缩棒效果更好。它不仅能加强撑开部的矫正力度，而且能防止日后撑开棒弯曲或折断。此手术刀口长，剥离广，要注意预防术后感染。另外，矫正的度数要以神经不受影响为度，不可片面追求完全矫正。

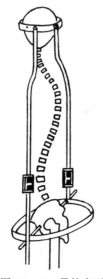

图 7-2-11　晕轮牵引

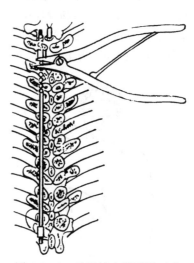

图 7-2-12　哈氏棒内撑开矫正术

五、先天性髋关节脱位

先天性髋关节脱位是婴幼儿常见的一种髋关节畸形。它的发育异常不仅限于髋臼与股骨头，同时也涉及关节囊、圆韧带、股骨颈、股骨近端及关节周围的软组织，从而导致了关节脱位或半脱位。

本病的发病率受种族、生活习惯、地理条件及气候等因素的影响。据统计地中海沿岸如意大利、法国、瑞典、奥地利等国的发病率约为 10%，朝鲜半岛、印度支那半岛的发病率不足 1%，我国约为 4%。

另外，双侧同时发病约占 1/4，多为单侧发病；左侧多于右侧；女性多于男性，约 6∶1。

（一）病因病理

1. 病因　到目前为止，确切的病因尚不清楚，根据各种研究结果表明，本病由多方面因素所致。

（1）遗传学说：据资料统计，本病有家族史者占 13%，而同一家族中的发病率可高达 20%～30%，父母中一个有脱位病史者，后来出生的孩子发病率可达 36%。

（2）宫内位置学说：胎儿在宫内下肢呈屈曲内收位，臀位生，脱位发病率明显增高。有学者做动物试验也支持这一学说。另外，羊水过少引起胎儿受压也是造成髋脱位的重要因素。

（3）产伤学说：因胎位不正、难产等，使在分娩时受伤。

（4）产后位置学说：在临床实践中发现，新生儿出生后24～48小时内髋关节松弛不稳者占半数，1周以内恢复正常的占60%，8周以内恢复正常占80%。如果在这段时间内将婴儿包裹于伸髋位，发病率就会明显增高。这就是地域不同、种族不同、生活习惯不同，其发病率有明显差异的主要原因。

2. 病理 本病的病理改变包括骨结构变化和软组织结构改变两大部分：首先表现为髋臼小而浅，内有增生的脂肪组织填充，横韧带紧张，髋臼唇内翻。股骨头位于髋臼上方，头小而扁，骨骺出现晚，长期与髂骨挤压而变形，并在该处形成假臼。股骨颈前倾增大，严重者达90°，此为继发，如早期复位，避免与髂骨挤压，可逐渐恢复正常。圆韧带因脱位而被拉长，有时长达4mm，影响复位。偶有缺如或早期断裂。关节囊因脱位而被拉成管状或葫芦状，囊壁增厚，中段狭窄，股骨头难以通过，故是手法复位的一大障碍。关节周围的肌肉均发生短缩，以臀中肌、内收肌、髂腰肌最明显。骨盆与脊柱重心前移，骨盆前倾，腰椎生理前屈加大，臀部后耸。

（二）诊断要点

本病在不同的年龄阶段，其临床表现和检查有较大的区别，为有利于早期诊断与治疗，现分为新生儿婴儿期与幼儿期两期叙述。

1. 新生儿婴儿期（站立前期） 患肢关节活动力差，无力，常屈曲而不伸直，当牵拉时可伸直，松手后仍为屈曲状。

肢体短缩，单侧脱位为双下肢不等长，大阴唇不对称，臀裂偏歪，臀横纹不对称，大腿内侧及腘窝皮皱增多加深，会阴部增宽。检查：蛙式试验阳性。正常外展70°～80°，如50°～60°为（+），40°～50°为（++）；艾利斯征（Allis）阳性，表现为双膝不等高；欧特拉尼征（Ortolani），也称弹进弹出试验阳性。

X线检查：髋臼指数（髋臼角）增大。正常出生时为26°～29°，6个月时为19°～23°，如超过26°～29°即为不正常；柏金方块（Perking）测定：股骨颈喙突位于外下象限（图7-2-13）。

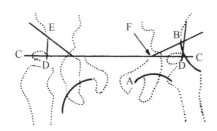

图7-2-13　先天性髋脱位X线测量法（右侧脱位，左侧正常）

A. Sheton线；B. Simon线；C. Hilgenreiner线；D. 髋臼外缘向Hilyenreiner线作垂线；E. 髋臼外缘；F. 髋臼角

2. 幼儿期（站立期） 站立行走晚。站立时臀部后耸，挺腹，双下肢不对称。走路不稳，左右摇摆呈鸭样步态。单侧脱位呈降落样跛行。检查：患肢短缩，内收肌挛缩，外展受限；腹股沟处空虚，触不到腹动脉；大粗隆顶超出奈拉通线（Nelaton）以上；活塞试验（+）；川得伦堡（Trendelenburg）试验，又称臀肌失效试验、单腿独立试验（+）。

X线检查：髋臼发育不良，沈通（Shenton）线不连续，股骨头骨骺位于Perkin方格外下或外上象限，髋臼角>20°（图7-2-13）。

（三）治疗方法

1. 外治法

（1）婴儿期（3个月内）：保持双髋外展位，如用外展支架、外展夹板、骑尿枕等方法，使双股夹角保持在40°～70°，维持6～12个月。

（2）1岁以内者：可在麻醉下行手法复位，外展支架或蛙式石膏固定3个月，第4个月在麻醉下改为双髋外展30°，内旋30°，髋关节伸直0.位行单髋人字石膏固定（图7-2-14）。第7个月拆除腰部石膏，保留下肢石膏，开始练习行走。满9个月彻底拆除石膏做功能练习及恢复期的治疗。治疗期间，每3个月更换一次石膏，每2个月拍X线片一次。

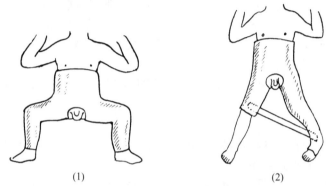

（1）　　　　　　　　　　　（2）

图 7-2-14　先天性髋脱位，闭合复位一、二期石膏

（1）蛙式石膏（一期石膏）；（2）外展内旋位（二期石膏）

期满拆除石膏，做功能练习，逐渐负重行走。若复位困难可先做皮牵引7～10天，或同时做内收肌起始处切断。以复位时容易，无明显阻力为度，切不可勉强复位，防止头臼压力大而导致晚期股骨头坏死。

2. 手术治疗

（1）切开复位术：适用于髋臼基本能覆盖股骨头，前倾角不大者。术后髋人字石膏固定6周，拆除后做关节功能练习。

（2）髂骨旋转截骨术（Saltcr）：适用于6～12岁的半脱位或经牵引股骨头降至髋臼中心水平的全脱位。以线锯自坐骨大切迹至髂前上下棘之间截断髂骨，将其远端向前、外、下旋转以覆盖股骨头。截骨间植入一楔形骨块（取自同侧髂骨），以2枚克氏针贯穿固定（图7-2-15）。

（3）骨盆内移截骨术（Chiari）：适用于6～12岁的半脱位。于髋臼上缘紧贴关节囊截断髂骨，将截骨远端连同髋关节一同向内移至髂骨厚度的1/2，截骨近端呈"屋檐"状，覆盖股骨头。术后髋人字石膏固定4～6周（图7-2-16）。

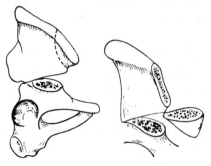

图 7-2-15　髂骨旋转截骨术

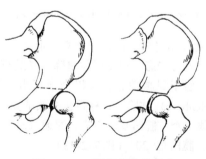

图 7-2-16　骨盆内移截骨术

（4）切开复位髋臼盖成形术：适用于年龄较大儿童，髋臼发育差，头臼很不相称者。造盖截骨时切勿过高，应紧贴髋臼缘上方，否则不利于改变髋臼角（图7-2-17）。

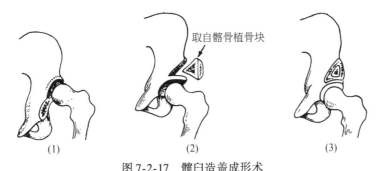

取自髂骨植骨块

(1)   (2)   (3)

图7-2-17 髋臼造盖成形术

六、膝 内 翻

膝内翻是指膝关节以下向内侧偏斜，使膝部显示向外侧凸者。其重力线通过膝关节中心的内侧。常为双膝呈对称性发病，故有"O"型腿之称，俗称"罗圈腿"。主要弯曲畸形部位可在股骨下端、胫骨上端和胫骨中下1/3交界处三种，以前两者较多见。可同时伴有小腿下段内旋、足外翻及扁平足，也有的表现为一侧是内翻，另一侧是外翻，呈"《"样畸形。

（一）病因病理

本病主要由先天性胚胎发育障碍所致，部分患儿为后天获得，如佝偻病、类风湿性关节炎、外伤等造成的骨骺板损伤。其病理改变主要是股骨下端骨骺发育异常，表现为股骨内侧髁发育小而短；胫骨上端内侧骨垢发育障碍或骨质软弱，致使胫骨下1/3处弯曲变形。

在新生儿时几乎所有的人都有"O"型腿，2周岁时膝内翻消失，4~5岁时小腿内翻消失，此为自然治愈。若在学龄前内翻畸形仍存者为病态。表现为下肢不稳，走路左右摇摆，并逐渐加重，双膝部向外侧凸起，两膝内侧不能靠拢，双膝髁间距离增大，正面观双下肢呈"O"型（图7-2-18）。可继发胫骨内旋，足外翻，扁平足等。双腿酸痛易疲劳，成年以后可导致膝、踝关节骨性关节炎。

查体可见，两膝内侧不能接触，若强行接触则小腿必然交叉。双股骨内侧髁间距的大小，是畸形轻重的标志，髁间距越大，畸形越重。

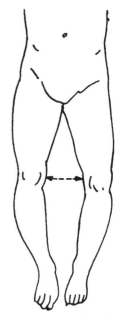

图7-2-18 膝内翻

X线检查：主要观察膝关节正位片，明确畸形的部位、程度。畸形多在干骺端，少数在骨干。骨骺线多在凸侧增宽，骨干内侧的骨皮质增厚。若为佝偻病者，则骨骺边缘不清，骺板厚，临时钙化带模糊，呈毛刷状或杯口状，骨小梁稀疏，骨皮质薄，弯曲多位于胫骨中下段。

（二）治疗方法

1. 外治法 强调早期进行，目的是控制畸形的发展，方法有不盘腿，不屈膝正坐。严重者，应做双膝间歇性固定（图7-2-19），每日数次，同时行病因治疗。若为佝偻病患儿，2岁以内可用夹板矫正，3 岁以内可在麻醉下行闭合性折骨术。

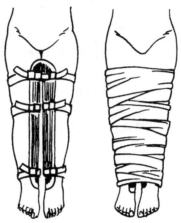

图 7-2-19　双腿用绷带缠在一起或用夹板矫正

2. 手术治疗　适用于 12～18 岁的青少年和学龄前儿童畸形稳定者。可做截骨矫形术，根据畸形情况，有的需同时做二处截骨方能较好地纠正畸形，有的截骨间隙需同时植入骨块，有的同时需做肌腱等软组织手术。术后管形石膏固定 6～8 周。

最常用的术式为胫骨上端倒"U"截骨术，手术简单，副损伤小，不需内固定，矫正角度灵活可变。

对成人的膝内翻畸形，也可截骨矫正。但较儿童困难，术后常有血运障碍、腓总神经麻痹、骨难愈合等并发症，故当慎重从事。

七、膝 外 翻

膝外翻是自膝关节以下小腿向外侧偏斜，其重力线通过膝关节的外侧方。双膝同外翻畸形时，双下肢呈"X"型，故又称"X 型腿"。若一侧外翻，另一侧正常则称"K 型腿"。

（一）病因病理

引起膝外翻的原因大致可分为三种：分别为先天性膝外翻、继发性膝外翻和原因不明性（也称原发性）膝外翻。

膝外翻的病理改变主要为股骨下端，或胫骨上端外侧骨骺板生长抑制，而内侧生长正常，使股骨下端或胫骨上端关节面逐渐发生倾斜。表现为股骨内侧髁增大增长，而外侧髁小而短，严重者可导致骨干也发生弯曲。

（二）诊断要点

外翻畸形的下肢易疲累，酸痛无力，膝关节内侧副韧带和前交叉韧带松弛，关节不稳，甚至关节腔积液，出现骨膜炎等，最终形成骨性关节炎。双膝外翻呈"X"型。走路步态蹒跚，严重者双膝互相碰撞。站立时常为一膝屈曲向前，另一膝过伸向后，双踝不能靠拢。单侧膝外翻，双下肢呈"K"型，患肢短缩，跛行明显。

查体可见双踝间距增大，超过 3.0cm 有诊断意义。

髂前上棘与足一、二趾之间连线，髌骨位于中线内侧，偏离中线越大，畸形越严重。

X 线检查：主要拍摄以膝关节为中心的正位片，观察外翻程度。

于股骨内外髁下端关节面连一条横线，此线称膝基线。正常膝基线与股骨，胫骨纵轴线外侧夹角分别为80°、90°～98°，若小于正常值即为膝外翻。角度越小外翻越重（图7-2-20）。

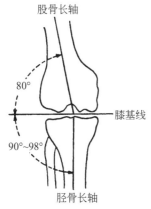

图7-2-20　膝基线与股骨、
胫骨长轴之正常关系

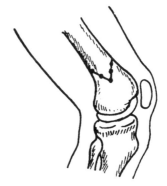

图7-2-21　股骨髁上"V"型截骨术
矫正膝内、外翻

（三）治疗方法

1. 外治法　早期可以做手法推拿按摩，重点为股内侧肌群，包括股四头肌、缝匠肌。随后可配合使用矫形支具、矫形夹板或管型石膏等以便控制畸形的发展。

2. 手术治疗　手术治疗需考虑患者的年龄，畸形程度，局部肌肉、韧带等软组织情况，对年龄较大者还应考虑患者的生活习惯、职业性别等因素。

手术以截骨矫形为主。适应证为：患儿年龄得<5～6岁，或18岁以内，畸形静止者；畸形重，一般认为踝间距达7cm者为手术指征；软组织无挛缩，肌力正常。

手术方法多采用股骨髁上"V"型截骨（图7-2-21）或楔形截骨两种，以前者方便可靠，临床多用。术后管型石膏固定6～8周，拆石膏做关节功能练习和帮助关节功能恢复的相关治疗。

外翻畸形严重者，截骨同时还应做膝关节内侧副韧带的修补和加强，以稳定膝关节。

八、先天性马蹄内翻足

先天性马蹄内翻足是最常见的骨关节畸形之一。发病率约为新生儿的1%～4.4%，男女之比约为2:1，单侧略多于双侧。

（一）病因病理

本病病因目前尚不十分清楚，但一般认为与下列因素有关。

1. 遗传因素　据临床资料统计表明，本病有明显的家族史。

2. 胚胎发育障碍　在胚胎生理学研究中发现，胚胎第二个月时足的形状呈马蹄状，第三个月出现内收，第四个月开始逐渐转为正常位置，如果这种转变过程发生障碍，出生后即为马蹄内翻畸形。

3. 胚胎发育缺陷　研究认为是胚胎形成3个月时，原始芽胞浆发生缺陷的结果。最后导致足内侧和外侧肌腱韧带短缩而成马蹄内翻。

4. 胎位异常　胎儿期双足互相挤压，或一足塞入对侧腹股沟处，长期压迫所致。

5. 肌肉发育不良　主要是踝的内侧、后侧软组织挛缩，前侧、外侧松弛所致足畸形。

6. 骨骼发育异常　主要表现为距骨头颈内倾过多。

马蹄内翻足的主要病理变化，表现为跟腱挛缩，足舟骨内旋，跟骨内翻，前足内收、屈曲，距骨头脱位。

（二）诊断要点

1. 早期　生后即可见到足部畸形，呈跖屈，内翻，跟腱挛缩，前足内收，足跟小，足内侧缘皮肤皱褶等（图7-2-22）。

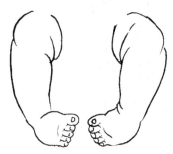

图7-2-22　马蹄内翻畸形

2. 晚期　会走时，足背外侧缘踩地，跟轴向内侧偏斜，久之于足背外侧出现胼胝和滑囊，足短小且内翻，跛行。

若为双足畸形，小腿内旋内翻呈"O"型，走路时出现摇摆步态。

马蹄内翻足的患儿，无论早期还是晚期均无周围神经症状，也无疼痛之苦。

X线检查：正位片，可见距骨轴线与第一跖骨轴线不能连成直线，跟骨轴线与第五跖骨也不能连成直线。

跟距轴线交角<30°。侧位片，可见距骨轴线和第一跖骨轴线不能连成直线，跟距角<20°（正常30°）。

（三）鉴别诊断

主要与小儿麻痹后遗症所致的马蹄内翻足相区别。其表现为有急性发热病史，畸形伴有周围神经麻痹，肌肉萎缩，呈不完全性弛缓性瘫痪，而本病无神经、肌肉症状。

（四）治疗方法

1. 外治法

（1）手法按摩矫正：适用于生后1～2周的婴儿，以指腹揉、捻及扳正手法为主，每日做3～4次，每次5分钟，此法可教家长自己做。

（2）石膏靴矫正：在手法矫正的基础上，可采用石膏靴固定矫正，矫正顺序为：先矫正内收，再矫正内翻，最后矫正下垂，可同时做后关节囊和跟腱松解延长术。开始1～2周换一次，以后每3～4周换一次，直至矫正（图7-2-23）。拆石膏后继续穿矫正鞋1～2年，以防复发。也可以采用石膏固定后做楔形切除，分段矫正法。

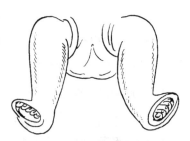

图7-2-23　石膏靴矫正

（3）双足夹板矫正法（Denis—Browne）：整套夹板包括两个足板和一个横板。先将两足和小腿固定于足板上，再将横板用螺丝钉装在足板上。不管是单足或双足畸形，两足均需固定，患足置于外旋位（图7-2-24）。

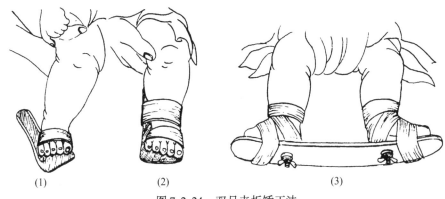

(1)   (2)   (3)

图 7-2-24 双足夹板矫正法

2. 手术治疗

（1）软组织松解术：适用于 3～6 岁的儿童，非手术治疗效果不佳者。松解剥离足内侧、踝内后侧挛缩之软组织、跖腱膜及关节囊，延长跟腱、胫后肌腱等。如有肌力不平衡者，可同时做肌腱移位，术后石膏固定。

（2）三关节融合术：适用于 15 岁以上多种畸形较重者，可做三关节（距舟、跟骰、跟距关节）楔形切除融合术，术后管形石膏固定。

无论采用手法还是手术矫正治疗，术后均需做较长时间的外固定。如果固定时间过短，常常畸形复发，当引以为戒。

九、小儿麻痹后遗症

小儿麻痹后遗症，又称脊髓前角灰质炎后遗症，是由嗜神经病毒引起的一种急性传染病。病毒主要侵犯脊髓前角运动细胞，临床上表现为下运动神经元麻痹，肌肉瘫痪，发病 1～2 周开始逐渐恢复，可延续 18 个月左右。若发病 2 年以后仍有肌肉萎缩，肢体畸形，功能受限即为后遗症。本病常流行于夏秋季节，多发于 5 岁以内的儿童，故称小儿麻痹和小儿麻痹后遗症。我国自 1965 年起在全国使用我国自己研制的脊髓灰质炎活菌疫苗，发病率已有明显下降。

（一）病因病理

本病是由毒邪侵犯肺胃二经，出现"邪犯肺胃"的证候，继而侵犯骨髓，流注经络，使相应部位的经络受阻，气血运行不畅，出现肢体疼痛等症状。由于血虚不能荣养百骸，肝肾受累，出现手足痿弱，弛缓不收之症。本病是肺胃肝肾四经相继受累，津血、肌肉、筋骨均受损的一种痿证。

现代医学研究证明，小儿麻痹是由微小的特异性核糖核酸（RNA）病毒所引起的一种急性传染病。其特点是中枢神经系统感染，受损最重的是脊髓前角运动细胞。病毒存在于鼻腔分泌物和粪便中，通过消化道传播，早期也可通过呼吸道飞沫传染。

病理主要是脊髓前角的灰质运动神经细胞水肿而受挤压，或因血运停滞而发生暂时性机能障碍或永久性结构破坏，受损最主要的部位是腰段，其次是颈段。急性期后，水肿消退，没有坏死的运动神经细胞逐渐恢复，已坏死的细胞则被吞噬细胞所吞噬。神经细胞受损程度和分布决定临床表现的轻重和恢复程度。当严重的不可逆性损伤时，即可导致肌体瘫痪，肌肉、肌腱及皮下组织萎缩，骨骼生长发育也受到影响。

（二）诊断要点

1. 急性期 本病多流行于夏秋季节，初起为高热、多汗、嗜睡、流涕、咳嗽等呼吸道症状，或恶心、呕吐、腹泻等消化道症状。若苔黄腻，脉濡数，此属邪犯肺胃所致。热退后 1～6 天热度又起，显示双峰热。全身肢节疼痛，感觉过敏，拒绝扶抱，烦躁或嗜睡，多汗，舌红苔腻。此属邪注经络所致。

2. 瘫痪一恢复期 热退后，随即出现肢体不同程度的弛缓性瘫痪，分布不规则，可为一块或一组肌群，可单侧或双侧，以下肢最多见。受累肌肉依次为胫前肌、腓骨肌、股四头肌、腓肠肌、臀大肌及上肢的三角肌。此属热伤津耗气，筋脉失养所致，为气虚血滞型。

肌肉瘫痪 1～2 周开始恢复，至肌力不再恢复为止，大约需要 2 年时间，其中以最初 3～6 个月恢复最明显，以后恢复放慢，而感觉可恢复正常。

3. 后遗症 发病超过 2 年尚存的症状即为后遗症。此时的肌瘫和畸形，不仅不能再恢复反而会受姿势或重力的影响，将产生继发性挛缩，加重肌力的不平衡，从而导致更严重的畸形。

患者表现精神不振，形寒肢冷，舌淡苔白，脉无力，此属肝肾亏损的表现。

4. 化验检查 血液：周围血象多数正常，急性期中性粒细胞可增高，少数患者血沉加快。脑脊液：多数为混浊，压力稍高，细胞数增加，热退后迅速下降，而蛋白增加且持续较久。血清抗体：特异性抗体在发病早期即开始上升，若恢复期比早期上升 4 倍以上有诊断意义。

（三）鉴别诊断

本病早期除应与一般上呼吸道感染、流行性感冒、夏秋季节的胃肠型感冒（藿香正气丸症）、胃肠炎相鉴别外，还应与各种脑炎，如病毒性脑炎、化脓性脑炎、结核性脑炎及流行性乙型脑炎相鉴别。当瘫痪出现时应与急性感染性多发性神经炎、白喉后肌瘫痪、流行性乙型脑炎、大脑性瘫，以及某些先天性畸形，如马蹄内翻足、外翻足、关节松弛症等相鉴别。

（四）治疗方法

1. 内治法

1）邪犯肺胃型

治则：祛风解毒，清热利湿，宣肺和胃。

方药：清燥救肺汤，益胃汤，清热镇痉汤加减。

2）邪注经络型

治则：祛风除湿，清热通络。

方药：加味二妙散或三妙丸加减。

3）气虚血滞型

治则：补气养血，活血通络。

方药：补阳还五汤主治；或用平痿康复汤、五痿汤、加味金刚丸等。

4）肝肾亏损型

治则：强筋壮骨，温经通络。

方药：补肾壮阳汤，虎潜丸加减，七宝美髯丹和还少丹吞服。

2. 外治法

（1）针灸治疗

1）瘫痪期：根据受累部位选穴。上肢：夹脊、肩髃、肩贞、臑上、曲池、外关、合谷等；下肢：环跳、风市、足三里、伏兔、阴陵泉、绝骨、昆仑、太溪、肾俞、大肠俞等。先用强刺激手法，取得疗效后改用中刺激，巩固期用弱刺激，每次 3 ~ 5 穴，10 ~ 15 天为 1 个疗程。

2）后遗症期

1）电针疗法：按受累肌肉的神经分布，选择相对应的穴位，刺中神经后通电，其强度和频率逐渐增强，每次半分钟，重复 3 ~ 4 次。

2）穴位结扎法：采用羊肠线结扎刺激穴位，即在选定的穴位上切一小口，用羊肠线于深浅两层做"8"字缝合拉紧全吉宁 L。

（2）推拿疗法

1）上肢瘫痪：患者取坐位，先从大椎向肩井、肩髃、曲池、阳池方向，以轻柔的滚法，来回滚动 5 分钟，然后在肢体的内外两侧施拿法，颈椎至第五胸椎用揉擦法 5 ~ 10 分钟，每日做 1 ~ 2 次。

2）下肢瘫痪：先从腰部至患侧踝部往返施滚法 5 ~ 10 分钟，再从大腿至跟腱拿捏 5 分钟，可同时配合手法点穴。

3. 手术治疗 手术的作用和目的是预防和矫正畸形，重建肌力，稳定关节和解除支具。在治疗前要做周密的计划，并与理疗、体疗结合起来。手术的选择必须根据患者的具体情况来设计，不能千篇一律。手术大致可分为软组织手术和骨关节手术。临床上两种手术常常需同时施行。

（1）软组织类手术：软组织剥离松解术；肌膜或关节囊切开术；肌腱切断或延长术；肌腱移位术，用于 6 岁以上儿童，使失衡的肌力重新建立平衡。

（2）骨关节类手术：截骨矫形术；骨关节融合术，如最常用的足部三关节融合术（跟距、跟骰、距舟关节）；关节外阻滞术；下肢等长术，包括患肢延长术和健肢短缩术。

十、大脑性瘫痪

大脑性瘫痪系大脑受到伤病，失去对脊髓神经的控制作用，表现为受累肌肉张力增强，反射亢进，运动失调，出现痉挛性硬瘫。部分患者还有智力迟钝，视、听觉和语言障碍。其发病率为 1% ~ 9%，本病又称"痉性小儿瘫"、Little 病（1852 年），属于"痿证"范畴。

（一）病因病理

《灵枢·大惑论》说："五脏六腑之精气，皆上注于目而为之精……裹撷筋骨血气之精而与脉并为系，上属于脑，后出于项中"，指出筋骨、血气与脑之间的密切关系。一旦脑发生伤病，必然引起筋骨失养，气血不荣，痿证由此而生。现代临床研究显示多种因素均可导致本病，但主要有以下几个方面。

1. 产前因素 约占 30%。即在母体时就已发病，包括先天性遗传、近亲婚配、大脑发育缺陷、胎盘疾患、母体感染及放射性损害等。

2. 产中因素 约占 60%。即在分娩过程中所致的伤害，如早产、难产、窒息、臀位产、头形塑变或使用产钳、麻药不当等，从而造成脑损伤，出血、缺氧而致脑性麻痹。

3. 产后因素 约占 10%。出生后因脑膜炎、脑炎等，使脑组织血管栓塞，或颅脑外伤等原因而发病。

本病在脑部的主要病理改变是不同程度的大脑皮质萎缩，脑回变窄，脑沟明显增宽，皮质下的白质有疏松改变，甚至形成囊腔。由于病损的范围和种类不同，病理所见很难与临床特征相吻合，就一般而论，大脑退变或发育异常，临床表现为痉挛；一半球受累，为偏瘫；两半球受累，表现为四肢瘫；大脑皮质退变并有基底节病损，表现为强直；核黄疸引起的苍白球损害，严重缺氧，表现为手足徐动；病变在小脑，则表现为共济失调。

（二）诊断要点

大脑性瘫痪由于病损部位不同，临床表现差异较大，不仅表现有四肢瘫、偏瘫、单瘫和截瘫，而且还可同时伴有各种异常体位，临床常分五型。

1. 痉挛型 本型占 50% ~ 60%。以四肢瘫最多见，下肢重于上肢，新生儿可表现为姿势异常，缺乏对光、吸吮等的正常反射。幼儿时表现坐、行、拿物等活动发展缓慢，生后 4 个月仍不能抬头，3 ~ 4 岁不会走路。腱反射亢进，髌、踝阵挛（+），有病理反射。

特有姿势：双足取马蹄内翻位，两膝轻度屈曲，两髋关节轻屈、内旋、高度内收，故两腿呈交叉状，如能勉强行走，则呈"剪刀步态"。

另一证型表现为偏瘫，也叫一侧瘫或单侧瘫，而另一侧正常，上肢重于下肢，关节被动活动时抵抗性强。膝腱、跟腱反射增强，有病理反射。

特有姿势：以健侧下肢负重站立，患侧骨盆略升高，患侧髋膝轻度屈曲，并轻度外展外旋，呈马蹄足。患侧肩胛骨抬高，上臂紧贴胸壁，内旋，肘关节取直角，前臂旋前屈腕，手呈取物位。

以上两证都可伴有不同程度的智力障碍。

2. 手足徐动型 约占 25%。表现为不自主和无目的的自发性动作，肢体远端更明显，这种徐动可随感情的变化而增强或减弱或出现异常姿势，睡眠时消失，反射和肌力正常。

3. 共济失调型 约占 5%。临床表现为平衡失调，步态蹒跚，常伴有眼球震颤，语言断续，反射减弱，智力低下。

4. 强直型 占 3% ~ 5%。表现为全身肌力增强，呈强直状，活动消失，严重者身僵如棍，角弓反张，智力极差，预后不良。

5. 混合型 约占 10%。可以是以上两型或三型组合存在，临床上以痉挛型与手足徐动型组合较为常见。

（三）治疗方法

本病约 1/3 的患者智力很差，另 1/3 因严重残废而无治疗意义，剩下的 1/3 经过治疗可使患儿获得最大的功能改善，虽不痊愈，但可减轻畸形的发展，有利于功能训练和肢体发育。

1. 内治法

1）肝风内动型：阴虚火旺，肝风内动，肌张力增高，时发痉挛。舌红而干，脉弦数。

治则：舒肝息风，养阴解痉。

方药：羚羊钩藤汤加减。

2）气滞痰郁型：气滞血虚，痰郁风动，肌肉出现不自主的收缩。手足徐动，舌苔白，脉弦滑，情绪激昂时徐动加剧。

治则：益气养血，化痰息风。

方药：十味温胆汤加减。

3）营卫不贯型：气血虚弱，营卫不贯，共济失调，主要表现为肌张力不平衡，动作不协调，眼球震颤。苔白，脉弦。

治则：和营通络，疏肝理气。

方药：柴胡加龙胆泻肝汤加减。

2. 外治法

（1）针灸疗法

1）取穴：内关、廉泉、大椎、环跳、阴陵泉、三阴交、丘墟等。

2）耳针：取肾、皮质下、脑干、脑点、内分泌等。

3）赤医针：是用粗针刺激脊背部穴位的一种疗法。主穴取七穴（第七胸椎棘突）。上肢瘫，配一穴透四穴（胸：一胸4棘突）；下肢瘫，配十四穴透十六穴（腰2腰4棘突）。

（2）点穴疗法

头颈部：取百会、颈后、颞中、风池、乳突、大椎等。

躯干部：取肩上、肩井、角内、腰眼、腰骶等。

上肢：取指甲根、指关节、合谷、阳溪、曲池、臂内、臂外、肢麻等。

下肢：取趾甲根、趾关节、大趾间、小趾间、跟溪、跟腱、承山、委中、起膝、股内、股外、环跳等。

每日或隔日点穴治疗1次，20次为1个疗程，可连续治疗数个疗程。

（3）穴位注射

取穴：筋缩、中枢、脊中、髀关、足三里、阳陵泉、悬钟等。

操作：每次选取3～4个穴，隔日交替注射654-2液及5%防风注射液，每穴0.3～0.5ml，30天为1个疗程，疗程间隔10～15天。

3. 手术治疗 经过以上治疗效果不明显，并有畸形存在时，对较大儿童可考虑手术治疗，一般要4岁以上。其目的是预防和矫正畸形，减轻肌肉痉挛，平衡肌肉的力量，稳定关节。手术有三个方面。

（1）神经手术：目的是切断支配某一痉挛肌群的部分神经分支，以达到缓解痉挛，平衡肌力的作用。如神经肌支切断术，脊神经后根切断术，锥体外系切断术及交感神经切断术等。临床以神经肌支切断术最常用，如髋内收可切断闭孔神经、马蹄内翻足切断腓肠肌肌支等。有的远期疗效不理想，畸形可复发。

（2）肌腱手术：包括肌肉肌腱切断、肌腱延长及肌腱移位等，如髋关节屈曲内旋畸形，可切断内收肌、缝匠肌；腕关节屈曲，可切断腕屈肌或将该肌移至手背；下垂足可做跟腱延长等。以求平衡肌力，改善功能，但有的远期疗效亦不满意。

（3）骨骼手术：主要包括截骨术和关节融合术，以达到稳定关节，恢复力线的目的。该手术对预防和矫正畸形效果比较可靠。

第三节 骨 痈 疽

骨痈疽是由化脓性细菌侵入骨、关节引起的化脓性感染的骨与关节病变。骨组织化脓性感染，称为化脓性骨髓炎；关节化脓性感染，称为化脓性关节炎，统称骨痈疽。骨痈疽根据病变所在的部位不同，名称各异，如发于四肢长骨的有附骨疽、多骨疽、股胫疽、贴骨疽等；发于髋关节的名环跳疽；膝关节的名疵疽；踝关节的名内踝疽、外踝疽、穿踝疽；肩关节的名肩中疽；肘关节的名肘疽；腕关节的名兑疽等。1964年在合肥召开的全国中医院校教材编审会议，确定了疽分为两类，一为有头疽，一为无头疽，而无头疽包括附骨疽和关节疽（环跳疽、疵疽），前者相当于化脓性骨髓炎，后者相当于化脓性关节炎。

一、急性化脓性骨髓炎

急性化脓性骨髓炎是指骨与周围组织的急性化脓性炎症，包括骨髓、骨、骨膜。祖国医学称为"附骨疽"、"骨疽"，是临床常见病。好发于3～15岁的儿童，男女发病率约为4∶1。胫骨、股骨发病率最高，约占60%，其次是肱骨、桡骨，也可见于椎骨、髂骨等。

（一）病因病理

1. 病因

（1）热毒注骨：疔毒、疮疖、痈疽或咽喉、耳道化脓感染，以及麻疹、伤寒、猩红热等病后，余毒内蕴；或因六淫邪毒外侵，郁久化热成毒；或因饮食、七情所伤，毒火内生，热毒循经入骨，腐骨成脓而致本病。

（2）损伤感染：开放性损伤，邪毒自伤口入侵，阻滞经络气血，郁久生热，腐肉蚀骨；或因闭合性外伤，气血凝滞，壅塞经络，积瘀成痈。

（3）正气虚弱："正气存内，邪不可干"，"邪之所凑，其气必虚"。人体正气虚弱，邪气乘虚而入。强调内因与外因的相互关系。

综上所述，祖国医学认为热毒（细菌）是致病的因素，正虚（内因、抵抗力）是发病的基础，损伤是诱发的条件。

现代医学认为，本病是由化脓性细菌所致的骨组织感染。

1）致病菌感染：最常见的是金黄色葡萄球菌，其次是链球菌、肺炎双球菌、大肠杆菌、绿脓杆菌和伤寒杆菌等。

2）感染途径

a. 血源性感染：大多数细菌是由身体的某一感染病灶，如淋巴结感染、脓肿、疖痈、扁桃体炎等，通过血液循环被带入骨组织，这是最常见的感染途径。

b. 创伤性感染：如开放性骨折、贯通性骨损伤等，细菌由创口进入骨组织。

c. 蔓延性感染：即由邻近感染性病灶蔓延至骨组织，如指端感染所引起的指骨骨髓炎等。

3）发病条件：细菌感染人体后，不是百分之百都发病，一般发病条件除感染程度之外；还有两个重要因素，首先是通过上述三条感染途径，血中存在高度感染力的致病菌，加上全身与骨骼抵抗力的下降，形成暂时性菌血症。如果此时肢体遭受外伤，如挫、扭、跌、打等引起骨的干骺端充血、出血，形成血肿，使局部血流减慢，细菌沉积，并迅速生长繁殖而形成骨髓炎。儿童的干骺端是生长最活跃的部分，血运丰富，血管曲折，血流自然缓慢。同时儿童活泼好动，自控能力差，损伤机会多，故本病多发于儿童。

2. 病理 细菌侵入长骨干骺端，在局部形成感染灶后，其发展结果取决于患者的抵抗力、细菌的毒力和治疗措施三个方面。如果患者抵抗力强，细菌毒力较低，而且治疗及时有效，病灶即可被吸收而治愈。相反，患者抵抗力弱，细菌毒力强，或治疗不当，病灶便不断扩大，病情继续发展。一般可分为三个阶断。

（1）脓肿形成：病灶区的脓毒可向三个方向蔓延：一是向外穿破骨皮质达骨膜下，形成骨膜下脓肿。骨膜下压力逐渐增高，脓毒经骨小管逆流回骨髓腔，形成广泛性骨髓炎；二是感染灶脓毒向内蔓延入骨髓腔，髓腔内脓液逐渐增多，压力增高，通过骨小管向外穿破骨皮质形成骨膜下脓肿，穿破骨膜形成软组织脓肿或皮下脓肿，最后穿破皮肤，形成窦道，脓汁由窦道排出体外；三是感染灶脓毒穿破骺板，进入关节腔，形成化脓性关节炎（图7-3-1）。

（2）形成包壳骨：骨膜下脓肿形成后，被掀起的骨膜就会形成一层反应性新生骨，新骨逐渐增厚，形成包壳，即称为包壳骨。包壳骨虽是一种病理性产物，但在大块骨坏死后，它起到保持骨的连续性，代替原骨撑重的作用。

（3）形成死骨：死骨的形成有两个因素：一是骨膜下脓肿形成后，骨膜从骨皮质上被掀离，局部骨质失去来自骨膜的血液供给；二是骨髓腔内压力增高，骨营养血管被压缩，栓塞，致骨缺血，最终导致广泛骨坏死。当坏死骨与周围骨尚未分离时，炎症被控制，血液重建，可转为活骨。

如果炎症不能控制，逐渐与周围活骨分离，即为死骨，死骨是不可逆的。小块死骨可被吸收或从窦道随脓汁排出，大块死骨只有手术取出，否则病灶永不静止（图7-3-2）。

急性化脓性骨髓炎的病理特点是骨质破坏，坏死和反应性骨膜增生同时存在。早期以破坏坏死为主，晚期以增生为主。

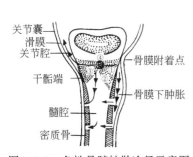

图 7-3-1 急性骨髓扩散途径示意图
①②③表示扩散方向 ④感染病灶

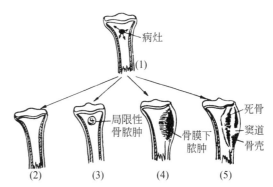

图 7-3-2 化脓性骨髓炎的演变
（1）干骺端病灶；（2）痊愈；（3）局限性骨脓肿；
（4）骨膜下脓肿；（5）死骨形成

（二）诊断

1. 临床表现

（1）初期：全身症状是起病急，开始全身不适，倦怠，食欲减退，很快转入高热，寒战，体温可达39~40℃，甚至神昏谵语，大便干，小便赤，恶心，呕吐，脉洪数，舌红，苔黄腻。局部症状是患肢剧痛、跳痛、胀痛，不能活动，拒按，肿胀。化验，白细胞计数增高，可达（30~40）×10^9/L以上，中性粒细胞增高，血沉快，血培养阳性。

（2）成脓期：一般发病后3~4天，上述全身症状与局部症状进一步加剧，全身虚弱，壮热不退，约持续1周左右，疼痛可突然减轻，此为脓肿穿破骨膜，髓腔压力减低，形成软组织脓肿。皮肤红、热，触之有波动。

（3）破溃期：发病3~4周，如治疗不能有效控制，脓肿可进一步穿破皮肤，形成窦道。脓汁由窦道排出，此时全身与局部症状均逐渐缓解。主要表现为全身衰弱，无力神疲，少气懒言，形体消瘦，面色㿠白，舌淡苔少，脉细数。

2. 诊断要点

（1）起病急骤，具有典型的全身症状与局部症状。

（2）身体其他部位有感染性病灶，或有外伤史。

（3）化验检查：白细胞计数增高明显，中性粒细胞增高，血沉快，穿刺液涂片或血培养阳性。

（4）X线检查：早期无异常所见。2~3周后可见骨质疏松，干骺端骨结构模糊，可有骨膜反应，中后期可有病理性骨折。

（三）鉴别诊断

1. 广泛性蜂窝织炎 压痛在肢体的一侧，从对侧挤压并不痛，疼痛部位较表浅。X线表现为脂肪层增厚。全身、局部症状均比本病轻。

2. 急性风湿性关节炎 全身状态较好，关节疼痛确为多关节、游走性，肿痛压痛均在关节，而不在干骺端。

3. 化脓性关节炎 全身与局部症状均相似，主要鉴别是病灶所在部位，本病症状、体征均在关节，关节穿刺能确诊。

4. 恶性肿瘤 如骨肉瘤、尤文瘤等，多为局部迅速肿大，夜间痛甚，皮肤不红，肿块较硬，表面静脉扩张。早期不影响关节功能，发热不高。X线可见日光放射样骨膜反应和三角形骨膜反应。

（四）治疗方法

本病起病急，发展快，症状重，若失治误治，不仅可转变成慢性骨髓炎，甚至可危及生命。因此，早期诊断，及时有效的治疗是关键。并且在治疗中应强调中西医结合，内治外治并用。

1. 内治法

（1）初期：治以清热解毒，通络祛瘀为主，方药可选用仙方活命饮合黄连解毒汤，或五味消毒饮。如高热寒战，舌红苔黄，脉滑数，治以清营退热为主，用黄连解毒汤合五味消毒饮，加乳香、没药。如高热神昏，有出血点，治以凉血解痉为主，用犀角地黄汤合黄连解毒汤，也可投安宫牛黄丸、紫雪丹等。

（2）成脓期：此期包括成脓初期，骨膜下脓肿刚刚形成，以及骨膜下脓肿穿破形成软组织脓肿两个阶段。前者若能及时有效治疗，预后较好；后者难免形成慢性骨髓炎。故此期总的治则应该是先"清营托毒"，后"托里透脓"。可分别选用五味消毒饮、黄连解毒汤、透脓散及托里消毒饮等，随症加减应用。

（3）破溃期：此期病机为虚中夹实，以虚为主。治则是"扶正托毒"、"祛瘀生新"。若为初溃，脓液多；稠、腥为气血尚充实，治疗仍以祛邪为主，可选用托里消毒饮。若溃后脓少、稀、薄为气血虚弱，治疗当以补虚为主，方用八珍汤、十全大补丸等。如兼见脾胃虚弱，消化不良，可选用四君子汤加陈皮、山楂、麦芽。如证见气阴两虚，口干纳差，可用生脉散加山楂、麦芽。

（4）西药治疗：早期使用足量有效的抗生素，是控制病情发展的有效手段，并能使之治愈。为了防止致病菌产生耐药性，常需两种以上的抗生素联合使用。常用的抗生素有青霉素、链霉素、红霉素、氨苄西林，也可用先锋霉素、庆大霉素、新青霉素等，肌内注射和静脉滴注相结合。治疗的同时要尽早做药物敏感试验，以便选用最有效的药物。

本疗法还包括输液，防止脱水和酸中毒，维持水电解质平衡；大量维生素 C 静脉滴注，并补给维生素 B，以保护心脏；注意休息，增加营养，宜高蛋白饮食；如中毒症状重，可少量多次输新鲜血，适当使用镇静止痛剂和退热药等。

2. 外治法

（1）切开引流：切开引流属于外科治疗手段，尽早做外科处理。对减轻局部反应，改善全身情况极为重要，一经诊断应立即切开。最常用的是骨皮质钻孔引流减压，若脓汁过多，可凿骨开窗，彻底冲洗髓腔，放入抗生素，做皮下一层缝合，放置引流条，24 小时后取出。也可在髓腔内放两根塑料管，近端管接输液瓶，滴注抗生素溶液；远端较粗的管连接引流瓶，做连续灌注冲洗。

（2）中药外用：早期局部红肿未溃，可选用拔毒生肌散、双柏散、金黄膏等外敷，亦可选用公英、地丁、野菊花等清热解毒之鲜品捣烂敷患处。如已破溃，可根据不同的病程做相应处理，如开始可选用冰黄液冲洗疮口，随后可选用药捻置于疮口或窦道内，先用白降丹、红升丹、千金散等药捻，以利脓腐排出。后用八宝丹、生肌散以促其收口。

（3）患肢制动：无论手术或非手术治疗，患肢均应制动。目的在于缓解肌肉痉挛，减轻疼痛，防止关节畸形、脱位或病理性骨折。制动方法可采用夹板、石膏托、皮牵引等。

二、慢性骨髓炎

慢性骨髓炎，又称附骨疽，是指急性骨髓炎急性感染消退以后，留有死骨、死腔和窦道，即为慢性骨髓炎，是骨组织的慢性化脓性疾病，病程可长达数月、数年，甚至数十年。

（一）病因病理

慢性骨髓炎的成因，首先是继发于急性化脓性骨髓炎，由于失治误治，或治疗不彻底，迁延而成慢性；其次少数病例是因开放性骨折伤口感染，尤其是火器伤所致的开放性骨折，感染机会更多，其致病菌与急性骨髓炎相同。一般认为发病4周后为慢性期，其实从急性骨髓炎到慢性骨髓炎是一个逐渐发展变化的过程，不应机械地从时间划分。

其病理变化过程是形成死骨和窦道后，脓汁由窦道排出，而死骨却仍留在体内或一部分被吸收，并在周围形成包壳，包壳不断生长及小块死骨被吸收而形成死腔，并将残留的脓汁、细菌包在其中。同时死腔内还可形成炎性肉芽组织、瘢痕组织等。由于死骨死腔、包壳及周围瘢痕组织均缺乏血运供给，所以药力和机体抵抗力都难以达到病灶，虽经引流、用药等治疗，窦道可暂时关闭，病灶稳定而达临床治愈，而一旦机体抵抗力下降，如感冒、咽炎、扁桃体炎等，残存于病灶中的细菌会迅速生长繁殖，重新发作，愈合之窦道再次破溃。经引流、用药可再趋于稳定。如此循环往复，时溃时愈。由于病灶中的致病菌始终不能彻底消灭，反复化脓，不断炎性刺激，可出现骨质增生、硬化、死骨、死腔、包壳、炎性肉芽组织、脓肿、窦道并存的现象，这是慢性骨髓炎病理改变的特点。同时周围软组织大量瘢痕形成，皮肤色素沉着，并有癌变的可能。

（二）诊断要点

患肢长期隐痛、酸痛，时轻时重。局部有压痛、叩击痛。皮肤上有长期不愈或反复发作的窦道一至数个，流出脓液稀薄，淋漓不尽，或有小块死骨流出。窦道口常有肉芽组织增生，周围有色素沉着。若脓汁排出不畅时，局部肿胀疼痛加剧，并有发热和全身不适等症状。经治疗后窦道可逐渐愈合，症状消失，可维持数月或数年不等。若遇感冒、过度劳累等诱因，可再度复发，如此反复发作。

触之患肢骨面凸凹不平，轮廓不清，皮下组织变硬，皮肤上留有凹陷窦道瘢痕，紧贴骨面。病史长者，可伴有肢体增长或短缩或增粗，或弯曲畸形及病理性骨折等。

X线检查：骨干不规则增粗，皮质增厚，密度增高，周围有新的包壳。髓腔变窄或消失，同时有大小不等的死骨，有空洞透光区，有骨质增生与破坏并存的现象。

（三）治疗方法

由于慢性骨髓炎病程长，消耗大，全身正气虚弱，总的病机是虚中夹实。故治疗上应以扶正祛邪，内外兼治，局部与整体相结合为治疗原则。

1. 内治法

（1）非急性发作期：病程长，流脓耗血，多见正气虚衰。脾胃两亏者，治则：扶正祛邪，托疮生肌，方用消炎解毒汤，加黄芪、白术、党参。若以阴虚为主者，秦艽鳖甲汤加减；阳虚为主者，阳和汤加减；气血虚者，八珍汤加减。根据患者体质情况，可适当输血补液，给予高蛋白饮食等。局部治疗以引流为主，冲洗窦道，药液灌注。也可外用中药，如药膏、药粉、药捻等。

（2）急性发作期：治则：清热解毒，托里排脓。方用透脓散合五味消毒饮。也可按急性骨髓炎治疗。

2. 手术治疗 手术是治疗慢性骨髓炎的主要方法，通过手术能摘除死骨，消灭死腔，改善病区血液循环，为彻底治愈创造条件。所以，凡有死骨并分离清楚，有死腔伴窦道流脓，包壳骨形成充分，能代替原骨干者均可手术治疗。只有急性发作期不宜手术，而只能引流。

手术方法较多，如单纯病灶清除术：主要是摘除死骨，打通髓腔，切除瘢痕及炎性肉芽组织。

带蒂肌瓣填塞术：用于死骨大，病灶广，清除死骨与病灶后，骨质缺损，留有较大空腔者，设计肌瓣充填之，以消灭死腔，改善局部血运。碟形手术（Orr 手术）：用于分泌物多，骨痂少，皮肤瘢痕大者。将病骨凿成底小口大如碟形，以便于引流。

以上手术均需做适当的外固定，临床以石膏托最常用。

三、急性化脓性关节炎

关节腔内由细菌所引起的感染称为化脓性关节炎，属中医"关节流注"和"骨痈疽"范畴。如明·汪机《外科理例·流注》说："大抵流注之症，多因郁结，或暴怒，或脾气虚，湿气逆于肉理，或腠理不密，寒邪客于经络，或闪扑，或产后，瘀血流注关节，或伤寒余邪未尽为患，皆因真气不足，邪得乘之。"本病多发于儿童和青少年，男多于女，好发于髋、膝、肘、肩、踝等关节。愈后往往留下不同程度的关节功能障碍。

（一）病因病理

总的病因是由于人体正气不足，邪毒壅滞关节所致。根据邪毒来源，可归纳为四个方面。

1. 暑湿邪毒 夏秋之季，暑湿邪毒客于营卫之间，阻于经脉肌肉之内，与气血搏结，流注关节。

2. 热毒余邪 因患疔、疮、痈、疖及切口感染等而失治误治，或虽治而余毒未尽，或因挤压、碰撞使邪毒走散，流注关节。

3. 化热成毒 因长期过累积劳，肢体经络受损，或跌仆闪挫，瘀血停滞，郁而化热成毒，凝聚关节。

4. 毒邪直入 由于穿刺或开放性外伤，邪毒通过针眼或创口直接入侵关节。

现代医学认为与急性化脓性骨髓炎基本相同。多继发于身体某部位的化脓性病灶，经血行播散至关节内所致。也可由关节附近的化脓性骨髓炎，病灶穿破骺端进入关节腔所致。少数由外伤创口直接感染而成，此种感染多见于成年人。

根据细菌的毒力、感染途径、病程长短及机体抵抗力等情况，大致可分为三个阶段。

（1）浆液性渗出期：感染后，关节滑膜开始充血，水肿，白细胞浸润，关节内出现浆液性渗出液，其性状较清晰。此期尚未累及关节软骨，如能及时控制炎性发展，关节功能可恢复正常。

（2）浆液纤维蛋白渗出期：滑膜炎性反应加剧，渗出液增加，内含白细胞成分也增加，并出现脓细胞，渗液外观混浊黏稠。此期滑膜和关节软骨被一层浆液纤维蛋白膜覆盖，关节内已有纤维性粘连，虽经治疗，关节功能也

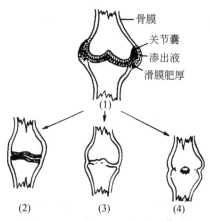

图 7-3-3　化脓性关节炎的结局
（1）化脓性关节炎；（2）痊愈；
（3）纤维性强直；（4）骨性强直

难以完全恢复正常。

（3）脓性渗出期：渗出液为脓性，内含大量红细胞、白细胞、细菌和纤维蛋白，滑膜和关节囊肿胀增厚，局限白酶溶性坏死。此期关节软骨被脓液中的蛋解破坏而发生纤维粘连。愈后关节功能严重障碍或强直。也可因炎症引起关节囊、韧带松弛和关节内压增高，导致病理性关节脱位（图 7-3-3）。

（二）诊断要点

1. 临床表现

（1）初期：全身不适，食欲减退，很快出现恶寒发热，关节疼痛，不能伸直，局部肿胀、灼热、压痛。舌苔薄白，脉紧数。

化验白细胞计数增高，中性粒细胞上升。关节穿刺为浆液性渗出液。

（2）酿脓期：上述症状进一步加剧，全身中毒反应明显。高热寒战，出汗，体温可达40℃以上，口干，苔黄，脉数。局部红、肿、热、剧痛、拒按，肌肉痉挛，关节处于半屈曲状态，甚至出现病理性关节脱位或半脱位。化验白细胞计数可达 $20 \times 10^9/L$ 以上，中性粒细胞 $0.8 \sim 0.9$，血沉快。关节穿刺液混浊黏稠，镜检可见脓细胞。

（3）溃脓期：为持续性全身中毒症状，局部红肿等症状加重。关节穿刺物为脓液。如脓肿穿破关节囊，疼痛可稍减，最后穿破皮肤形成窦道，脓汁排出，关节内压减低，全身中毒症状及疼痛等局部症状均可缓解。此时患者主要表现出神疲面白，懒言，无力等衰弱症状更加突出。同时由于关节装置破坏严重，关节畸形，脱位，活动受限会更明显。

2. 诊断

（1）全身症状：起病急，高热寒战，全身中毒症状明显。

（2）局部症状：关节红肿、剧痛、拒按，皮温增高，关节稍一活动即出现剧痛。关节处于半屈曲状，不能负重。

（3）化验白细胞增高，血沉快，关节穿刺液混浊或呈脓性，细菌培养阳性。

（4）X线：早中期关节周围软组织影扩大，关节间隙增宽，附近骨质疏松。晚期关节间隙变窄或消失，骨面毛糙，有骨破坏或增生。

3. 鉴别诊断

（1）急性化脓性骨髓炎：全身症状相似。局部肿胀，压痛在干骺端，而不在关节。对关节活动影响较小，愈后对肢体功能影响亦小。两者可互相侵犯，同时存在。临床须仔细鉴别。

（2）急性风湿热：多关节，对称性，游走性，全身症状轻，不化脓，不破溃，关节穿刺液少而清，细菌培养阴性，愈后关节不留后遗症。

（3）关节结核：在急性发作期或有混合感染时两者相似，但结核起病缓慢，病程长，全身症状与局部表现初期均不明显。晚期破溃流出脓液性状不同。X线片以骨破坏为主，而化脓性关节炎破坏与增生并见。

（4）小儿髋关节暂时性滑膜炎：全身情况良好，体温可稍高，血沉正常，末梢血象正常，2周后自愈。

（三）治疗方法

对本病的总体治疗原则应是局部与全身兼顾，祛邪与扶正兼施，中西医结合，内外结合，标本同治。急性期多为邪实正盛，治疗以祛邪为主；慢性期（溃后）局部症状突出，属虚中夹实，以虚为主，治疗当以扶正祛邪为主。总之，应根据不同阶段，正邪消长的不同情况，采取相应的治疗措施。

1. 内治法

（1）初期：治则为清热解毒，利湿化瘀。方药用黄连解毒汤、五神汤加减。

（2）酿脓期：治则为清热解毒，凉血利湿。方药选用五味消毒饮、黄连解毒汤加减。

（3）溃脓期：治则为托里透脓。方药选用托里消毒饮或透脓散加减，用于初溃脓泄不畅者。若溃后正虚为主者，治则应为补益气血，选用八珍汤、十全大补丸等。

（4）西药治疗：早期使用足量有效的抗生素，对于控制炎症的发展非常重要。一旦诊断应立即使用，同时尽快做细菌培养和药敏试验，以便选用更敏感的抗生素。注意降温，补液，纠正水电解质紊乱，必要时亦可输新鲜血。

2. 外治法

（1）关节制动：其作用是可预防感染扩散，减轻肌肉痉挛和疼痛，防止病理性脱位或畸形，同时也能减轻关节软骨面的压力和摩擦，防止遭受进一步破坏。制动的方法可选用石膏、夹板和牵引等。

（2）关节穿刺：通过穿刺抽出关节腔内的脓性分泌物，从而可减少毒素的吸收，减轻中毒症状，其他作用同关节制动。另外，在穿刺的同时，可进行关节腔冲洗，然后注入抗生素。

（3）切开引流：切开引流是局部治疗的主要外科手段之一。它不仅能排出脓汁，消除关节腔内压力，而且有利于彻底冲洗，同时可以放置引流管，经管吸出渗液，并注入抗生素。

（4）外用中药：初期局部红肿热痛，可选用清热解毒，活血化瘀的汤剂、散剂、膏剂，做局部外敷。促进病灶消散吸收。晚期破溃，形成窦道瘘孔者，可将药物敷于创口或深入窦道，促进排脓，祛腐生肌，以便收口愈合。

3. 恢复期治疗　局部炎症消退后，即可采用促进关节功能恢复的方法，如理疗、热敷、中药熏洗及手法按摩等。如果当关节强直不可避免时，应使其强直在最有用的位置上。

4. 后遗症处理

（1）关节面完整，而功能受限者：此为关节内外有粘连所致。若受限不大，可不必处理，否则，在麻醉下将粘连松解，注意手法应轻柔，防止骨折。

（2）关节强直：若关节强直，坚固不痛，位置良好，对工作与生活影响不大者，可不必治疗。否则，根据具体情况选用截骨术或关节成形术。若坚固不痛，但位置不良，可在关节外做截骨矫形术。若纤维性强直，并伴有疼痛者，可根据畸形程度，做关节融合术、截骨术或关节成形术。

（3）陈旧性病理脱位：若活动尚好，短距离行走局部不痛或痛轻者，可顺其自然。若功能障碍，或局部疼痛明显，影响工作与日常生活者，可做关节融合术或截骨矫形术等。

若软组织瘢痕挛缩，关节功能不良者，可做瘢痕切除，软组织松解术。

第四节　骨　痨

一、概　论

骨痨，是由结核杆菌侵入骨或关节而引起的化脓性破坏性病变。祖国医学因其病发于骨或关节，消耗气血津液，致使后期形体羸瘦，正气衰败，缠绵难愈，故名骨痨。又因本病成脓之后，可流窜他处形成寒性脓肿，破溃后脓液中伴败絮状痰样物，故又名流痰。

本病多见于儿童和青少年。大多数患者年龄在30岁以下。10岁以下，特别是3~5岁的学龄前儿童发病率最高。发病部位多数在负重大、活动多、容易发生劳损的骨或关节。发病于脊柱的骨痨最多，约占所有骨痨的一半，其次是膝、髋和肘、踝等关节，四肢长骨干、胸骨、肋骨、颅骨等则很少发病。

骨痨在清代之前文献中，大多混淆在阴疽（无头疽）、缓疽、流注、鹤膝风等病症中。直到清代，才逐步明确地把它从阴疽、缓疽等病症中区分出来，并以"痰"命名之。如清《疡科心得集·辨附骨疽·附骨痰·肾俞虚痰论》曰："附骨痰者，亦生于大腿之侧骨上，为纯阴无阳之证，小儿三岁、五岁时，先天不足，三阴亏损，又或因有所伤，致使气不得升，血不得行，凝滞经络，隐隐彻痛，遂发此疡。初起或三日一寒热，或五日一寒热，形容消瘦虚损，腿足难以屈伸，有时疼痛，有时不痛，骨酸漫肿，朝轻暮重，久则渐渐微软，似乎有脓，及刺破后，脓水清稀，或有豆腐花块随之而出，肿仍不消，元气日衰，身体缩小，而显鸡胸鳖背之象。"清《医门补要·腰痛日久成龟背痰》、晚清《外证医案汇编·卷三·流痰·附论》对骨痨的病因病机进一步作了较详细的论述，明确指出"痰"因正虚之体，遭外邪入侵或损伤而发。

文献中有关骨痨的名称甚多，如生于脊柱的叫"龟背痰"或"肾俞虚痰"；生于胸壁的叫"肋疽"或"渊疽"；生于髋部的叫"附骨痰"或"环跳痰"；生于膝部的叫"鹤膝痰"；生于踝部的叫"穿拐痰"；生于肩部的叫"肩中疽"；生于肘部的叫"蝼蛄串"；生于手指关节的叫"蜣螂蛀"等。

现代医学将病变在骨骼的骨痨称为骨结核，病变在关节的骨痨称为关节结核。

（一）病因病机

祖国医学认为骨痨是由于正气虚亏，筋骨伤损，气血失和，蓄结瘀聚化为痰浊，流注骨骼关节而发。

1. 正气虚亏 肾主骨、藏精、生髓。肾虚则骨失去精气的滋养，其正气下降，易受外邪侵犯。儿童稚阴稚阳之体，气血、肝肾之气未盛，或因先天禀赋不足，肝肾亏虚，后天疏于调养，则更致髓弱骨嫩；成人后天失调，伤及脾胃，或因房事过度、遗精带下，则使肾亏髓虚络空，皆可导致人体正气虚弱，经脉涩滞，液聚日久成痰浊，流注于骨关节而发病。

2. 筋骨伤损 幼儿筋弱骨嫩，若太早强坐，或因闪挫跌仆，筋骨受损，气血失和，外邪乘机客于经络，以致气血瘀滞、蓄积为痰浊，凝聚骨与关节而为病。

现代医学认为骨关节结核属继发病变，其原发病变90%以上在肺和胸膜，少数继发于消化道或淋巴结结核。当结核杆菌侵入骨关节，所引起的局部病理变化与其他部位的结核病变相似，分为渗出期、增殖期、干酪期三期；其后根据治疗与否，可出现病变缩小愈合或病变发展扩大两种情况。根据病变起病部位、发展等情况，又可分为以下几种类型。

骨关节结核，初起病灶仅局限于骨或关节滑膜，分别称为单纯性骨结核和单纯性滑膜结核。若未及时、妥善治疗，病变可扩散到全关节，称为全关节结核（图7-4-1）。其具体情况如下。

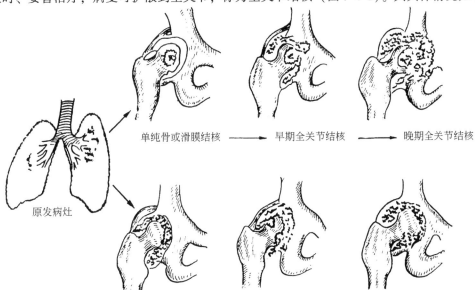

单纯骨或滑膜结核 ——→ 早期全关节结核 ——→ 晚期全关节结核

原发病灶

图7-4-1 骨关节结核的病理发展过程

（1）单纯性骨结核：根据发病部位分为以下三类。

1）皮质骨结核：发生于皮质骨，如掌、指骨和跖、趾骨，表现为骨增生、骨膜增厚。

2）松质骨结核：发生于松质骨，如椎体、跟骨、长骨骨端，表现为骨质破坏，产生结核肉芽组织、干酪样液化、死骨形成或空洞，但无新生骨；松质骨结核又分为中心型和边缘型两种类型。

3）干骺端结核：发生于干骺端，兼具以上两类的特点。

（2）单纯性滑膜结核：病变局限于滑膜。多见于髋关节和膝关节。滑膜充血、水肿、增厚，并产生大量结核性渗出液。有时滑膜肉芽组织沿软骨边缘向内蔓延，造成软骨和骨面分离。

（3）全关节结核：单纯骨结核或单纯滑膜结核病变继续发展，关节滑膜、骨、软骨都被侵犯，相继出现不同程度的破坏，关节间隙变窄或消失。根据关节软骨面破坏程度、范围及病程长短，全关节结核又分为早期和晚期两种。

如病变日久化脓，脓肿外溃形成窦道、瘘管；脓肿内溃，穿破体内空腔脏器，形成内瘘。化脓菌由窦道或瘘口侵入，可造成混合感染。

单纯骨结核或单纯滑膜结核，因关节面未破坏或基本完好，及时、有效的治疗，关节活动功能可保存；全关节结核治愈后，关节功能难于完全保存。后期出现的窦道、瘘管，经久难以愈合；若并发混合感染，则全身和局部症状显著，治疗上更加困难，预后更差，轻则终身残废，重则危及生命。

骨痨病机整体上是寒、热、虚、实交错，以阴虚为主。其发病之初，既有先、后天的不足，肾亏络空之虚；又有气血失和，局部痰浊凝聚之实。气血始因寒凝滞着，久则化热化脓。因此，病至中后期化脓之时，不仅寒化为热，阴转为阳，而且气血日益耗伤，肾阴更加不足，阴愈亏则火愈旺，以至出现阴虚火旺证候。脓肿溃破之后，脓水清稀淋漓，加上化脓菌的入侵，必致阴精气血更加衰败，骨虚痨之虚日渐加重。

（二）诊断要点

1. 全身表现　初期多无明显全身不适。随着病情进展，出现精神倦怠，少气乏力，纳减，形体日渐消瘦，舌质淡红，苔薄白，脉沉细。继而可见午后潮热（37.5～38.5℃），口燥咽干，食欲不振，夜间盗汗，心烦失眠，或颧红，咳痰带血，舌质红，少苔或无苔，脉沉细数等一系列阴虚火旺证候。后期，气血两亏，元气不支，则日见消瘦，精神萎顿，面白无华，心悸怔忡，畏寒自汗，甚至卧床难起，舌质淡红，苔薄白，脉细或虚大。

2. 局部表现

（1）疼痛：初期仅感患处隐隐酸痛，活动时疼痛加重，有叩击痛。夜间因熟睡，肌肉松弛，失去对受累关节的保护作用，无意的转动可激发剧烈疼痛。成年人常在夜间痛醒，儿童常有夜啼或夜间惊叫。某些部位结核，由于病变刺激神经，通过神经传导而出现远处疼痛。如髋关节结核早期，患者常诉膝部疼痛。

（2）肌肉痉挛及萎缩：表现为局部的肌肉紧张、敏感，关节拘紧，活动不利。此为保护性肌肉痉挛，可限制受累关节的活动及减轻疼痛。由于肢体活动减少，加上营养不良，病变上下肌肉常见萎缩。

（3）肿胀：病变关节呈梭形肿胀，皮肤不红不热，主要是由于滑膜增厚，关节腔内积液和周围软组织内渗液所致。

（4）功能障碍与畸形：早期肢体功能受限，多呈屈曲体位，皆因疼痛和肌肉痉挛所致。后期出现病理脱位，严重肢体畸形，关节功能丧失而僵硬，为骨或关节结构破坏、肌肉挛缩所造成。

（5）寒性脓肿与窦道、瘘管：由于病变，骨关节及周围软组织破坏，形成脓肿，即寒性脓肿。局部皮肤无明显红、热（即将溃破的脓肿中央皮肤可有透红），触诊有波动感。脓液可沿软组织间隙向他处流注，在远离病变部位形成压痛不著、不易溃破的脓肿。脓肿向体外皮肤溃破可形成窦道，经久不愈，长期流脓，疮口凹陷、苍白，周围皮色紫暗，开始流稀脓和豆渣样物质，日久则流稀水，时有碎小死骨块排出。寒性脓肿穿破肺脏、肠管，则形成内瘘。若合并其他化脓细菌感染，则脓液明显增多。

3. 实验室检查

（1）血常规：红细胞和血红蛋白可偏低，白细胞计数正常或稍有增多。如合并化脓菌感染，白细胞总数、中性粒细胞均明显升高。

（2）血沉：病变活动期，血沉增快，高出正常 3～4 倍，甚至更高；稳定期或恢复期，血沉多数正常。

（3）结核菌素试验：5 岁以下未接种过卡介苗的儿童可进行此试验。阳性则表示已感染过结核杆菌。

（4）细菌学检查：抽取脓液或关节液作结核菌培养，或涂片寻找抗酸（结核）杆菌，对明确诊断和鉴别诊断有重要价值。

（5）病理学检查：切取病变组织或肿大淋巴结，作病理学检查，阳性率 70%～80%。必要时亦可行豚鼠接种试验，这是一可靠的诊断方法，但方法复杂，费用大，需要时间长（6～7 周）。

4. X 线检查及 CT、MRI 检查 CT、MRI 检查有助于诊断，可获得准确的解剖学信息，但价格昂贵。目前临床上主要依靠 X 线检查。

（1）单纯骨结核：松质骨结核与皮质骨结核各有一些特有的 X 线征象。

1）松质骨结核

a. 松质骨中心型结核：早期 X 线表现为磨砂玻璃样密度增加和骨小梁模糊，继而出现溶骨性破坏，破坏区内有较小的密度增高阴影（死骨）。死骨吸收后，出现透光的空洞（图 7-4-2）。

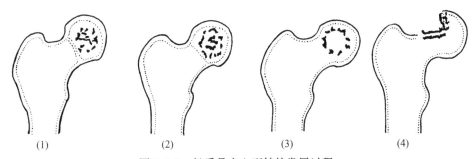

图 7-4-2 松质骨中心型结核发展过程
（1）骨质浸润坏死；（2）死骨游离；（3）骨空洞形成；（4）松质骨边缘型结核

b. 松质骨边缘型结核：早期病变区骨质疏松，继而呈溶骨破坏，边缘缺损。

2）皮质骨结核：髓腔内可见不同程度的溶骨破坏区和骨膜反应性新骨形成（图 7-4-3）。

3）干骺端结核：兼有松质骨结核与皮质骨结核的特点，局部既可能有死骨形成，又有骨膜反应性新骨形成。

（2）单纯滑膜结核：X 线表现为关节周围软组织肿胀，附近骨骼骨质疏松，关节间隙呈云雾状模糊不清。如关节腔积液多，可见关节间隙增宽。

（3）全关节结核：X 线表现主要为关节软骨面边缘局限性破坏凹迹，或边缘不规则。继而关节面破坏，关节间隙狭窄或消失，甚至关节强直、畸形，或发生脱位。此外，寒性脓肿形成时，病变附近有软组织肿胀阴影；并发混合感染时，病变周围可出现明显骨质硬化密度增高阴影和骨膜反应性新骨形成。

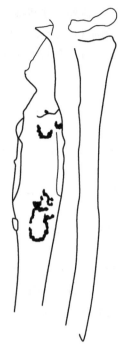

图 7-4-3　皮质骨结核

5. 鉴别诊断

（1）类风湿性关节炎：多见于 16～55 岁女性。多累及手足小关节，呈双侧、对称性发病。血清类风湿因子常呈阳性（70%）。随着病情的发展，可累及其他关节，并可出现关节畸形及强直，但无寒性脓肿或窦道。

（2）强直性脊柱炎：好发于 15～30 岁男性。病变多由骶髂关节、髋关节开始，沿脊柱逐渐向上发展至颈椎，脊椎的韧带、软骨发生钙化、骨化，椎间形成骨桥，脊柱逐渐变为强直，骨质疏松，但无破坏及死骨，无脓肿。常并发虹膜炎。

（3）化脓性骨、关节感染（骨痈疽）：发病多急剧，开始就有寒战、高热、剧烈疼痛，白细胞总数及中性粒细胞均明显增高。X 线片可见骨质破坏及大量新骨形成。细菌培养和病理检查可以帮助诊断。

（4）骨肿瘤：根据患者年龄、临床表现和 X 线片表现，结合进行病理学或细菌培养检查，可对椎体结核与椎体网织细胞肉瘤和转移癌、骨干结核与未分化网织细胞肉瘤、掌指骨结核与掌指骨内生软骨瘤作出鉴别。

（三）治疗方法

骨关节结核是全身性感染和局部损害并存的慢性消耗性疾病，祛邪抗痨是治疗本病的根本法则。但正气的强弱对病邪的消长和病变的好转、恶化有直接影响，因此治疗本病，必须整体与局部并重、祛邪与扶正兼顾、内治与外治结合。

1. 内治法

（1）辨证治疗

1）阳虚痰凝证：初起症状不显，患处外形既不红热，亦无肿胀，仅感病变处隐隐酸痛。继而全身倦怠，少气乏力，关节活动障碍，动则痛甚。舌质淡红，苔薄白，脉濡细。

治则：温经通络，散寒化痰。

方药：阳和汤、大防风汤或参芪附桂汤。

2）阴虚内热证：病变处渐渐漫肿，皮色微红，形成脓肿，并可旁流他处。伴有午后潮热、颧红，夜间盗汗，口燥咽干，食欲减退，或咳嗽痰血。舌红，苔薄白或少苔，脉细数或沉细。

治则：滋阴补肾，通络化痰。

方药：六味地黄丸、大补阴丸等加减，有骨蒸劳热合秦艽鳖甲散；有肺火炽盛者，合清骨散；若盗汗不止者，加黄芪、浮小麦、煅龙骨、煅牡蛎；若咳痰带血者，加南沙参、百合、川贝母、白茅根等。脓多未溃用托里透脓散加减。

3）肝肾亏虚证：溃脓后疮口流稀薄脓液，或夹有败絮样物，形成窦道。病变在四肢关节，则患肢肌肉萎缩、畸形；病变在颈、胸、腰椎者，则强直不遂，甚或下肢瘫痪不用，二便潴留或失禁。形体消瘦，面色㿠白，畏寒，心悸，失眠，自汗盗汗。舌质淡红，苔白，脉细数或虚数。

治则：滋补肝肾，补养气血。

方药：人参养荣汤或十全大补汤、先天大造丸加减。

（2）中成药：一经确诊，不论已溃未溃，均可内服小金丹、抗痨丸等，与上述方药配合使用，至痊愈为止。

（3）西药：一般选用链霉素、异烟肼（雷米封）、对氨柳酸、卡那霉素、利福平、乙胺丁醇等抗痨。为避免耐药性的产生，以 2～3 种抗痨药联合应用为佳。在用药过程中，应特别注意药物的毒副反应。抗痨药物通常须连续应用 1~2 年。单纯滑膜结核除按上法治疗外，还可采取关节内注射异烟肼和链霉素，每周 1~2 次，成人每次注入异烟肼 200mg，链霉素 1g。3 个月为 1 个疗程，可连用 1~3 个疗程。儿童应减量且尽量不用链霉素。对并发混合感染者，应加用有效的广谱抗生素，予以治疗。

（4）饮食调养：此为改善全身状况的一个重要措施，应予以重视。应给予可口、易消化、富有营养的食物，如乳类、蛋类、鱼类、新鲜蔬菜、水果等。贫血明显者应及时予以治疗。

2. 外治法

（1）初期：用回阳玉龙膏、阳和解凝膏掺桂麝散，局部外敷。或配合隔姜灸、雷火神针灸等，以促其消散。

（2）中期：寒性脓肿形成，脓腐液化且积脓甚多时，可在严密消毒下，行穿刺术抽出脓液并向脓腔内注射抗痨药物；如脓腐状若黏痰败絮，抽吸不出时可行手术清除，置入链霉素，缝合切口后，加压包扎。

（3）后期：脓肿外溃或窦道形成，可选用五五丹、七三丹、八二丹药线插入引流。如脓水已尽、疮面红活时，改掺生肌散，促其收口。如窦道久不愈合，或形成瘘管，或脓腐难以脱落，可用三品一条枪或白降丹药线，插入疮口内以拔毒化腐蚀管；或行手术切除。

3. 手术治疗　中药治疗本病疗效甚佳，加上本病患者大多气血亏虚，正气不足，因此临床上应尽可能采用非手术治疗。若病变处有较大死骨或脓肿、脊髓有压迫出现截瘫，或局部病变已静止，但有严重畸形、功能障碍者，应行手术治疗。术前需用抗痨药物治疗 2~3 周，方可进行手术。

4. 休息和制动　全身休息，使机体代谢降低，消耗减少，有利于机体的恢复。局部制动，使病变处活动减少，负重减轻，既可减少疼痛，又能防止病变的扩散，有利于组织的修复。休息以卧硬板床为主，患肢可用皮肤牵引或骨牵引，或用夹板、石膏托、支架制动。预防褥疮或压疮的发生，若已发生须积极治疗。

二、脊柱结核

脊柱结核，中医称之为脊柱痨、龟背痰，占骨关节结核的首位。常累及两个以上椎体。腰椎发病率最高，胸椎次之，再次为胸腰段和腰骶段，颈椎、颈胸段、骶尾椎较少见。病变 99% 在椎体，1% 在椎弓。

（一）病因病理

本病系因先天肝肾不足，后天失调，肾虚督空，风寒湿痰诸邪乘虚而入，流注脊背而发生。现代医学认为，由于脊柱本身承重大，容易积劳致损，或因外力作用，局部损伤；加上椎体以松质骨为主，营养血管多为终末动脉，结核杆菌从原发病变处经血液循环侵入脊椎，容易滞留于椎体而发病，称为椎体结核；细菌偶有流注、停聚在椎弓，导致发生椎弓结核。此外，约有 10% 的椎体病变在两处或两处以上，两处病变之间，有比较健康的椎体或椎间盘间隔，称为跳跃型病变。

1. 椎体结核

（1）中心型结核：多见于儿童。以胸椎病变为多。病变在椎体的中央，以骨质破坏为主，发展较快，易形成死骨，死骨吸收后，形成空洞。椎体广泛破坏、塌陷后，可穿破上下的椎间盘而侵蚀邻近椎体，常可累及相邻的好几个椎体。

（2）边缘型结核：多见于成人，以腰椎为多。病变在椎体的边缘（多数在椎体前缘和前纵韧带下椎间盘），以溶骨性破坏为主，骨质破坏被吸收后，形成病变椎体边缘局限性缺损，很少形

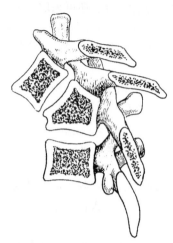

图 7-4-4 椎体结核破坏畸形

成大块死骨。病变可较久地局限于一个椎间盘，也可沿滑膜下和前纵韧带下，向上下相邻椎体侵蚀，但大多只限于两个椎体，累及三个以上椎体者少见。椎体的破坏和塌陷，不如中心型结核明显。

（3）韧带下型结核：少见。病变主要累及椎旁韧带，早期很少侵犯椎体和椎间盘，但常有椎旁脓肿形成。当大量脓液积聚在前纵韧带下时，可使多个椎体前缘产生凹形变，椎间盘可无明显破坏；晚期，椎间盘、椎体均可累及。此型结核亦有人认为是椎旁脓肿的继发病变。椎体结核，因骨质破坏、塌陷，脊柱多出现后突畸形（图 7-4-4）。结核病变所产生的寒性脓肿，可向远处流注；亦可向体外或胸腹腔内脏器（如肺、肠、膀胱等）穿破，形成窦道或瘘管，导致混合感染。

2. 椎弓结核

单纯椎弓结核很少，多发生于横突和棘突，呈溶骨性破坏，偶有小块死骨形成。椎弓结核常继发于椎体结核。

脊髓受病变破坏产物的压迫、后突或残存骨嵴的磨损，均可发生截瘫。在骨病变的活动期，脓肿、干酪样物、死骨、肉芽或坏死椎间盘等破坏产物压迫脊髓，发生的截瘫叫早期截瘫，手术减压效果较好；骨病变治愈后，脊柱明显后突畸形、椎管变形、纤维组织增生、椎体破坏后残存骨嵴，磨损或压迫脊髓，发生的截瘫叫晚期截瘫，手术减压治疗效果差。椎体结核的截瘫发生率在 10% 左右；椎弓因三面环绕脊髓，发生结核后的截瘫发生率约 25%。颈椎和胸椎部位椎管较狭窄，而脊髓较粗大，缓冲余地较小，并发截瘫较多见；腰椎椎管较宽大，其内为脊髓圆锥和马尾神经，缓冲余地较大，故发生截瘫者少见，但可出现神经根受压相应症状。

（二）诊断要点

1. 临床表现 本病多见于儿童和中青年。初期起病缓慢，症状不显著，仅有患处隐隐酸痛，常不引起重视。继而少气乏力，全身倦怠，夜间疼痛加重。脊背肌肉僵硬，活动不利，动则痛剧。舌淡红，苔薄白，脉沉细。中期病变部位逐渐肿起。寒热交作或潮热盗汗，失眠，纳差。舌红，少苔或无苔，脉沉细数。后期，窦道形成，时流稀脓，或夹有豆腐花样物质，久则疮口陷凹，周围皮色紫暗，经久不愈合，日渐消瘦，精神委靡，面色无华，心悸失眠，盗汗日重。舌淡红，苔少，脉细或虚大。或午后潮热，口燥咽干，食欲减退，咳嗽痰血。舌红，少苔，脉细数。

脊柱不同部位发生结核病变，临床表现不尽相同。

（1）颈椎结核：以颈 5～7 的发病率较高。主要症状是颈部僵直、疼痛和活动受限，严重者可见颈部短缩、后凸畸形。寒性脓肿常见于咽后壁，偶见于食管后方、锁骨上窝；也可向体外、咽腔和食管内穿破。患者喜用双手托住下颌。咽后壁脓肿较大时，可妨碍呼吸，患者张口喘气，睡眠时鼾声很大（图 7-4-5）。

（2）胸椎结核：上胸椎发病率较低，从胸 6 到胸 12，发病率逐渐增加。最早的症状和体征是背痛和局限性后凸，其后凸畸形状如驼峰、龟背。寒性脓肿多位于椎旁，亦可见于脊柱的两侧、腰三角等处；可出现局限性脓胸、支气管瘘。偶有肋间神经

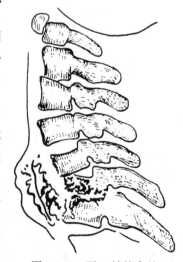

图 7-4-5 颈$_{5～7}$结核合并后凸畸形和食管后脓肿

痛症状（图 7-4-6）。

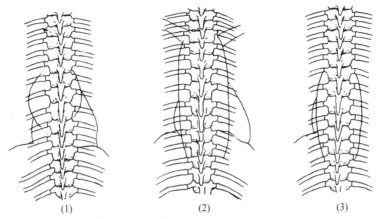

图 7-4-6 胸椎结核椎旁脓肿示意图

（1）球形；（2）烟筒形；（3）梭形

（3）腰椎结核：最常见的症状、体征有腰痛，腰部强直，俯仰不利，拾物试验阳性。俯卧位脊柱后伸试验阳性。寒性脓肿常见于两侧髂凹、腰三角或大腿上部；偶可穿入腹腔或肠管。

（4）骶尾椎结核：早期症状不显，当病变刺激或压迫骶神经，脓肿增大时，出现疼痛和活动受限。寒性脓肿常在骶骨前方、肛门附近；脓肿偶将乙状结肠穿破，或向体外、肛管内穿破。

2. 实验室检查 参见本节概论。

3. X 线检查及 CT、MRI 检查 脊柱结核的诊断，目前主要靠 X 线摄片、断层摄片。CT 对显示寒性脓肿较 X 线平片敏感；MRI 能较早地显示骨骼破坏、神经根和脊髓受压情况。

X 线摄片早期显示脊柱生理弧度异常、椎间隙变窄和椎体上下缘模糊；稍晚可见死骨游离，死骨吸收后可见骨空洞；晚期椎间隙狭窄或消失、椎旁脓肿、畸形。椎弓结核可见椎弓模糊或破坏。

本病应与脊柱化脓性骨髓炎、强直性脊柱炎、类风湿性关节炎、脊椎肿瘤、布氏杆菌病、伤寒、梅毒、放线菌病等鉴别。此外，还应与环枢关节自发脱位、椎间盘退化或脱出鉴别。

（三）治疗方法

1. 休息和制动

（1）休息：为缓解疼痛、防治畸形、避免病变扩散和截瘫的发生，减少体力消耗，病变处于活动期的脊柱结核患者，应卧软垫硬板床休息，不宜坐起和下地活动；病变较稳定时，可坐起吃饭和下地排大、小便。

（2）制动：病变虽已静止但脊柱尚不够稳定者，应采取制动措施，控制脊柱活动。根据病变部位，选用石膏围领、颈托、石膏背心、石膏围腰，亦可用钢条、皮质围腰或支架等保护 6～12 个月。同时要防治褥疮或压疮。

2. 内治法 辨证治疗、中成药、西药和饮食调养等，详见本节概论。

3. 外治法 参见本节概论。

4. 手术治疗 参见本节概论。

第五节 骨软骨病

骨骺和关节面下局部缺血坏死或无血供坏死叫骨软骨病。这是一种自限性疾病，破坏的骨骼经过一定时期有自然修复的趋势。大多数发生在儿童和青年期，男孩较多见。本病又称骨骺炎、骨软骨炎、骨骺无菌性坏死。祖国医学认为其属"骨蚀"范畴。

骨软骨病的真正发病原因尚不明确。祖国医学认为，本病系因虚邪入骨及外伤致使骨骺失去气血温煦濡养而发生。如《灵枢·刺节真邪》曰："虚邪之入于身也深，寒与热相搏，久留而内著，寒胜其热，则骨疼肉枯；热胜其寒，则烂肉腐肌为脓，内伤骨，内伤骨为骨蚀。"即是对本病病因、症状的阐述。目前大多学者认为骨软骨病的发病可能与急慢性创伤、炎症、遗传和环境等因素有关；病理上主要是骨骺中央骨化中心缺血、坏死、塌陷和修复重建几个阶段。几乎所有骨骺都可发生，以股骨头、胫骨结节、脊椎、腕月骨、足舟状骨、跖骨头、跟骨结节等处发病多见，其中又以股骨头骨骺炎、胫骨结节骨骺炎最常见。

本病发病隐渐，可有轻微外伤史。初期全身无明显不适，受累关节和肢体有疼痛、活动受限或跛行，继而疼痛加重，关节伸屈等功能进一步受限，患肢肌肉萎缩，甚至出现畸形。骨的同位素扫描（ECT）、磁共振（MRI）检查有助于本病的早期诊断；骨内压测定、骨内静脉造影和动脉造影，以及 CT 检查，对诊断亦有一定帮助。但费用昂贵或操作繁杂，目前临床上仍以 X 线检查为主，摄 X 线平片、断层片，作为诊断本病的主要依据。实验室检查对本病的诊断、尤其对鉴别诊断，有一定参考价值。

对骨软骨病的治疗，关键在于早期诊断，及时治疗，防止骨骺变形。在病变急性活动期，应行患肢固定或牵引，症状消失后进行功能锻炼；在坏死期和修复期，应对患肢作保护性制动，减少病变骨骺承受异常压力。在修复期前确诊，同时结合中医辨证施治，给予中药内服、外敷等治疗，病变骨骺大多能复原。另外，物理治疗、手术治疗、某些部位可的松局部封闭，亦有一定疗效。

一、股骨头骨骺炎

本病又称股骨头缺血性坏死、股骨头无菌性坏死、股骨头软骨炎、扁平髋或 Legg—Calve—Perthes 病、巨髋症等。多见于 4 ~ 10 岁儿童，患儿80％为男孩。双侧患病占15％左右。女孩患本病预后较男孩差。

（一）病因病理

股骨头骨骺炎的真正病因，目前尚未完全明确。大多数学者认为，股骨头局部缺血、外伤是本病发病的主要原因。祖国医学认为，少年儿童为纯阳之体，易虚易实，若先天禀赋不足，素体虚弱；加上儿童活泼好动，髋关节过度劳累或跌仆扭闪，导致局部气血凝滞，营卫不得宣通，使股骨头骺失去气血温煦和濡养而发病。其病理进程，从坏死到修复，股骨头骺再骨化形成，常需2 年或更长的时间。

（二）诊断要点

本病起病缓慢，病程长。初期症状不显著，偶有髋部、大腿部或膝部轻微酸痛、跛行，活动后加重，休息后症状减轻，若未引起重视，症状日趋持续加重。至活动期，疼痛、跛行增剧，患肢短缩，大腿、臀部肌肉萎缩，髋关节活动明显受限。修复期症状逐渐缓解，以至消失关节活动可恢复正常，或残留患肢旋转活动受限。

检查：初期患肢有轻度屈髋、内收畸形，伸髋时外展、内旋活动受限。活动期，可见患肢短缩或显著的屈曲内收畸形，髋关节外展、内旋、屈曲和伸直均明显受限。经治疗至修复期，关节活动正常或外展、旋转受限，大转子隆起上移。

X 线检查是目前临床诊断的主要依据。初期表现为关节囊阴影增大，关节间隙增宽，股骨头骺密度增高，干骺端骨质疏松。活动期，股骨头骨质普遍致密、变扁平，或股骨头骺密度不均，有囊状间隙或裂为碎块，股骨颈变宽并短缩。恢复期的股骨头骺骨质密度逐渐恢复正常，股骨头、颈轮廓接近或恢复正常；修复期前未能及时确诊、治疗的患儿，大多数遗有股骨头骺扁平，或呈蘑菇状，股骨颈变短宽，大小转子相对上移、半脱位。同位素^{99m}锝扫描，可为本病早期明确诊断提供可靠依据。CT、MRI 也有助于本病诊断。

（三）治疗方法

本病的治疗原则是限制患肢负重、避免继续损伤、防止发生关节畸形和药物调养亏虚。

1. 内治法

（1）辨证治疗：参照本章第六节中股骨头缺血性坏死。

（2）可服健步虎潜丸，每次服 10g，早、晚各服一次。

2. 外治法

（1）休息与制动：本病一经确诊，应绝对卧床休息，患肢禁止负重，坚持 3～6 个月不负重，可获好转。对病程长、病情重、合作差的患儿，叮行患髋外展 45°、内旋 10° 位行走，石膏或行走、支架固定。亦可采用皮肤牵引治疗。

（2）外用药物：可选用阳和解凝膏、消瘀止痛膏等外敷。另外，还可配合物理疗法。

3. 手术治疗 根据病情选用滑膜切除术、股骨头骺钻孔术、截骨术或带蒂肌移植、骨内血管移植等手术。

二、胫骨结节骨骺炎

本病又称奥斯古德—施拉特（Osgood-Schlatter）病、胫骨结节无菌坏死。多见于 10～15 岁青少年，男孩居多，尤其是常参加剧烈运动者。

（一）病因病理

青少年肾气未充，筋骨未坚，胫骨结节骨骺未融合，剧烈跳跃、奔跑及球类运动时，股四头肌强力收缩，通过髌韧带牵拉胫骨结节骨骺，引起慢性损伤，致使局部气滞血瘀、血运障碍，胫骨结节骨骺失去气血濡养，发生缺血坏死。

（二）诊断要点

本病起病大多缓慢，常有近期内剧烈运动史。初期行走较多或运动后膝部前下方疼痛，休息后消失。随后，胫骨结节处疼痛、肿胀，有明显压痛，但无全身不适，活动多、上下楼梯时疼痛更重，休息后疼痛减轻。病程较久或严重者出现跛行、乏力。

检查：胫骨结节隆起，压痛明显，股四头肌抗阻力伸膝时，局部疼痛加剧。

X 线检查：早期胫骨结节前上方（髌韧带附着处）有软组织肿胀和肥厚，偶见钙化或小碎片。中期，可见胫骨结节骨骺增大、外形不规则，骨质致密或碎裂，且与骨干分离和呈高位髌骨。晚期，胫骨结节呈不规则增生融合成一骨性隆凸，偶尔在髌韧带处有一个疼痛小骨，或高位髌骨。

（三）治疗方法

1. 内治法

（1）辨证治疗

1）气滞血瘀证：多有外伤史。胫骨结节骨骺处疼痛、肿胀，有压痛，频繁运动时疼痛诸症加重。舌黯红，苔薄黄，脉数。

治则：行气活血，和营止痛。

方药：活血止痛汤、和营止痛汤加减。

2）瘀热入络证：病程迁延日久，局部肿胀、隆突、灼热、红肿，运动后疼痛加剧，口干不欲饮。舌黯红，苔薄黄，脉数。

治则：活血祛瘀，消肿止痛。

方药：活血散瘀汤或桃红四物汤合五味消毒饮加减。

（2）中成药：病程迁延，疼痛、肿胀诸症不甚显著者，可选服补肾壮筋丸或健步虎潜丸。

2. 外治法

（1）局部外敷万应膏或双柏散等。

（2）休息与制动：根据症状的轻重，酌情限制或禁止运动，多数在数月内自愈；症状较重时应卧床休息。个别症状严重者，可作长腿石膏固定，固定时间或限制膝关节屈曲活动常需 5～6 周，甚至更长时间。

3. 手术治疗 少数患者行上述治疗失败者时，可行手术治疗。

第六节 代谢性骨病

一、佝偻病

佝偻病是一种维生素 D 不足，以致骨质缺钙、变软、骨骺发育障碍或发生畸形的营养缺乏症，俗称软骨病。多见于 3 岁以下的幼儿，以 6 个月至 1 岁最多见。本病属中医"五迟""五软"、"龟背"、"鸡胸"、"解颅"、"肾疳"等范畴。"五迟"是指立、行、发、齿、语迟；"五软"是指头软、项软、口软、手足软、肌肉软。中医认为本病多为先天不足或后天失养所致。

（一）病因病理

1. 先天不足 肾主骨生髓，脑为髓海，肝主筋，藏血。先天禀赋不足，肾气亏损，不能充养骨骼；肝血不足则筋缓乏力，筋骨不健，故有五软之患，体力与智力发育迟缓。肝肾俱虚则五心发热、盗汗、烦躁不安、易惊惕、多汗。《医宗金鉴·幼科心法》曰："多因父母气血虚弱，先天有亏，致小儿生下即筋骨软弱，步行艰难，齿不速长，坐不能稳，皆肾气不足之故。"

2. 后天失养 小儿"脾常不足"，运化功能薄弱，再加饮食、喂养失调，损伤脾胃，则脾胃运化失职，水谷精微不能吸收、输布，无以濡养肌肉、筋骨。"脾气虚则四肢不用"，故形体消瘦，足胫无力。

现代医学认为，由于接受日光照射不足，体内维生素 D 形成减少；或摄入维生素 D 不足；或者受其他疾病影响（如胃肠、肝胆、肾脏等疾患）等，引起维生素 D_3 的缺乏，破坏体内血清钙和血清磷的平衡，导致钙不能及时沉着于骨样组织和骨前期软骨内而出现病变。

基于引起佝偻病的病因不同，邓特（Dent）将本病分为五类。

（1）营养性佝偻病：摄入食物内缺乏维生素 D 和缺乏阳光照射。

（2）肠性佝偻病：见于腹部疾患（麸敏感性肠病）、特发性脂肪痢、胃次全或全切除后、肠道瘘、胆道闭锁、胰腺炎、慢性胰腺功能不全等所引起的消化或吸收不良。

（3）遗传性肾性佝偻病：主要是肾小球与肾小管功能紊乱。如伴性染色体低磷酸盐症、常染色体低磷酸血症、维生素 D 依赖症、神经纤维瘤病、范康尼综合征，眼脑—肾综合征、远端肾小管酸中毒等。

（4）后天性肾病性佝偻病：慢性肾衰竭、高钙尿症、重金属中毒、肾病综合征、尿道梗阻性疾病、丙种球蛋白病、骨髓瘤病、输尿管结肠吻合术等。

（5）其他：新生儿佝偻病、骨软化症、瘤性佝偻病、原发性甲状旁腺功能亢进、抗惊厥治疗后、服氢氧化铝或其他不能吸收的氢氧化合物所引起的磷酸盐缺少等。

现代医学研究发现，佝偻病的病理改变是以生长最快的长骨的两端干骺端为著，如腕、踝、膝和肋骨前端与软骨交界处。其主要病理是软骨和骨样组织不能钙化，使骨的生长停止在软骨和骨样组织阶段。

从大体上看，急性佝偻病骨脆弱而柔软，随体重的应力和肌肉的牵拉而变形。最早畸形发生在骨端；以后因骨骼继续生长，畸形移至骨干中部；至后期，长骨出现弯曲畸形，胸廓和骨盆也发生畸形。

（二）诊断要点

1. 临床表现　本病的全身表现有：形体消瘦或虚胖，痿软乏力，起步晚，面色、肤色无华，毛发稀少而枯黄，精神委靡，或烦躁不安，夜寐不宁，易惊惕，易出汗，食欲不振，大便失调，或溏或秘。

除上述表现外，如不及时治疗，可出现以下骨骼畸形改变。

早期患儿头部增大，囟门迟闭（多超过 1 岁）。额、颞部向外膨出，枕、顶部扁平，形成"方颅"。胸骨隆起，呈"鸡胸"。胸廓因肋骨下缘沿水平方向凹陷，形成横沟，即哈里逊（Harrison）沟。肋骨软骨处增大，在前胸两侧形成"串珠"畸形。四肢远端因骨样组织增生，使腕及踝部膨大似"手镯"、"脚镯"畸形。患儿开始行走后，下肢由于较软的长骨受体重压力，可发生膝内翻或膝外翻畸形。

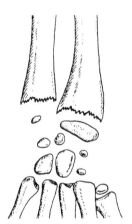

图 7-6-1　干骺端呈毛刷状和杯口状

2. 实验室检查　血清钙可正常或稍偏低，血磷下降明显，可低至 1.13mmol/L［正常值（1.3～1.9）mmol/L］，钙磷乘积<30。血清碱性磷酸酶升高（小儿正常为 5～15 布氏单位或 15～20 金氏单位）。

尿钙一般都减少，24 小时尿钙常降至 3mg/kg 体重以下。

3. X 线表现　X 线的最早改变为长骨骨骺端的临时钙化带不规则，模糊和变薄。此处干骺端有一定程度的凹陷。病变进展，预备钙化带消失，干骺端扩张，其中心部位凹陷，呈杯口状，边缘模糊，并有毛刷状密度增高，自干骺端向骨骺方向延伸（图 7-6-1）。骨骺出现迟缓，而且与干骺端的距离增大。骨皮质密度减低，骨小梁粗糙，长骨骨干可因骨膜下钙化不全而变粗。四肢常呈"O"型或"X"型畸形。肋骨远端由于骺软骨的堆积，呈圆形的中等密度阴影（"串珠"症）。

恢复期，干骺端边缘清楚、规则，但干骺端仍宽阔。骨骺相继出现，但严重畸形仍在。

（三）治疗方法

1. 内治法 中医认为本病主要累及肾、脾两脏，证候多属气阴不足，脾肾亏虚。

1）气阴不足型：见于发病初期。面色苍白，神情烦躁，形体消瘦，痿软无力，毛发稀少枯黄，盗汗，纳差，夜寐不宁而神疲，囟门迟闭，独自站立，行走较迟。舌淡苔薄白，脉细缓。

治则：益气养阴。

方药：生脉散加减。如有虚火潮热可加知母、黄柏；夜寐不宁及夜惊者可加枣仁、夜交藤、钩藤；自汗者加黄芪、大枣；骨软者加杜仲、怀牛膝；齿迟者加骨碎补、补骨脂；发迟者加龟板、何首乌；立迟者加鹿茸；行迟者加五加皮、牛膝；语迟者加菖蒲、远志。

2）脾虚肾亏型：见于发病晚期，患儿形体瘦小或虚胖，四肢乏力，精神委靡或呆钝，易惊惕，立、行困难，齿生过缓，语言迟发，面白唇淡多汗，头颅方大，毛发枯落，肋骨串珠样，甚至鸡胸、龟背，下肢弯曲，大便或溏或秘。舌质淡白，少苔，脉细无力。

治则：培补脾肾，补益气血。

方药：补天大造丸加减。

此外，对佝偻病患儿，应给予牛奶，蛋类食品；同时给予维生素 D 治疗，每日口服 2000 ~ 3000 国际单位。并加服钙剂、晒太阳或紫外线照射。维生素 D 不可服用过量，特别是与钙质同时给予时，有发生高血钙的危险。

2. 预防畸形 患儿衣服要宽大，勿束胸部。急性期，由于体重应力和肌肉牵拉可导致畸形，不可强使患儿坐和立，应仰卧位，直到急性期停止。同时给予中西药抗佝偻病治疗。

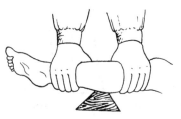

图 7-6-2 折骨术

3. 手术治疗 畸形可采用穿矫形鞋或手法矫正或夹板矫正；亦可行折骨术或截骨术。对 4 岁以内患儿，病变尚未痊愈、畸形较轻的膝内、外翻，可采用手法矫正、夹板维持的方法来治疗。由于支架使用时间较长，应密切注意监护，以免因夹板固定不合适而使畸形加重或压迫溃疡。

佝偻病治愈后，对主要畸形在胫腓骨的 4 岁以内儿童，可行折骨术（图 7-6-2）。行折骨术时，应保护胫骨上下端的骨骺，避免在折骨时损伤。可将小腿外侧中央放在用棉花垫好的楔形木块上，两手握紧小腿两端，然后用力垂直向下压，先折断腓骨，后折断胫骨，造成青枝骨折，纠正小腿畸形，术后管形石膏固定，待骨折愈合后拆除石膏，需 6 ~ 8 周。若患儿已超过 4 岁，骨质已坚硬，或畸形最显著处位于关节附近，可行截骨术。

（四）预防与护理

注意孕妇保健。大力宣传母乳哺养优点。对人工喂养的婴儿，为预防佝偻病的发生，应每日给维生素 D 400 国际单位；对早产儿，尤其在出生后 3 个月内，维生素 D 的剂量应适当增大些。同时给服葡萄糖酸钙，每日 1 ~ 2g。给予富含钙质的食物，如鱼类、牛奶、蛋类等。纳谷不多者，可给龙牡壮骨冲剂冲服。多接触阳光，但勿曝晒，避免受凉。积极治疗慢性腹泻。

二、骨 质 疏 松

骨质疏松是指骨量减少，即单位体积内骨的重量减少，骨小梁的数目减少。本病存在的骨组织有正常的钙化，一般矿物质与有机物的比例正常，化学组成未改变（图 7-6-3）。中医则把骨质疏松归属于"虚劳"、"骨痿"之范畴。

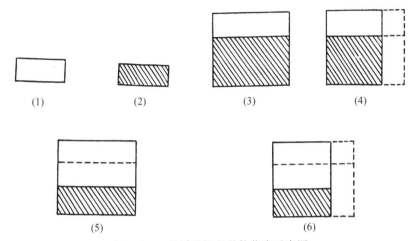

图 7-6-3 骨质疏松和骨软化症示意图

（1）骨基数；（2）矿物化的基质（骨质）；（3）正常；（4）骨质疏松；（5）骨软化症；（6）骨软化症与骨质疏松

（一）病因病理

中医认为本病发病与脾肾两脏有关。《灵枢·本神》有"脾气虚则四肢不用"，《素问·痿论》有"肾者，水脏也，今水不胜火，则骨枯而髓虚，故足不任身，发为骨痿"之说。

1. 脾气虚弱 系饮食不节，损伤脾胃，久则脾胃功能日益衰弱，影响水谷精微之化生，气血之生长，内不能和调于五脏六腑，外不能洒陈于营卫经脉，加上患者年老体弱，肢体少动，日久酿成本病。《医门法律·虚劳门》云："饮食少则血不生，血不生则阴不足以配阳，势必五脏齐损。"

2. 肾阴不足 肾主藏精，其充在骨，肾阴不足则骨无以充，故骨骼疼痛酸楚；而甚者，可见骨折。此外，久卧亦能损伤肾气，引起脏腑不荣，气血亏虚，卫外不固，外邪入侵，而渐致本病。

现代医学则认为本病是由骨吸收和骨形成不平衡所造成的。根据病因的不同，将本病分为原发性、继发性两类。原发性骨质疏松症多见于老年人或绝经后妇女，病变的发生与生殖腺机能减退和运动量减少有关；继发性骨质疏松症可见于任何年龄的人，其发生与废用（固定或活动减少）、失重、营养失调（维生素 C 缺乏或铁过多）、内分泌失调，或疾病、性激素减少、酒精中毒、肝和胃肾疾患，或因病应用肝素、皮质类固醇等药物有关。此外，还有特发性青年骨质疏松症，原因不明。

现代研究发现，在致病因素作用下，骨质吸收的速率超过骨形成的速率，即骨质丧失超过新骨形成，致松质骨、皮质骨都减少，结果使骨的厚度变薄，特别是骨内膜面变薄，髓腔增大，但骨外膜下的成骨细胞仍缓慢地产生新骨，故骨的周径略有增加。椎体内横的骨小梁吸收较快，承重的直骨小梁有的消失，有的因代偿而变粗。

（二）诊断要点

1. 临床表现 本病主要临床表现为局限性疼痛、畸形和骨折。疼痛多见于胸段及下腰段，一般与疏松程度平行，在登楼、体位改变及震动时可使疼痛加重。随着骨质疏松的发展，可发生椎体压缩性骨折，使疼痛加重，椎体压缩、骨折也可发生在突然用力后。

身高的短缩主要是椎体压缩骨折所致，为最多见的畸形。椎体压缩可加重胸椎后凸，肋弓和髂嵴之间的距离缩短。因胸椎畸形和疼痛，呼吸幅度锐减，肺气体交换量受限，使肺部易感染。

胸廓畸形还可影响心肺功能。

四肢一般无明显症状，有时可有酸痛。长骨骨折时引起局部疼痛，出现畸形、骨擦音等。

2. 实验室检查 血生化无明显异常，血清钙和血清磷含量正常，碱性磷酸酶往往正常，尿磷、尿钙检查一般无异常发现，但尿羟脯氨酸可能增高。有骨折时，血清碱性磷酸酶略增高。如伴有软骨病，血磷、血钙偏低，碱性磷酸酶增高。

3. X线表现 胸椎、腰椎及骨盆是明显的脱钙区域。在X线平片上骨质疏松早期不太明显。一般说来，骨钙量至少损失25%时，才能在X线上表现出脱钙。椎体所见的特点是密度减低及沿应力线保存的稀疏骨小梁呈垂直栅状排列。椎体受椎间盘压迫而出现双凹畸形，常有一个或几个椎体呈楔形压缩骨折。其他骨骼密度亦降低。管状骨皮质自外向内逐渐变薄，周径增宽，髓腔有扩大现象。

辛氏（Singh）认为，股骨上端和椎体同样承受重量，凡承受机械压应力大的骨小梁不易消失，受压应力小的骨小梁首先消失。股骨上端是松质骨，和椎体内骨小梁改变一样，可利用股骨的骨小梁排列来估计骨质疏松程度。根据股骨上端骨小梁在X线片上显示的多少将骨质疏松轻重分为6级，第6级为正常（图7-6-4）。

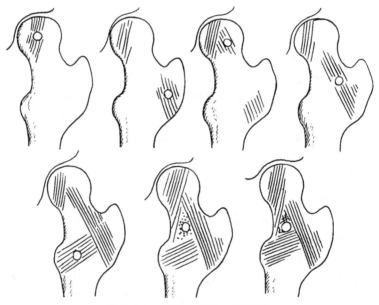

图7-6-4 股骨上端的X线分度

4. 其他 确定骨质疏松症的方法很多。如用单、双光子骨矿物仪，单、双能X线骨密度计，可较精确地测定骨矿物的含量。必要时可作骨的活组织检查。

5. 鉴别诊断

（1）骨质软化症：因钙化功能发生障碍而发，特点为骨有机质增多，而钙化骨质甚少，临床上常有脂肪痢、胃大部切除术或肾病史。X线可见假性骨折线，即路塞（Looser）线。

（2）骨髓瘤：常为多发性，X线的典型表现呈边缘清晰的脱钙病变区，血清免疫球蛋白（免疫球蛋白M）增高及尿中出现凝溶蛋白。

（3）遗传性成骨不全：可能由于成骨细胞功能缺陷，产生的骨基质较少并难以成骨，血钙、血磷及碱性磷酸酶均正常，尿钙、尿磷也正常，但患者一般伴有其他先天缺陷，如耳聋等。

（三）治疗方法

1. 内治法

（1）辨证治疗：脾为百骸之母，肾为性命之根。骨质疏松因脾虚肾亏而发，故治疗上当遵古训"虚则补之"，以调补脾肾为主。

1）脾气虚弱证：腰脊疼痛，活动不利，四肢疲惫，身渐佝偻，胸闷气短，纳呆。舌淡苔薄白，脉虚弱无力。

治则：健脾益气

方药：参苓白术散或健脾养胃汤加减。

2）肾阴不足证：腰背酸痛，腿膝乏力，神疲倦怠，眩晕健忘，咽干唇燥，盗汗颧红，五心烦热。舌红，苔少，脉细数。

治则：滋阴补肾壮骨。

方药：六味地黄丸、左归丸或河车大造丸加减。方中可加血肉有情之品，如鳖甲、鹿茸等。

（2）西药：根据不同原因，可选用下列药物，一方面对症治疗，另一方面对有明确致病原因者，进行治疗，只有致病原因改善或消除，骨质疏松才能得到改善或痊愈。

1）钙剂：补充钙剂可使患者钙的负平衡转变为钙的正平衡，以改善症状。可口服乳酸钙，每日2～4g。有人采用静脉滴注葡萄糖酸钙治疗特发性骨质疏松，每次剂量以每千克体重15mg钙计算，加入5%葡萄糖溶液1000ml内，4小时滴完。间歇应用12次为1个疗程。对老年性骨质疏松，单独使用此方法，疗效不理想。

2）性激素：绝经后女性患者，可口服己烯雌酚，每日1mg，连服4周后停服1个月，可改善骨基质形成。为了增加疗效，减少副作用，可同时肌内注射丙酸睾酮，每次25mg，每隔3～5天注射一次；女性患者应用时，应注意男性化副作用。在使用雌激素治疗期间，应定期作妇科和阴道涂片细胞学检查，注意撤退性出血。男性骨质疏松患者，可选用睾酮治疗，如甲睾酮5mg，每日1次，连用2周后停用。

3）维生素D：对单纯骨质疏松无效。若同时伴有骨软化症，可每日给服维生素D 1000国际单位及钙剂。服药期间，应注意定期检查血钙，防止发生高钙血症和尿路结石。

4）氟化物：可每日口服氟化钠50～75mg，疗程可达1年。氟可与羟磷灰石晶体结合，对骨盐晶体结构有稳定作用，可抑制骨质吸收，减轻疼痛和减少病理骨折的发生。但服用期间注意勿过量，以免引起氟中毒。

2. 病因治疗 若病因明确，如甲状旁腺功能亢进引起的早期颅骨、脊椎的骨质疏松，可采用手术去除其原发因素后，再用上述疗法方能取效。

3. 对症处理 脊柱发生骨折的骨质疏松患者，应卧床或使用外固定支架制动，固定时间应尽量缩短。另外，止痛药物、热敷等物理疗法，可减轻肌肉痉挛、缓解疼痛。

4. 其他

（1）饮食调养：骨质疏松症患者的骨骼中，蛋白质和钙盐均有损失，因此，中老年人必须纠正不合适的饮食习惯，多食富含蛋白质、钙及维生素的食物。

（2）体育活动：适当的体力活动或体育运动，可刺激成骨细胞活动，有利于骨质形成。应鼓励患者多做室外活动，多照日光或紫外线。对卧床制动患者，亦应进行四肢的主动或被动活动；鼓励患者早日起床活动，但应防止外伤。

骨质疏松5年以上，方在X线平片上出现阳性征象，因此治疗后，X线显示明显好转需要相当长的时间。目前临床上，大多以疼痛缓解、症状好转程度，以及出现钙正平衡、尿羟脯氨酸排泄减少来评估疗效。

三、股骨头缺血性坏死

由于股骨头血液循环障碍，导致骨质坏死，称为股骨头缺血性坏死。与小儿股骨头骨骺炎不同，本病发病年龄多在 30～60 岁，男性患者多见，多为双侧性发病，两侧发病间隔多在 1 年以内，预后差，是骨科常见的、病因复杂的、可出现严重残疾的一种疾患。属祖国医学"骨蚀"范畴。

（一）病因病理

祖国医学认为本病的主要病因病理肝肾亏损、邪瘀痹阻。

1. 肝肾亏损　肝主筋，肾主骨，筋与骨相互联系、相互依赖，而筋骨的强壮，有赖于肾精的滋养和推动。先天禀赋不足，肝肾亏虚；后天失于调养，气血不足，筋骨肢节失去滋养而发病。

2. 邪瘀痹阻　六淫邪气侵入人体，深入凝聚于髋部；或外伤、劳作过度，导致营卫失和，气滞血瘀，都可造成股骨头失去气、血、精、津的温煦和濡养，发生缺血性坏死。

现代医学目前认为，骨坏死的病因很多，发病机理各异。病因大体可归纳为三大类：创伤性（股骨颈骨折或髋关节损伤）、非创伤性（应用肾上腺糖皮质激素、长期酗酒、辐射性损伤、潜水员病、镰状细胞性贫血、戈谢病、肾移植术后、类风湿关节炎、血友病及某些血管病等）、儿童股骨头骨骺缺血性坏死（股骨头骨骺炎、先天性髋脱位治疗后等。参见本章第五节）。根据病因的不同，本病可分为创伤性、医源性、辐射损伤性、气压病性、血液系统疾患引起的及特发性（病因不明）股骨头坏死六型。病理上，Marcus 据髋痛程度及 X 线表现将本病分六期。

Ⅰ期：髋部无症状，X 线片显示股骨头内上方有轻微密度增高，或有点状密度增高区。

Ⅱ期：髋部无症状，X 线片显示股骨头密度明显增高（全部或部分），头无塌陷。

Ⅲ期：症状轻微，X 线片显示股骨头负重区有软骨下骨折或新月征。一般扇形骨折较新月征多见。

Ⅳ期：髋部疼痛，呈阵发性或持续性，跛行及功能受限，X 线片显示股骨头扁平或死骨区塌陷。

Ⅴ期：髋部疼痛明显，X 线片显示坏死骨碎裂，髋关节间隙变狭窄，骨密度更加硬化。

Ⅵ期：髋部疼痛严重，有的疼痛较Ⅴ期减轻，X 线片显示股骨头肥大变形，半脱位，髋臼不光滑，甚或硬化增生。

（二）诊断要点

1. 临床表现　本病患者可能有使用大剂量或较长时间激素、酗酒史，或有血液系统疾病、放射病、减压病等病史。患者在初期，一侧（或两侧）髋部隐渐性疼痛，有的在此期诉膝痛。随着病情发展，髋部疼痛加重，出现跛行，患侧髋关节外展、内外旋等动作受限，重者行走需扶拐。双侧股骨头坏死患者行走困难。经治疗，有的患者症状可逐渐缓解，关节活动大部分恢复；有的患者髋关节各方向活动受限，肢体短缩、屈曲、内收挛缩畸形，肌肉萎缩，甚至有半脱位体征。"4"字试验、托马（Thomas）征、艾利（Allis）征阳性。

2. X 线及其他检查

（1）缺血期：开始阶段，X 线检查无阳性征象。MRI 及 SPECT 能较早发现股骨头缺血性坏死，骨内压测定、骨内静脉造影可了解股骨头静脉循环情况；其后阶段，X 线片上可见关节囊阴影增大，关节间隙增宽，股骨头中心骨质疏松，或疏松与硬化混合存在，此时行病理学（核心活检）检查可确诊。

（2）血供重建期：在 X 线片上可见股骨头骨质普遍致密，并变扁平，逐渐骨质密度不匀，有囊状间隙或呈"碎裂"现象，股骨颈变宽并短缩。

（3）愈合期：股骨头骨质密度逐渐恢复正常，有的股骨头、颈轮廓接近或恢复正常；有的股骨头扁平，密度较深，"无碎裂"，颈宽粗。

（4）畸形残存期：股骨头扁平，颈宽粗、关节间隙变狭窄，大小转子相对地向上移位，或呈现半脱位征象。日久并见骨性关节炎征象。

（三）治疗方法

本病的治疗原则是：辨证施药调治，限制患肢负重，避免继续损伤，防止发生关节畸形。

1. 内治法

1）气滞血瘀型：髋部疼痛，夜间痛剧，刺痛不移，关节屈伸不利。舌黯或有瘀点，脉弦或沉涩。

治则：活血化瘀，通络止痛。

方药：桃红四物汤或身痛逐瘀汤加减。

2）风寒湿痹型：髋部疼痛，每于天气转变而加剧，关节屈伸不利，伴麻木，喜热畏寒。苔薄白，脉弦滑。

治则：温经通络，祛湿散寒。

方药：独活寄生汤或当归四逆汤加桑枝、姜黄等。

3）痰湿型：髋部沉重疼痛，疼痛不移，关节漫肿，屈伸不利，肌肤麻木，形体肥胖。苔腻，脉滑或濡缓。

治则：祛痰通络。

方药：指迷茯苓丸加白术、桑枝、姜黄、白芥子等。

4）气血虚弱型：髋部疼痛，喜按喜揉，筋脉拘急，关节不利，肌肉萎缩。伴心悸，气短，乏力，面色不华。舌淡，脉弱。

治则：温补气血。

方药：蠲痹汤或黄芪桂枝五物汤加减。

5）肝肾不足型：髋痛隐隐，绵绵不休，关节强硬。伴心烦失眠，口渴咽干，面色潮红。舌红，脉细数。

治则：补肾益精，养肝柔筋。

方药：三痹汤或虎潜丸加减。

2. 外治法

（1）制动：目的在于减轻或消除股骨头表面塌陷、变形，有利于血液供应的重建，股骨头骨质恢复正常结构。应卧床休息，亦可用皮肤牵引或用外展夹板、支架或石膏将两下肢固定于外展内旋位。

（2）外用药：可选用消瘀止痛膏、双柏散外敷，亦可用中药熏洗。

（3）理疗

（4）高压氧治疗：通过提高血氧含量，增加局部代谢，促进坏死组织的吸收及正常组织的再生。

3. 手术 病变早期可行中心钻孔减压术、血管束植入术、自体松质骨移植术、骨软骨移植术、肌蒂骨瓣或血管带骨瓣移植术等。畸形残存期可行截骨术、人工关节置换术等。

4. 预防 重视股骨颈骨折，外伤性髋关节脱位和其他髋部损伤的治疗，尤其要尽可能推迟患肢负重时间。慎用肾上腺糖皮质激素。减少饮酒量，不酗酒。

第七节 骨 肿 瘤

概　　论

骨肿瘤是指发生于骨或其附属组织（骨髓、骨膜、血管、神经等）的肿瘤。

对骨肿瘤，祖国医学早有记载，如殷墟甲骨文就有"瘤"之病名。《内经》、《诸病源候论》中"石痈"、"石疽"的记载，以及孙思邈《备急千金要方》七种肿瘤的描述，都包括有骨肿瘤局部症状及性质的描述。之后，历代医家对骨肿瘤提出不少精辟见解，积累了丰富的经验。近10余年，由于电镜问世，放射性核素、CT、MRI等检查的推广应用，免疫学、化学药物、中医药的进展，在骨恶性肿瘤诊断、治疗上有所突破。但在发病学、疗效等方面仍需进一步探讨。

（一）病因病理

祖国医学将骨肿瘤病因概括为内因、外因两方面。外因，包括自然界中一切致病因素，内因则主要指机体本身内在的致病因素。现代医学目前认为，骨肿瘤的发生与物理、化学、生物、遗传、激素、营养和机体免疫七种因素有关。

1. 外因

祖国医学认为，风、寒、暑、湿、燥、火等四时不正之气（称为六淫邪气）可引发肿瘤。《灵枢·刺节真邪》认为"虚邪之入于身也深，寒与热相搏，火留而内著……邪气居其间而不反，发为筋瘤"。《医学入门》提出"肉瘤"是由于"郁积伤脾，肌肉消薄，与外邪相搏而成"。临床观察到，约50%癌肿的发病和环境因素有关。如长期大量接触X线和镭照射，可发生骨肉瘤。又如，骨巨细胞瘤的发生与损伤有一定的关系；尤文肉瘤与骨的感染有关等。

2. 内因　祖国医学早就认识到人的精神因素、体质强弱、遗传、年龄等与骨肿瘤发生、发展和预后有密切关系。《素问·阴阳应象大论》曰"怒伤肝"，"喜伤心"，"思伤脾"，"忧伤肺"，"恐伤肾"，说明情绪的异常波动变化，持续时间长，必然会引起阴阳失调，气血不和，结聚可为骨瘤。骨肿瘤的发生与遗传有一定关系，如多发性骨软骨瘤、家族性软骨发育不良。另外，年龄与骨肿瘤的发生亦有关，如骨肉瘤好发于10～15岁青少年，转移性骨肿瘤多发于老年患者。《灵枢·百病始生》曰："风雨寒热，不得虚，邪不能独伤人。""正气内存，邪不可干"，可见，内因是患病的依据，外因是发病的条件。机体内在因素对肿瘤的发生确实有着重要的作用。

很多资料表明，中医的"正气"与现代医学的遗传、体质、营养、免疫功能有关。肿瘤患者的免疫指标普遍低于正常人水平；有先天性免疫缺陷的人，肿瘤发生率远远高于正常人；肿瘤患者多呈现不同程度的正气亏损表现。在治疗肿瘤时，采用扶正固本的大法，往往获得较好的效果。这都说明正气与机体生理、病理有着密切的内在联系。

总之，机体在致癌因素作用下，引起的一系列病理变化常与患者的体质强弱，以及致病因素有关。

（二）诊断要点

骨肿瘤大多起病隐渐，必须详细询问，细致体格检查，配合X线检查、放射性核素、CT和MRI检查、化验检查病理切片检查，力争及早地明确诊断。

1. 问诊　详细询问下列几方面，是诊断骨肿瘤的重要手段。

（1）过去史：问清有否外伤、手术及肿瘤的病史。若患肢有外伤史，则应考虑是骨巨细胞瘤的可能。若有肿瘤手术史，则应想到是肿瘤恶变或肿瘤复发。

（2）现病史：了解肿瘤生长部位、生长速度，以及肿瘤的大小等情况，有助于判断是良性还是恶性肿瘤。

（3）年龄：患者年龄不同，生长的肿瘤常不相同。如尤文肉瘤多发生在 8 ~ 12 岁少年。骨肉瘤则以 15 ~ 25 岁青年人为多。40 ~ 50 岁以上老年人则以骨转移癌和骨髓瘤常见。

（4）疼痛：疼痛常是骨恶性肿瘤首先出现的症状和就诊原因。疼痛的程度、性质、持续时间，对诊断骨肿瘤有着重要意义。若开始轻，呈间歇性，继而持续性剧痛，夜间加重，一般止痛剂难奏效者，多系恶性骨肿瘤。隐痛、钝痛、间歇性疼痛多是良性骨肿瘤。骨样骨瘤以持续性疼痛，夜间尤甚为特点，临证时要详细审查。

（5）肿块：恶性骨肿瘤肿块，常出现在疼痛之后，生长迅速，边缘不清。位于骨膜下或浅表部位的肿块易发现。骨髓内或深层部位的肿块，常在晚期才发现。良性肿瘤则常以局部出现肿块而就诊。

（6）功能障碍：骨肿瘤患者因疼痛和肿块影响，大多有功能障碍。生长迅速、疼痛剧烈的恶性肿瘤，大多功能障碍明显。一般的良性肿瘤，无功能障碍。良性肿瘤恶变或病理性骨折时，功能障碍显著。接近关节部位的骨肿瘤，常因关节功能障碍来就诊。

2. 望诊　良性肿瘤及恶性肿瘤早期，一般无明显全身表现。恶性肿瘤晚期患者，常出现食欲不振、精神委靡、消瘦、贫血等征象。

此外，骨肿瘤早期，肿瘤常不很大，形状规则，局部皮色如常。后期，则出现皮薄、紫暗、浅表静脉怒张等。

3. 摸诊

（1）切脉：骨肿瘤常有弦、滑、数、细等脉象。恶性肿瘤晚期可见弦、数、芤、结、代等脉。

（2）摸肿块大小：应详细检查肿瘤肿块的长、宽及高度（以立方厘米计算）。

（3）摸肿块形态：良性肿瘤，多呈膨胀性生长，一般不侵犯软组织，边界常较分明；恶性骨肿瘤，呈浸润性生长，形态异常，多数引起皮肤粘连，边界常不清楚。

（4）摸淋巴结：主要查颈部，锁骨上、下，腋下，腹股沟处淋巴结，了解肿瘤侵犯程度及有无沿淋巴转移。

另外，还应进行听诊、叩诊，以及神经系统、胸部、腹部等处的全面检查。

4. X 线检查及放射性核素、CT 和 MRI 检查　X 线摄片，是目前诊断骨肿瘤的主要检查手段，对骨肿瘤的部位、大小、形态、结构、有无并发病理性骨折及与周围软组织的比邻关系，都有较清楚的反映。根据下列几方面，可初步区分骨肿瘤或肿瘤样疾病，以及是良性还是恶性骨肿瘤。

（1）骨质破坏：松质骨或皮质骨均可发生骨质破坏。良性肿瘤一般无骨质破坏，或呈现膨胀的病变区，或为规则的、清晰的压迹；恶性骨肿瘤对骨质常为侵蚀性的破坏，边界模糊不清。

（2）骨皮质改变：肿瘤侵蚀骨皮质，在 X 线上常有以下三种表现。

1）虫蚀样变：是肿瘤细胞沿骨皮质的内板、外板及哈佛管破坏吸收所致。

2）筛孔样变：早期见于骨肿瘤中心，晚期见于骨肿瘤两端，主要是伏克曼管和哈佛管同时被肿瘤细胞浸润使之扩张，以及周围骨质被溶解所形成。

3）骨皮质缺损：骨皮质凹凸、残缺、中断，是肿瘤细胞对骨皮质侵蚀性破坏的结果，易产生病理性骨折。

（3）肿瘤骨钙化及骨化：X线片上，良、恶性骨肿瘤常可出现钙化或骨化。良性软骨类肿瘤常呈环形钙化；恶性骨肿瘤钙化密度低、无定形、边缘模糊。恶性骨肿瘤产生瘤骨，特点是密度高，结构紊乱，又称为肿瘤骨的骨化。

1）均匀性毛玻璃样变：是肿瘤细胞向周围扩张、浸润形成硬化骨，早期仅见于肿瘤中心，晚期可波及大片骨内。

2）斑片状硬化骨：是骨小梁被肿瘤细胞侵蚀或取代的表现，可见于肿瘤中心或软组织内。排列致密，分化好者成斑片状，肿瘤恶性度较低；排列紊乱，分化不良者成棉絮状，常提示肿瘤恶性度极高。

3）针状瘤骨：是肿瘤细胞沿着骨皮质垂直生长所形成的图像，常有日光状、毛发样状。

（4）骨膜改变：骨肿瘤出现骨膜反应，则应视为恶性肿瘤。但这并非恶性肿瘤所独有。如骨折、骨膜炎、骨髓炎等疾患亦有骨膜反应，临证时，应结合多方资料综合分析。骨膜改变是肿瘤细胞侵犯骨膜的表现，其在X线片上的图像是多种多样的。常见有：葱皮样、放射状、毛发样、花边样及柯得曼三角（袖口征）等改变。

（5）软组织中阴影：软组织中出现肿瘤样阴影，说明肿瘤突破骨质、骨皮质，已侵入软组织。常见图像有：棉絮团样、斑片状、象牙样等，提示骨肿瘤恶性度高或有恶性变的倾向。放射性核素99m锝骨扫描可明确显示病变范围，但不能定性。CT检查，除可帮助诊断骨肿瘤外，还可以了解骨肿瘤是否发展到骨骼外组织，以及与肌肉、神经和血管的关系。MRI检查更能准确地反映上述有关解剖方面的信息。

5. 实验室检查　实验室的某些检查有助于骨肿瘤的诊断和鉴别诊断。恶性骨肿瘤患者的血沉常加快。多发性骨髓瘤有时以贫血为首要症状，尤文肉瘤可出现白细胞增高，多发性骨髓瘤尿出现蛋白及管型，尿中的苯—琼（Bence-Jones）蛋白阳性，对确诊有重要意义；骨肉瘤、骨转移瘤碱性磷酸酶升高。但是儿童或骨折后碱性磷酸酶升高则临床意义不大。甲状旁腺功能亢进者可出现高血钙、低血磷和碱性磷酸酶增高。多发性骨髓瘤和转移骨癌产生骨广泛破坏时，可有暂时性钙、磷升高。酸性磷酸酶增高仅见于前列腺癌发生骨转移。

6. 病理检查　病理检查，在诊断和鉴别诊断骨肿瘤上，起着重要的必不可少的作用。但是亦必须与临床表现、X线片图像等结合，才能做出可靠确切的诊断。临床上要特别注意由于取病理组织的材料不当，或制片不佳等因素可造成误诊。

（三）分类及鉴别

骨骼系统由骨组织和骨的附属组织构成。骨组织包括软骨、骨质、骨膜；骨附属组织有血管、神经、脂肪、骨髓等。由于这些不同组织的细胞，在一定因素影响下，都能转变成不同种类的肿瘤，而这些细胞又可在不同的分化阶段，演变成不同类型的肿瘤。因此各家学者的分类基础不同，致使分类变得复杂。

目前，骨肿瘤的分类，仍以组织形态为基础。不过对某些细胞来源的认识，存在分歧。如骨巨细胞瘤的来源，有人认为属破骨细胞，有人认为属成纤维细胞，还有人认为属纤维组织细胞。另外，良、恶性肿瘤的界线，并非严格，有的良性肿瘤发展较快，治疗后易复发；而有的恶性肿瘤发展缓慢，治疗后复发率低，转移也较晚。因此在分类学上倾向于三分法：即良性、中间和恶性三种；根据骨肿瘤来源的不同，又分原发和继发两种。

中华医学会骨科学会骨肿瘤组拟定的分类法（1983年长春会议通过）如下（表7-7-1～表7-7-3）。

表 7-7-1 骨肿瘤的分类

组织来源	良性	中间性 （相对恶性、低度性）	恶性
骨	骨瘤 骨样骨瘤 良性成骨细胞瘤	透明细胞软骨瘤	骨肉瘤 皮质旁骨肉瘤 恶性成骨细胞瘤
软骨	骨软骨瘤（单、多发） 软骨瘤（单、多发） 皮质旁软骨瘤 良性成软骨细胞瘤 软骨黏液样纤维瘤	透明细胞软骨瘤	软骨肉瘤（原发性、继发性） 间充质软骨肉瘤 去分化软骨肉瘤 皮质旁软骨肉瘤 恶性成软骨细胞瘤 恶性软骨黏液样纤维瘤
纤维	成纤维性纤维瘤 骨化性纤维瘤 非骨化性纤维瘤		纤维肉瘤
组织细胞或纤维组织细胞	良性纤维组织细胞瘤 骨巨细胞瘤 I 级	骨巨细胞瘤 II 级	恶性纤维组织细胞瘤 骨巨细胞瘤 III 级
脉管	血管瘤（单、多发） 淋巴管瘤 血管球瘤	血管内皮细胞瘤 侵袭性血管外皮细胞瘤	血管肉瘤 恶性血管外皮细胞瘤
脂肪	脂肪瘤		脂肪肉瘤
脊索			脊索瘤
间充质或混合间充质	良性间充质瘤		恶性间充质瘤
骨髓			骨髓瘤（多发、单发） Ewing 肉瘤 恶性淋巴瘤 Hodgkin 病 非 Hodgkin 淋巴瘤
神经	神经鞘瘤 神经纤维瘤 节神经瘤		恶性神经鞘瘤
"上皮包涵性"			长骨"釉质器瘤" 长骨"滑膜肉瘤" 长骨"基底细胞癌"
其他			骨的横纹肌肉瘤 平滑肌肉瘤 腺泡状肉瘤

注：骨肉瘤又可分为：①典型骨肉瘤；②毛细血管扩张型骨肉瘤；③小圆细胞型骨肉瘤；④辐射后骨肉瘤；⑤Paget 肉瘤；⑥骨膜性骨肉瘤；⑦表面骨肉瘤。

表 7-7-2

1. 孤立性骨囊肿	嗜酸性肉芽肿
2. 动脉瘤性骨囊肿	Hard—Schller—Christian 病
3. 纤维导样增殖症（单骨性、多骨性）	Lettet—Siwe 病
4. 组织细胞增生症	5. 甲状旁腺功能亢进性"棕色瘤"

注：组织细胞增生症所包括的三种疾病，有人认为系同一种疾病所表现的不同年龄类型，也有人认为三者属单独疾病。嗜酸性肉芽肿属良性，预后较好；Hard-Schller-Christian 病病程缓慢，多可痊愈；Letter-Siwe 病多发生于幼儿，恶性程度高，病情凶险。

表 7-7-3　良性、恶性骨肿瘤鉴别

	良性骨肿瘤	恶性骨肿瘤
临床表现	发病时间长，生长缓慢，无全身症状，疼痛不明显 局部肿块边缘清楚，皮肤无改变、无压痛	发病时间短，生长迅速，疼痛、肿胀，功能障碍，晚期贫血恶液质 局部肿胀，边缘不清，皮肤表面光亮，静脉扩张，红热有压痛
病理	肿瘤细胞分化成熟，与母体细胞接近	细胞分化不成熟，与胚胎幼稚型相似
X线表现	肿瘤向外生长多呈骨赘形态，向内生长呈膨胀、扩张性、边界清楚、骨皮质完整、变薄 无骨膜反应增生，无软组织浸润。邻近组织器官可被压迫移位	呈浸润性生长，不定形，边界不清，骨皮质呈筛孔状，虫蚀状破坏，不完整 骨膜反应呈多种形态，增生明显。有明显软组织浸润，肿块侵蚀，破坏临近组织器官
化验	多属正常	血液、AKP、ESR、LDH、尿液有改变
转移	无	常转移到肺及其他骨骼
预后	好	不良

（四）治疗方法

对于骨肿瘤的治疗，应做到早期发现，早期诊断，早期治疗。争取达到以下三个目的：原发病损的控制、功能的保存及长期生存。良性骨肿瘤及瘤样病变，仍以手术治疗为主；在保存功能的前提下，要求彻底切除，防止复发。恶性肿瘤则以挽救生命为主，争取保存一定功能。常采取手术加中药、化疗、放疗、免疫等综合治疗。

1. 中医中药　中医治疗肿瘤，是通过调动机体内在因素，增强患者的抗病能力，控制肿瘤细胞生长或消除术后残留的癌细胞，达到治疗目的。按"治病必求其本"的原则辨证施治，标本兼顾。恶性肿瘤早期，正气较充实，应综合应用各种疗法，以攻为主，攻中兼补，及时手术，争取彻底切除，提高治愈率。肿瘤中期，正盛邪实，或肿瘤截除后，则应攻补兼施，或以补为主。肿瘤晚期，多属正虚邪实，故应先补后攻，增强患者体质，提高抗病能力，延长患者生命。

另外，在接受放疗、化疗的过程中，大量分解产物在机体内堆积，必然损害机体，而出现各种并发症（如出血、感染、贫血、白细胞下降等）。因此必须配合扶正、解毒、通泄的药物及输液等，以期将毒物尽快排出体外，使并发症得以兼治。

长期实践证明，中药黄芪、灵芝、人参、党参、女贞子、山慈菇、半枝莲、白花蛇舌草、水蛭、蜈蚣等，对各类骨肿瘤有一定疗效。可参照以下方法，进行辨证施治。

1）瘀阻实证：肢体肿痛，胸胁刺痛，脘腹胀痛，痛有定处，肿块坚硬，大便干，小便涩。舌紫有瘀斑，脉象沉弦。

治则：活血化瘀，攻下软坚。

方药：蟾酥丸、抵当丸、大黄䗪虫丸。

2）毒热炽盛证：发热身痛，口干舌燥，头痛，大便干结，小便黄赤，局部红肿，灼热压痛。舌苔黄，脉弦数。

治则：清热解毒。

方药：黄连解毒汤或清营汤加减。

3）肝肾亏虚证：头晕目眩，耳鸣，腰背酸软，肢体无力，步履艰难，遗精阳痿或月经不调。舌红少苔，脉细数。

治则：补益肝肾。

方药：调元肾气丸或六味地黄丸加补中益气汤。

4）气血不足证：久病体虚，精气耗伤，心慌气短，腰酸腿软，面色苍白，头晕目眩，舌淡少苔，脉沉细。

治则：补益气血。

方药：当归鸡血藤汤、补益消癌汤加减。

5）癥瘕积聚：肿块坚硬难化，疼痛不适，纳差腹胀。舌黯苔腻，脉滑。

治则：消癥祛瘕，软坚散结。

方药：消癌片、抗癌止痛散、大车螯散加减。脊椎肿瘤并发下肢瘫痪者，可用神农丸。

另外，中草药制剂如喜树碱制剂、核桃树枝注射液、癌敌注射液、三棱莪术注射液等，对多种骨肿瘤均有一定疗效。

2. 化学治疗　化学治疗（简称化疗）是利用化学药物抑制或杀伤肿瘤细胞，以达到治疗目的。这种疗法，近年逐渐上升到重要地位，它的有效作用既可杀伤实体瘤，也能控制亚临床病灶。抗癌药物种类很多，现仅介绍常用于骨肿瘤的几类药物。

（1）烷化剂：具有烷化基因，能和细胞中蛋白和核酸中的氨基、巯基、羟基等作用，破坏细胞分裂，导致瘤细胞死亡。常用的有：盐酸氮芥、环磷酰胺、噻替派。

（2）抗代谢药：其中以抗叶酸代谢的氨甲蝶呤（MTX）为主，且以大剂量为好。

（3）抗生素：多柔比星、丝裂霉素C（自力霉素C）、博来霉素、植物药（长春新碱）、顺铂（CDDP）。

化疗方案多为综合用药，有协同作用的药物合用后效果更好。化疗药物对正常组织，尤其是造血系统及其他生理生长旺盛组织有较大的毒性。因此，必须定期检查血常规及肝肾功能。凡白细胞计数<$3.0×10^9$/L，血小板计数<$5×10^9$/L时应停药；胃肠功能紊乱及肝肾功能损害者，同时配合中药治疗，常可收到良好效果。

3. 免疫治疗　免疫疗法就是应用免疫学的方法，使机体产生免疫反应，用以制止癌瘤的生长。目前，大多采用卡介苗、百日咳菌苗和内毒素等对人体的免疫系统进行非特异性刺激免疫疗法。特异性刺激免疫疗法，目前尚未应用于骨肿瘤治疗。

有些能治疗肿瘤的中药，其药理作用与提高机体免疫力有关。如人参、灵芝能提高淋巴细胞和白细胞数量；仙灵脾能增加胸腺以赖细胞（T细胞）的数量；白花蛇舌草、夏枯草、山豆根、杨梅根、鱼腥草、银花、黄芩、黄连、大黄、丹皮有刺激网状内皮系统增生，增强其吞噬的作用；人参、蝮蛇能促进抗体生成；仙灵脾、黄芪、洋金花、夏枯草、山豆根、麻黄、丹皮、秦艽、防己、枳壳、枳实、牛膝等有抗过敏反应、抗过敏介质、抗组胺和抗乙酰胆碱的作用；洋金花可使溶瘤细胞酶增加。当肿瘤患者产生某种病毒感染时，产生干扰素，干扰致癌瘤毒或癌变细胞的生长。而黄芪对诱生病毒干扰素有促进作用，可达到治疗肿瘤的目的。可以看出中药治疗肿瘤，有广阔的发展前景。

4. 放射治疗 放射治疗（简称放疗）利用放射线或放射性同位素直接杀伤肿瘤，以达到治疗目的。这是目前治疗恶性肿瘤的一个重要方法。

多发或手术困难部位的良性肿瘤，如血管瘤、动脉瘤样骨囊肿、恶性肿瘤中的尤文肉瘤、恶性淋巴瘤、骨髓瘤等，可用放疗。有些肿瘤手术不彻底，如脊椎、骨盆部位，术前、术后皆可配合放疗，以减少复发。有些恶性肿瘤，放疗与化疗并用，常可收到良好的效果。某些发展快、症状严重的肿瘤，有时放疗亦可暂时缓解症状。

良性骨来源的肿瘤和软骨来源的肿瘤，因放疗可促使恶变，应禁用放疗。

5. 手术治疗 常用手术有：刮除术、切除术、截除术、截肢及关节离断术。

近年来，采用手术加中医中药，或手术加化疗、放疗、免疫治疗等综合治疗骨恶性肿瘤，取得延长患者生命，甚至治愈的效果。

6. 病理性骨折的处理 良性骨肿瘤的病理性骨折可以愈合，但易再折断，故在骨折愈合后，如病损仍存在，应行刮除或切除和植骨术。恶性骨肿瘤，如果破坏程度大于修复，其病理性骨折很难愈合，对不能截肢及离断术患者，需用坚实的内固定材料固定，以解除持续性疼痛。

附：常见骨肿瘤一览表

名称	好发部位	年龄与性别	临床表现	X线特点	大体病理	治疗	预后
骨瘤	颅、面骨	多见于青少年	位于骨表面者呈扁圆形骨性隆起，质坚硬而固定，表皮正常，生长缓慢，一般无症状，骨骺融合后即停止生长。如其突入颅腔、眼眶、鼻腔及鼻副窦可引起压迫症状	圆形致密隆起，边缘光滑，基底呈波浪状与骨板相连，或表现为鼻副窦内骨性突起	呈黄白色，坚硬如象牙；或暗红色，类似骨髓样组织	无症状观察，无需治疗。有压迫症状，明显畸形或成年后继续生长者，手术	良好
骨样骨瘤	股骨、胫骨，其次为其他管状骨多发，生于骨干	多见于20～40岁，男多于女	患骨疼痛、压痛及隆起，疼痛逐渐加重，夜间尤甚	长干皮质上可见圆形或卵圆形透明区，直径大多<1cm（瘤巢）周围有广泛骨质软化，在松质骨内者周围致密反应较轻	圆形或卵圆形，直径约为1cm，核心为颗粒状或砂砾状，呈红棕色	手术切除	偶有复发
骨软骨瘤	四肢长管状骨干骺端，股骨下端、胫骨上端最常见	多发于青少年，有单发、多发两种	生长缓慢，骨骺融合后停止生长，一般无症状。瘤体较大或在血管、神经、肌腱、关节附近可引起相应的症状。下骨疣可引起局部疼痛，多发性者可有畸形。可有家族遗传史	向外突出，界限清楚，基底细长或短粗，呈半球状或圆锥状，瘤体结构正常	菜花状，分软骨膜、软骨帽、瘤体和蒂四部分	无症状者观察，有压迫症状行手术。多发有恶性变者行截肢术	单发者极少恶变，预后好

名称	好发部位	年龄与性别	临床表现	X线特点	大体病理	治疗	预后
软骨瘤	手足短管状骨中心部	20～30岁分单发、多发两种。多发性软骨瘤伴骨干缩短畸形又称Oilier症	局部肿胀呈不规则球形或梭形,疼痛和压痛不明显,可发生病理骨折。多生者可引起畸形和功能障碍。恶变时肿瘤生长加速皮肤发亮,皮温升高	单发性表现为椭圆透明区,边缘整齐,骨皮质肿胀变薄,瘤内散在砂砾样钙化斑点。多发者骨骼畸形,恶变时肿瘤边缘模糊不清,骨皮质破坏,骨膜反应	为淡蓝色透明软骨,呈分叶状,一般坚硬,略有韧性,有的呈黏液状或粥状	单发性者可刮除植骨,复发或恶变者行截肢术	多发性者恶变机会较大
骨母细胞瘤	股骨、胫骨和脊椎附件多见	多见于10～15岁青少年,男性多见	患处隐痛,表浅者可触及病骨膨大。位于脊椎者可引起脊髓或脊神经根压迫症状	病变直径2～10cm,在骨质破坏区内散在钙化斑点,界限清楚,骨皮质膨胀变薄,无广泛骨质硬化		局部刮除植骨	偶见恶变和肺转移
软骨母细胞瘤	四肢长管状骨的干骺端,以股骨上下端,胫骨上端多见	多见于10～20岁青少年,男多于女	起病缓慢,局部疼痛轻微,浅表者可触及骨性隆起,累及下肢者可见跛行	长骨干骺端偏心性圆形或椭圆形溶骨性破坏,边界清楚硬化,其中有散在钙化斑点,骨皮质膨胀变薄	切面呈灰红色砂砾样,可有小囊腔和血腔	刮除植骨,反复发作或恶变者应截肢	可复发
骨巨细胞瘤	四肢长管状骨骨端部、脊柱,以股骨下端、胫骨上端居多	多见于20～40岁青壮年,男女发病率相近	患处痛、肿和功能障碍,骨皮质变薄后,触之有捏乒乓球感,破入软组织后瘤体增大,表皮发亮,皮温升高,浅静脉怒张;常合并病理骨折。脊椎病变可有脊髓或脊神经根压迫症状。病理学检查阳性率高,并指导治疗	长管状骨骨端部溶骨性破坏,初为偏心性界限不清楚,骨皮质膨胀变薄,很少有骨膜反应。常伴病理骨折	切面呈暗红色或灰黄色,脆弱组织充满骨腔,有的呈多房性	Ⅰ级刮除植骨;Ⅰ级或复发者节段截除加植骨术;Ⅱ级应截肢手术、前后及脊椎病变行放疗、化疗	常有复发,恶变转移

续表

名称	好发部位	年龄与性别	临床表现	X线特点	大体病理	治疗	预后
骨肉瘤	长管状骨干骺端，尤以股骨、胫骨多见，其次为肱骨上端	多见于10~25岁青少年，男多于女	局部肿胀、疼痛、活动受限，夜间痛甚，皮温升高，浅静脉怒张，可触及肿块常伴贫血，血沉加快，白细胞计数增高或正常，碱酶升高。病理学检查可确诊	干骺端有偏心性溶骨破坏，界限不清，骨皮质破坏后出现软组织肿块影及不规则骨化区，常见放射样骨针或Codman三角等骨膜反应	肿块多侵袭骨皮质，甚至穿破骨皮质而波及周围软组织。局部有充血，肿瘤本身质坚硬，有砂砾感，切面呈灰白或灰红色。有的部位质软，切面如鱼肉状	尽早截肢或关节离断术，术前术后，配合化疗和放疗	发展快，预后差
软骨肉瘤	多发生于长骨及扁平骨，骨盆、股骨、肱骨多见	多见于11~50岁，男多于女。原发性发生于青少年。继发性多见35岁以上成年人，多由软骨瘤、骨软骨瘤等恶变所致	原发性病变在四肢表现为局部肿、痛、功能障碍。发生于骨盆，可引起直肠或膀胱压迫症状。发展快，原先良性骨肿瘤突然增大、疼痛加剧，常提示恶变可能。病理学检查可确诊	长管状骨干骺端，可见不规则骨破坏区，界限不清，内有钙化，有放射样骨针或Codman三角等骨膜反应，常见软组织肿块阴影	切面白色或灰白色的半透明区，无完整包膜，常为纤维组织间隔膜分成小叶。可出现假囊肿或黏液样组织和米粒样碎块	尽早行截肢或关节离断术	预后不良，易复发和转移
尤文氏瘤	长管状骨骨干部或干骺端，以股骨、胫骨、肱骨多见	多见于10~30青少年，男女之比为2:1	患处疼痛，并呈进行性加重，肿瘤生长迅速，常有明显肿胀，肿块质硬韧，不活动，压痛明显，浅静脉充盈，皮温升高，患者可有发热、白细胞计数升高，血沉加快。病理学检查可确诊	发生于长管状骨，可见葱皮样骨膜反应，不规则骨质疏松，并有斑点状溶骨性骨质破坏，骨皮质破坏后可出现软组织肿块阴影	肿瘤起自髓腔并向周围浸润。大体可见髓腔内有散在灰白色结节病灶，后融合成片，呈鱼肉样	放疗、化疗、手术	预后差
多发性骨髓瘤	脊椎骨、肋骨、骨盆和颅骨	40岁以上成年人，男多于女	患处疼痛渐加重，后期有乏力、低热、贫血、恶液质。脊椎骨受累后可发生病理骨折，脊柱畸形，脊髓或脊神经受压。血红蛋白降低，血沉加快，白细胞计数和分类可在正常范围，血涂片偶见浆细胞。血清球蛋白升高，白球比例倒置，尿蛋白电泳试验阳性，血钙升高，尿本周蛋白阳性，骨髓象可见大量浆细胞	多个溶骨性破坏，呈大小不等类圆形穿凿样破坏，边缘清晰，无骨膜反应，骨质普遍疏松，常发生病理骨折	髓腔内大小不一、多发性瘤结节，或呈浸润性瘤块。切面呈灰白色或灰红色，有时可见胶冻状骨溶解区、出血和坏死。	采用支持疗法、化疗、放疗等综合治疗	预后差

名称	好发部位	年龄与性别	临床表现	X线特点	大体病理	治疗	预后
骨转移性肿瘤	脊椎、骨盆、股骨、肱骨、肋骨、颅骨	40岁以上，男多于女	主要症状为疼痛，渐加重并持续，局部肿胀或肿块，有压痛，功能障碍及病理骨折，脊椎受累时可出现脊髓或脊神经根压迫症状，晚期可出现严重贫血、恶液质	肾癌、甲状腺癌、结肠癌等骨转移肿瘤多为溶骨性，骨质破坏多呈穿凿样或虫蚀样骨缺损，可发生病理骨折。前列腺癌、肺癌、胃癌多为成骨性骨转移性肿瘤，呈斑点状和块状密度增高阴影，其间骨小梁杂乱，增厚粗糙。乳腺癌骨转移以溶骨为主，可见成骨反应	瘤块大小不等，其质地视溶骨或成骨程度而定，一般都有较清晰边缘。骨质破坏后形成瘤块。切面为暗红色，可有出血或坏死灶	根据原发肿瘤类型采用放疗、化疗，有压迫症状手术	预后差
骨囊肿	长骨干骺端或骨干部，以肱骨、股骨最多见	多见于4~20岁，男女之比约为2:1	多无症状，或仅有微痛生长缓慢，大多患者因病理骨折而就诊	椭圆形的透明阴影，呈单房或多房状，边缘清晰，内无钙化点。周围骨质膨胀变薄，无骨膜反应	囊内充满液体，腔壁有一薄层纤维组织膜	囊内注射激素或刮除植骨	可自愈

第八章 创伤急救

创伤急救是对受到意外伤害的创伤患者，尽早地进行诊断与治疗的过程。其主要内容包括合理运用骨伤科的基本技术，创造各种条件，以抢救伤员生命，避免继发损伤，防止创口污染，减少痛苦，尽而达到使伤员保全生命，保存肢体功能，早日康复的目的。

第一节　闭合性骨折的急救处理

骨折急救的目的是用简单而有效的方法抢救患者生命、保护患肢，安全而迅速地运送，以便获得妥善的治疗。

一、判断生命体征

（一）有无呼吸道阻塞

有无呼吸困难，紫绀，异常呼吸等现象。

（二）注意患者有无休克

检查时，要首先测呼吸、脉搏、血压。患者脸色苍白，四肢发凉，出汗，肢端发绀，脉搏细弱，收缩压在 90mmHg 以下者，提示有休克发生，应予以抢救。

（三）有无胸、腹、盆腔及颅脑等损伤

凡有神志不清，瞳孔改变，耳鼻道流血，眼结膜瘀血，以及神经系统症状者，应疑有颅脑损伤。如有肋骨骨折伴有气胸，骨盆骨折伴有尿道、膀胱、直肠及血管等内脏损伤时，应全面处理。

二、急救处理

（一）抢救生命

昏迷患者，常因分泌物或舌后缩，堵塞气道。应采取俯卧位，吸出分泌物。必要时将舌牵出口外，或放入通气管，需要时可作气管切开。如患者处于休克状态中，应以抗休克为首要任务，治疗休克的方法一般有止痛、补充血容量、给氧等。

（二）骨折肢体的临时固定

四肢骨折时，骨折端活动可引起疼痛，损害周围软组织，增加出血，加重休克。因此，经初步检查，凡疑有骨折的肢体，应立即予以固定。固定用具可就地取材，如树枝、竹片、木板、木

棍、纸板、报纸、枕头、雨伞，甚至枪支都可作固定器材。固定时应防止皮肤受压损伤，四肢固定要露出指、趾尖，便于观察血液循环，固定完成后，如出现指、趾苍白、青紫，肢体发凉、疼痛或麻木，肢体远端动脉搏动消失时，表明血液循环不良，应立即检查原因，及时解决。

（三）迅速运送

经上述处理后，根据实际情况，可酌情转送患者，运送时以俯卧为宜，如疑有脊柱损伤时，应尽量避免骨折处有移动，禁止患者坐位或站位，以免引起或加重脊髓损伤。

第二节　开放性骨折的急救处理

凡皮肤、黏膜的完整性受到破坏而使骨折断端与外界相通时称开放性骨折，开放性骨折与闭合性骨折在治疗原则上有很大不同，预防感染是早期治疗的主要目的。早期治疗的正确与否与预后有极为密切的关系。处理不当会造成肢体严重残废，甚至危及生命。因此，必须重视和掌握开放性骨折的处理方法。

一、新鲜开放性骨折

（一）急救处理

现场急救或转运时，对开放性骨折应做以下处理。

1. 止血　一般开放性创口可用无菌棉垫或干洁的布单加压包扎。既可止血又可防止伤口再被污染。如大血管活动性出血时，建议压迫止血，尽量避免使用止血带（可能会加重缺血和组织损伤）。

2. 包扎　伤口用无菌棉垫包扎。外露的骨端不要复位，更不宜进行伤口的缝合，以免被污染的骨端再污染深部组织，增加感染的机会。

3. 固定　为减轻患者痛苦，防止骨端活动而增加血管神经损伤及诱发休克的发生，患肢需以木板或夹板固定，固定范围需超过骨折部位上下各一个关节。

4. 转运　转运力求迅速，舒适，安全。转运中应注意患者全身情况，有条件可进行静脉输液，不常规使用止痛剂，以免影响内脏损伤的诊断。可适当应用抗生素。所有开放性骨折均需预防破伤风感染。

（二）治疗

在医院内开放性骨折的治疗原则包括以下几个方面。

1. 尽早彻底清创　在全身情况允许的条件下，开放性骨折应争取时间，尽早处理，延误时间不仅增加患者痛苦和失血量，而且也会增加伤口感染的机会。一般应争取在伤后6小时内进行清创。

清创时应注意以下基本原则：①彻底清创是治疗成功的前提，所以清创应由经验丰富的医师完成；②应按照先外后里、由浅入深的原则清创，顺序依次为皮肤、皮下组织、筋膜、肌肉、肌腱、骨骼；③清创时尽量避免使用止血带，术前可准备止血带但暂不加压，一旦需要止血或良好手术视野时再加压；④对清创效果存在质疑时，应作二、三期清创，不应盲目追求早期闭合伤口；⑤无论何种类型损伤及对清创效果把握程度如何，均应放置引流。

2. 骨折的处理 骨折固定是治疗开放性骨折的中心环节。骨折固定除具有维持骨折复位、促进骨折愈合、实现肢体早期锻炼及促进功能恢复的一般目的外，对开放性骨折来说更具有消除骨折端对皮肤的威胁、减少污染扩散、便于重要软组织（血管、神经、肌腱）修复及利于伤口闭合的特殊意义。

骨折固定方式的选择，取决于骨折类型和位置、软组织损伤范围、污染情况及患者生理状况。对近关节开放性骨折，一般采用钢板固定；对上肢开放性骨折，多采用钢板固定；对下肢开放性骨折，则多采用髓内钉固定。对污染严重、伴明显骨缺损、多节段开放性骨折，多采用外固定支架固定。

3. 术后处理

（1）抗生素的使用：污染严重者可在术时置敏感的抗生素于伤口，术后全身使用抗生素，抗生素的应用对预防伤口的感染有一定作用，但不能把防止伤口感染完全寄托于大量使用抗生素，而应把主要力用于创面及骨折的处理上。

（2）密切观察患者全身及伤口局部情况，如伤口已感染时，应及时拆除伤口缝线或另做切口进行引流，清除伤口内异物及感染灶。内固定如仍有固定效果，则不轻易取出，患肢的牵引或石膏外固定要妥善保护。全身应用敏感抗生素。

（3）早期功能锻炼：骨折的治疗目的是尽可能完全恢复肢体的功能，而早期的功能锻炼是防止关节强直、肌腱粘连、软组织挛缩，加速骨折愈合，保证功能恢复的基本手段，是骨折治疗过程中不可缺少的措施，否则，骨折虽然治愈了，却由于功能的丧失而达不到治疗的目的。进行早期的主动无痛的功能锻炼，完善而稳固的骨折固定是首要条件，没有可靠的固定措施，进行功能锻炼无疑是句空话，即使勉强进行，将有导致或加重骨折移位的危险。

二、火器性开放骨折

火器伤是指火药弹动力发射的投射物所致的损伤，是战争中常见的创伤。火器伤的严重程度，主要以杀伤物具有的高温、高速、高压和高能所决定。在有效射程内，高速子弹前面的空气被压缩上千倍至数千倍，达到每平方米 100kg 的冲击力，以百万分之几秒的高速穿入组织内，迫使周围组织呈辐射状猛烈撕开，造成比原弹道大几十倍的不规则伤腔，由于短时间内伤腔扩大，在入口处形成强大的吸力，使伤口附近的尘土、泥沙、碎布等污物被吸入伤道深处，造成污染。因骨组织坚硬，密度大，缺乏弹性，在投射物冲击下，易造成粉碎性骨折，其粉碎的程度和骨干的大小相应，股骨 12～14cm，胫骨 1.0～12cm，肱骨 8～10cm，尺桡骨 6～8cm，颅骨、骶骨多为洞状骨折，骨折线向四周发射。其中，四肢骨与关节火器伤的伤情较为复杂，除骨折外，多合并关节、血管、神经、肌肉损伤。疼痛剧烈，失血量大，如处理不当或不及时，早期可发生严重休克和感染，特别是气性坏疽，可严重威胁伤员生命。而且其合并症或后遗症严重，如慢性骨髓炎、骨迟延愈合、骨不连、畸形、关节强直等，残废率较高。因此，要十分重视急救和早期处理。四肢骨关节火器伤的早期处理原则基本与开放性骨折相同，如有休克者，应在休克控制后处理骨折、关节伤。如有出血者，可在止血带下进行手术。对于长骨粉碎性骨折，除游离小骨片可摘除外，与骨膜相连的较大骨片应尽量保留。骨折一般不做内固定，伤口也不作一期缝合，以防止感染。初期外科处理后，全身要应用抗生素治疗，术后伤肢应作石膏固定。

三、感染性开放骨折

骨折后，细菌由伤口随异物等直接侵入体内，致使伤口早期即出现感染症状。这是开放性骨折最常见的感染形式。而感染的发生，除与局部创口的污染有关外，尚与患者全身情况有关。感染一旦形成，应早期进行处理，否则将可能导致骨感染而造成严重后果。

对感染性开放骨折的处理，包括全身处理和局部处理两种。对于严重的感染，除应用有效的抗生素外，尚需给予支持疗法，补充血容量，纠正水电解质紊乱。对于感染局部，应尽早清除原发灶，如切开引流，伤口内坏死组织或异物去除等。

第三节 合并血管、神经损伤的处理

一、血 管 损 伤

四肢血管损伤无论平时或战时都较多见，常与四肢骨折脱位和神经损伤同时发生，血管穿刺和插管造影等检查及外科手术都有可能损伤血管。血管损伤中动脉损伤多于静脉，亦可见伴行的动静脉合并损伤和静脉的单独损伤。四肢血管损伤常导致致命的大出血和肢体缺血性坏死。过去，四肢血管损伤常用结扎止血法以挽救生命，截肢率高达50%以上。近30多年来，随着血管外科技术的发展、休克和多发性损伤诊疗技术的提高，使四肢血管损伤的死亡率和截肢率明显下降。血管损伤紧急处理原则：抢救生命和保存肢体。因这类伤员不宜长途转运，故要求临诊医生能够正确及时地处理。为此骨科医生必须熟悉四肢血管分布，掌握周围血管损伤的类型和病理生理、诊治方法、紧急处理技术和各种并发症及继发症的处理原则。

（一）损伤类型

1. 血管断裂

（1）完全断裂：四肢主要血管完全性断裂，多有大出血，可合并休克或肢体缺血性坏死。因血管壁平滑肌和弹力组织的作用，血管裂口收缩促使血栓形成，同时因为大出血或休克使血压下降，血栓较易形成，而闭塞管腔，从而可减少出血或使出血自行停止。肢体缺血的程度取决于损伤的部位、范围、性质和程度，同时与侧支循环的建立有关。

（2）部分断裂：可有纵形、横形或斜形的部分断裂，动脉收缩使裂口拉开扩大，不能自行闭合，常发生大出血，因此有时比完全断裂出血更多。部分出血可暂时性停止，但要警惕再次发生大出血；部分可形成创伤性动脉瘤或动静脉瘘。

2. 血管痉挛 多发生于动脉，可表现为节段性或弥漫性痉挛。系血管因拉伤或受骨折端、异物（如弹头、弹片等）的压迫、寒冷或手术的刺激而引起的一种防御性表现。此时，血管呈细条索状，血流受阻，甚则闭塞。通常情况下痉挛可在 1～2 小时后缓解，部分可持续 24 小时以上，长时间血管痉挛常导致血栓形成，血流中断，可造成肢体远端缺血甚至肢体坏死。

3. 血管内膜损伤 血管内膜挫裂伤或内膜与中层断裂，由于损伤刺激或内膜组织卷曲而引起血管痉挛或血栓形成。还可因血管壁变薄而发生创伤性动脉瘤，动脉内血栓脱落堵塞末梢血管。

4. 血管受压 因骨折、脱位、血肿、异物、夹板、包扎或止血带止血等引起。动脉严重受压可使血流完全中断，血管壁也因此受伤，引起血栓形成而导致肢体远端缺血性坏死。

5. 创伤性动脉瘤和动静脉瘘 当动脉部分断裂加之出口狭小时，出血被局部组织张力所限而形成搏动性血肿，6～8 周后血肿机化形成包囊，囊壁内面为新生血管内膜覆盖，成为假性动脉瘤，可压迫周围组织使远端血供减少。伴行动静脉同时部分损伤，动脉血直接流向静脉而形成动静脉瘘。

（二）诊断

血管损伤主要依靠临床症状和体征做出诊断，但不应忽视病史采集和体格检查。

1. 体格检查

（1）血压：当静脉发生痉挛、阻塞时，其远端动脉的血压可降低或不能测出。检查时应与健侧对比。

（2）周围血管循环功能检查：主要观察肢体颜色有无改变，有无肿胀、萎缩、增粗、增大等畸形，有无搏动性肿块、末梢毛细血管充盈时间长短等。

2. 临床表现　骨折合并血管损伤的临床表现，除骨折的表现外，主要是出血和急性动脉供血不足。

（1）出血：动脉部分或完全破裂后，血液一部分自伤口流出，一部分流入组织间隙，主要表现为外出血及肢体肿胀，其出血可呈喷射状（动脉断裂）或涌泉状（静脉断裂），而组织内张力增加可出现肢体麻木疼痛。

（2）肢体远端血供障碍：主要动脉损伤、栓塞或受压，肢体远端可出现血供障碍，应注意与健侧肢体对比。①患肢远端动脉搏动减弱或消失。②远端皮肤因缺血或血供不足表现为苍白，皮温下降。③毛细血管充盈时间延长。④远端肢体疼痛，疼痛是神经缺血的早期反应，约缺血 30 分钟后出现。⑤感觉障碍，随着缺血时间延长，肢体由疼痛转入感觉减退、麻木，最后感觉可完全丧失。感觉障碍多呈手套或袜套状，而与神经损伤所致感觉障碍和神经纤维分布相一致的情况不同，应注意鉴别。⑥运动障碍，肌肉对缺血很敏感，缺血时间稍长，肌力下降以至完全消失。⑦远端无活跃性充血，指（趾）尖用粗针刺一小创口，无出血或仅少量出血随即中止者，均为血供中断的表现。

根据上述体格检查及临床表现，对血管损伤作出正确诊断并不十分困难。

3. 辅助检查

（1）X 线检查：了解有无导致血管损伤的骨折、脱位或异物等。

（2）动脉造影术：血管损伤根据外伤史和细致检查，一般可明确损伤的部位和类型等。当诊断和定位困难时，可作动脉造影。动脉造影可显示动脉多处伤、晚期动脉伤、创伤性动脉瘤或动静脉瘘等。但动脉造影可引起严重并发症，应谨慎进行。通过造影可了解血管有无断裂、狭窄、缺损或造影剂溢出等损伤的表现。

（3）其他：多普勒（Doppler）血流检测仪、彩色多普勒血流图像（color flow dopplerimaging）、双功能超声扫描（duplex doppler scanning）和超声波血流探测器等方法，对血管损伤的诊断有一定帮助。

（三）治疗

（1）凡肢体外伤后有血液循环障碍，经解除外固定或包扎后，血液循环仍无改善，或考虑血管已受损伤时，应及时准备行血管探查术。

（2）如为血管痉挛，经麻醉后，血管痉挛可缓解。如为动脉压迫，在骨折复位或切开深筋膜减压后，血循环会得到改善。

（3）如解除压迫后，血管仍有痉挛，可用 25% 罂粟碱溶液或哌替啶溶液纱布包绕痉挛的血管。如仍无效果，可用生理盐水在痉挛段行逐段加压注射，使其扩张。或切除痉挛段血管行直接吻合或血管移植。

（4）如为血管挫伤或断裂，应行血管修复术，其中包括直接缝合、血管移植等。在局部处理的同时，应积极应用抗凝药物、血管扩张药物及抗感染药物等。注意观察末梢血循环情况，即皮肤温度、颜色及毛细血管充盈情况，纠正贫血，补充血容量。亦可根据中医辨证选用升脉注射液、丹参注射液等。

二、神 经 损 伤

周围神经系统是12对脑神经和31对脊神经的总称，它们把全身各部分组织器官与中枢神经系统联系起来，保证各种生理活动的正常进行。本节所讨论的主要是脊神经的损伤与治疗，造成周围神经损伤最主要的原因有四肢开放性损伤、骨折和暴力牵拉等。

周围神经损伤较常见，好发于尺神经、正中神经、桡神经、坐骨神经和腓总神经等。上肢神经损伤多于下肢，占四肢神经损伤的60%～70%，常合并骨、关节、血管和肌肉肌腱等损伤。周围神经损伤早期处理恰当，大多可获得较好效果，神经的晚期修复也能获得一定疗效。

（一）周围神经损伤的原因

一般多见于开放性与闭合性损伤，战时多为火器伤。

1. 开放性损伤 常见的原因有：①锐器伤：如玻璃与刀等利器切割伤，多见于手、腕或肘部等，损伤多为尺神经、正中神经和指神经等。②撕裂伤：由牵拉造成的局部神经边缘不整齐的断裂，或一段神经的缺损。③火器伤：如子弹或弹片伤等，多合并开放性骨折、肌肉肌腱与血管损伤。

2. 闭合性损伤 常见原因有：①牵拉伤：如肩肘髋关节脱位与长骨骨折引起的神经被过度牵拉所致损伤。②神经挫伤：钝性暴力打击所致，但神经纤维及其鞘膜多较完整，可自行恢复。③挤压伤：多为外固定器械、骨折断端与脱位的关节头压迫神经所致，损伤多发生于正中神经、尺神经和腓总神经等。④神经断裂：多见于锐利的骨折断端切割造成的神经断裂，如肱骨中、下段骨折和肱骨髁上骨折造成的桡神经或正中神经损伤。

（二）周围神经损伤的分类

1. 神经断裂 多见于开放性损伤造成的完全性与不完全性断裂，前者表现为感觉与运动功能完全性丧失并发肌肉神经营养不良性改变，后者为不完全性丧失。

2. 轴索断裂 轴索断裂而鞘膜完好，但神经功能丧失，多见于挤压或牵拉损伤。当致伤因素解除后，受伤神经多在数月内完全恢复功能。

3. 神经失用症 神经轴索和鞘膜完整，但神经传导功能障碍，可持续几小时至几个月，多因神经受压或外伤引起，一般可自行恢复。但如压迫过久，可造成永久性障碍。

4. 神经刺激 四肢神经因不全性损伤所致烧灼样神经痛、肢体血管舒缩功能紊乱与肌肉神经营养不良性改变等，多见于正中神经和胫神经。

（三）诊断

临床检查是诊断神经损伤的主要手段，根据不同神经损伤后特有的症状、体征，结合外伤史、解剖关系和特殊检查，一般可判明受伤的神经和大致平面。肌电图检查也有助于诊断。

1. 畸形 由于神经损伤，肌肉瘫痪而致，多发生在伤后数周或更长一段时间内。如桡神经损伤后出现的腕下垂，尺神经损伤后出现的爪形指，正中神经损伤后出现的"猿手"畸形，腓总神经损伤后出现的足下垂等。

2. 运动功能障碍 神经损伤后，其支配的肌肉即麻痹，可根据肌肉麻痹的程度和范围，判断神经损伤的范围、程度及水平。在检查某一肌肉功能时，应注意其他肌肉的补偿功能作用或假象，以免混淆诊断。

3. 感觉功能障碍　神经损伤后，它所支配区域的皮肤感觉发生障碍。由于感觉神经在皮肤上的分布区有一定的重叠，因此，检查时应特别注意各神经的单一分布区的感觉变化。如正中神经的单一分布区为食、中指远端一节半手指，而尺神经的单一分布区在小指远端一节半手指。

4. 植物神经功能障碍　分布到皮肤的植物神经纤维，主要控制汗腺的分泌和皮肤血管的舒缩。神经损伤后，神经支配区皮肤干燥、发热、发红，持续2周左右，皮肤逐渐变凉，皮肤皱纹变平，光滑发亮，有时脱屑，指甲变弯曲。

5. 反射的变化　神经损伤后，该神经所支配的肌肉腱反射消失。

6. 神经本身的变化　神经损伤后，触诊时可有触痛，常暗示神经为部分损伤。晚期神经断端可触及肿块并有压痛，常是假性神经瘤。

7. 肌电图检查　肌肉收缩可引起肌肉电位的改变。神经断裂后，主动收缩肌肉的动作电位消失，2~4周后出现去神经纤颤电位。神经再生后，去神经纤颤电位消失，而表现为主动运动电位。

8. 诱发电位检查　目前临床上常用的检查项目有感觉神经动作电位（SNAP）、肌肉动作电位（MAP）和体感诱发电位（SEP）等，其临床意义主要为神经损伤的诊断、评估神经再生和预后情况及指导神经损伤的治疗。

（四）治疗

1. 闭合性神经损伤的处理　大多数为牵拉伤引起的神经传导功能障碍或轴索断裂。因此，一般不需要早期手术探查。观察神经功能有无恢复，以神经纤维的生长速度，平均每天1~2mm来计算。伤后的时间已超过神经损伤部位至其最近支配肌肉的距离所需要的时间，而该肌肉仍无神经功能恢复时，则应尽早进行神经探查术。观察期间，肢体应积极进行主动与被动关节功能锻炼。麻痹的肢体应用外固定或支架维持在功能位，以防发生关节畸形。

2. 开放性神经损伤的处理　①神经锐器伤或锋利骨片所伤时，断端多较整齐，可行早期修复；②神经撕裂时，如伤口污染不严重，清创彻底，骨折内固定后，可将神经一期修复，污染严重者，可行二期修复；③火器伤所致骨折合并神经损伤时，不宜行早期神经手术。

3. 功能重建　对一些不能恢复的神经损伤，可在骨折愈合后行肌腱移位或关节手术来改进功能。如桡神经损伤时，可将旋前圆肌、桡侧腕屈肌或掌长肌及尺侧腕屈肌转移，以恢复伸腕、伸拇及伸指功能。

另外，神经损伤后还应积极给予神经营养类药治疗，以加速神经功能恢复。

第四节　抢救技术

一、心脏按摩术

心脏按摩术，指有节律而有效地按压心脏，是用人工的方法来代替心脏的自主收缩，从而达到维持血液循环的目的。

（一）胸外心脏按摩

在胸壁外（胸骨下部）施压的心脏按压，称为胸外心脏按摩。

（1）患者仰卧在硬板床上（如硬板床或地板上）。

（2）术者跪在患者胸部边上或立在床旁。先摸到剑突尖端，向上两指宽处为按压点，或胸骨中线，两侧乳头连线中点，即胸骨下半部。操作时将一手掌根置于按压部位，另一手掌根置于前者之上，两手手指伸直并相互交叉，两臂伸直，上身前倾，使两臂与患者前胸壁垂直，利用上身的重量，通过两臂垂直地有节奏地下压，使胸骨下陷 4 ~ 5cm。然后突然放松，不施加任何压力，且与胸骨接触的手掌不要离开胸骨，任胸廓自行回弹。若胸廓未完全弹回，胸内压增高，反而减少冠状动脉灌注与脑灌注。因此胸廓完全回弹是有效复苏的重要条件，必须得到保证（图 8-4-1）。

（3）按压频率为每分钟 100 次，同时应与口对口人工呼吸配合进行。胸外按压与人工呼吸的比率为 30∶2。

（4）密切观察按压效果，如经按压 3 ~ 5 分钟后，心脏仍未见复跳，应及时进行胸内心脏按摩。

（二）同步腹部按压

方法是在胸外按压的放松期由助手进行同步腹部按压（按压部位在剑突与脐部连线的中点），目的是在复苏过程中增加静脉回流与舒张期血压，产生主动脉反流，相当于主动脉内球囊反搏，可提高胸外按压的效果。

（三）胸内（开胸）心脏按摩术

切开胸壁直接按压心脏，称为胸内心脏按摩术。胸内直接按压心脏较胸外按压能更好地维持血流动力稳定，更易恢复心脏自主节律，有利于保护脑功能。但胸内心脏按压在器械条件和技术要求上较胸外按压高，且不能像胸外按压一样能立即迅速开始，因此，目前仅胸廓严重畸形、外伤性张力性气胸、多发肋骨骨折、心脏压塞、胸外科手术已经开胸的患者，首选胸内心脏按摩。

（1）患者仰卧位，在消毒操作（紧急时也可不消毒）及胸部切开的同时，应作气管内插管，否则仍用口对口人工呼吸法以保证氧气的供给。

（2）沿左侧第四肋间隙，前起胸骨旁 1cm，后达腋中线作一弧形切口，不需止血，经肋间进入胸腔。

（3）切开上下两根肋软骨，牵开肋间，以右手伸入胸腔，推开肺脏，显露心包后将心脏握于手中，以每分钟 60 ~ 70 次的频率作有节律的挤压与放松活动，亦可将右手放于左心室后方，将心脏向胸骨挤压按摩（图 8-4-2）。为了促进心脏复跳，还可向心脏内注射药物。

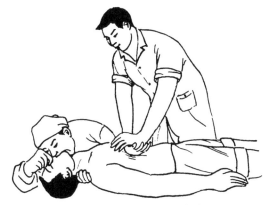

图 8-4-1 胸外心脏按摩术

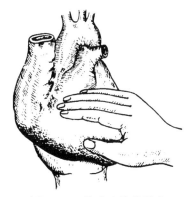

图 8-4-2 胸内心脏按摩术

（4）心跳恢复后，要完全止血，并使肺脏膨胀，然后关闭胸腔，作胸腔闭式引流，48 小时后，如肺脏膨胀良好，可拔出胸腔引流管。

二、人 工 呼 吸

利用人工或机械的方法进行的一种被动呼吸，用以急救任何原因引起的突然呼吸停止的患者。人工呼吸的目的是保持合适的氧供，在复苏过程中，肺血流量明显减少，肺摄取氧和排出二氧化碳都减少，此时若潮气量过大、呼吸频率过快，会使胸内压增高、静脉回心阻力增加，从而减少心排血量、冠状动脉灌注和脑灌注。

人工呼吸的方法很多，实际应用中应因地制宜，选择最有效而简便易行的方法。

（一）口对口（鼻）人工呼吸法

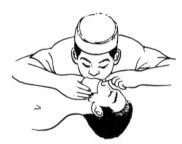

图 8-4-3　口对口人工呼吸法

患者仰卧位，在清除口腔分泌物后，术者一手托起患者下颌，并使其头部后仰，另一手捏住患者鼻子，正常吸气（而不是深吸气，以免操作者出现过度通气症状）后，以口唇包患者口部，形成一口对口的密闭腔，将呼出气吹入患者口中，患者口腔严重损伤，张口困难，在水中救援或其他原因所致的口对口人工呼吸未能生效时，可改用口对鼻人工呼吸，方法同前。频率为成人每分钟 12 ~ 16 次，婴儿每分钟 20 ~ 30 次（图 8-4-3）。

（二）仰卧举臂压胸人工呼吸法

患者仰卧位，术者骑跪于其头部，双手握住患者腕部，先尽力使患者双臂外展、触地，使患者胸廓及肺膨胀，形成吸气，然后依相反方向将患者两臂放回胸部并加以压迫，形成呼气，反复进行，每分钟按压 18 ~ 24 次（图 8-4-4）。

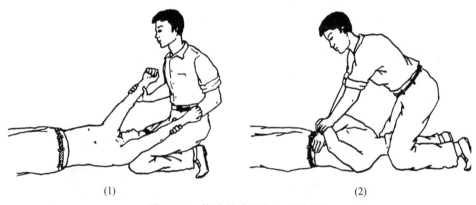

(1)　　　　　　　　　　　　　　　　(2)

图 8-4-4　仰卧举臂压胸人工呼吸法

（三）仰卧压胸人工呼吸法

患者仰卧位，术者跪骑于其大腿两侧，以两手掌横放于患者两侧胸部肋弓上方，手指自然分布于胁部肋骨上，拇指向内，先以两手支撑体重，使身体前倾，逐渐加压于胸部，向内上方推压胸廓，将气压出肺脏。形成呼气，然后放开双手，胸廓自然弹回，形成吸气。如此有节奏地进行，每分钟按压 18 ~ 24 次（图 8-4-5）。

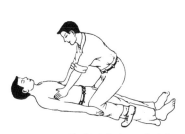

图 8-4-5 仰卧压胸人工呼吸法

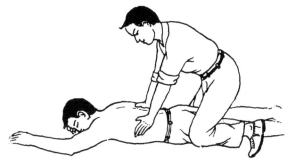

图 8-4-6 俯卧压背人工呼吸法

（四）俯卧压背人工呼吸法

患者俯卧位，头向下略低，面部转向一侧，两前臂伸过头，术者骑跪于其臀部，以两手横放于患者第 9~12 肋骨上，拇指向内，先以两手支撑体重，使身体前倾，逐渐加压于其背部，推压胸部，形成呼气，然后放开，使胸廓自然扩张，形成吸气，每分钟推压 18~24 次（图 8-4-6）。

（五）加压人工呼吸法

1. 口罩气囊法 由口罩、呼吸气囊、呼吸活瓣、衔接管等组成，使用时将口罩扣于患者口鼻之上，接呼吸活瓣或与气导管相接，然后间歇而有节律地挤压呼吸气囊，即形成被动吸气与呼气。每分钟挤压呼吸气囊 12~16 次（图 8-4-7）。

2. 气管内插管法 使用时需先行气管插管，然后连接上呼吸器，进行人工呼吸，吸气和呼气的时间比为 1：2，每分钟 12~16 次。气管导管留罩时间不宜超过 48~72 小时，如需长期进行人工呼吸者，以气管切开为宜。

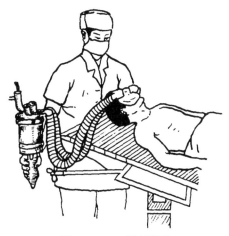

图 8-4-7 口罩气囊法

（六）按压环状软骨

无论何种人工呼吸方法，均有引起胃扩张，反流误吸的危险。因此，当急救人员超过 3 人时，可由助手进行环状软骨按压，使用 2kg 左右的力量，将气管压向颈椎前方，使食管闭合，以减少反流误吸的机会。

三、气管切开术

气管切开术系切开颈段气管，放入金属气管套管，气管切开术以解除喉源性呼吸困难、呼吸机能失常或下呼吸道分泌物潴留所致呼吸困难的一种常见手术。目前，气管切开有四种方法：气管切开术；经皮气管切开术；环甲膜切开术；微创气管切开术。

（一）适应证

1. 喉阻塞 由喉部炎症、肿瘤、外伤、异物等引起的严重喉阻塞，呼吸困难较明显，而病因又不能很快解除时，应及时行气管切开术。喉邻近组织的病变，使咽腔、喉腔变窄发生呼吸困难者，根据具体情况亦可考虑气管切开术。

2. 下呼吸道分泌物潴留　由各种原因引起的下呼吸道分泌物潴留，为了吸痰，保持气道通畅，可考虑气管切开，如重度颅脑损伤、呼吸道烧伤、严重胸部外伤、颅脑肿瘤、昏迷、神经系病变等。上述疾病时，由于咳嗽反射消失或因疼痛而不愿咳嗽，分泌物潴留于下呼吸道，妨碍肺泡气体交换，使血氧含量降低，二氧化碳浓度增高，气管切开后，吸净分泌物，改善了肺泡之气体交换。同时，术后吸入的空气不再经过咽、喉部，减少了呼吸道死腔，改善了肺部气体交换，也有利于肺功能的恢复。

3. 预防性气管切开　对于某些口腔、鼻咽、颌面、咽、喉部大手术，为了进行全麻，防止血液流入下呼吸道，保持术后呼吸道通畅，可施行气管切开（目前由于气管插管术的广泛应用，预防性气管切开已较以前减少）。有些破伤风患者容易发生喉痉挛，也须考虑预防性气管切开，以防发生窒息。

4. 取气管异物　气管异物经内诊镜下钳取未成功，估计再取有窒息危险，或无施行气管镜检查设备和技术者，可经气管切开途径取出异物。

5. 颈部外伤者　颈部外伤伴有咽喉或气管、颈段食管损伤者，对于损伤后立即出现呼吸困难者，应及时施行气管切开；无明显呼吸困难者，应严密观察，仔细检查，作好气管切开手术的一切准备。一旦需要即行气管切开。

（二）禁忌证

（1）Ⅰ度和Ⅱ度呼吸困难。

（2）呼吸道暂时性阻塞，可暂缓气管切开。

（3）有明显出血倾向时要慎重。

（三）麻醉

采用局麻。沿颈前正中上自甲状软骨下缘下至胸骨上窝，以1%普鲁卡因溶液浸润麻醉，对于昏迷、危重或窒息患者，若患者已无知觉也可不予麻醉。

（四）手术步骤

1. 体位　患者仰卧，头过伸位，肩背部垫高（图8-4-8）。

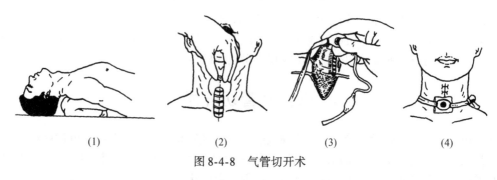

| (1) | (2) | (3) | (4) |

图8-4-8　气管切开术

2. 切口与显露气管　在颈前正中线，甲状软骨下缘至颈静脉切迹作切口，分离颈前软组织，显露气管和甲状腺峡部。

3. 气管切开，安装气管套管　分离3～4气管环前面筋膜，但不可分离过多，以免引起纵隔气肿，然后用尖刀由下向上挑开软骨环，用小血管钳夹住切口两侧组织向两侧提起，吸出血液及分泌物后，放入大小适当的气管套管，将管芯立即拔出。

4. 缝合切口，固定气管套管 彻底止血后，皮肤切口作适当缝合，将气管套管系带缚于颈部固定。

（五）术后处理

1. 保持套管通畅 应经常吸痰，每日定时清洗内管，煮沸消毒数次。术后1周内不宜更换外管，以免因气管前软组织尚未形成窦道，使插管困难而造成意外。

2. 保持下呼吸道通畅 室内保持适当温度（22℃左右）和湿度（相对湿度90%以上），可用地上泼水、蒸汽吸入，定时通过气管套管滴入少许生理盐水、0.05%糜蛋白酶等，以稀释痰液，便于咳出。

3. 防止伤口感染 由于痰液污染，术后伤口易于感染，故至少每日换药一次。如已发生感染，可酌情给以抗生素。

4. 防止外管脱出 要经常注意套管是否在气管内，若套管脱出，又未及时发现，可引起窒息。套管太短，固定带子过松，气管切口过低，颈部肿胀或开口纱布过厚等，均可导致外管脱出。

5. 拔管 待喉阻塞或下呼吸道分泌物解除，全身情况好转后，即可考虑拔管。拔管前先堵管1~2昼夜，如患者在活动、睡眠时无呼吸困难，可在上午时间拔管。创口一般不必缝合，只须用蝶形胶布拉拢创缘，数天可自行愈合。长期带管者，由于切开部位上皮长入瘘孔内与气管黏膜愈合，形成瘘道，故应行瘘孔修补术。

四、胸腔闭式引流术

胸腔闭式引流术可以持续而有效地引流胸腔内的气体、液体，从而使肺膨胀，有利于心肺功能的恢复。

（一）适应证

（1）气胸或血胸影响呼吸，而经胸腔穿刺不能改善者。
（2）早期脓胸，经穿刺抽吸排脓不能排尽者。
（3）穿入性胸部外伤清创术后。
（4）胸腔手术后。

（二）麻醉与体位

用1%普鲁卡因溶液作局部浸润麻醉，气胸患者引流取半卧位，患侧上肢外展。脓胸、血胸或胸腔积液患者引流取卧位或半卧位，身体转向患侧40°~90°。

（三）操作方法

（1）常规皮肤消毒，铺手术巾。
（2）引流部位选择。
1）气胸或以气胸为主的液气胸：引流部位选择在锁骨中线第二肋间，如X线检查显示肺与前壁间有粘连者，应选在其他气体较多处。
2）胸腔积液、积脓：引流部位应选在腋后线第八或第九肋间隙，如X线显示积液范围局限者，可选择积液最低部位。
（3）切口：于相应肋间隙作平行肋骨的切口1.5~2.0cm，切开皮肤及皮下组织，分离肌层

（胸壁肌），直达肋间肌。

（4）置入引流管。

1）用刀切开胸膜（壁层），随即将备好的引流管插入胸腔，深度 2 ~ 3mm。然后缝合切口，并固定橡皮引流管，引流管远端接水封瓶。

2）采用套管穿刺：在插管部，将"Y"型套管经切口刺入胸腔后，退出套管芯，迅速将远端夹闭的橡皮引流管经"Y"型套管的侧孔插入胸腔，随后缓缓退出套管，缝合切口并固定引流管，远端接水封瓶。

（四）术后处理

（1）保证引流通畅，经常挤压近端。

（2）每日记录引流量，清除引流液时，先夹闭引流管，以免气体进入胸腔。

（3）胸腔引流后，肺膨胀良好，水封闭瓶内 24 ~ 48 小时无气泡或一天引流量在 50ml 以下，听诊肺部呼吸音已恢复正常，X 线透视肺部完全扩张，且无液平面时，可试行夹闭引流管 12 ~ 24 小时，如无异常改变则可拔出引流管。拔管时嘱患者深吸气后屏住呼吸，随即迅速拔管并立即用凡士林纱布及棉垫将引流口封闭，压紧并用胶布固定。

五、胸腔穿刺术

胸腔穿刺术，是指对有胸腔积液（或气胸）的患者，为了诊断和治疗疾病的需要而通过胸腔穿刺抽取积液或气体的一种技术。

（一）适应证

（1）高压性气胸用作紧急抢救，使胸腔内气体放出，减轻对肺、纵隔的压迫。

（2）大量血胸或气胸产生呼吸和循环系统压迫症状而危及生命时。

（3）诊断性穿刺，以明确胸腔有否积液、气、血和脓等。

（4）早期急性化脓性脓胸，可穿刺抽脓。生理盐水冲洗，注入抗生素。

（二）禁忌证

（1）体质衰弱、病情危重难以耐受穿刺术者。

（2）对麻醉药过敏者。

（3）凝血功能障碍，有严重出血倾向，患者在未纠正前不宜穿刺。

（4）有精神疾病或不合作者。

（5）疑为胸腔包虫病患者，穿刺可引起感染扩散，不宜穿刺。

（6）穿刺部位或附近有感染。

（三）麻醉与体位

用 1% 普鲁卡因溶液局麻。取端坐位最为理想，但如病情较重者，可采用侧卧位、仰卧或半坐位。

（四）操作方法

（1）穿刺部位

1）胸腔积液、积血或积脓时，可于腋后线第七、八肋间，沿肋骨上缘穿刺。

2）气胸时，应在锁骨中线上第二或三肋间上缘进行穿刺。

3）局限性包裹性积液，应在 X 线引导下定位。

（2）皮肤常规消毒，铺无菌巾，在选定穿刺部位行局麻后，用左手食指与中指固定其穿刺部位的皮肤，右手持穿刺针于肋骨上缘缓缓刺入，感觉阻力消失时即表示已进入胸腔。

（3）将"Y"型橡皮管连接穿刺针和注射器，用血管钳夹住橡皮管以防止漏气。由助手持血管钳，即可抽吸。注射器抽满后，由助手用血管钳夹住橡皮管，防止空气进入胸腔。术者将注射器内的液体经"Y"型管另一通路注入弯盘或试管内，以备检验。如此反复抽吸。

（4）抽吸完毕后，夹闭橡皮管，拔出穿刺针，局部盖以无菌纱布或棉球并用胶布固定。

（五）注意事项

（1）穿刺针进入胸腔后未抽得积液时，可嘱患者变换体位或改变穿刺方向。

（2）穿刺过程中，嘱患者避免咳嗽或深吸气，防止伤及肺脏。

（3）胸腔内大量积液时，一次抽吸量不可超过 800～1000ml，以免纵隔移位过速而产生休克。

六、腹腔穿刺术

腹腔穿刺是腹部外科的重要诊断手段之一。腹腔内出血，腹腔内脏器损伤穿孔，腹腔内感染等，在诊断处理发生困难时，腹腔穿刺常能使诊断得到进一步明确。

（一）适应证

（1）腹水原因不明，或疑有内出血者。

（2）大量腹水引起难以忍受的呼吸困难及腹胀者。

（3）需腹腔内注药或腹水浓缩再输入者。

（二）禁忌证

（1）广泛腹膜粘连者。

（2）有肝性脑病先兆、棘球蚴病及巨大卵巢囊肿者。

（3）大量腹水伴有严重电解质紊乱者禁忌大量放腹水。

（4）精神异常或不能配合者。

（5）妊娠。

（三）穿刺部位

（1）脐与耻骨联合上缘间连线的中点上方1cm、偏左或右1～2cm，此处无重要器官，穿刺较安全。此处无重要脏器且容易愈合

（2）左下腹部穿刺点：脐与左髂前上棘连线的中1/3与外1/3交界处，此处可避免损伤腹壁下动脉，肠管较游离不易损伤。放腹水时通常选用左侧穿刺点，此处不易损伤腹壁动脉。

（3）侧卧位穿刺点：脐平面与腋前线或腋中线交点处。此处穿刺多适于腹膜腔内少量积液的诊断性穿刺。

（四）穿刺方法

（1）选用18～20号长度适当的针头，连接于5～10ml注射器，在局麻下进行穿刺。

（2）当估计或感觉针已进入腹腔后，即开始边吸引，边缓缓推进，如已进入到一定深度，尚

无所获时，可将针部分退出，改变方向，再行抽吸，并缓慢进入。经二、三次吸引，仍无液体吸出，即将针拔出。必要时可另选部位穿刺。另一种方法是，在局麻下用 14 或 15 号带有针芯的粗针穿入腹壁，进入腹腔后，抽出针芯。将一细塑料管（或细硅胶管）通过穿刺针插入腹腔，深度约 10cm。将针拔出，而将塑料管端留于腹腔内，经塑料管进行吸引，如无液体时，可注入 10～20ml 生理盐水，再试行吸出，以供检查。必要时可将塑料管暂时留于腹腔中，以便在观察病情过程中重复使用。这种穿刺方法较安全，而且阳性率也较高。

（五）注意事项

（1）严格无菌操作。术中密切观察患者，如有头晕、心悸、恶心、气短、脉搏增快及面色苍白等，应立即停止操作，并进行适当处理。

（2）如腹腔施行过手术时，应避免在切口附近进行穿刺。

（3）穿刺结果呈阳性时，有肯定的诊断意义。如为阴性时，则尚不能除外腹腔内病变的可能。

（4）术后嘱患者平卧，并使穿刺孔位于上方以免腹水继续漏出；对腹水量较多者，为防止漏出，在穿刺时即应注意勿使自皮肤到腹膜壁层的针眼位于一条直线上，方法是当针尖通过皮肤到达皮下后，即在另一手协助下，稍向周围移动一下穿刺针头，尔后再向腹腔刺入。如遇穿刺孔继续有腹水渗漏时，可用蝶形胶布或火棉胶粘贴。大量放液后，需束以多头腹带，以防腹压骤降；内脏血管扩张引起血压下降或休克。

七、静脉切开术

（一）适应证

（1）休克或失水等所致周围循环衰竭及静脉已塌陷不易穿刺时。

（2）需较长时间补液或输血而静脉穿刺困难。

（3）昏迷、谵妄、烦躁及不合作的患者，为保证输血、补液顺利得以进行而静脉切开。

（4）为休克患者施行手术或术中可能发生休克者，可行静脉切开术，以策安全。

（二）禁忌证

静脉周围皮肤有炎症或有静脉炎、已有血栓形成或有出血倾向者。

（三）麻醉

以 0.5%～1% 的普鲁卡因溶液作局麻。

（四）手术步骤

1. 足内踝前大隐静脉切开术

（1）患者仰卧，患侧下肢外旋，术区常规皮肤消毒，铺无菌巾，局部麻醉。

（2）在内踝前上方，与大隐静脉垂直方向做 2～3cm 的横切口，切开皮肤，皮下组织，游离大隐静脉，长约 1.5cm。

（3）在静脉下穿入两根结扎线（分远近两根），先结扎远端结扎线，并利用该线将静脉提起，以小剪刀在该线近侧上方将静脉剪开一"V"型小口。

（4）于切口处迅速将已充液的与输液瓶相连的塑料管插入，深度为 5～6mm。检查静脉输液通畅后，结扎近端结扎线，将塑料管固定于静脉内。

（5）剪除结扎线，缝合皮肤切口，并将塑料管再固定于皮肤上。

2. 腹股沟下缘高位大隐静脉切开术

（1）仰卧位，局麻。

（2）于腹股沟韧带中点下缘二横指处作横行切口，切开皮肤，皮下组织，在股动脉内侧的浅筋膜中找到大隐静脉，并按上述方法切开并插入输液管，但插管深度是 10～12cm。

（五）注意事项

（1）插入塑料管时要轻柔，管端应修钝，以免损伤静脉内膜造成血栓形成或静脉破裂。

（2）如插管留置时间较长，为防止静脉栓塞，可用肝素冲洗管腔和管壁。

（3）大隐静脉（高位）插管可直到下腔静脉，插入深度为患者腹股沟韧带至脐环的长度（约15cm）。临床中，静脉切开术除上述两种较常用外，有时还可施外踝后小隐静脉、上肢的头静脉、肘正中静脉和腕部的浅静脉等切开术。

第五节　心跳、呼吸骤停

心跳、呼吸骤停是临床上最为紧急的情况，其确切的定义是心脏突然终止有效的射血功能，同时呼吸衰竭而停止。它可发生在严重创伤大出血后；手术与麻醉意外；挤压综合征所致的电解质紊乱；窒息或呼吸功能衰竭；创伤刺激中枢神经，特别是迷走神经；胸部、心脏和纵隔等直接外伤后及心脏疾患发作时。

一、诊断要点

一般认为意识丧失和大动脉搏动消失，即可诊断，而临床中心跳、呼吸骤停往往突然发生，但在严密的监护条件下，可能观察到一些先兆征象，予以提前处理。

（一）先兆征象

（1）意识障碍、紫绀、心跳突然变慢，伴血压明显下降，为心功能明显减弱近衰竭的供血不足征象。

（2）呼吸变浅，呼吸节律失常。

（3）心电图显示有频繁、多源或成对出现的室性期前收缩，特别是发生在其 T 波上的室性期前收缩，以及频繁的极快的室性心动过速，显著的房室传导阻滞。

（二）主要诊断指标

（1）突然神志丧失或抽搐。

（2）大动脉搏动消失，颈动脉和股动脉搏动消失更有意义。

（3）心音消失。

（4）呼吸停止，多在心跳停止前出现，停止前呈喘息状。

（三）次要诊断指标

（1）双侧瞳孔散大，对光反射消失。有时眼球偏斜，但瞳孔的变化应注意排除药物的影响。

（2）面呈灰色或紫绀，显著乏氧状态。

（3）创口出血停止。

（四）辅助诊断指标

（1）心电图示心室颤动，慢而无效的自律或呈一直线。

（2）脑电图呈一直线。

二、治疗原则与方法

（一）心跳骤停的处理

1. 心前区拳击　用拳击心前区，拳击力量中等，主要利用拳击的震动，使机械能变为微弱的电流（约为 5W·s），使心脏复跳，如拳击 3~4 次无效，则不宜再用。

2. 心脏按摩术　（见本章第四节）

3. 电击除颤　电击除颤是心室纤维性颤动时较有效的治疗措施。其原理是用电击机瞬间释放高压电流，通过心脏使整个心肌包括所有自律细胞同时除极，从而消除折返激动而中止异位心律，恢复正常的窦性心率。电击除颤根据电源分为交流和直流除颤。根据除颤方法分为胸外除颤和胸内除颤两种。胸外除颤较为常用，其方法是：将除颤机电极板的一极置于心尖部，另一极置于右胸背部。电极板用纱布包好，并用生理盐水充分湿润，以利导电。电极板紧贴皮肤，以免局部灼伤。直流电，成人为 300~400W·s。交流电，成人为 440~600V，5 安培，0.2~0.5 秒为宜。胸内除颤时，将电极分别紧贴于左右心室面，电极板与心脏间用生理盐水浸润，增强传导，直流电可用 40~60W·s，交流电可用 150V，1.5A，0.1~0.2 秒。一般认为直流除颤较交流除颤的效果好。

4. 药物的应用

（1）升压药：能提高心肌张力，兴奋心肌传导系统及心室起搏点，提升血压，有效地纠正心肌缺氧。常用肾上腺素 0.5~1g（稀释至 5~10ml）静脉注射。

（2）钙剂：可增加心肌的应激性，提高心肌张力，多用于肾上腺素类药物无效时，常用量为 10% 氯化钙 5~10ml，静脉或心内注射。

（3）抗酸剂：纠正酸中毒，增加心肌应激性和收缩力，乳酸可作为心肌的能量来源，可降低血钾。常用 11.29% 乳酸钠溶液 20~40ml，静脉或心内注射，5% 碳酸氢钠 50~100ml，静脉注射。

（4）纠正心律失常的药物：由于心肌兴奋性过高。表现为心室颤动不易消除。此时用降低心肌兴奋性的药物。如 1% 利多卡因溶液 50~100ml，心内或静脉注射。普鲁卡因胺 100rug 或 1% 普鲁卡因溶液 5~10ml，静脉滴注。

（5）心肌营养药：是心肌代谢所必需的物质，常用三磷酸腺苷 20rug，辅酶 ASOU，细胞色素 C15mg 混合后稀释成 5~10ml 溶液，注射于心室内。

（二）呼吸骤停的处理

1. 人工呼吸　（见本章第四节）

2. 呼吸兴奋剂的应用　有助于自主呼吸的早期恢复，或使已恢复而尚不健全的自主呼吸得以加强与完善。常可选用山梗菜碱（洛贝林）、尼可刹米（可拉明）、咖啡因、二甲弗林，利他灵等。心跳呼吸骤停复苏后，不能视为抢救已结束，尚有大量的工作要做，如有效循环的维持、有效呼吸的维持、纠正酸中毒、水电解质紊乱的治疗、脑组织缺氧的治疗、防治继发感染等。任何一环节处理不当，同样可危害患者的生命。

第六节 创伤性休克

创伤性休克是由于重要脏器损伤、大出血使有效循环血量锐减，以及剧烈疼痛、恐惧等多种因素形成。

由于创伤严重，使有效血循环量锐减，心排出量急剧下降，不足以维持动脉系统对组织器官的良好灌注，因而导致全身缺氧和体内脏器损害，临床表现以微循环血流障碍为特征的急性循环功能不全的综合征。绝对或相对血容量减少是创伤性休克的重要原因，急性大量失血，失血浆，失液可造成血容量的绝对减少，而因创伤、细菌毒素、射线伤及过敏反应等刺激导致周围血管扩张造成相对血容量减少。因组织、器官的缺氧而产生一系列的病理变化，如不及时处理，患者随时有生命危险。

一、诊 断 要 点

（一）病史

创伤性休克都有明显和较严重的外伤史，如撞击、高处坠落、机器绞伤、重物打击、挤压和火器伤等。搜集病史时还要注意出血量，疼痛，感染情况与受伤时寒冷、恐惧、疲乏及饥饿等不利因素，结合伤者年龄和平时的健康状况，估计休克发生的可能性和程度。

（二）临床表现

1. 意识与表情 轻度休克，脑缺氧较轻，患者表现为兴奋、烦躁、焦虑或激动。随着休克程度的加重，脑组织缺氧更加严重，患者的表现由表情淡漠或意识模糊到神志不清与昏迷等。但也有少数患者意识丧失的程度与休克程度不一致，即休克程度重而意识丧失的程度轻，在作检查诊断时应高度警惕。

2. 皮肤 苍白，出现斑状阴影，四肢湿冷，口唇紫绀，随着休克的加重，皮肤可出现瘀紫色，表浅静脉枯萎，毛细血管充盈时间延长。

3. 血液动力学的改变

（1）颈静脉及周围静脉不充盈，甚至萎缩。

（2）脉搏：在休克早期，血压下降之前，脉细而快。休克晚期，心力衰竭时，脉搏变慢而细。

（3）血压的高低一般可反应出休克的程度，正常时收缩压为（125±10）mmHg，血压下降到 87～90mmHg 时，应认为已进入轻度休克状态，其失血量大约在 500ml 左右。血压下降到 60mmHg 以下时，为重度休克，此时失血量估计有 1600～2500ml。

（4）中心静脉压：是了解血容量多少的最理想方法。正常值是 6～12cm H_2O。血容量不足时，中心静脉压降低。反之则中心静脉压升高，对指导输血、补液有重要意义。

（5）休克指数：脉率与收缩压之比为休克指数，正常值为 0.5，表明血容量正常。若指数为 1 则表示失血量为正常血量的 20%～30%，若指数>1 则表示失血量达正常血量的 30%～50%。

4. 呼吸 休克发生时，患者常有呼吸困难和发绀。代偿性代谢性酸中毒时，呼吸深而快。严重的代谢性酸中毒时，呼吸深而慢，发生呼吸衰竭或心力衰竭时更加重呼吸困难。

5. 尿量　尿量是表现内脏血液灌流量的一个重要指标。如每小时尿量<25ml，说明肾脏血液灌流量不足。

（三）化验检查

1. 血红蛋白及血细胞比容测定　两项指标升高，常提示血液浓缩，血容量不足。动态观察这两项指标的变化，以指导补充液体的种类和数量。

2. 有关脏器功能的化验检查

（1）血气分析：动脉氧分压降低，动脉二氧化碳分压一般亦下降。静脉血气和 pH 的测定与动脉血相对照，可表明组织的氧利用情况。由于二氧化碳排出过多，虽有乳酸蓄积，动脉 pH 呈高值，当休克程度加重或时间迁延较长时，才随着无氧代谢产物乳酸的增加而下降。

（2）尿常规、比重、酸碱度测定表明肾功能情况，进一步可作二氧化碳结合力及非蛋白氮的测定。

（3）电解质测定，可发现钠及其他电解质丢失。此外，由于细胞损害累及细胞膜，钠和水进入细胞而钾排出细胞外，造成高钾低钠血症。

3. 血小板计数，凝血酶原时间和纤维蛋白原含量测定　如三次全部正常，说明休克已进入弥散性血管内凝血阶段。

4. 血儿茶酚胺和乳酸浓度测定　休克时其浓度均可升高，指标越高，预后越不佳。

（四）心电图

休克时常因缺氧而有心律失常，心肌缺氧还可造成局灶性心肌梗死，ST 段降低和 T 波倒置有时可见。

二、治疗原则与方法

创伤性休克的治疗原则为消除创伤的不利影响，弥补由于创伤而造成的机体代谢紊乱，调整机体的反应，动员机体的潜在功能以对抗休克。在治疗时要将危及生命的创伤置于首位，如头、胸、腹腔脏器损伤等。一些骨折和软组织撕裂都可暂时包扎固定，待休克基本恢复后再行处理。

（一）病因治疗

及时找出发生休克的原因，积极处理，是抗休克的关键性措施。创伤性休克最重要的原因是活动性的大出血和重要脏器伤所致的生理功能紊乱，有时只有急诊手术休克才能向好的方向发展。快捷有效的止血是治疗创伤性休克的重要措施，在紧急情况下，可用手压迫出血部位或出血的血管，也可加压包扎或应用止血带等。对于内脏破裂或大血管破裂出血很多时，不应等休克纠正后再进行手术，应边抢救边手术。

（二）补充血容量

创伤性休克早期为单纯性失血性休克。因此，及时快速地补足血容量是治疗这类休克的主要措施。一般应在中心静脉压的监测下进行，应尽早使组织供血得到恢复，补充液体的种类有以下几种可供选择。

1. 全血　全血是治疗创伤性休克最为理想的胶体溶液，但在急性出血时尚需一定的配血时间，往往不能应急，而且大量输血，血源也存在一定困难。因此，临床上输血以前先用其他液体，然后再输血。若大量输血，也会产生一些并发症，如全血内均加入枸橼酸以防止凝血，可增加酸中毒，增加血钾而加重高钾血症；增加血液黏稠度可影响微循环灌流，并与弥散性血管内凝血有一定关系。因此，在大量输血时，必须掌握以下原则。

（1）输血量在2500ml以内可应用血库全血，但必须在输完1000ml后，静脉注射10%葡萄糖酸钙10ml，以中和枸橼酸。

（2）输血超过2500ml时，最好用新鲜肝素血，以防血栓形成更加影响微循环，并按1∶1比例用鱼精蛋白中和之。

（3）加强对输血不良反应的预防工作。

2. 血浆及白蛋白 这类液体有以下优点。

（1）在无血库的条件下或来不及输血时，可随时供应，以维持最低限度的血容量，尤其适用于中等量以下失血者。

（2）无传染病毒性肝炎及其他疾病的潜在危险。但血浆及白蛋白内无红细胞，其功能不能完全代替全血。

3. 血浆增量剂 临床常用右旋糖酐及"706"代血浆。

（1）右旋糖酐：是一种葡萄糖聚合体，与血浆等渗，临床中有使用价值的为中分子质量（分子质量在6万~10万）和低分子量（分子质量在2万~4万）右旋糖酐。输入后可使胶体渗透压增高，将含钠的水吸入血管内以增加血容量，降低血黏稠度，防止血管内红细胞发生凝集（使红细胞表面负电荷增加，相互排斥，不易凝集），从而增加毛细血管的血流量及减少血管内血栓的形成，但大量使用可抑制网状内皮系统的吞噬作用，且易发生出血倾向，故一般用量为600~1000ml为宜（每日每千克体重20ml）。

（2）"706"代血浆：是化学合成的胶体物质，分子质量为25 000~45 000，其主要特点为：①扩充血容量作用显著；②副作用少；③反复大量使用时肝肾无损害，不引起过敏与溶血，是一种安全有效的血浆代用品，可用于防止各种原因引起的低血容量休克。一般用量为500~1000ml，一次最大量可用3000ml，无不良反应。用于抢救低血容量休克时，除应用本品外须按一定的比例加用少量全血，以免血液过分稀释而影响治疗效果。

4. 平衡盐溶液（乳酸钠林格液） 为一种等渗电解质溶液，其电解质浓度与体内的细胞外液相近，故输入后，有能引起体内细胞内外液平衡的作用，因此，认为是目前比较优良的体液补充剂。

5. 葡萄糖溶液和氯化钠注射液 为常用的体液补充剂，方便易得，可随时使用。液体输入时根据休克程度、时间、病情变化及个体情况而定，对老年、少儿、心肾功能不全的患者，输液的掌握必须十分谨慎。最好在中心静脉压指导下并结合临床表现进行。

（三）维持电解质和酸碱平衡

在补充血容量的同时，应及时了解血液中电解质及酸碱平衡情况，一旦发现紊乱应及时纠正，否则，尽管血容量已补充，而休克状态仍不能改善。常见的代谢性酸中毒及高钾血症等，根据化验室检查结果，适量应用碱性缓冲液及保钠排钾药物予以纠正。

（四）血管活性药物的应用

血管活性药物能直接改变血管状态而影响血管阻力，从而改变血压，进而改善与恢复组织器官的血液灌注。但这类药物应在血容量补足之后，休克状态仍不见改善时用。

（1）血管扩张剂：主要作用为解除小血管痉挛，改善组织灌注与缺氧状况，使休克好转。临床上常用的血管扩张剂有三类。第一类，受体阻滞药：①酚妥拉明。一般用量为5mg，加入5%葡萄糖液100~250ml内，以0.3mg/min的速度作静脉滴注。②酚苄明。一般用量按（0.5~1）mg/kg体重，加入5%葡萄糖液或全血250～500ml中静脉滴注,于1～2小时内滴完。第二类,e受体兴奋剂:①异丙肾上腺素。每次1mg,加入5%葡萄糖液500ml中,作缓慢静脉滴注,使心率控制在120次/分以下较为安全,以免引起心律失常。②多巴胺。一般用20mg,加入5%葡萄糖液250ml中静脉滴注,将滴速调整到尿量多,血压稳定为止。③美芬丁胺(恢压敏)。剂量视病情而定,静脉滴注浓度为10mg%～15mg%。第三类,胆碱能神经阻滞制:①阿托品。每次皮下注射或静脉注射0.5rug。②山莨菪碱。每次肌内注射5～10mg,必要时10～30分钟一次,或静脉推注每次5～20rug。

(2)血管收缩剂:具有收缩周围血管、增加外周阻力而升高血压的作用。如应用时间过长,则增加心脏负担,加重组织器官灌注不良与肾衰竭。只有在血容量已补充足,血管扩张药也使用过,各种措施效果不显著时,或在紧急情况下,一时无全血也无代用品时,为保证心脑不缺氧,可短时间予小剂量使用,以维持血压在一定水平。常用的有以下几种:①去甲肾上腺素。2～4mg加入5%葡萄糖液500ml中静脉滴注,速度为15滴/分,维持收缩压在90～100mmHg即可。②甲氧明(美速克新命)。一般每次肌内注射10～20mg,静脉注射5～10mg,或将20mg加入5%葡萄糖液250ml中静脉滴注。③间羟胺(阿拉明)。每次肌内注射10mg,静脉滴注一般用15～100mg加入5%葡萄糖液250～500ml中〔(20～30)滴/分〕。

目前临床上多倾向于以多巴胺为主,联合其他药物进行治疗。

(五)防治并发症

心、肺、肾功能的衰竭常常是休克的并发症,故在治疗创伤性休克时,应及早考虑到内力衰竭的防治。

(1)心功能的维护:①改善心率、增强心肌收缩力。使用洋地黄制剂,指征为中心静脉压高而动脉压低;或经补足血容量和液体并使用血管扩张药后休克仍不能纠正。临床上常用毛花苷C(西地兰),剂量为0.2～0.4mg加入25%的葡萄糖液20ml内作缓慢静脉注射。②纠正心律失常。改善心肌缺氧,纠正酸碱度和电解质紊乱,保持呼吸道通畅,给氧,改善微循环,补充血容量是纠正心律失常的重要措施。此外,对各种心律失常还应根据心电图情况进行针对性处理。①心动过速:若大量快速输液输血,中心静脉压增高,而心排血量不足者,可用少量洋地黄类药物以保护心脏,一般用毛花苷C,首次量为0.4mg,以后每4～6小时补加0.2～0.4mg,以达到饱和量。②窦性心动过缓:心率<40次/分以下,可静脉注射阿托品1～2mg或异丙肾上腺素1～2mg加入5%或10%的葡萄糖液200ml中静脉滴注。

(2)肺功能的维护:①注意呼吸道通畅,清除分泌物。②给氧,若动脉血氧分压<80mmHg以下,可通过鼻管或面罩给氧,氧流量为(5～8)L/min,可使肺泡内氧浓度增加到40%。③人工辅助呼吸,进行性低氧血症,临床表现呼吸急促、紫绀、意识障碍,应及时使用呼吸机进行人工辅助呼吸。④呼吸兴奋剂应用,尼可刹米(可拉明)0.25～0.5g,肌内注射或静脉滴注,必要时2～3小时重复一次;静脉注射时,在1～2分钟内缓慢注入或滴注。洛贝林(山梗菜碱)(4～10)mg/次,肌内注射、静脉缓慢注入或滴注。二甲弗林(回苏灵):每次8mg,肌内注射、静脉缓慢推注或滴注。

(3)肾功能的维护与肾衰竭的治疗:急性肾衰竭是创伤的严重并发症之一,肾缺血可降低肾功能和损害肾组织,创伤产生的大量肌红蛋白、血红蛋白游离和影响血管的介质及因子也会损伤肾,因此抗休克一定要积极防治肾衰竭。早期肾衰竭的特征是少尿或无尿(日尿量<400ml),尿比重<1.014以下有诊断价值,在1.010～1.012可以肯定诊断,血液白血球可高达20 000左右,并出现低钙、低钠、高钾、二氧化碳结合力降低、非蛋白氮、尿素氮和肌酐增高,并有代谢紊乱和尿毒症出现。

肾功能的维护:①严重休克患者应插置导尿管,记录每小时尿量。②纠正低血容量及低血压,改善肾血流量。③若心排血量及血压正常而尿少，可使用利尿剂。20% 甘露醇溶液 125～250ml，30 分钟以内静脉滴注；呋塞米（速尿）40～100mg 静脉滴注或 20～40mg 静脉推注（1～2 分钟缓缓推入）；利尿合剂，由普鲁卡因 0.5～1.5g，维生素 C 1～3g，安钠咖 0.25～0.75g，氨茶碱 0.125～0.25g 加入 5% 葡萄糖液 500ml 中滴注或加入 20% 甘露醇 250ml 中滴注。④根据伤情和二氧化碳结合力及电解质的测定结果，使用碳酸氢钠碱化尿液。⑤尽量少用使肾血管收缩的去甲肾上腺素和间羟胺等药物。若经上述处理仍不能增加排尿量，说明已发生肾实质性损害，应按肾衰竭处理，及早进行透析疗法。

（4）DIC 的防治：不能大量输入血浆，避免提高血液的黏稠度；必要时可用前列腺环素（PGl2）改善微循环，用抗凝血质Ⅲ减少血栓。

（5）防治感染：常规进行抗感染。有开放性创伤者应进行清创引流，已感染者有针对性地抗感染，包括脓液的细菌培养和药敏试验等。

（六）补充高能量

如三磷酸腺苷（ATP）、辅酶 A、细胞色素 C、葡萄糖加胰岛素，可纠正细胞代谢障碍，改善组织缺氧。

第七节 挤压综合征

挤压综合征通常指四肢或躯干肌肉丰富的部位，受外部重物长时间挤压作用（或长时间固定肢体被固定部位的自压）而造成肌肉组织的缺血性坏死，出现以肢体肿胀、肌红蛋白尿、高钾血症为特点的急性肾衰竭。该综合征早期不易被认识，常延误诊断和治疗，死亡率较高。该综合征的主要病理变化围绕着创伤后肌肉的缺血性坏死和肾缺血两个中心环节展开。只是伤势足以使两个病理过程在一定程度上向前发展，最终导致肌红蛋白尿为特征的急性肾衰竭。

一、诊 断 要 点

（一）外伤史

详细了解受伤原因与方式，受压部位、范围与肿胀时间，伤后症状及诊治经过等。注意伤后有无"红棕色"、"深褐色"或"茶色"尿及尿量情况，若每日<400ml 为少尿，<50ml 为无尿。

（二）临床表现

1. 局部表现 伤部压力解除后，局部可能暂时正常或仅有少许压痕，但不久则麻木或瘫痪，伤部边缘出现红斑，邻近健康皮肤出现水泡，这是挤压伤的最早表现。此后，伤部迅速肿胀，不断加剧，皮肤变硬，皮下瘀血。若肢体肿胀影响循环，则肢体远端变凉，甚至坏死，该区的神经及肌肉功能障碍。

2. 全身反应 挤压综合征的全身表现与肾衰竭相似。

（1）休克：有些伤员早期可不出现休克，或休克期短而未被发现，还有些伤员因挤压强烈的神经刺激，广泛的组织破坏，大量的血容量丢失，可迅速产生休克，而且不断加重。

（2）肌红蛋白尿：这是诊断挤压综合征的一个重要条件。挤压综合征肾衰竭与单纯创伤后的急性肾衰竭比较，两者的区别就在于前者尿肌红蛋白试验阳性。表现为肢体压力解除后，24 小时内出现"红棕色"或"褐色"尿，应考虑肌红蛋白尿，肌红蛋白在血中和尿中的浓度，在伤肢减压后 12 小时达到高峰，其后逐渐下降，1～2 天后尿色转清。因此要掌握出现肌红蛋白尿"一过性"的特点，检查结果可根据时间不同而异。检查时可先进行尿镜检及潜血试验，若尿中红细胞少而潜血试验阳性时，应高度怀疑肌红蛋血尿，再进行尿肌蛋白定性检查。

（3）高钾血症：因肌肉坏死，大量的细胞内钾进入血循环，加之肾衰竭，排钾困难，在少尿期，血钾可以每 2mg 当量儿的速度上升，24 小时甚至可升至致命水平（钾在 2.9mg 当量时，心电图 T 波发生改变，钾升到 10mg 当量时即死亡）。高血钾的同时伴有高血磷、高血镁及低血钙，可加重血钾对心肌的抑制和毒性作用。

（4）酸中毒及氮质血症：肌肉缺血坏死以后，使大量的磷酸根、硫酸根等酸性物质释出，使液体 pH 降低，导致代谢性酸中毒。严重创伤后，组织分解代谢旺盛，大量中间代谢产物积聚体内，非蛋白氮、尿素氮迅速升高，出现急性肾功能不全。临床上可出现神志不清，呼吸深大，烦躁烦渴，恶心等酸中毒、尿毒症等一系列表现。应每日记液体出入量，经常测尿比重，若尿比重<1.018 以下者，是诊断该病的重要指标。此外，还应经常测定血红素、血细胞比容以估计失血、失血浆、贫血和少尿期水潴留的程度。测定血小板、出凝血时间可提示机体凝血、溶纤机理的异常。测定谷草转氨酶（SGOT）、肌酸磷酸激酶（CPK）等肌肉缺血坏死所释放出的酶，可了解肌肉坏死程度和消长规律。再如血气分析、血镁测定等有助于动态观察病情变化情况。

（三）实验室检查

（1）血、尿常规检查提示有代谢性酸中毒、高钾血症、肌红蛋白血症、肌红蛋白尿与肾功损害。休克纠正后首次排尿呈褐色或棕红色，为酸性，尿量少，比重高，内含红细胞、血与肌红蛋白、白蛋白、肌酸、肌酐和色素颗粒管型等。每日应记出入量，经常观测尿比重，尿比重<1.018 以下者，是诊断急性肾衰竭的主要指标之一。多尿期与恢复期尿比重仍低，尿常规可渐渐恢复正常。

（2）血色素、红细胞计数与血细胞比容：估计失血、血浆成分丢失、贫血或少尿期水潴留的程度。

（3）血小板与出凝血时间：可提示机体出凝血、纤溶机理的异常。

（4）谷草转氨酶（GOT），肌酸激酶（CK）：测定肌肉缺血坏死所释放的酶，可了解肌肉坏死程度及其消长规律。CK>10 000U/L，即有诊断价值。

（5）血钾、血镁、血肌红蛋白测定：了解病情的严重程度。

二、治疗原则与方法

（一）治疗原则

（1）迅速进入现场，抓紧一切时间，积极抢救伤员，力争尽早解除肢体受压因素，减少本病发生。

（2）凡肢体受重压 1 小时以上，虽外表伤势不重，也应按挤压综合征处理，密切观察病情变化，及时预防。

（3）掌握本病规律，对具体情况作具体分析。初期注意局部处理，积极预防休克；少尿期严格控制液体入量，注意高钾血症；多尿期注意电解质的丢失。

（二）治疗方法

（1）现场急救处理：对促进组织分解代谢产物吸收的因素都应排除。

1）伤肢制动：尤其对尚能行动的伤员，要说明危险性，尽量减少伤肢活动。

2）伤肢应暴露在凉爽的空气中，或用冰水降低伤肢温度。

3）伤肢不应抬高，不应按摩，不应热敷。

4）开放性伤的活动性出血应尽快止血，但禁止加压包扎，更不能用止血带（大血管断裂时除外）。

（2）早期防治措施

1）对凡疑有挤压综合征的伤员，均可给予碱性饮料（8g 碳酸氢钠溶于 1000～1200ml 水中，加适量糖），以利碱化尿液，预防肌红蛋白在肾小管中沉积。不能进食者，可静脉滴注 5% 碳酸氢钠 150ml。

2）伤肢早期切开减张：可避免肌肉发生缺血坏死，或缓解其缺血受压的过程，通过引流可防止和减轻坏死肌肉释出的有害物质进入血流而减轻中毒症状，有利于伤肢的功能恢复。在下列情况下可考虑作切开减张术：①尿潜血或肌红蛋白尿试验阳性；②肢体明显肿胀，张力增高，影响了肢体血循环，局部或全身症状进行性恶化者。在切开减张术的操作中应注意：①应切开每一个受累的筋膜间区，从上到下充分暴露肌肉，使皮肤切口与深筋膜切口一致。②小腿部减张，必要时可将腓骨上 2/3 切除或切断，以便将小腿的四个筋膜间区打开，充分减压。③通常沿肢体纵轴方向作切口。④必须彻底切除已坏死的肌肉组织，否则易造成继发感染。⑤切口一般不作一期缝合，而用敷料包扎，但不可加压。⑥手术操作、换药、护理等必须严格无菌。⑦伤口渗液量多者，极易造成低蛋白血症，应注意全身营养供给。

（3）截肢：由于肢体受到严重的长时间挤压后，患肢无血运或血运严重障碍，估计保留伤肢也确无功能者，或经减张处理不能缓解症状，并逐渐加重者；毒素吸收致全身中毒症状明显危害生命时，或伤肢合并有特殊感染（如气性坏疽）者，均可考虑截肢。

（4）注意急性肾衰竭的处理。

（5）纠正水、电解质及酸碱平衡失调。

第八节　脂肪栓塞综合征

脂肪栓塞综合征通常是以肺部有脂栓、出血、水肿三种病变为基础，以呼吸困难为中心的一组综合征，但有时是伤后突然暴发脑部证候，迅速昏迷导致死亡的一种严重创伤并发症。其主要原因是骨折与软组织损伤，脂肪滴进入血流所致，从病理上讲，尽管有机械说和化学说两种学说，但最终是因为血流中形成了足够体积的脂肪滴，致使重要脏器血管栓塞。

一、诊断要点

（一）临床表现

主要发生在严重创伤、多发性骨折后，临床上可没有症状或症状轻微，或可表现暴死而无其他脂肪栓塞症状。根据其表现可分为三型。

1. 暴发型　其特点是损伤后早期出现脑部症状，迅速发生昏迷，有时出现痉挛，手足抽搐等，1～3 日内死亡，由于无出血点和肺部证候出现，诊断十分困难。

2. 临床型（典型症状群）　伤后经过 12～24 小时清醒期后，开始发热，体温突然升高，出现脉快、呼吸系统症状（呼吸快、啰音、咳脂痰）和脑症状（意识障碍、嗜睡、朦胧或昏迷），以及周身乏力，症状迅速加重，可出现抽搐或瘫痪。呼吸中枢受累时，可有呼吸不规则、潮式呼吸，严重者可呼吸骤停，皮肤有出血斑。

3. 亚临床型 缺乏典型症状或无症状，不注意时易被忽略。这类患者如处理不当，可突然变成暴发型或成为典型综合征，尤其在搬动患者或伤肢活动时可以诱发。

多数脂肪栓塞属于不完全型（部分综合征），仅有部分症状，病情轻微，又可分为以下四型。

（1）无呼吸症状者：脑症状较轻微，患者仅有发热、心动过速及皮肤出血点，可有动脉氧分压下降。

（2）无脑及神经系统症状者：主要为呼吸困难、低氧血症、发热、心动过速及皮肤出血点等。

（3）无明显脑及呼吸症状者：主要表现为皮肤出血点、发热、心动过速，其中出血点可能是引起注意的要点。

（4）无皮肤出血点者：最不易确诊。

（二）辅助检查

（1）肺部 X 线拍片：一般所见为双侧密度增加，表现为分布广泛的粟粒状、绒毛状、斑点状或所谓"暴风雪"状阴影。这些改变有时局限在肺的下叶或肺门附近。上述征象出现在脂肪栓塞病程的高潮期，数月后阴影消失。

（2）低氧血症：为一重要的临床指标，若动脉分压<6.5kPa 或更低时，则提示有发生本病的可能。但由于临床出现的时间不一致，所以应进行多次检查。

（3）活检：诊断脂肪栓塞最可靠的方法是经皮穿刺肾组织活检，可发现肾小球脂肪栓子。对在创伤后昏迷原因不明的患者，该法最有价值。

（4）血小板急速减少，三酰甘油和 β 脂蛋白水平降低，对本病的诊断有一定的辅助作用。脂肪栓塞的临床表现十分不稳定，最有诊断价值的当属出血点，而肺 X 线片的改变及低氧血症的出现比较多见，对诊断本病有着重要的意义。

二、治疗原则与方法

到目前为止，尚没有一种能溶解脂肪栓子解除脂栓的药物。对有脂栓征的患者所采取的种种措施，均为对症处理和支持疗法，旨在防止脂栓的进一步加重，纠正脂栓征的缺氧和酸中毒，防止和减轻重要器官的功能损害，促进受累器官的功能恢复。脂栓征如能早期诊断，处理得当，可以降低病死率和病残率。

（一）支持呼吸、纠正低氧血症

本法是脂肪栓塞最基本的治疗措施。轻症者有自然痊愈倾向，一般轻症者，可以鼻管或面罩给氧，使动脉血氧分压维持在 70～80mmHg（9.3～10.6kPa）以上即可。创伤后 3～5 天内应定时血气分析和胸部 X 线检查。对重症患者，应迅速建立通畅的气道，短期呼吸支持者可先行气管内插管，长期者应作气管切开。一般供氧措施若不能纠正低氧血症状态，应作呼吸机辅助呼吸。

（二）维持有效血容量，纠正休克

休克可诱发和加重脂栓征的发生和发展，必须尽早纠正。在休克没有完全纠正之前，应妥善固定骨折的伤肢，切忌进行骨折的整复。否则不但会加重休克，而且将诱发或加重脂栓征的发生。在输液和输血的质和量上，须时刻注意避免引起肺水肿的发生，应在血流动力学稳定后，早期达到出入时的平衡。

（三）改善颅内高压状态，减轻脑损害

由于脑细胞对缺氧最敏感，因此脑功能的保护十分重要。对于因脑缺氧而昏迷的患者，应作头部降温，最好用冰袋或冰帽，高热患者尤应如此。头部降温可以大大降低脑组织的新陈代谢，从而相应减轻脑缺氧状态和脑细胞损害。脱水有利于减轻脑水肿，改善颅内高压状态和脑部的血液循环。有条件的患者可用高压氧治疗。

（四）药物治疗

（1）肾上腺皮质激素：有降低毛细血管通透性，减轻肺水肿，稳定肺泡表面活性物质的作用。常用氢化可的松〔（100~300）mg/d〕，地塞米松〔（20~40）mg/d〕。一般可连用3~5天，而不宜长时间使用，以防不良反应。

（2）抑肽酶：是一种蛋白酶抑制剂，影响脂肪代谢，可降低骨折创伤后一过性高脂血症。防止脂栓对毛细血管的毒性作用，稳定血压。首剂可用20万U，以后8万~12万U，静脉滴注3~6天。

（3）肝素：可起到抗凝及澄清血脂的作用。常规用量为125mg/次，静脉注入，4~6小时一次。用药期间应检查出凝血时间。

（4）高渗葡萄糖：对降低儿茶酚胺的分泌，减少体脂动员，缓解游离脂酸毒性作用有一定效果。

（5）右旋糖酐40（低分子右旋糖酐）：有助于疏通微循环，还可预防和减轻严重脂栓征所并发的弥散性血管内凝血。但对伴有心力衰竭和肺水肿的患者，应慎用。

（五）低温疗法

可降低脑代谢，对于高热者有一定的使用价值。

第九节 创伤后弥散性血管内凝血

弥散性血管内凝血是在许多疾病基础上，致病因素损伤微血管体系，导致凝血活化，全身微血管血栓形成、凝血因子大量消耗并继发纤溶亢进，引起以出血及微循环衰竭为特征的临床综合征。严重创伤和休克是弥散性血管内凝血的常见病因之一。由于休克严重，血流滞缓，损伤局部的凝血活素释放到血循环中，激发凝血机制。微循环血管的断裂，造成血小板凝集，裂解并释放出血小板凝血活素因子，能激发一系列血管内凝血过程。

一、诊断要点

（一）临床表现

（1）休克或微循环衰竭：为弥散性血管内凝血最重要和最常见的临床表现之一，多见于急性，而亚急性及慢性者少见发生。弥散性血管内凝血发生的主要原因为肝、肺及周围微血管阻塞，肺动脉压及门脉压升高，回心血量减少，心排血量降低，动脉压下降，同时缓激肽、组胺等释放，进一步使小血管扩张，血压下降。

（2）出血：特点为自发性、多部位出血，常见于皮肤、黏膜、伤口及穿刺部位，严重者可发生危及生命的出血。

（3）溶血：较少发生，贫血程度与出血量不呈正比，偶见皮肤、巩膜黄染。

（4）栓塞症状：可发生在浅层的皮肤、消化道黏膜的微血管，但较少出现局部坏死和溃疡。发生于器官的微血管栓塞其临床表现各异，可表现为顽固的休克、呼吸衰竭、意识障碍、颅内高压和肾衰竭等，严重者可导致多器官功能衰竭。

（二）实验室检查

本病尚无特征性实验室检查。

（1）血小板测定≤15万/mm；凝血酶原时间≥15秒；纤维蛋白原≤160mg%。

（2）纤维蛋白溶解确定试验：Fi试验≥1：16；凝血酶时间≥25秒；优球蛋白溶解时间≤120分钟。

（3）病理学检查：典型的病理改变是毛细血管血栓，局灶性出血与坏死。最常受累的部位是肾、肺，其次是胃肠道、肝、肾上腺、脑、胰腺、心内膜等。

二、治疗原则与方法

（一）治疗基础疾病及去除诱因

根据基础疾病分别采取控制感染、治疗肿瘤、积极处理病理产科及外伤的措施，是终止弥散性血管内凝血进程的最关键和根本的治疗措施。

（二）抗凝治疗

抗凝治疗的目的是阻止凝血过度活化、重建凝血-抗凝平衡、中断弥散性血管内凝血的病理过程。一般认为，弥散性血管内凝血的抗凝治疗应在处理基础疾病的前提下，与凝血因子补充同步进行。临床上常用的抗凝药物为肝素，主要包括普通肝素和低分子肝素。

（三）改善微循环

补充足够血容量，解除血管痉挛（应用受体阻断剂及卢受体兴奋剂），降低血液黏稠度，纠正酸中毒，提高氧分压。

（四）溶血

溶血的主要目的是使血栓在血管内溶解，对新鲜血栓效果良好，常用药物是链激酶（50万~60万U），加入生理盐水或5%葡萄糖或低分子右旋糖酐中，给予静脉滴注），直到血栓溶解。

（五）抗纤溶

凝血过程已停止，而纤维蛋白溶解活动性过分增强时，可使用6-氨基己酸以抑制纤维蛋白溶酶的作用。

（六）替代疗法

输入新鲜冰冻血浆等血液制品、纤维蛋白原等，用以补偿已耗竭的凝血因子与血小板。此法应在凝血停止后才能进行，否则加重凝血。此外，应用维生素K保肝，大剂量的肾上腺皮质激素、能量合剂等也有治疗作用。

附 方

二 画

二妙汤（《医学正传》）

【组成】 苍术、黄柏。

【功效与适应证】 湿热下注，脚膝腰痛。

【制用法】 水煎服。

二陈汤（《和剂局方》）

【组成】 半夏9g，陈皮9g，茯苓9g，甘草3g。

【功效与适应证】 燥湿化痰，理气宽胸。治胸胁损伤，咳嗽痰多。

【制用法】 水煎服。

二味参苏饮（《正体类要》）

【组成】 人参30g，苏木60g。

【功效与适应证】 益气补血。用于出血过多，瘀血入肺，面黑喘促。

【制用法】 水煎服。

七厘散（《良方集腋》）

【组成】 血竭30g，麝香0.36g，冰片0.36g，乳香4.5g，没药4.5g，红花4.5g，朱砂3.6g，儿茶7.2g。

【功效与适应证】 活血散瘀，定痛止血。治跌打损伤，瘀滞作痛，筋伤骨折，创伤出血。

【制用法】 共研极细末，每服0.2g，日服1~2次，米酒调服或酒调敷患处。

七三丹（经验方）

【组成】 熟石膏7份，升丹3份。

【功效与适应证】 提脓拔毒去腐。用于创伤感染创口，流脓未尽，腐肉未清。

【制用法】 共研细末，掺于创面，或制成药条，插入创中。

十灰散（《十药神书》）

【组成】 大蓟、小蓟、荷叶、侧柏叶、茅根、茜草根、大黄、山栀、棕榈皮、牡丹皮、以上各药等量。

【功效与适应证】 凉血止血。治损伤所致呕血、咯血、创面渗血。

【制用法】 各烧灰存性，研极细末待用。每服10~15g，用鲜藕汁或鲜萝卜汁调服。

十全大补汤（《医学发明》）

【组成】 党参10g，白术12g，茯苓12g，炙甘草5g，当归10g，川芎6g，熟地黄12g，白芍12g，黄芪10g，肉桂0.6g（焗冲服）。

【功效与适应证】 补气补血。治损伤后期气血衰弱，溃疡脓清稀，自汗，盗汗，萎黄清瘦，不思饮食，倦怠气短等症。

【制用法】 水煎服，日1剂。

十味参苏饮（《易简方》）

【组成】 人参 10g，桔梗 6g，半夏 10g，紫苏 10g，前胡 10g，葛根 10g，枳壳 10g，茯苓 10g，陈皮 6g，甘草 5g，生姜 3 片。

【功效与适应证】 补气宁血，和肺降逆。治肺伤咳血，衄血，发热气逆，血蕴于肺。

【制用法】 水煎服。

丁桂散（《中医伤科学讲义》）

【组成】 丁香、肉桂、上药各等份。

【功效与适应证】 祛风散寒，温经通络。治阴证肿疡疼痛。

【制用法】 共研细末，加在膏药上，烘热后贴患处。

人参养荣汤（《和剂局方》）

【组成】 党参 10g，白术 10g，炙黄芪 10g，炙甘草 10g，陈皮 10g，肉桂 1g，当归 10g，熟地黄 7g，五味子 7g，茯苓 12g，远志 5g，白芍 10g，大枣 10g，生姜 10g。

【功效与适应证】 补益气血，养心宁神。治损伤后期，气血虚弱，阴疽溃后，久不收敛。

【制用法】 作汤剂则水煎服，其中肉桂心症冲服，日 1 剂。亦可作丸剂，按以上比例，共研细末，其中姜枣煎浓汁，为丸如豆粒大，每服 10g，日 2 次。

八珍汤（《正体类要》）

【组成】 党参 10g，白术 10g，茯苓 10g，甘草 5g，川芎 6g，当归 10g，熟地黄 10g，白芍 10g，生姜 3 片，大枣 2 枚。

【功效与适应证】 补益气血。治损伤中后期气血俱虚，创面脓汁清稀，久不收敛者。

【制用法】 清水煎服，日 1 剂。

八仙逍遥汤（《医宗金鉴》）

【组成】 防风 3g，荆芥 3g，川芎 3g，甘草 3g，当归 6g，苍术 10g，丹皮 10g，川椒 10g，苦参 15g，黄柏 6g。

【功效与适应证】 祛风散瘀，活血通络。治软组织损伤以后，瘀肿疼痛，或风寒湿邪侵注，筋骨酸痛。

【制用法】 煎水熏洗患处。

九一丹（《医宗金鉴》）

【组成】 熟石膏 9 份，升丹 1 份。

【功效与适应证】 提脓祛腐。治各种溃疡流脓未尽者。

【制用法】 共研细末，掺于创面，或制药条，插入创中，外再盖上软膏，每 1～2 日换一次。用凡士林制成软膏外敷亦可。

九气丸（《血证论》）

【组成】 姜黄 10g，香附 12g，甘草 6g。

【功效与适应证】 行气散瘀。治腹痛损伤，气结作痛。

【制用法】 水煎服。

三　　画

三痹汤（《妇人良方》）

【组成】 独活 6g，秦艽 12g，防风 6g，细辛 3g，川芎 6g，当归 12g，生地黄 15g，白芍 10g，茯苓 12g，肉桂 1g（焗冲），杜仲 12g，牛膝 6g，党参 12g，甘草 3g，黄芪 12g，续断 12g。

【功效与适应证】 补肝肾，祛风湿。治气血凝滞，手足拘挛，筋骨痿软，风湿痹痛等。

【制用法】　水煎服，日 1 剂。

三黄宝蜡丸（《医宗金鉴》）
【组成】　天竺黄 10 份，雄黄 10 份，刘寄奴 10 份，红芽大戟 10 份，归尾 5 份，朱砂 3 份半，儿茶 3 份半，净乳香 1 份，琥珀 1 份，轻粉 1 份，水银 1 份（同轻粉研至不见星），麝香 1 份。
【功效与适应证】　活血祛痰，开窍镇潜。治跌打损伤，瘀血奔心，痰迷心窍等症。
【制用法】　各药研细末，用黄蜡适量冷丸每服 1～3g。

三色敷药（《中医伤科学讲义》经验方）
【组成】　黄荆子（去衣炒黑）8 份，紫荆皮（炒黑）8 份，金当归 2 份，木瓜 2 份，丹参 2 份，羌活 2 份，赤芍 2 份，白芷 2 份，片姜黄 2 份，独活 2 份，甘草半份，秦艽 1 份，天花粉 2 份，怀牛膝 2 份，川芎 1 份，连翘 1 份，威灵仙 2 份，木防己 2 份，防风 2 份，马钱子 2 份。
【功效与适应证】　消肿止痛，祛风湿，利关节。治疗损伤初、中期局部肿痛，亦治风寒湿痹痛。
【制用法】　共研细末。用蜜糖或饴糖调拌如厚糊状，敷于患处。

三棱和伤汤（《中医伤科学讲义》经验方）
【组成】　三棱、莪术、青皮、陈皮、白术、枳壳、当归、白芍、党参、乳香、没药、甘草。
【功效与适应证】　活血祛瘀，行气止痛。治胸胁陈伤，隐隐作痛。
【制用法】　根据病情需要决定各药量，水煎内服，日 1 剂。

大成汤（《仙授理伤续断秘方》）
【组成】　大黄 20g，芒硝 10g（冲服），当归 10g，木通 10g，枳壳 20g，厚朴 10g，苏木 10g，川红花 10g，陈皮 10g，甘草 10g。
【功效与适应证】　攻下逐瘀。治跌打损伤后，瘀血内蓄，昏睡，二便秘结者，或腰椎损伤后伴发肠麻痹，腹胀。
【制用法】　水煎服，药后得下即停。

大红丸（《仙授理伤续断秘方》）
【组成】　何首乌 500g，制川乌 710g，制南星 500g，芍药 500g，当归 300g，骨碎补 500g，牛膝 300g，细辛 250g，赤小豆 1000g，煅自然铜 120g，青桑炭 2500g。
【功效与适应证】　坚筋固骨，滋血生力。治骨折筋断，瘀血留滞，外肿内痛，肢节痛倦。
【制用法】　共研细末，醋煮面糊为丸，如梧桐子大，朱砂为衣，每次服 30 丸，温汤下，醋汤亦可。

大活络丹（《兰台轨范》引《圣济总录》）
【组成】　白花蛇 100g，乌梢蛇 100g，威灵仙 100g，两头尖 100g，草乌 100g，天麻 100g，全蝎 100g，首乌 100g，龟板 100g，麻黄 100g，贯仲 100g，炙甘草 100g，羌活 100g，肉桂 100g，藿香 100g，乌药 100g，黄连 100g，熟地黄 100g，大黄 100g，木香 100g，沉香 100g，细辛 50g，赤芍 50g，没药 50g，丁香 50g，乳香 50g，僵蚕 50g，天南星 50g，青皮 50g，骨碎补 50g，白蔻 50g，安息香 50g，黑附子 50g，黄芩 50g，茯苓 50g，香附 50g，玄参 50g，白术 50g，防风 125g，葛根 75g，虎胫骨 75g，当归 75g，血竭 25g，地龙 25g，犀角 25g，麝香 25g，松月旨 25g，牛黄 7.5g，龙脑 7.5g，人参 150g，蜜糖适量。
【功效与适应证】　行气活血，通利经络。治中风瘫痪，痿痹痰厥，拘挛疼痛，跌打损伤，后期筋肉挛痛。
【制用法】　为细末，炼蜜为丸，每服 3g，日服 2 次，陈酒送下。

大定风珠汤（《温病条辨》）
【组成】　阿胶 10g，白术 20g，麦冬 20g，地黄 20g，五味子 6g，麻仁 6g，牡蛎 12g，龟板

12g，炙甘草 12g，鸡子黄 1 个（加入药汁中搅匀），鳖甲 12g。

【功效与适应证】 育阴潜阳，平肝息风。治伤后肝阳上亢而致晕眩，口干，舌红，咽燥，抽搐，肢麻等症。

【制用法】 水煎服。

小活络丹 （《和剂局方》）

【组成】 制南星 3 份，制川乌 3 份，制草乌 3 份，乳香 1 份，没药 1 份，蜜糖适量。

【功效与适应证】 温寒散结，活血通络。治跌打损伤，风寒侵袭经络作痛，肢体不能屈伸及麻木、日久不愈等症。

【制用法】 共为细末，炼蜜为丸，每丸重 3g，每次服 1 丸，每日服 1~2 次。

小蓟饮子 （《济生方》）

【组成】 小蓟 10g，生地黄 25g，滑石 15g，蒲黄（炒）6g，通草 6g，淡竹叶 10g，藕节 12g，当归 10g，栀子 10g，甘草 6g。

【功效与适应证】 凉血止血，利水通淋。治泌尿系损伤瘀热结于下焦，血淋者。

【制用法】 水煎内服。

小柴胡汤 （《伤寒论》）

【组成】 柴胡 10g，制半夏 10g，党参 10g，黄芩 10g，生姜 6g，大枣 5 枚，甘草 6g。

【功效与适应证】 疏肝解郁，治一切跌仆损伤，肝胆火盛作痛，寒热往来，日晡发热或潮热，胁下作痛，痞满不舒。

【制用法】 水煎服。

小陷胸汤 （《伤寒论》）

【组成】 黄连 3g，半夏 10g，瓜蒌实 12g。

【功效与适应证】 清热化痰，宽胸散结。治胸部宿伤所致的痰热内阻，胸中痞满胀痛，口苦，舌苔黄腻等症。

【制用法】 水煎服。

小半夏加茯苓汤 （《金匮要略》）

【组成】 半夏 10g，茯苓 15g，生姜 6g。

【功效与适应证】 化痰辟浊。治伤后痰浊中阻，恶心呕吐，心下痞满。

【制用法】 水煎服。

万应膏 （成药）

【组成】 （略）。

【功效与适应证】 活血祛瘀，温经通络。治跌打损伤，风寒湿侵袭而筋骨疼痛，胸腹气痛等。

【制用法】 把膏药烘热贴患处。

万灵膏 （《医宗金鉴》）

【组成】 鹳筋草、透骨草、紫丁香根、当归、自然铜、没药、血竭各 30g，川芎 25g，半两钱 1 枚（醋淬），红花 30g，川牛膝、五加皮、石菖蒲、茅术各 25g，木香、秦艽、蛇床子、肉桂、附子、半夏、石斛、草薢、鹿茸各 10g，虎胫骨＊土对，麝香 6g，麻油 5000g，黄丹 2500g。

【功效与适应证】 消瘀散毒，舒筋活血，止痛接骨。治跌打损伤，骨折后期或寒湿为患，局部麻木疼痛者。

【制用法】 血竭、没药、麝香各分别研细末另包，余药先用麻油微火煨浸 3 日，然后熬黑为度，去渣，加入黄丹，再熬至滴水成珠，离火，俟少时药温，将血竭、没药、麝香末放入，搅匀取起，去火毒，制成膏药，用时烘热外贴患处。

万花油（市售成药）

【组成】　（略）。

【功效与适应证】　治筋伤、扭挫等损伤。

【制用法】　外搽。

上肢损伤洗方（《中医伤科学讲义》经验方）

【组成】　伸筋草15g，透骨草15g，荆芥9g，防风9g，红花9g，千年健12g，刘寄奴9g，桂枝12g，苏木9g，川芎9g，威灵仙9g。

【功效与适应证】　活血舒筋。用于上肢骨折、脱位、扭挫伤后筋络挛缩酸痛。

【制用法】　煎水熏洗患肢。

下肢损伤洗方（《中医伤科学讲义》经验方）

【组成】　伸筋草15g，透骨草15g，五加皮12g，三棱12g，莪术12g，秦艽12g，海桐皮12g，牛膝10g，木瓜10g，红花10g，苏木10g。

【功效与适应证】　活血舒筋。治下肢损伤挛痛者。

【制用法】　水煎熏洗患肢。

四　　画

五味消毒饮（《医宗金鉴》）

【组成】　金银花15g，野菊花15g，蒲公英15g，紫花地丁15g，紫背天葵10g。

【功效与适应证】　清热解毒。治附骨疽初起，开放性损伤创面感染初期。

【制用法】　水煎服，每日1~3剂。

天麻钩藤饮（《杂病证治新义》）

【组成】　天麻6g，钩藤10g，牛膝12g，石决明（先煎）15g，杜仲12g，黄芩6g，栀子6g，益母草10g，桑寄生10g，夜交藤10g，茯神10g。

【功效与适应证】　清热化痰，平肝潜阳。治脑震荡引起的眩晕、抽搐及阴虚阳亢，肝风内动，兼见痰热内蕴之症。

【制用法】　水煎服，日1剂。

天王补心丹（《摄生总要》）

【组成】　生地黄8份，五味子2份，当归身2份，天冬2份，麦冬2份，柏子仁2份，酸枣仁2份，党参1份，丹参1份，白茯苓1份，远志1份，桔梗1份，朱砂1份，蜜糖适量。

【功效与适应证】　滋阴清热，补心安神。治因损伤耗血伤阴，心神不定，以致睡眠不安、心悸等。

【制用法】　除朱砂及蜜糖外，共研为细末，然后炼蜜为丸如绿豆大，朱砂为衣。每服10g，每日2~3次，若作汤剂，则根据病情决定药量加减。

云南白药（成药）

【组成】　（略）。

【功效与适应证】　活血止血，祛瘀止痛。治损伤瘀滞肿痛，创伤出血，骨疽病疼痛等。

【制用法】　内服每次0.5g，隔4小时一次。外伤创面出血，可直接掺撒出血处然后包扎；亦可调敷。

六味地黄（丸）汤（《小儿药证直决》）

【组成】　熟地黄20g，怀山药12g，茯苓10g，泽泻10g，山萸肉12g，牡丹皮10g。

【功效与适应证】　滋水降火。治肾水不足，腰膝酸痛，头晕目眩，咽干耳鸣，潮热盗汗，骨折后期迟缓愈合等。

【制用法】 水煎服，日1剂。做丸，将药研末，蜜丸，每服10g，日3次。

化煎膏（《中医伤科学讲义》经验方）

【组成】 白芥子2份，甘遂2份，地龙肉2份，威灵仙2份半，急性子2份半，透骨草2份半，麻根3份，细辛3份，乌梅肉4份，生山甲4份，血余1份，诃子1份，全蝎1份，防风1份，生草乌1份，紫硇砂（后入）半份，香油80份，东丹40份。

【功效与适应证】 祛风化瘀。用于损伤后期软组织硬化或粘连等。

【制用法】 将香油熬药至枯，去渣，炼油滴水成珠时下东丹，待烟散尽后加硇砂。

少腹逐瘀汤（《医林改错》）

【组成】 小茴香7粒，干姜3g，延胡索6g，没药3g，当归9g，川芎3g，肉桂1g，赤芍6g，蒲黄10g，五灵脂6g。

【功效与适应证】 活血祛瘀，温经止痛。治腹部挫伤，气滞血瘀，少腹肿痛。

【制用法】 水煎服，日1剂。

双柏（散）膏（《中医伤科学讲义》）

【组成】 侧柏叶2份，黄柏1份，大黄2份，薄荷1份，泽兰1份。

【功效与适应证】 活血解毒，消肿止痛。治跌打损伤早期，疮疡初起，局部红肿热痛，或局部包块形成而无溃疡者。

【制用法】 共研细末，作散剂备用，水、蜜、糖煮热调成厚糊状外敷患处。亦可加入少量米酒调敷，或用凡士林调煮成膏外敷。

风寒砂（见坎离砂）

乌药顺气散（《杂病源流犀烛》）

【组成】 乌药10g，白术10g，党参12g，白芷10g，陈皮6g，青皮10g，茯苓10g，甘草3g。

【功效与适应证】 顺气散滞。治跌仆损伤，腹胀气滞作痛，闷胀不舒。

【制用法】 水煎服。

丹栀逍遥散（《内科摘要》即加减逍遥散）

【组成】 柴胡、当归、白芍、白术、茯苓、丹皮、栀子、薄荷、煨姜、甘草。

【功效与适应证】 清热凉血，疏肝解郁。治肝胆两经郁火，胸胁疼痛，头眩，日晡发热，寒热往来。

【制用法】 水煎服，日1剂。

止血宁痛汤（上海伤科研究所魏氏方）

【组成】 落得打6g，降香2g，鲜生地12g，参三七32g，茯神12g，仙鹤草12g，白芍12g，藕节炭12g，茜草炭12g。

【功效与适应证】 止血定痛。治阳络破损，以致胸胁疼痛、咳血、吐血等症。

【制用法】 水煎服。

巴戟汤（《医宗金鉴》）

【组成】 巴戟（去心）15g，当归30g，大黄15g，芍药30g，川芎30g，地黄30g。

【功效与适应证】 养血逐瘀，清心益神。治头部损伤，瘀留清窍，髓海不足。

【制用法】 水煎服。

木香顺气汤（《卫生宝鉴》）

【组成】 木香10g，青皮6g，陈皮6g，苍术10g，厚朴10g，益智仁6g，泽泻6g，当归10g，茯苓6g，半夏6g，党参10g，柴胡6g，吴茱萸6g，草豆蔻5g，升麻3g，干姜3g。

【功效与适应证】 顺气散滞。治跌打损伤，胸腹胀闷，两胁疼痛。

【制电法】 水煎服。

五　画

四生散（原名青州白丸子，《和剂局方》）

【组成】　生川乌 1 份，生南星 6 份，生白附子 4 份，生半夏 14 份。

【功效与适应证】　祛风逐瘀，散寒解毒，通络止痛。治跌打损伤肿痛，肿瘤局部疼痛，关节痹痛。

【制用法】　共研为细末存放待用，用时以蜜适量调成糊状外敷患处。用醋调煮外敷亦可。如出现过敏性皮炎即停敷。亦可为丸内服，须防止中毒。

四肢损伤洗方（《中医伤科学讲义》经验方）

【组成】　桑枝、桂枝、伸筋草、透骨草、牛膝、木瓜、乳香、没药、红花、羌活、独活、落得打、补骨脂、淫羊藿、萆薢。

【功效与适应证】　温经通络，活血祛风。用于四肢骨折、脱位，挫伤后筋络挛缩酸痛。

【制用法】　煎水熏洗患处。

四君子汤（《和剂局方》）

【组成】　党参 10g，炙甘草 6g，茯苓 12g，白术 12g。

【功效与适应证】　补中益气，调养脾胃。治损伤后期中气不足，脾胃虚弱，肌肉消瘦，溃疡日久未愈。

【制用法】　水煎服，日 1 剂。

四物汤（《仙授理伤续断秘方》）

【组成】　川芎 6g，当归 10g，白芍 12g，熟地黄 12g。

【功效与适应证】　养血补血。治伤患后期血虚之证。

【制用法】　水煎服，日 1 剂。

四逆汤（《伤寒论》）

【组成】　熟附子 15g，干姜 9g，炙甘草 6g。

【功效与适应证】　回阳救逆。治损伤或骨疾病出现汗出肢冷，脉沉微或浮大无根等亡阳证。

【制用法】　水煎服，现亦有制成注射剂，供肌内或静脉注射用。

四黄散（膏）（《证治准绳》）

【组成】　黄连 1 份，黄柏 3 份，大黄 3 份，黄芩 3 份。

【功效与适应证】　清热解毒，消肿止痛。治创伤感染及阳痈局部红肿热痛者。

【制用法】　共研细末，以水蜜调敷或用凡士林调制成膏外敷。

左归丸（《景岳全书》）

【组成】　熟地黄 4 份，怀山药 2 份，山萸肉 2 份，枸杞子 2 份，菟丝子 2 份，龟板 2 份，鹿胶 2 份，川牛膝 1 份半，蜜糖适量。

【功效与适应证】　补肾益阴。治损伤日久或骨疾病后，肾水不足，精髓内亏，腰膝腿软，头昏眼花，虚汗，自汗，盗汗等症。

【制用法】　药为细末，炼蜜为丸如豆大。每服 10g，每日 1~2 次，饭前服。

右归丸（《景岳全书》）

【组成】　熟地黄 4 份，怀山药 2 份，山萸肉 2 份，枸杞子 2 份，菟丝子 2 份，杜仲 2 份，鹿角胶 2 份，当归 1 份半，附子 1 份，肉桂 1 份，蜜糖适量。

【功效与适应证】　补益肾阳。治骨及软组织损伤后期，肝肾不足，精血虚损而致神疲气怯，或心跳不宁，或肢冷痿软无力。

【制用法】　共为细末，炼蜜为丸，每服 10g，每日 1~2 次。

左金丸（《丹溪心法》）

【组成】　黄连 180g，吴茱萸 30g。

【功效与适应证】　清泻肝火，降逆止呕。治损伤后肝火炽盛，左胁疼痛，脘痞吞酸，口苦，呕吐等症。

【制用法】　共研细末，水泛为丸，每次服 2~3g，开水送服。

玉枢丹（又名紫金锭，成药）

【组成】　（略）。

【功效与适应证】　解毒消肿。治附骨痈疽肿痛。

【制用法】　内服每次 1~2 锭，外用醋抹涂。

玉真散（《外科正宗》）

【组成】　生南星、白芷、防风、羌活、天麻、白附子各等量。

【功效与适应证】　祛风镇痉。用于破伤风。

【制用法】　共为细末，每服 3~6g，每日 2 次。

玉屏风散（《世医得效方》）

【组成】　黄芪 180g，白术 60g，防风 60g。

【功效与适应证】　益气固表止汗。用于表虚卫阳不固。

【制用法】　共研细末，每服 6~9g，每日 2 次，开水送服。亦可水煎服，用量按原方酌减。

白虎汤（《伤寒论》）

【组成】　生石膏（先煎）30g，知母 12g，甘草 4.5g，粳米 12g。

【功效与适应证】　清热生津，除烦止渴。治阳明气分热盛，口干舌燥，烦渴引饮，赤恶热，大汗出，脉洪大有力，或滑数者。

【制用法】　水煎服，日 1~2 次。

白降丹（《医宗金鉴》）

【组成】　朱砂 1 份，雄黄 1 份，水银 5 份，硼砂 2 份半，火硝 7 份，食盐 7 份，白矾 7 份，皂矾 7 份。

【功效与适应证】　腐蚀干脓。治溃疡脓腐难去，或已成瘘管，肿疡而脓不能自溃者，以及赘疣、瘰疬等症经外用其他消散药物无显效者。

【制用法】　研成细末，以清水调敷病灶上，或做药捻，插入疮口内，瘘管中，外盖药膏，每次用 0.01~0.05g，每 1~2 天换一次。

白头翁汤（《伤寒论》）

【组成】　白头翁 15g，黄柏 10g，黄连 6g，秦皮 9g。

【功效与适应证】　清热，凉血，止泻。治结肠损伤，大便泄泻无度，肛门灼热坠痛。

【制用法】　水煎服。

生肌玉红膏（《外科正宗》）

【组成】　当归 5 份，白芷 1.2 份，白蜡 5 份，轻粉 1 份，甘草 3 份，紫草半份，血竭 1 份，麻油 40 份。

【功效与适应证】　活血祛瘀，解毒镇痛，润肤生肌。治溃疡脓腐不脱，新肌难生者。

【制用法】　先将当归、白芷、紫草、甘草四味，入油内浸 3 日，慢火熬微枯，滤清，再煎滚，入血竭化烬，次入白蜡，微火化开。将膏倾入预放水中的盅内，候片刻，把研细的轻粉放入，搅拌成膏。将膏匀涂纱布上，敷贴患处。并可根据溃疡局部病情的需要，掺撒去脓、提腐药在膏的表面上外敷，效果更佳。

生肌膏（散）（《外伤科学》经验方）

【组成】　制炉甘石 50 份，滴乳石 30 份，滑石 100 份，琥珀 30 份，朱砂 10 份，冰片 1 份。

【功效与适应证】　生肌收口。治溃疡脓性分泌已经较少，期待肉芽生长者。

【制用法】　研极细末。掺创面上，外再盖膏药或油膏。亦可用凡士林适量，调煮成油膏外敷，其中冰片亦可待用时掺撒在膏的表面上敷。

生肌八宝丹（散）（《中医伤科学讲义》）

【组成】　煅石膏 3 份，东丹 1 份，龙骨 1 份，轻粉 3 份，血竭 1 份，乳香 1 份，没药 1 份。

【功效与适应证】　生肌收敛。用于各种创口。

【制用法】　共研细末，外撒创口。

生脉散（《内外伤辨惑论》）

【组成】　人参 1.6g，麦冬 1.6g，五味子 7 粒。

【功效与适应证】　益气敛汗，养阴生津。治热伤气阴，或损伤气血耗损，汗出气短，体倦肢凉，心悸脉虚者。

【制用法】　水煎服，或为散冲服，日 1 ~ 4 剂，或按病情需要酌情使用。现代亦有制成注射剂，供肌内注射或静脉注射，在急救情况下，亦用来作心腔内注射。

加味犀角地黄汤（《中医伤科学讲义》）

【组成】　犀角、生地、白芍、丹皮、藕节、当归、红花、桔梗、陈皮、甘草。

【功效与适应证】　凉血止血。用于三焦热盛之吐血、衄血、咳血、便血等症。

【制用法】　水煎服。

加减补筋丸（《医宗金鉴》）

【组成】　当归 30g，熟地 60g，白芍 60g，红花 30g，乳香 30g，茯苓 30g，骨碎补 30g，陈皮 60g，没药 9g，丁香 15g。

【功效与适应证】　活血，壮筋，止痛。治跌仆伤筋，血脉壅滞，青紫肿痛。

【制用法】　共为细末，炼蜜为丸，如弹子大，每丸重 9g，每次服 1 丸，用无灰酒送下。

加味芎蒡汤（《医宗金鉴》）

【组成】　芎蒡 6g，当归 6g，百合（水浸 1 日）6g，荆芥 6g，白术 6g。

【功效与适应证】　和胃行血。治跌仆损伤，瘀血入胃作呕而形气虚者。

【制用法】　水煎服。

归脾汤（《济生方》）

【组成】　白术 10g，当归 3g，党参 3g，黄芪 10g，酸枣仁 10g，木香 1.5g，远志 3g，炙甘草 4.5g，龙眼肉 4.5g，茯苓 10g。

【功效与适应证】　养心健脾，补益气血。治骨折后期气血不足，神经衰弱，慢性溃疡等。

【制用法】　水煎服，日 1 剂。亦可制成丸剂服用。

龙胆泻肝汤（《医宗金鉴》）

【组成】　龙胆草（酒炒）10g，黄芩 6g，栀子（酒炒）6g，泽泻 6g，木通 6g，当归 1.5g，车前子 3g，柴胡 6g，甘草 1.5g，生地（炒）6g。

【功效与适应证】　泻肝经湿热。治肝经所过之处损伤而有瘀热者，或痈疽之病表现有肝经实火而津液未伤者。

【制用法】　水煎服，每日 1 ~ 2 剂。

正骨熨药（《中医伤科学讲义》经验方）

【组成】　当归 12g，羌活 12g，红花 12g，白芷 12g，乳香 12g，没药 12g，骨碎补 12g，防风 12g，木瓜 12g，透骨草 12g，川椒 12g，川断 12g。

【功效与适应证】 活血舒筋。

【制用法】 上药装入布袋后放入蒸笼内,蒸热后敷患处。

外敷接骨散 (《中医伤科学讲义》经验方)

【组成】 骨碎补、血竭、硼砂、当归、乳香、没药、川断、自然铜、大黄、地鳖虫各等份。

【功效与适应证】 消肿止痛,接骨续筋。用于骨折及扭挫伤。

【制用法】 共研细末,饴糖或蜂蜜调敷。

平胃散 (《和剂局方》)

【组成】 苍术10g,厚朴10g,陈皮10g,生姜6g,大枣15g,甘草3g。

【功效与适应证】 健胃燥湿。治头部宿伤,湿困脾胃而症见泛恶呕吐,脘腹胀闷,食欲不振,四肢困倦,舌苔厚腻等。

【制用法】 水煎服。

六 画

当归补血汤 (《内外伤辨惑论》)

【组成】 黄芪15~30g,当归3~6g。

【功效与适应证】 补气生血。治血虚发热,以及大出血后,脉芤,重按无力,气血两虚等症。

【制用法】 水煎服。

当归鸡血藤汤 (经验方)

【组成】 当归15g,熟地15g,桂圆肉6g,白芍9g,丹参9g,鸡血藤15g。

【功效与适应证】 补气补血。用于骨伤后期气血虚弱患者,肿瘤经放疗期间有白细胞及血小板减少者。

【制用法】 水煎服,日1剂。

当归导滞汤 (《伤科汇纂》)

【组成】 当归、大黄各等份。

【功效与适应证】 祛瘀通便。用于跌仆损伤,瘀血在内,腹膜肿满,或大便不通,或喘咳吐血。

【制用法】 共研细末,每次服9g,温酒下。气虚者加肉桂。

红油膏 (《中医伤科学讲义》经验方)

【组成】 九一丹10份,东丹1份半,凡士林100份。

【功效与适应证】 化腐生肌。治溃疡不敛。

【制用法】 先将凡士林加热至全部呈液状,然后把两丹药粉调入和匀为膏,摊在敷料上敷贴患处。

红升丹 (《医宗金鉴》)

【组成】 雄黄1份,朱砂1份,皂矾1份,水银2份,白矾2份,火硝8份。

【功效与适应证】 提脓祛腐。治疮疡已溃,腐内难脱,瘘管等。

【制用法】 研制成药末(原是丹剂,其治法参阅《医宗金鉴》),掺在创面上;亦可用凡士林调成软膏,再制成软膏纱条敷贴;或制成药条,插入瘘管深处。该药中有氧化汞,须注意防止汞中毒。

夺命丹 (《伤科补要》)

【组成】 归尾60份,桃仁60份,血竭10份,地鳖30份,儿茶10份,乳香20份,没药20

份，红花 10 份，自然铜 60 份，大黄 60 份，朱砂 10 份，骨碎补 20 份，麝香 1 份。

【功效与适应证】　祛瘀宣窍。治头部内伤脑震荡昏迷及骨折的早中期。

【制用法】　共为细末，用黄明胶热化为丸如绿豆大，朱砂为衣，每次服 10～15g，每日服 3～4 次。

血府逐瘀汤　（《医林改错》）

【组成】　当归 10g，生地黄 10g，桃仁 12g，红花 10g，枳壳 6g，赤芍 6g，柴胡 3g，甘草 3g，桔梗 4.5g，川芎 4.5g，牛膝 10g。

【功效与适应证】　活血逐瘀，通络止痛。治瘀血内阻，血行不畅，经脉闭塞疼痛。

【制用法】　水煎服，日 1 剂。

先天大造丸　（《医宗金鉴》）

【组成】　人参 60g，土炒白术 60g，当归身 60g，白茯苓 60g，菟丝子 60g，枸杞 608g，黄精 60g，牛膝 60g，补骨脂（炒）30g，骨碎补（去毛，微炒）30g，巴戟肉 30g，远志（去心）30g，广木香 15g，青盐 15g，丁香 10g。以上各药共为末。熟地（酒煮）60g，何首乌（去皮，与黑豆同煮后去豆）60g，胶枣肉 60g，肉苁蓉（去鳞，酒浸）60g，紫河车 1 具（用白酒煮熟烂）。以上药分别捣成膏状。白蜂蜜适量。

【功效与适应证】　补气血，壮筋骨。治骨伤患者后期亏虚者，如流痰（骨结核）溃后，脓稀难敛，形体消瘦等。

【制用法】　将药末同捣烂的膏混和，炼蜜为丸如梧桐子大，每服 15～20 丸，日服 3 次，空腹时温酒或开水送下。

壮腰健肾汤　（经验方）

【组成】　熟地、杜仲、山茱萸、枸杞子、补骨脂、红花、羌活、独活、肉苁蓉、菟丝子、当归。

【功效与适应证】　调肝肾，壮筋骨。治骨折及软组织损伤。

【制用法】　水煎服。

壮筋养血汤　（《伤科补要》）

【组成】　当归 9g，川芎 6g，白芷 9g，续断 12g，红花 5g，生地 12g，牛膝 9g，牡丹皮 9g，杜仲 6g。

【功效与适应证】　活血壮筋。用于软组织损伤。

【制用法】　水煎服。

壮筋续骨丹　（《伤科大成》）

【组成】　当归 60g，川芎 30g，白芍 30g，熟地 120g，杜仲 30g，川断 45g，五加皮 45g，骨碎补 90g，桂枝 30g，三七 30g，黄芪 90g，虎骨 30g，补骨脂 60g，菟丝子 60g，党参 60g，木瓜 30g，刘寄奴 60g，地鳖虫 90g。

【功效与适应证】　壮筋续骨。用于骨折、脱位、伤筋中后期。

【制用法】　共研细末，糖水泛丸，每次服 12g，温酒下。

阳和汤　（《外科全生集》）

【组成】　熟地 30g，鹿角胶 10g，姜炭 5g，肉桂（焗冲）3g，麻黄 5g，白芥子 6g，生甘草 3g。

【功效与适应证】　温阳通脉，散寒化痰。治各类阴疽如流痰、流注等。

【制用法】　水煎服。

阳和解凝膏　（《外科正宗》）

【组成】　鲜牛蒡子、根、叶、梗 90g，鲜白凤仙梗 12g，川芎 12g，附子 6g，桂枝 6g，大黄 6g，当归 6g，肉桂 6g，草乌 6g，地龙 6g，僵蚕 6g，赤芍 6g，白芷 6g，白蔹 6g，白及 6g，乳香

6g，没药 6g，续断 3g，防风 3g，荆芥 3g，五灵脂 3g，木香 3g，香橼 3g，陈皮 3g，菜油 500g，苏合油 12g，麝香 3g，黄丹 210g。

【功效与适应证】　行气和血，温经和阳，驱风化痰，散寒通络。治各类疮疡屑阴证者。

【制用法】　先将鲜牛蒡、白凤仙入锅中，加入菜油，熬枯去渣，次日除乳香、没药、麝香、苏合油外，余药俱入锅煎枯，去渣滤净，加入黄丹，熬至滴水成珠，不粘指为度，离火后，再将乳、没、麝、苏合油入膏搅和，半个月后可用，用时摊于敷料上贴患处。

如意金黄散（《外科正宗》）

【组成】　松香 5 份，生矾 1 份，枯矾 1 份。

【功效与适应证】　止血燥湿。治创面渗血，或溃烂流液。

【制用法】　共研细末，掺撒溃创面。

防风归芎汤（《中医伤科学讲义》经验方）

【组成】　川芎、当归、防风、荆芥、羌活、白芷、细辛、蔓荆子、丹参、乳香、没药、桃仁、苏木、泽兰叶。

【功效与适应证】　活血化瘀，祛风止痛。治跌打损伤，青紫肿痛。

【制用法】　水煎温服。

全蝎除风汤（河南正骨研究所郭氏验方）

【组成】　当归 9g，全蝎 4.5g，白附子 6g，白芷 6g，乌药 9g，白芍 6g，川芎 6g，茯苓 9g，桔梗 9g，防风 6g，荆芥穗 6g，僵蚕 3g，姜黄连 3g，甘草 2g。

【功效与适应证】　祛风通络。治伤后肝风内动，口眼歪斜。

【制用法】　水煎服。

百合散（《证治准绳》）

【组成】　百合 10g，当归 10g，赤芍 10g，丹皮 10g，生地 12g，川芎 6g，黄芩 10g，黄连 6g，栀子 10g，大黄（后下）10g，荆芥 6g，犀角 3g，侧柏叶 10g，郁金 10g。

【功效与适应证】　和胃行气，破血逐瘀。治跌仆损伤，败血流入胃脘，呕黑血汁而形气实者。

【制用法】　水煎服。

收呆汤（《串雅内编》）

【组成】　党参 30g，柴胡 30g，白芍 120g，郁金 15g，当归 30g，菖蒲 30g，附子 3g，茯苓 90g，枣仁 30g，神曲 15g，半夏 30g，制南星 15g，甘草 15g。

【功效与适应证】　通窍醒神。治脑髓损伤而遗留神情呆滞者。

【制用法】　水煎服。

行气活血汤（《伤科大成》）

【组成】　郁金 3g，苏梗 3g，当归尾 8g，制乳香 3g，香附 5g，延胡索 5g，青皮 3g，茜草 3g，木香 5g，泽兰 3g，红花 5g。

【功效与适应证】　行气活血。治腹部气血两伤，肿胀疼痛，行走不便。

【制用法】　水煎服。

至宝丹（《和剂局方》）

【组成】　犀角 100 份，玳瑁 100 份，琥珀 100 份，朱砂 100 份，雄黄 100 份，龙脑 10 份，麝香 10 份。

【制用法】　研成细末为丸，每丸 3g，每服 3g，小儿酌减。

安宫牛黄丸（《温病条辨》）

【组成】　牛黄 4 份，郁金 4 份，黄连 4 份，黄芩 4 份，栀子 4 份，犀角 4 份，雄黄 4 份，朱砂 4 份，麝香 1 份，冰片 1 份，珍珠 2 份，蜜糖适量。

【功效与适应证】　清心解毒，开窍安神。治神昏谵语，身热，狂躁，痉厥，以及头部内伤昏厥。

【制用法】　研极细末，炼蜜为丸，每丸 3g，每服 1 丸，每日 1～3 次。

安脑宁神丸（《伤科学》经验方）

【组成】　明天麻 1 份，白蒺藜 2 份，杭菊 1 份，嫩钩藤 2 份，潞党参 2 份，川芎 1 份，炙黄芪 2 份，炒白术 1 份，白芍 1 份，熟地 3 份，珍珠母 4 份，枣仁 2 份，陈皮 1 份，当归 1 份半，杞子 2 份，炙甘草 1 份，炙远志（去心）1 份。

【功效与适应证】　开阳益气，健脑安神。治脑震荡后头晕、目眩、耳鸣、心悸、夜寐不酣，经常反复发作或时发时愈。

【制用法】　共研细末，每服 10g，米酒调服，日服 3 次。

伤药膏（《中医伤科学》经验方）

【组成】　乳香 10 份，没药 10 份，血竭 10 份，羌活 10 份，独活 10 份，续断 10 份，甲珠 10 份，香附 10 份，木瓜 10 份，川芎 10 份，自然铜 10 份，川乌 6 份，草乌 6 份，南星 6 份，紫荆皮 8 份，白芷 8 份，泽兰 8 份，小茴 8 份，上桂 8 份，麝香 1 份。

【功效与适应证】　活血祛瘀，消肿止痛。治各类骨折、脱位、伤筋。

【制用法】　共研细末，蜜或水、酒各半调敷。

红灵酒（验方）

【组成】　生当归 60g，红花 30g，花椒 30g，肉桂 60g，樟脑 15g，细辛 15g，干姜 30g。

【功效与适应证】　活血止痛消肿。

【制用法】　用 95% 乙醇 1000ml 浸泡 7 日备用，每日用棉花蘸酒在患处揉擦 2 次，每次擦药 10 分钟。

七　画

补中益气汤（《东垣十书》）

【组成】　黄芪 15g，党参 12g，白术 12g，陈皮 3g，炙甘草 5g，当归 10g，升麻 5g，柴胡 5g。

【功效与适应证】　补中益气。治疮疡日久，元气亏损，气血耗损，中气不足诸证。

【制用法】　水煎服。

补肾壮筋汤（丸）（《伤科补要》）

【组成】　熟地黄 12g，当归 12g，牛膝 10g，山茱萸 12g，茯苓 12g，续断 12g，杜仲 10g，芍药 10g，青皮 5g，五加皮 10g。

【功效与适应证】　补益肝肾，强壮筋骨。治肾气虚损，习惯性关节脱位等。

【制用法】　水煎服，日 1 剂，或制成丸剂服。

补阳还五汤（《医林改错》）

【组成】　黄芪 30g，归尾 6g，赤芍 4.5g，地龙 3g，川芎 3g，桃仁 3g，红花 3g。

【功效与适应证】　活血补气，疏通经络。治气虚而血不行的半身不遂，口眼歪斜及外伤性截瘫。

【制用法】　水煎服。

补肝汤（《医宗金鉴》）

【组成】　当归 10g，熟地 12g，白芍 10g，川芎 6g，枣仁 10g，麦冬 12g，木瓜 10g，甘草 6g。

【功效与适应证】　养血益肝。治血虚肢麻，筋脉不利，爪甲不荣。

【制用法】 水煎服。

苏子降气汤 (《和剂局方》)

【组成】 紫苏子9g，法夏9g，前胡6g，厚朴6g，当归6g，甘草4g，沉香1.5g。

【功效与适应证】 降气平喘。用于瘀血壅盛之喘咳。

【制用法】 水煎服。

苏合香丸 (《和剂局方》)

【组成】 白术2份，青木香2份，乌犀屑2份，香附子(炒去皮)2份，朱砂(研水飞)、诃黎勒(煨去皮)2份，白檀香2份，安息香(为末用无灰酒一升熬膏)2份，沉香2份，麝香(研)2份，荜拨2份，龙脑(研)1份，乳香(研)1份，苏合香油(入安息香膏内)1份，白蜜糖适量。

【功效与适应证】 温宣通窍。治头部内伤昏迷。

【制用法】 固体药分别研成末，安息香以酒熬膏后与苏合香油混合，再把各药末加入，并炼蜜为丸，每丸3g，每服1丸，温开水送服，小儿减半。

花蕊石散 (《本草纲目》《引《和剂局方》)

【组成】 花蕊石1份，石硫磺2份。

【功效与适应证】 化瘀止血。治创伤出血。

【制用法】 共入瓦罐煅研为细末。外掺伤面后包扎。

坎离砂 (成药)

【组成】 麻黄、归尾、附子、透骨草、红花、干姜、桂枝、牛膝、白芷、荆芥、防风、木瓜、生艾绒、羌活、独活各等份，醋适量。

【功效与适应证】 祛风散寒止痛。治腰腿疼痛，风湿性关节疼痛。

【制用法】 用醋水各半，将药熬成浓汁，再将铁砂炒红后搅拌制成，使用时加醋约半两，装入布袋内，自然发热，敷在患处。如太热可来回移动。

芪附汤 (《魏氏家藏方》)

【组成】 黄芪、附子。

【功效与适应证】 温阳固表。治伤患气血耗失，卫阳不固，虚汗自冒，亦治伤患后期肢节冷痛。

【制用法】 水煎服。

鸡鸣散 (《伤科补要》)

【组成】 归尾、桃仁、大黄。

【功效与适应证】 攻下逐瘀。治胸腹部挫伤，疼痛难忍，并见大便秘结者。

【制用法】 根据病情实际需要酌情拟定剂量，水煎服。

杞菊地黄丸 (《医级》)

【组成】 杞子12g，杭菊12g，熟地15g，怀山药12g，山萸肉10g，牡丹皮10g，茯苓10g，泽泻6g。

【功效与适应证】 滋肾养肝，育阴潜阳。治肝肾不足，眩晕头痛，视物不清，耳鸣肢麻等症。

【制用法】 水煎服或为丸服。

驳骨散 (《外伤科学》经验方)

【组成】 桃仁1份，黄连1份，金耳环1份，川红花1份，栀子2份，生地黄2份，黄柏2份，黄芪2份，防风2份，甘草2份，蒲公英2份，赤芍2份，自然铜2份，土鳖2份，侧柏6份，大黄6份，骨碎补6份，当归尾4份，薄荷4份，毛麝香4份，牡丹皮4份，金银花4份，透骨草 4 份, 鸡骨香 4 份。

【功效与适应证】 消肿止痛, 散瘀接骨。治骨折及软组织扭挫伤的早中期。

【制用法】 共研细末, 水、酒、蜂蜜或凡士林调煮外敷患处。

君音饮 (《内伤证治》引 (《正骨学讲义》)

【组成】 菖蒲 9g, 蝉蜕 9g, 羌活 6g, 防风 6g, 茯苓 9g, 枳壳 6g, 黄连 3g, 半夏 6g, 荆芥 6g, 天麻 3g, 天竺黄 3g, 竹沥油 (掺入药汁中) 50g, 生姜 9g。

【功效与适应证】 祛痰浊, 开音窍。治头部损伤而致失语者。

【制用法】 水煎服。

苇茎汤 (《千金方》)

【组成】 苇茎 30~60g, 薏苡仁 (炒) 30g, 丝瓜络 25g, 桃仁 10g。

【功效与适应证】 清肺化痰, 逐瘀排脓。治跌打损伤, 肺热咳嗽, 或瘀热而成肺痈。

【制用法】 水煎服。

沙参麦冬汤 (《温病条辨》)

【组成】 沙参 10g, 麦冬 10g, 玉竹 7g, 冬桑叶 5g, 生扁豆 5g, 天花粉 5g, 甘草 3g。

【功效与适应证】 滋阴清热, 润肺止咳。治跌仆损伤, 瘀热燥伤, 脾胃阴津, 发热咳嗽, 干咳少痰。

【制用法】 水煎服。

坚骨壮筋膏 (经验方)

【组成】 骨碎补、川续断各 150g, 马钱子、白及、硼砂、生草乌、牛膝、苏木、杜仲、伸筋草、透骨草各 100g, 羌活、麻黄、五加皮、皂角核、红花、泽兰叶、苏木各 50g, 虎骨 40g。

【功效与适应证】 强壮筋骨。主治伤筋骨折后期。

【制用法】 上药加香油 5000g, 黄丹 2500g, 熬成膏药后温烊摊贴。又用血竭 50g, 甘松、细辛各 100g, 乳香、没药各 50g, 麝香酌加 2.5g, 共研为细末, 临贴时撒药面。

八　　画

参附汤 (《世医得效方》)

【组成】 人参 12g, 附子 (炮去皮) 10g。

【功效与适应证】 回阳救逆。治伤患阳气将脱, 表现休克、四肢厥冷、气短呃逆、喘满汗出、脉微细者。

【制用法】 水煎服。

参苓白术散 (《和剂局方》)

【组成】 白扁豆 12g, 党参 12g, 白术 12g, 茯苓 12g, 炙甘草 6g, 怀山药 12g, 莲子肉 10g, 薏苡仁 10g, 桔梗 6g, 砂仁 5g, 大枣 4 枚。

【功效与适应证】 补气, 健脾, 渗湿。治疮疡及损伤后期, 气血受损, 脾失健运者。

【制用法】 水煎服。可制成散剂服, 其中大枣煎汤送散服。

和营止痛汤 (《伤科补要》)

【组成】 赤芍 9g, 当归尾 9g, 川芎 6g, 苏木 6g, 陈皮 6g, 桃仁 6g, 续断 12g, 乌药 9g, 乳香 6g, 没药 6g, 木通 6g, 甘草 6g。

【功效与适应证】 活血止痛, 祛瘀生新。治损伤积瘀肿痛。

【制用法】 水煎服。

和营理气汤 (《中医伤科学》经验方)

【组成】 当归 10g，白芍 10g，丹参 12g，川芎 6g，郁金 10g，延胡索 12g，小茴 6g，香附 10g，青皮 10g，木香 5g，乌药 10g。

【功效与适应证】 行气散瘀，和营止痛。治跌仆损伤气血，胸闷不舒。

【制用法】 水煎服。

和营通气散 (《伤科学》经验方)

【组成】 当归 6 份，丹参 6 份，川芎 2 份，延胡索 2 份，香附 6 份，青皮 2 份，枳壳 2 份，郁金 4 份，制半夏 4 份，木香 1 份，大茴香 1 份。

【功效与适应证】 行气活血，散滞止痛。治胸腹损伤，气血阻滞，胸脘腰腹闷胀不舒，呼吸不利。

【制用法】 共研细末，每服 1.5g，日服 2 次。

金黄（散）膏 (《医宗金鉴》)

【组成】 大黄 5 份，黄柏 5 份，姜黄 5 份，白芷 5 份，制南星 1 份，陈皮 1 份，苍术 1 份，厚朴 1 份，甘草 1 份，天花粉 10 份。

【功效与适应证】 清热解毒，散瘀消肿。治感染阳证，跌打肿痛。

【制用法】 共研细末。可用酒、油、花露、丝瓜叶或生葱等捣汁调敷。

金铃子散 (《圣惠方》)

【组成】 金铃子、延胡索各等量。

【功效与适应证】 理气止痛。治跌仆损伤后胸腹胁疼痛，时发时止，或流窜不定。

【制用法】 共为细末，每服 9~12g，温开水或温酒送下，每日 2~4 次。

金枪铁扇散 (《中医伤科学讲义》)

【组成】 乳香 2 份，没药 2 份，象皮 2 份，老材香 2 份，明矾 1 份，炉甘石 1 份，降香 1 份，黄柏 1 份，血竭 1 份。

【功效与适应证】 收敛，拔毒，生肌。治各种创伤溃疡。

【制用法】 共为极细末。直接掺于伤口或溃疡面上。

金匮肾气丸 (即附桂八味丸，《金匮要略》)

【组成】 熟地黄 25g，怀山药 12g，山萸肉 12g，泽泻 10g，茯苓 10g，丹皮 10g，肉桂（焗冲）3g，熟附子 10g。

【功效与适应证】 温补肾阳。治伤病后肾阳亏损者。

【制用法】 水煎服，或制成丸剂，淡盐汤送服。

狗皮膏 (成药)

【组成】 （略）。

【功效与适应证】 散寒止痛，舒筋活络。治跌打损伤及风寒湿痹痛。

【制用法】 烘热外敷患处。

肢伤二方 (《外伤科学》经验方)

【组成】 当归 12g，赤芍 12g，续断 12g，威灵仙 12g，生薏仁 30g，桑寄生 30g，骨碎补 12g，五加皮 12g。

【功效与适应证】 祛瘀生新，舒筋活络。治跌打损伤，筋络挛痛。用于四肢损伤的中、后期。

【制用法】 水煎服。

肢伤三方 (《外科学》经验方)

【组成】 当归 12g，白芍 12g，续断 12g，骨碎补 12g，威灵仙 12g，川木瓜 12g，天花粉 12g，黄芪15g，熟地黄15g，自然铜10g，土鳖10g。

【功效与适应证】　补益气血，促进骨折愈合。治骨折后期。

【制用法】　水煎服。

定痛膏　（《疡医准绳》）

【组成】　芙蓉叶4份，紫荆皮1份，独活1份，生南星1份，白芷1份。

【功效与适应证】　祛风消肿止痛。治跌打损伤肿痛。

【制用法】　共研细末。用姜汁、水、酒调煮热敷；或用凡士林调煮成软膏外敷。

定痛和血汤　（《伤科补要》）

【组成】　桃仁、红花、乳香、没药、当归、秦艽、川断、蒲黄、五灵脂。

【功效与适应证】　活血定痛。用于各部损伤，瘀血疼痛。

【制用法】　水、酒各半，煎服。

虎潜丸　（《丹溪心法》）

【组成】　虎骨（炙）2份，干姜1份，陈皮4份，白芍4份，锁阳2份半，熟地4份，龟板（酒炙）8份，黄柏16份，知母（炒）2份。

【功效与适应证】　滋阴降火，强壮筋骨。治损伤之后肝肾不足，筋骨痿软、腿足瘦削、步履乏力等症。

【制用法】　为末，用酒或米糊制丸如豆大小。每服10g，每日1~2次，空腹淡盐汤送服。

虎骨木瓜酒　（成药）

【组成】　虎骨（酥炙）30g，川芎30g，当归30g，玉竹60g，五加皮30g，川断30g，天麻30g，红花30g，怀牛膝30g，白茄根30g，秦艽15g，桑枝120g，防风15g，木瓜90g。

【功效与适应证】　活血祛风，舒筋活络，强壮筋骨。治损伤之后肝肾不足，筋骨痿软、腿足瘦削、步履乏力等症。

【制用法】　上药浸酒10 000g，浸7日，加冰糖1000g，每日饮一小杯。

宝珍膏　（成药）

【组成】　生地1份，茅术1份，枳壳1份，五加皮1份，莪术1份，桃仁1份，山奈1份，当归1份，川乌1份，陈皮1份，乌药1份，三棱1份，大黄1份，首乌1份，草乌1份，柴胡1份，香附1份，防风1份，牙皂1份，肉桂1份，羌活1份，赤芍1份，南星1份，荆芥1份，白芷1份，藁本1份，续断1份，良姜1份，独活1份，麻黄1份，甘松1份，连翘1份，冰片1份，樟脑1份，乳香1份，没药1份，阿魏1份，细辛1份，刘寄奴1份，威灵仙1份，海风藤1份，小茴香1份，川芎2份，血余7份，麝香2/3份，木香2/3份，附子2/3份，东丹30份。

【功效与适应证】　行气活血，祛风止痛。治风湿关节痛及跌打损伤疼痛。

【制用法】　制成药膏贴患处。近年来药厂制成黏胶布形膏药，名为伤湿宝珍膏，使用更方便。

青黛膏　（经验方）

【组成】　青黛27g，大黄18g，黄柏18g，熟石膏60g。

【功效与适应证】　能除蓄蕴内热，泻实热，荡积滞，清湿热。

【制用法】　上药共研细末，加凡士林500g，调和如软膏，摊于纱布或韧性纸上，外用。

拔毒膏　（《证治准绳》）

【组成】　马齿苋汁、猪膏脂、石蜜。

【功效与适应证】　清热解毒。治热毒侵注，局部肿痛。

【制用法】　熬成膏为度，药量可灵活配定。外涂患处。

抵挡丸（汤）（《伤寒论》）

【组成】 水蛭9g，虻虫9g，桃仁6g，大黄15g，蜜糖适量。

【功效与适应证】 破瘀血，消癥瘕。用治各种骨肿瘤有瘀阻者。

【制用法】 共为细末，蜜为丸如绿豆大小。每服3～6g，每日1～2次，作汤剂时，水煎服，但须注意患者的耐受情况。

九　画

活络油膏（《中医伤科学讲义》经验方）

【组成】 红花60g，没药60g，白芷60g，当归240g，白附子30g，钩藤120g，紫草60g，栀子60g，黄药子30g，甘草60g，刘寄奴60g，丹皮60g，梅片60g，生地240g，制乳香60g，露蜂房60g，大黄120g，白药子30g。

【功效与适应证】 活血通络。用于损伤后期软组织硬化或粘连。

【制用法】 上药置大铁锅内，再放入麻油4500g，用文火将药炸透存性，过滤去渣。再入锅内武火烧熬，放黄蜡1500g，梅片60g，用木棍调和装盒。用手指蘸药擦患处。

活血散（《中医正骨经验概述》）

【组成】 乳香15g，没药15g，血竭15g，贝母9g，羌活15g，木香6g，厚朴9g，制川乌3g，制草乌3g，白芷24g，麝香15g，紫荆皮24g，生香附15g，炒小茴9g，甲珠15g，煅自然铜15g，独活15g，续断15g，虎骨15g，川芎15g，木瓜15g，肉桂9g，当归24g。

【功效与适应证】 活血舒筋，理气止痛。治跌打损伤，瘀肿疼痛，或久伤不愈。

【制用法】 共研细末，开水调成糊状外敷患处。

活血酒（《中医正骨经验概述》）

【组成】 活血散15g，白酒500g。

【功效与适应证】 通经活血。用于陈旧性扭挫伤，寒湿偏盛之腰腿痛。

【制用法】 将活血散泡入白酒中，7～10天即成。

活血祛瘀汤（经验方）

【组成】 当归15g，红花6g，地鳖虫9g，自然铜9g，狗脊9g，骨碎补15g，没药6g，乳香6g，三七3g，路路通6g，桃仁9g。

加减法：①便秘者，去骨碎补、没药、乳香，加郁李仁15g，火麻仁15g。②疼痛剧者，加延胡索9g。③食欲不振者，加砂仁9g。④心神不宁者，加龙齿15g，磁石15g，枣仁9g，远志9g。⑤尿路感染者，加知母9g，黄柏15g，车前子15g，泽泻15g。

【功效与适应证】 活血化瘀，通络消肿，续筋接骨。用于骨折及软组织损伤的初期。

【制用法】 水煎服，日1剂。

活血止痛汤（《伤科大成》）

【组成】 当归12g，川芎6g，乳香6g，苏木5g，红花5g，没药6g，地鳖虫3g，三七3g，赤芍9g，陈皮5g，落得打6g，紫荆藤9g。

【功效与适应证】 活血止痛。治跌打损伤肿痛。

【制用法】 水煎服。目前临床上常去紫荆藤。

活血汤（经验方）

【组成】 柴胡6g，归尾9g，赤芍9g，桃仁9g，鸡血藤15g，枳壳9g，红花5g，血竭3g（本方从复元活血汤变化而成）。

【功效与适应证】 活血祛瘀，消肿止痛。用于骨折早期。

【制用法】　水煎服。

活血膏（散）（《陈修园医书四十八种》）

【组成】　白陶土200份，黄柏10份，栀子10份，樟脑1份，薄荷1份，蜜糖适量。

【功效与适应证】　散瘀活血，消肿止痛。治跌打损伤，瘀血作痛。

【制用法】　共为细末，水蜜各半调制成膏，外敷。

活血舒肝汤（河南正骨研究所郭氏验方）

【组成】　当归12g，柴胡10g，赤芍10g，黄芩6g，桃仁5g，红花3g，枳壳10g，槟榔10g陈皮5g，大黄（后下）10g，厚朴6g，甘草3g

【功效与适应证】　破血逐瘀，行气止痛。治伤后瘀血初起。

【制用法】　水煎服。

复元活血汤（《医学发明》）

【组成】　柴胡15g，天花粉10g，当归尾10g，红花6g，穿山甲10g，酒浸大黄30g，酒浸桃仁12g。

【功效与适应证】　活血祛瘀，消肿止痛。治跌打损伤，血停积于胁下，肿痛不可忍者。

【制用法】　水煎，分2次服，如第一次服完后，泻下大便，得利痛减，则停服；如6小时之后，仍无泻下者，则服下第二次，以利为度。

复原通气散（《正体类要》）

【组成】　木香、茴香（炒）、青皮、穿山甲（炙）、陈皮、白芷、甘草、漏芦、贝母各等份。

【功效与适应证】　理气止痛。治打扑损伤，气滞作痛。

【制用法】　研末为散，每次服3～6g，温酒调下。

独活寄生汤（《备急千金要方》）

【组成】　独活6g，防风6g，川芎6g，牛膝6g，桑寄生18g，秦艽12g，杜仲12g，当归12g，茯苓12g，党参12g，熟地黄15g，白芍10g，细辛3g，甘草3g，肉桂（焗冲）2g。

【功效与适应证】　益肝肾，补气血，祛风湿，止痹痛。治腰脊损伤后期，肝肾两亏，风湿痛及腿足屈伸不利者。

【制用法】　水煎服。可复煎外洗患处。

独参汤（《景岳全书》）

【组成】　人参10～20g。

【功效与适应证】　补气，摄血，固脱。治失血后气血虚衰，虚烦作渴，气随血脱之危症。

【制用法】　水炖服。近年来亦有制成注射剂用者。

骨科外洗一方（《外伤科学》经验方）

【组成】　宽筋藤30g，钩藤30g，金银花藤30g，王不留行30g，刘寄奴15g，防风15g，大黄15g，荆芥10g。

【功效与适应证】　活血通络，舒筋止痛。治损伤后筋肉拘挛，关节功能欠佳，疼痛麻木或外感风湿作痛等。用于骨折及软组织损伤中后期或骨科手术后已能解除外固定，作功能锻炼者。

【制用法】　水煎熏洗。

骨科外洗二方（《外伤科学》经验方）

【组成】　桂枝15g，威灵仙15g，防风15g，五加皮15g，细辛10g，荆芥10g，没药10g。

【功能与适应证】　活血通络，祛风止痛。治损伤后期肢体冷痛，关节不利及风寒湿邪侵注，局部遇冷则痛增，得温稍适的痹证。

【制用法】　煎水熏洗，肢体可直接浸泡，躯干可用毛巾湿热敷擦。但注意防止水温过高引起烫伤。

骨刺丸 （《外伤科学》经验方）

【组成】 制川乌1份，制草乌1份，细辛1份，白芷1份，当归1份，萆薢2份，红花2份，蜜糖适量。

【功效与适应证】 祛风散寒，活血止痛。治损伤后期及骨刺所致的疼痛，或风寒湿痹痛。

【制用法】 共为细末，炼蜜为丸。每丸10g，每次服1~2丸，日2~3次。

逐瘀护心散 （河南正骨研究所郭氏验方）

【组成】 朱砂5份，琥珀5份，麝香1份，乳香（去油）5份，没药（去油）5份，三七5份。

【功效与适应证】 逐瘀通窍，醒脑宁神。治疗或预防瘀血攻心，昏迷不省人事之证。

【制用法】 共研细末，每服3g，日服3次，黄酒冲服。

茴香酒 （《中医伤科学讲义》经验方）

【组成】 茴香15g，丁香10g，樟脑15g，红花10g，白干酒300g。

【功效与适应证】 活血行气止痛。治扭挫伤肿痛。

【制用法】 把药浸泡在酒中，1周以后，去渣取酒即可。外涂擦患处。亦可在施行理伤手法时配合使用。

十　　画

桃核承气汤 （《伤寒论》）

【组成】 桃仁10g，大黄（后下）12g，桂枝6g，甘草6g，芒硝（冲服）6g。

【功效与适应证】 攻下逐瘀。治跌打损伤，瘀血停溢，或下腹蓄瘀，疼痛拒按，瘀热发狂等症。

【制用法】 水煎服。

桃花散 （《外科正宗》）

【组成】 白石灰6份，大黄1份。

【功效与适应证】 止血。治创伤出血。

【制用法】 先将大黄煎汁，泼入白石灰内，为末，再炒，以石灰变成红色为度，将石灰过筛备用。用时掺撒于患处，纱布紧扎。

桃仁四物汤 （《中国医学大辞典》）

【组成】 桃仁25粒，川芎3g，制香附3g，当归3g，赤芍3g，生地2g，红花2g，牡丹皮3g，延胡索3g。

【功效与适应证】 通经活血，行气止痛。用于骨伤患有气滞血瘀而肿痛者。

【制用法】 水煎服。

桃仁四物汤 （又名元戎四物汤，《医宗金鉴》）

【组成】 当归、川芎、白芍、生地、桃仁、红花。

【功效与适应证】 活血祛瘀。用于损伤血瘀。

【制用法】 水煎服。

海桐皮汤 （《医宗金鉴》）

【组成】 海桐皮6g，透骨草6g，乳香6g，没药6g，当归5g，川椒10g，川芎3g，红花3g，威灵仙3g，甘草3g，防风3g，白芷2g。

【功效与适应证】 活络止痛。治跌打损伤疼痛。

【制用法】 共为细末，布袋装，煎水熏洗患处。亦可内服。

健步虎潜丸（《伤科补要》）

【组成】　龟胶2份，鹿角胶2份，虎胫骨2份，何首乌2份，川牛膝2份，杜仲2份，锁阳2份，当归2份，熟地2份，威灵仙2份，黄柏1份，大川附子1份半，蜜糖适量。

【功效与适应证】　补气血，壮筋骨。治跌打损伤，血虚气弱，筋骨痿软无力，步履艰难。

【制用法】　共为细末，炼蜜丸如绿豆大，每服10g，空腹淡盐水送下，每日2~3次。

逍遥散（《和剂局方》）

【组成】　柴胡30g，当归30g，白芍30g，白术30g，茯苓30g，甘草15g。

【功效与适应证】　疏肝解郁，健脾益血。用于伤后肝气郁结，肝气犯胃，胸胁胀痛，头痛目眩，口燥咽干，神疲食少，或寒热往来。

【制用法】　共研细末，每服6~9g，生姜、薄荷少许煎汤冲服，每日3次。亦可水煎服，用量按原方比例酌减。

桂麝散（《药蔹启秘》）

【组成】　麻黄15g，细辛15g，肉桂30g，牙皂10g，半夏25g，丁香30g，生南星25g，麝香7.8g，冰片1.2g。

【功效与适应证】　温化痰湿，消肿止痛。治疮疡阴证未溃者。

【制用法】　共研细末，挤膏药上，贴患处。

损伤药酒（《中医伤科学讲义》经验方）

【组成】　红花6g，黄芩15g，乌药15g，茯苓15g，生地15g，五加皮15g，杜仲15g，牛膝15g，远志15g，麦冬15g，秦艽15g，丹皮15g，松节15g，泽泻15g，元胡15g，当归18g，枸杞子18g，虎骨24g，桃仁12g，阿胶12g，续断9g，补骨脂9g，枳壳9g，桂枝9g，香附9g。

【功效与适应证】　活血舒筋。用于远年宿伤。

【制用法】　浸酒。每日饮一小杯。

损伤风湿膏（《中医伤科学讲义》经验方）

【组成】　生川乌4份，生草乌4份，生南星4份，生半夏4份，当归4份，黄金子4份，紫荆皮4份，生地4份，苏木4份，桃仁4份，桂枝4份，僵蚕4份，青皮4份，甘松4份，木瓜4份，山奈4份，地龙4份，乳香4份，没药2份，羌活2份，独活2份，川芎2份，白芷2份，苍术2份，木鳖子2份，山甲片2份，川断2份，山栀子2份，地鳖虫2份，骨碎补2份，赤石脂2份，红花2份，丹皮2份，落得打2份，白芥子2份，细辛1份，麻油320份，黄铅粉60份。

【功效与适应证】　祛风湿，行气血，消肿痛。治损伤肿痛或损伤后期并风湿痹痛。

【制用法】　用麻油将药浸泡7~10天后以文火煎熬，至色枯，去渣，再将油熬，约2小时左右，滴水成珠，离火，将黄铅粉徐徐筛入搅匀，成膏收贮，摊用。

通窍活血汤（《医林改错》）

【组成】　赤芍3g，川芎3g，红花9g，桃仁（研如泥）9g，鲜生姜（切）9g，老葱（切碎）3根，红枣（去核）7个，麝香（冲服）0.15g。

【功效与适应证】　活血通窍。用于头面部等上部出血，或颅脑损伤瘀血，或头部损伤后头昏，头痛，或脑震荡等。

【制用法】　将前八味加入黄酒250g煎一盏，去渣，将麝香入酒内，再煎二沸，临卧服。

通关散（《伤科补要》）

【组成】　牙皂25份，白芷15份，细辛15份，冰片1份，麝香1份，蟾酥2份半。

【功效与适应证】　通窍。用于脑震荡晕厥。

【制用法】　共为极细末。把药末吹入患者鼻中取嚏令醒。

通肠活血汤（《伤科大成》）

【组成】 当归 12g，枳壳 20g，苏木 10g，桃仁 10g，红花 6g，乳香 10g，没药 10g，木通 10g，大黄（后下）10g，甘草 6g。

【功效与适应证】 活血逐瘀，行气散滞。治腹部损伤，瘀血作痛。

【制用法】 水煎服。

柴胡疏肝散（《景岳全书》）

【组成】 柴胡、芍药、枳壳、甘草、川芎、香附。

【功效与适应证】 疏肝理气止痛。治胸肋损伤。

【制用法】 按病情拟定药量，并酌情加减。

调经散（《证治准绳》）

【组成】 当归 10g，川芎 5g，白芍 10g，陈皮 5g，青皮 5g，熟地 10g，黄芪 10g，乳香 6g，乌药 6g，茴香 3g。

【功效与适应证】 和血调气，通经散痛。治跌打损伤，气滞络脉，关节不利而疼痛者。

【制用法】 水煎服。

脑震荡散（《伤科学》经验方）

【组成】 落得打 6 份，参三七 3 份，天麻 3 份，钩藤 1 份半，白芷 1 份，石菖蒲 3 份，木瓜 1 份半，川芎 3 份。

【功效与适应证】 行瘀散滞，疏风止痛。治头部损伤，脑震荡，眩晕，头痛，偏头痛。

【制用法】 共研细末，每服 2~5g，日服 3 次。

养心汤（《证治准绳》）

【组成】 黄芪 15g，党参 10g，茯神 10g，当归 10g，川芎 5g，柏子仁 10g，远志 10g，酸枣仁 10g，五味子 5g，茯苓 10g，肉桂 6g，半夏曲 10g，甘草 5g。

【功效与适应证】 补益气血，养心宁神。治损伤后期，心虚血少，神心不宁，怔忡惊悸。

【制用法】 水煎服。

益气养荣汤（《证治准绳》）

【组成】 人参 3g，茯苓 3g，陈皮 3g，贝母 3g，香附 3g，当归（酒拌）3g，川芎 3g，黄芪（盐水炒）3g，熟地 3g，白芍药 3g，炙甘草 2g，桔梗 2g，炒白术 6g，柴胡 2g。

【功效与适应证】 补益气血。治损伤或骨疾病耗伤气血以致气血衰弱，正不胜邪者。

【制用法】 水煎服。

调中益气汤（《脾胃论》）

【组成】 黄芪 15g，党参 12g，白术 12g，当归 10g，柴胡 5g，五味子 5g，白芍 10g，升麻 5g，陈皮 3g，炙甘草 5g。

【功效与适应证】 调中益气。治跌打损伤后期，阳气不足所致的百节烦疼、体重、嗜睡、饮食无味、胸满气短、心烦耳鸣、目热溺赤等证。

【制用法】 水煎服。

透脓散（《外科正宗》）

【组成】 生黄芪 12g，穿山甲（炒）6g，川芎 6g，当归 9g，皂角刺 5g。

【功效与适应证】 托毒排脓。治痈疽诸毒，内脓已成，不易外溃，或因气血虚弱不能化毒成脓者。

【制用法】 共为末，开水冲服；亦可水煎服。

宽筋散（《伤科补要》）

【组成】 羌活 2 份，续断 2 份，防风 2 份，白芍 2 份，桂枝 1 份，甘草 1 份，当归 4 份。

【功效与适应证】　宽筋止痛。治损伤后期，筋肉拘痛。

【制用法】　共为末，每服30g陈酒送下，每日3次。

凉血地黄汤（《医宗金鉴》）

【组成】　生地10g，当归5g，玄参3g，黄连5g，黄芩5g，炒栀子3g，甘草3g。

【功效与适应证】　凉血止血。治跌打损伤，血热妄行，或体内出血不止。

【制用法】　水煎服。

健脾养胃汤（《伤科补要》）

【组成】　党参、白术、黄芪、归身、白芍、陈皮、小茴香、山药、茯苓、泽泻。

【功效与适应证】　为调理脾胃之剂。

【制用法】　煎汤内服。

消瘀止痛膏（《中医伤科学讲义》经验方）

【组成】　木瓜60g，栀子30g，大黄150g，蒲公英60g，地鳖虫30g，乳香30g，没药30g。

【功效与适应证】　活血祛瘀，消肿止痛。用于骨折伤筋，初期肿胀疼痛剧烈者。

【制用法】　共为细末，饴糖或凡士林调敷。

消瘀膏（经验方）

【组成】　大黄1份，栀子1份，木瓜4份，蒲公英4份，姜黄4份，黄柏6份，蜜糖适量。

【功效与适应证】　祛瘀，消肿，止痛。用于损伤瘀肿疼痛。

【制用法】　共为细末，水蜜各半调敷。

消肿散（经验方）

【组成】　制乳香1份，制没药1份，玉带草1份，四块瓦1份，润青叶1份，虎杖1份，五香血藤1份，天花粉2份，生甘草2份，叶下花2份，叶上花2份，虫蒌粉2份，大黄粉2份，黄芩2份，五爪龙2份，白及粉2份，红花1份，苏木粉2份，龙胆草1份，土黄连1份，飞龙掌血2份，绿葡萄根1份，大红袍1份，凡士林适量。

【功效与适应证】　消瘀退肿止痛，治各种闭合性损伤肿痛。

【制用法】　研末混和，用适量凡士林调煮成膏，外敷患处。

消肿止痛膏（《外伤科学》经验方）

【组成】　姜黄、羌活、干姜、栀子、乳香、没药。

【功效与适应证】　祛瘀，消肿，止痛。治损伤初期瘀肿疼痛者。

【制用法】　共研细末。用凡士林调成60%软膏外敷患处。

十一画

接骨紫金丹（《杂病源流犀烛》）

【组成】　土鳖虫、乳香、没药、自然铜、骨碎补、大黄、血竭、硼砂、当归各等量。

【功效与适应证】　祛瘀，续骨，止痛。治损伤骨折，瘀血内停者。

【制用法】　共研细末。每服3～6g，开水或少量酒送服。

接骨续筋药膏（《中医伤科学讲义》经验方）

【组成】　自然铜3份，荆芥3份，五加皮3份，皂角3份，续断3份，羌活3份，茜草根3份，乳香3份，没药2份，骨碎补2份，接骨木2份，红花2份，赤芍2份，地鳖虫2份，白及4份，血竭4份，硼砂4份，螃蟹末4份，饴糖或蜂蜜适量。

【功效与适应证】　接骨续筋。治骨折，筋伤。

【制用法】　共为细末，饴糖或蜂蜜调煮外敷。

接骨膏（《外伤科学》经验方）

【组成】 五加皮2份，地龙2份，乳香1份，没药1份，土鳖虫1份，骨碎补1份，白及1份，蜂蜜适量。

【功效与适应证】 接骨，活血，止血。治骨折损伤瘀肿疼痛。

【制用法】 共为细末，蜂蜜或白酒调成厚糊状敷。亦可用凡士林调煮成膏外敷。

接骨丹

【组成】

1. （又名十宝散，《证治全生集》）真血竭4.8g，明雄黄12g，上红花12g，净儿茶0.72g，朱砂3.6g，乳香3.6g，当归尾30g，净没药4.2g，麝香0.09g，冰片0.36g。

2. （又名夺命接骨丹，《中医伤科学讲义》经验方）归尾12g，乳香30g，没药30g，自然铜30g，骨碎补30g，桃仁30g，大黄30g，雄黄30g，白及30g，血竭15g，地鳖虫15g，三七15g，红花15g，儿茶15g，麝香15g，朱砂6g，冰片6g。

【功效与适应证】 活血止痛接骨。用于跌打损伤，筋断骨折。

【制用法】 共为细末。每服2~3g，每日服2次。

麻桂温经汤（《外科补要》）

【组成】 麻黄、桂枝、红花、白芷、细辛、桃仁、赤芍、甘草。

【功效与适应证】 通经活络祛瘀。治损伤之后风寒客注而痹痛。

【制用法】 按病情决定剂量，水煎服。

清心药（《证治准绳》）

【组成】 当归、丹皮、川芎、赤芍、生地黄、黄芩、黄连、连翘、栀子、桃仁、甘草。

【功效与适应证】 祛瘀消肿，清热解毒。用于开放性骨折、脱位及软组织损伤。

【制用法】 水煎服。

清瘟败毒饮（《疫疹一得》）

【组成】 生石膏（先煎）30g，知母10g，甘草30g，生地黄25g，黄连6g，栀子6g，桔梗6g，黄芩10g，玄参10g，连翘12g，丹皮6g，淡竹叶12g，犀角（现用水牛角代）（锉末冲）0.6g。

【功效与适应证】 清热解毒，凉血止血。治疗疮走黄，痈毒内陷，阳毒炽盛，症见寒战壮热、烦躁口渴、昏狂谵语、或吐血、衄血、皮肤发斑。

【制用法】 水煎服，日1~2剂。

清上瘀血汤（《医宗金鉴》）

【组成】 羌活20g，独活15g，连翘20g，桔梗15g，枳壳15g，赤芍15g，当归20g，栀子15g，黄芩15g，生地15g。

【功效与适应证】 活血祛瘀，祛风解毒。治膈上损伤后，吐血、咯血、痰中带血。

【制用法】 水煎服。

续骨活血汤（《中医伤科学讲义》经验方）

【组成】 当归尾12g，赤芍10g，白芍10g，生地黄15g，红花6g，地鳖虫6g，骨碎补12g，煅自然铜1g，续断12g，落得打10g，乳香6g，没药6g。

【功效与适应证】 祛瘀止血，活血续骨。治骨折与软组织损伤。

【制用法】 水煎服。

续断紫金丹（《中医伤科学讲义》经验方）

【组成】 酒炒当归4份，熟地8份，酒炒菟丝子3份，骨碎补3份，续断4份，制首乌4份，茯苓4份，白术2份，丹皮2份，血竭2份，怀牛膝5份，红花1份，乳香1份，没药1份，虎胫骨（现用狗骨代）1份，儿茶2份，鹿角霜4份，煅自然铜2份。

【功效与适应证】　活血止痛，续筋接骨。治筋伤骨折。

【制用法】　共为细末，每次服 3 ~ 5g，每日 2 ~ 3 次。

黄连解毒汤（《外台秘要》引崔氏方）

【组成】　黄芩、黄连、黄柏、山栀。

【功效与适应证】　泻火解毒。治创伤感染，附骨痈疽等。

【制用法】　按病情拟定药量，水煎，分 2 ~ 3 次服。

理气止痛汤（经验方）

【组成】　丹参 9g，广木香 3g，青皮 6g，炙乳香 5g，枳壳 6g，制香附 9g，川楝 9g，延胡索 5g，软柴胡 6g，路路通 6g，没药 5g。

【功效与适应证】　活血和营，理气止痛。用于气分受伤，郁滞作痛诸证。

【制用法】　水煎服。

羚羊角煎（《医醇剩义》）

【组成】　羚羊角（先煎）5g，蝉蜕 5g，石决明 10g，柴胡 10g，白芍 10g，龟板 12g，丹皮 10g，菊花 10g，生地 15g，薄荷 6g，夏枯草 10g。

【功效与适应证】　清热凉血，祛风镇痉。治伤后瘀血犯肝而引起肝风内动，症见抽搐、痉厥、言语不利、肢麻等。

【制用法】　水煎服。

菖蒲启音饮（《内伤证治》引《正骨学讲义》）

【组成】　菖蒲 10g，当归 10g，荆芥穗 6g，僵蚕 3g，乌药 10g，枳壳 10g，陈皮 5g，柴胡 3g，川芎 3g，薄荷 6g，姜黄连 3g，甘草 2g。

【功效与适应证】　活血散滞，通利音窍。治脑髓损伤，邪滞音窍而致失语者。

【制用法】　水煎服。

宿伤拈痛汤（《内伤证治》经验方）

【组成】　当归 10g，白芍 10g，制马前子 1g，穿山甲 10g，姜黄 10g，乳香 10g，没药 10g，红花 6g，羌活 10g，独活 10g，木香 5g，柴胡 10g，防风 10g，肉桂（焗冲）5g，茯苓 10g，制草乌 10g，制川乌 10g，陈皮 6g。

【功效与适应证】　通经活络，行瘀散结。治一切宿伤而瘀结作痛者。

【制用法】　水煎服。

混元膏（《医宗金鉴》）

【组成】　羚羊角 5 份，没药 5 份，漏芦 3 份，红花 3 份，大黄 2 份，麝香 3 份，升麻 3 份，白及 5 份，生栀子 2 份，甘草 2 份，明雄黄 5 份，白蔹 3 份。

【功效与适应证】　活血散结，消肿止痛。治打仆损伤，头部瘀肿疼痛，或颅骨骨折等。

【制用法】　共研细末，用高醋熬成膏，外敷患处。

十 二 画

葛根汤（《伤寒论》）

【组成】　葛根 15g，麻黄 8g，桂枝 15g，白芍 15g，甘草 5g，生姜 3 片，大枣 3 枚。

【功效与适应证】　解肌散寒。治头部扭伤兼有风寒乘袭者。

【制用法】　水煎服。煎渣湿热敷颈部。

跌打丸（原名军中跌打丸，《全国中医成药处方集》济南地区经验方）

【组成】　当归 1 份，土鳖 1 份，川芎 1 份，血竭 1 份，没药 1 份，麻黄 2 份，自然铜 2 份，乳香2份。

【功效与适应证】 活血破瘀，接骨续筋。治跌打损伤，筋断骨折，瘀血攻心等症。

【制用法】 共为细末。蜜丸，每丸5g，每服1~2丸，每日1~2次。

舒筋活血汤（《伤科补要》）

【组成】 羌活6g，防风9g，荆芥6g，独活9g，当归12g，续断12g，青皮5g，牛膝9g，五加皮9g，杜仲9g，红花6g，枳壳6g。

【功效与适应证】 舒筋活络。治软组织损伤及骨折脱位后期筋肉挛痛者。

【制用法】 水煎服。

舒筋汤。

【组成】

1.（《外伤科学》经验方）当归10g，白芍10g，姜黄6g，宽筋藤15g，松节6g，海桐皮12g，羌活10g，防风10g，续断10g，甘草6g。

2.（经验方）当归12g，陈皮9g，羌活9g，骨碎补9g，伸筋草15g，五加皮9g，桑寄生15g，木瓜9g。

【功效与适应证】 祛风舒筋活络。治骨折及关节脱位后期，或软组织病变所致的筋络挛痛。

【制用法】 水煎服。

舒筋活络丸（成药）

【组成】 沉香20份，虎骨20份，龟板20份，麝香20份，蔻仁20份，麻黄20份，黄连40份，白芷40份，细辛40份，玄参40份，白术40份，香附40份，骨碎补40份，何首乌40份，地龙40份，干姜40份，灵仙40份，白花蛇40份，天竺黄40份，羌活40份，防风40份，藿香40份，川芎40份，赤芍40份，甘草40份，大枣40份 僵蚕40份，茯苓40份，天麻40份，乌梢蛇40份，熟地80份，肉桂10份，没药4份，乳香4份，血竭2份，丁香4份，朱砂8份，冰片2份，牛黄2份，蜂蜜适量。

【功效与适应证】 祛风止痛。治筋络伤后风寒湿邪侵注，挛痛。

【制用法】 共为细末，炼蜜为丸，每丸5g。每服1~2丸，日服2~3次。

舒筋活络膏（《中医伤科学讲义》经验方）

【组成】 赤芍1份，红花1份，南星1份，生蒲黄1份半，旋覆花1份半，苏木1份半，生草乌2份，生川乌2份，羌活2份，独活2份，生半夏2份，生栀子2份，生大黄2份，生木瓜2份，路路通2份，饴糖或蜂蜜适量。

【功效与适应证】 活血止痛。治跌打损伤肿痛。

【制用法】 共为细末。饴糖或蜂蜜调敷。凡士林调煮亦可。

舒筋止痛水（《林如高正骨经验》）

【组成】 三七粉18g，三棱18g，红花30g，生草乌12g，生川乌12g，归尾18g，樟脑30g，五加皮12g，木瓜12g，怀牛膝12g，70%乙醇1500ml或高粱酒1000ml。

【功效与适应证】 舒筋活血止痛。用于跌打损伤局部肿痛者。

【制用法】 密封浸泡1个月后备用。将药水涂擦患处，每日2~3次。

舒筋活血洗方（《中医伤科学讲义》经验方）

【组成】 伸筋草9g，海桐皮9g，秦艽9g，独活9g，当归9g，钩藤9g，乳香6g，没药6g，川红花6g。

【功效与适应证】 舒筋活血止痛。治损伤后筋络挛痛。

【制用法】 水煎，温洗患处。

舒肠散滞汤（《内伤证治》经验方）

【组成】　归尾6g，制南星6g，枳壳10g，半夏6g，薏苡仁10g，没药6g，红花6g，川芎10g，菖蒲10g，草果仁6g，砂仁5g，广木香5g，厚朴15g，丁香3g，陈皮6g，羌活10g，防风6g。

【功效与适应证】　行气活血，散滞舒肠。治跌打损伤而伤后吐粪者。

【制用法】　水煎服。

舒筋活血片（经验方）

【组成】　红花24g，香附9g，狗脊120g，五加皮60g，络石藤、伸筋草、泽兰叶、鸡血藤各90g，桑寄生120g，煅自然铜150g。

【功效与适应证】　舒筋活血。治筋骨痛，腰背酸痛，肢体拘挛，跌打损伤。

舒筋药水（又名伤筋药水，经验方）

【组成】　生草乌、生川乌、羌活、独活、生半夏、生栀子、生大黄、生木瓜、路路通各120g，生蒲黄、樟脑、苏木各90g，赤芍、红花、生南星各60g，白酒10kg，米醋2500g。

【功效与适应证】　舒筋活络。治筋络挛痛，筋骨酸软麻木。

【制用法】　药在酒醋中浸泡7天，严密盖闭，装入瓶中备用。患处热敷或熏洗后，用棉花蘸本品在患处轻擦，日擦3~5次。

犀角地黄汤（《备急千金要方》）

【组成】　生地黄30g，赤芍12g，丹皮9g，犀角（锉细末冲）0.6g。

【功效与适应证】　清热凉血解毒。治热入血分，疮疡热毒内攻，表现吐血、衄血、便血、皮肤瘀斑、高热神昏谵语、烦躁等症。

【制用法】　水煎服。生地黄先煎，犀角冲末冲，或研汁和服。

散瘀和伤汤（《医宗金鉴》）

【组成】　番木鳖15g，红花15g，生半夏15g，骨碎补9g，甘草9g，葱须30g，醋（后下）60g。

【功效与适应证】　活血祛瘀止痛。治软组织损伤瘀肿疼痛及骨折关节脱位后期筋络挛痛。

【制用法】　用水煎药，沸后，入醋再煎5~10分钟，熏洗患处，每日3~4次，每次熏洗都把药液煎沸后用。

散滞逐瘀汤（《内伤证治》经验方）

【组成】　当归25g，大黄（后下）20g，赤芍10g，枳实12g，泽兰10g，红花6g，桃仁10g，广木香3g，穿山甲10g，芒硝（焗冲）10g，甘草3g，青皮10g。

【功效与适应证】　破气散滞，逐瘀通便。治腹部气血损伤而胀痛严重者。

【制用法】　水煎服。

温经通络膏（《中医伤科学讲义》经验方）

【组成】　乳香、没药、麻黄、马钱子各等量，饴糖或蜂蜜适量。

【功效与适应证】　祛风止痛。治骨关节、软组织损伤肿痛，或风寒湿侵注，局部痹痛者。

【制用法】　共为细末，饴糖或蜂蜜调成软膏或凡士林调煮成膏外敷患处。

象皮膏（《伤科补要》）

【组成】

第一组：大黄10份，川芎5份，当归5份，生地5份，红花1份半，川连1份半，甘草2份半，荆芥1份半，肉桂1份半，麻油85份。

第二组：黄古25份，白古25份。

第三组：象皮2份半，血竭2份半，乳香2份半，没药2份半，珍珠1份，人参1份，冰片半份，地鳖5份，白及1份半，龙骨1份半，海螵蛸1份半，百草霜适量。

【功效与适应证】　活血生肌，接筋续损。治开放性损伤及各种溃疡腐肉已去，且已控制感染无明显脓性分泌物, 期待其生长进而愈合者。

【制用法】 第一组药, 用麻油熬煎至枯色, 去渣取油。入第二组药, 炼制成膏。第三组药分别为细末, 除百草霜外, 混和后加入膏内搅拌, 以百草霜调节稠度, 装闭备用。用时直接摊在敷料上外敷。近年来, 有把药物分别为末后混和, 用凡士林调, 制成象皮膏油纱, 外敷用。

黑虎丹（验方）

【组成】 冰片15g, 炉甘石60g, 轻粉30g, 炙山甲30g, 炙没药30g, 炙乳香30g, 孩儿茶30g, 麝香15g, 五倍子30g, 腰黄61.8g, 炙全蝎40只, 炙大蜘蛛80只, 炙蜈蚣40条。

【功效与适应证】 祛瘀消肿散坚。肌肉坚硬, 筋骨发炎等（皮破不用）。

【制用法】 上药依法泡制和匀共研细末, 三黄油膏等均可随症使用, 将此药末撒于膏药或敷药上面敷贴患处。

十 三 画

腰伤二方（《外伤科学》经验方）

【组成】 钩藤12g, 续断12g, 杜仲12g, 熟地黄12g, 当归12g, 独活10g, 牛膝10g, 威灵仙10g, 白芍5g, 炙甘草6g, 桑寄生30g。

【功效与适应证】 补养肝肾, 舒筋活络。治腰部损伤中、后期, 腰部酸痛者。

【制用法】 水煎服。药渣可再煎水熏洗, 湿热敷腰部, 敷完后, 做适当的自主腰部练功活动。

新伤续断汤（《中医伤科学讲义》经验方）

【组成】 当归尾12g, 地鳖虫6g, 乳香3g, 没药3g, 丹参6g, 自然铜（醋煅）12g, 骨碎补12g, 泽兰叶6g, 延胡索6g, 苏木10g, 续断10g, 桑枝12g, 桃仁6g。

【功效与适应证】 活血祛瘀, 止痛接骨。用于骨损伤初、中期。

【制用法】 水煎服。

腾药（《刘寿山正骨经验》经验方）

【组成】 当归、羌活、红花、白芷、防风、制乳香、制没药、骨碎补、续断、宣木瓜、透骨草、川椒各等量。加减法：手部加桂枝、郁李仁；足部加黄柏、茄根；腿部加牛膝、狗骨；腰部加杜仲、桑寄生；胸部加郁金、茵陈；左肋部加栀子、降香；右肋部加陈皮、枳壳；肩部加川芎、片姜黄；骨折加土鳖虫、自然铜；兼风寒加厚朴、肉桂；理气加葱头、天仙藤；理血加汉三七、木槿花；舒筋加芙蓉叶、金果榄。

【功效与适应证】 活血散瘀, 温经通络, 消肿止痛, 舒筋接骨。用于骨折、脱位、筋伤及陈伤、痹证等适用熏洗者。

【制用法】 上药共为粗末, 每用120g加入大青盐、白酒各30g拌匀, 装入白布袋内缝口, 备用。

洗用：煎水熏洗患处, 每日2次, 翌日仍用原汤煎洗, 如此复煎, 可用数天。腾用（即热熨）用药两袋, 干蒸热后轮换敷在患处, 每次持续1小时左右, 每日2次。用毕后药袋挂在通风阴凉处, 翌日再用时, 在药袋上洒少许白酒, 每袋可用4~7天。

十四画以上

膜韧膏（《外伤科学》经验方）

【组成】 血竭1份, 山柰2份, 生石膏2份, 血余炭2份, 公丁香2份, 生甘草2份, 红粘谷子6份，樟脑4份，苏木4份，羌活4份，制乳香4份，制没药4份，当归4份，独活4份，红花4份，细辛4份，山栀子4份，白凤仙花4份。

【功效与适应证】　活血舒筋，消肿止痛。治跌打损伤肿痛者。

【制用法】　共研细末。蜂蜜调敷。

黎洞丸（《医宗金鉴》）

【组成】　牛黄1份，冰片1份，麝香1份，阿魏5份，雄黄5份，大黄10份，儿茶10份，血竭10份，乳香10份，没药10份，田三七10份，天竺黄10份，藤黄（隔汤煮十数次，去浮沫，用山羊血拌晒。如无山羊血，以子羊血代之）10份。

【功效与适应证】　祛瘀生新。治跌打损伤，瘀阻气滞，剧烈疼痛，或瘀血内攻，以及无名肿毒等症。

【制用法】　共研细末，将藤黄化开为丸，如芡实大，焙干，稍加白蜜，外用蜡皮固封。每次服1丸，开水或酒送服。外用时，用茶卤磨涂。

增液汤（《温病条辨》）

【组成】　玄参30g，麦冬25g，生地黄25g。

【功效与适应证】　增液润燥。骨伤病而津液耗损，口干咽燥，大便秘结，或习惯性肠燥便秘。

【制用法】　水煎服。

蠲痹汤（《百一选方》）

【组成】　羌活6g，姜黄6g，当归12g，赤芍9g，黄芪12g，防风6g，炙甘草3g，生姜5片。

【功效与适应证】　行气活血，祛风除湿。治损伤后风寒乘虚入络者。

【制用法】　水煎服。

膈下逐瘀汤（《医林改错》）

【组成】　当归9g，川芎6g，赤芍9g，桃仁9g，红花6g，枳壳5g，丹皮9g，香附9g，延胡索12g，乌药9g，五灵脂9g，甘草5g。

【功效与适应证】　活血祛瘀。治腹部损伤，蓄瘀疼痛。

【制用法】　水煎服。

橘核荔枝汤（经验方）

【组成】　橘核5g，川楝子5g，荔枝核5g，赤芍9g，木香3g，乳香3g，没药3g，大茴香3g，小茴香3g，白芍9g，当归9g，桂圆核9g。

【功效与适应证】　疏肝行气止痛。治肝经气伤作痛者，如睾丸挫伤，少腹挫伤胀痛者。

【制用法】　水煎服。

橘术四物汤（《证治准绳》）

【组成】　当归10g，川芎6g，白芍10g，生地12g，桃仁10g，红花6g，白术10g，陈皮5g。

【功效与适应证】　活血散瘀，行气止痛。治跌打损伤，体内瘀血虽用攻下之剂仍未尽者。

【制用法】　水煎服。

附注：虎骨：现用狗骨代。

加味犀角地黄汤：现称加味凉血地黄汤。方中犀角用水牛角代。

犀角：现用水牛角代。

乌犀屑：现用水牛角屑代。

虎胫骨：现用狗骨代。

虎骨木瓜酒：现称壮骨木瓜酒，方中虎骨改用狗骨。

犀角地黄汤：现称凉血地黄汤，方用犀角改用水牛角。